普通高等教育“十一五”国家级规划教材
北京高等教育精品教材
高等医学院校教材

组织学与胚胎学
彩色图谱

（实习用书·2版）

HISTOLOGY AND EMBRYOLOGY COLOUR ATLAS
（For Practice Course）

主　编： 唐军民　李　英　卫　兰

副主编： 高俊玲　张　雷　刘　皓　李　和　景　雅

编　委：（以姓氏拼音排序）

迟晓春	北京大学医学部	唐军民	北京大学医学部
崔慧林	山西医科大学	田艳霞	河北联合大学
高俊玲	河北联合大学	王海萍	河北北方大学医学院
郭顺根	北京中医药大学	卫　兰	北京大学医学部
景　雅	山西医科大学	吴　俊	北京大学医学部
李　和	华中科技大学同济医学院	吴快英	宜春学院医学院
李　英	北京大学医学部	谢小薰	广西医科大学
李锦新	广州医学院	徐　健	北京大学医学部
李银生	新乡医学院	杨艳萍	山西医科大学
刘　皓	天津医科大学	杨耀琴	上海同济大学医学院
罗国容	广西医科大学	岳黎敏	河北工程大学医学院
梅　芳	北京大学医学部	张　雷	河北医科大学
覃红斌	湖北民族学院医学院	张　琳	南方医科大学
舒丹毅	北京大学医学部	张　莽	河北工程大学医学院
苏衍萍	泰山医学院	赵　荧	北京大学医学部

北京大学医学出版社

ZUZHIXUE YU PEITAIXUE CAISE TUPU

图书在版编目（CIP）数据

组织学与胚胎学彩色图谱/唐军民，李英，卫兰主编. —2版.
—北京：北京大学医学出版社，2012.1（2025. 8 重印）
ISBN 978-7-5659-0225-3

Ⅰ. ①组… Ⅱ. ①唐… ②李… ③卫… Ⅲ. ①人体组织学–图谱 ②人体胚胎学–图谱 Ⅳ. ①R329-64 ②R321-64

中国版本图书馆CIP数据核字（2011）第134843号

组织学与胚胎学彩色图谱（实习用书·2版）

主　　编：唐军民　李　英　卫　兰
出版发行：北京大学医学出版社
地　　址：（100083）北京市海淀区学院路38号　北京大学医学部院内
电　　话：发行部 010-82802230；图书邮购 010-82802495
网　　址：http://www.pumpress.com.cn
E-mail：booksale@bjmu.edu.cn
印　　刷：北京金康利印刷有限公司
经　　销：新华书店
责任编辑：许　立　责任校对：金彤文　责任印制：罗德刚
开　　本：787mm × 1092mm　1/16　印张：15.5　字数：390千字
版　　次：2012年1月第2版　2025年8月第9次印刷
书　　号：ISBN 978-7-5659-0225-3
定　　价：45.00元

序

《组织学与胚胎学》相关彩色图谱近年来虽然陆续出版了几个版本，在内容和形式上各有差异，有的专业性较强，有的将实习教材与彩图合为一体，附在理论教材书后，有的做成小开本，便于携带。但目前尚无按教学课程思路而设计的《组织学与胚胎学彩色实习图谱》。

该《图谱》收集的460余幅图像，编排合理、内容丰富、色彩鲜明、层次结构清楚，符合原物镜下图像。

该《图谱》按教学课程进度编排，形式新颖；具有较强的实用性和针对性；印刷精美、价格适中，便于广大专业教员和学生购买使用等特点。

学生在进行组织学标本镜下观察或胚胎标本、模型观察时，参考该《图谱》，可以直接引导学生，起到有的放矢、事半功倍的作用。学生也可使用该《图谱》进行预习、复习、自学，甚至可以脱离教师的指导，自己观察组织学与胚胎学标本或模型，给学生一个自己思考问题，判断和解决问题的广阔空间。

该《图谱》是一本按照组织学与胚胎学教学大纲编制、适用于本科生和专科生学习《组织学与胚胎学》的辅助教材。一旦出版发行，必将成为《组织学与胚胎学》教学过程中得力的辅助教材，受到广大读者、同学们的欢迎和赞许。

贲长恩

2003.5.

第2版前言

《组织学与胚胎学彩色图谱》（实习用书·2版）是由北京大学医学部、上海同济大学医学院、天津医科大学、河北医科大学、华中科技大学同济医学院、山西医科大学、广西医科大学、南方医科大学、河北联合大学、泰山医学院、新乡医学院、广州医学院、河北工程大学医学院、河北北方大学医学院、湖北民族学院医学院、宜春学院医学院等院校的近30位专家、教授在第一版的基础上修编而成。

在修编过程中，除了采用第一版的原版照片外（原版照片采用了印刷行业最高之电分扫描技术，未经任何数字化处理，以最大限度地保持了原有照片的色彩和层次），适量补充了由山东易创电子有限公司医学数字切片扫描系统采集的一些图片。其文字、图像内容力求使本《组织学与胚胎学彩色图谱》（实习用书·2版）符合本科和专科实习教学大纲中组织学标本、胚胎学模型的教学要求。另外，根据我国逐渐开展双语教学的要求，在修编过程中我们增加了一定数量的常用专业英文词汇，供学生在学习过程中学习和掌握；同时，在每章之后增添了复习思考题，使学生通过思考之后掌握本章内容。

《组织学与胚胎学彩色图谱》（实习用书·2版）共计20章，其中第1章为绪论，主要介绍如何学习组织学与胚胎学，组织学标本的制作，光学显微镜的基本结构和使用方法；第2章~第15章为组织学标本实习部分；第16章~第20章为胚胎学实习部分。以上全部内容均将实习过程的文字指导内容与相关组织学与胚胎学的彩色照片穿插在一起（即图随文走，其中组织学切片标本照片416幅，比第一版增加了70幅；胚体模型及标本照片118幅，比第一版增加了2幅），使学生在阅读实习指导文字内容的同时，参考插图进行组织学标本的光镜观察或参考插图进行胚胎学模型的观察，使之达到事半功倍的作用。

使用本书，学生可以脱离教师的指导自己利用光镜观察组织学切片标本或观察胚胎学模型，使学生有一个自己能够控制的学习、思考的空间和时间，同时学生也可以进行实习前的预习、实习后的复习，甚至自学。

在这本图谱的设计、编写和制作过程中，毕振伍老师在组织切片标本的显微摄影和胚胎学模型的彩色照片拍摄中做了大量工作。张家港市汇杰科教设备有限公司、德国Leica股份有限公司、北京锐驰恒业仪器科技有限公司、山东易创电子有限公司和北京大学医学出版社对本《组织学与胚胎学彩色图谱》（实习用书·2版）的出版给予了大力帮助，特一并表示感谢。

由于时间仓促，可能仍有许多不当和错误之处，望各位教师在教学实践中多多指正，以备今后修编和再版时参考。

唐军民

2011年9月

第1版前言

《组织学与胚胎学彩色图谱》是在我们历年所使用之实习辅助教材、组织学与胚胎学实习标本和模型的基础上，经北京大学医学部、河北工程学院、华北煤炭医学院、天津医科大学、河北医科大学、北京中医药大学、新疆医科大学、承德医学院和河南大学开封医学院的多位教师编写而成。

在编写制作过程中，我们所用的图片均采用印刷行业最高之电分扫描技术，未经任何数字化处理，最大限度地保持了原有照片的色彩和层次。其内容力求使本书符合本科和专科的教学要求。

本书共计20章，其中第1章为绪论，主要介绍如何学习组织学与胚胎学，组织学标本的制作，光学显微镜的基本结构和使用方法；第2章～第15章为组织学标本实习部分；第16章～第20章为胚胎学实习部分。以上全部内容均将实习过程的文字指导内容与相关组织学与胚胎学的彩色照片穿插在一起（即图随文走，其中组织学切片标本照片346幅、胚胎模型及标本照片116幅），使学生在阅读实习指导文字内容的同时，参考插图进行组织学标本的显微镜观察或参考插图进行胚胎学模型的观察，使之达到事半功倍的作用。

使用该彩色图谱，学生可以自行利用显微镜观察组织学标本或胚胎学模型，使之有一个自己能够控制的学习、思考的空间和时间，同时学生也可以进行实习前的预习、实习后的复习，甚至自学。

在本书的设计、编写和制作过程中，刘斌教授给予了指导和对全书的审阅，毕振伍老师在组织标本的显微摄影和胚胎学模型的彩色照片拍摄中做了大量工作。张家港市汇杰科教设备有限公司、德国Leica股份有限公司、南京江南光电（集团）股份有限公司和北京大学医学出版社对本彩色图谱的出版给予了大力帮助，特一并表示感谢。

由于时间仓促，可能仍有许多不当和错误之处，望各位教师在教学实践中多多指正，以备今后修编和再版时参考。

唐军民

2003年5月

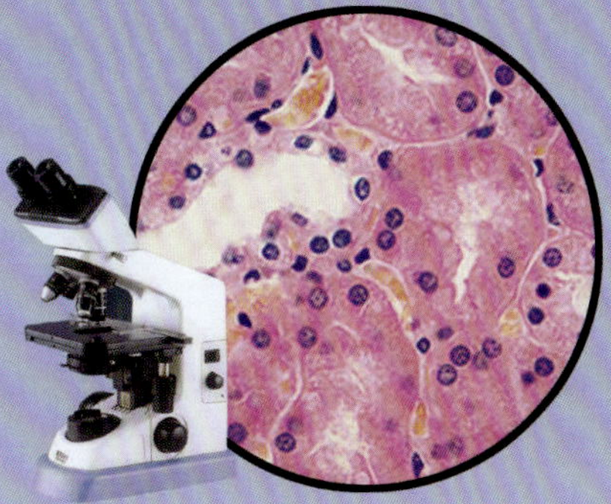

目 录

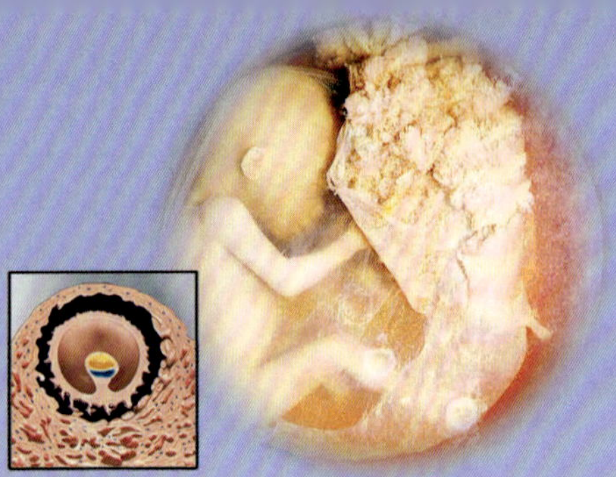

目 录

第1章

绪　论

一、如何学习组织学与胚胎学

组织学与胚胎学（Histology and Embryology）是两门形态学科。组织学是借助显微镜研究正常人体的微细结构，其内容包括细胞、基本组织、器官系统三部分。胚胎学是研究人体的胚胎发生和发育过程，其内容主要包括人胚发育总论、器官系统的发生及先天畸形等部分。

组织学与胚胎学在基础医学课程中至关重要，是一门承前启后的课程。它既需要生物学、解剖学、化学等有关知识作为基础；同时，又为很多后继课程如生理学、生物化学、病理学以及临床各学科的学习准备必要的基础知识和基本技能。没有人体显微形态和超微结构为基础，功能学科和临床学科很难学好，也很难发展。因此，学好本课程对于医学生十分重要。

为了学好组织学与胚胎学，应抓好理论课、实习课、课前预习和课后复习诸环节。

理论课：以《组织学与胚胎学》主教材为基础，按章节内容作系统的、重点的学习，以便掌握系统的知识，并明确重点所在。作为人体显微形态课，必然会涉及许多微细形态和超微结构，这也是同学们理解和记忆组织学与胚胎学的主要困难之一。为了解决这种困难，教师在讲授该课程时往往结合多媒体、幻灯投影和录像等进行描述，并将描述的方法和规律介绍给同学。同学们在学习时应将形态描述与具体影像（如标本或模型中所见）结合起来，在理解的基础上加深记忆。单纯的形态描述，会使人感到枯燥无味，因此，教师在讲授时，也力图将形态与功能相结合，基础与临床相结合，以使同学加深对所学形态结构的理解和兴趣，并为后继课程的学习建立联系和做好准备。

听理论课时，同学要精神集中，思维活跃。尽量提高课堂吸收率，并扼要记笔记，以利于课后复习。

实习课：组织学与胚胎学的实习是学好本门课程的主要环节之一。实习室内备有组织切片标本、挂图、模型、幻灯片、录像片、照片等有关教具。实习过程中，在教师和理论课知识指导下，通过直接观察，力求在头脑中产生深刻的印象，并能加强形态学描述和描绘技能的训练。掌握理论与实践相结合的学习方法，培养分析问题和解决问题的能力，加深对所学内容的理解和记忆。同时还要训练正确地使用光镜及光镜下观察切片的能力，以及对于问题的分析能力。这是本课程实习的基本要求，希望予以重视。

预习和复习：做好预习和复习是上好理论课和实习课、巩固所学课程的必要手段。每次理论课之前，应尽量浏览一下教科书，对教师要讲授的内容有个概括了解，并发现疑难所在，以提高听课效果。每次理论课之后，应及时复习、整理笔记、明确概念、理解记忆。

每次实习之前，一定要复习理论课内容，翻阅实习指导，为上好实习课做好充分准备。这些环节是提高实习的主动性和提高实习效果的关键。

实习课后应当做好小结，把理论课内容与实习所见融合一起，建立正确概念和心得，强化记忆。每章学习完毕都应自己抽空做总结，巩固收获，补上不足，使学习扎扎实实地循序渐进、学有成效。

本课程的内容是逐步深入，前后连贯的。只有学好前一部分内容，才能继续学好后部分内容；而学到后部分内容又可加深对前部分内容的理解和记忆。组织学的基本组织部分对于初学者是比较困难的，尤应加强复习、思考、理解、记忆。经过一段艰苦努力，便可顺利入门。学习组织学与胚胎学也有规律性，只要认真努力、钻研摸索，加上教师辅导，会很快了解规律，掌握方法的。希望同学于课程伊始就予以重视，尽早入门，跟上教学逐渐深入的步伐，最后取得优异成绩。

二、组织学切片标本制作法

目的：通过观看“组织学切片标本制作”的录像片和示教，了解组织学切片标本制作的程序和各步骤的作用。

标本制作要求：为了在光镜下观察机体的正常微细结构，一定要把组织制成适合于在光镜下观察的标本，其基本条件为：①尽可能保存组织生前结构；②标本要透明，可使光镜下的光线通过；③不同的结构在光镜下必须能显出不同影像；④标本可长期保存以供长期观察。

石蜡切片标本制作法

石蜡切片标本制作法是最常用的组织学标本的制作方法，包括以下几个步骤：取材、固定、脱水、透明、浸蜡、包埋、切片、染色和封固。

（一）取材、固定

组织在动物死后或离体后，由于细菌或是组织本身所含酶的分解所致会很快解体。所以，动物在乙醚麻醉下或以不同方法杀死后，应立即进行取材和固定，以停止其分解作用，尽可能保存细胞组织生前结构和成分。

1. 取材：即从动物体内取下器官或组织材料的过程。以取肝脏为例，取材的步骤为：将动物麻醉或杀死后，腹部向上固着在蜡盘上，打开腹部，暴露肝脏，用锋锐的解剖剪或手术刀细致而又迅速地取下一块大小适宜（$0.5cm^3$）的肝脏组织块，立即投入固定液内。

2. 固定（fixation）：固定是将组织用化学试剂浸泡，使其蛋白质等成分迅速凝固，尽量保持其生前形态结构而不发生死后的变化。固定时所使用的化学溶液，称为固定液（fixative）。

常用的固定液配方

（1）Susa液

Ⅰ液	
氯化汞（升汞）饱和水溶液	50.0ml

Ⅱ液	
氯化钠	0.5g
三氯醋酸	2.0g
冰醋酸	4.0ml
甲醛（40%）	20.0ml
蒸馏水	30.0ml

使用时取等量的Ⅰ液和Ⅱ液混合后，将组织块投入，固定24小时。

（2）Helly干液

重铬酸钾	2.5g
氯化汞	5.0g
硫酸钠	1.0g
蒸馏水	100.0ml

使用之前加入40%甲醛5.0ml

（3）10%福尔马林

40%甲醛	10.0ml
蒸馏水	90.0ml

（4）Bouin液

苦味酸饱和水溶液	75.0ml
40%甲醛	25.0ml
冰醋酸	5.0ml

（5）Carnoy液

无水乙醇	6份
氯仿	3份
冰醋酸	1份

（二）脱水、透明、浸蜡、包埋

这几个步骤是为了将组织包埋在较硬的物质即石蜡中，以便制备较薄的石蜡切片。

1. 脱水：普通固定液大多是水溶液，必须先脱去组织内的水分，为浸蜡创造条件。脱水剂通常使用乙醇。脱水的步骤是逐步升高乙醇溶液的浓度，以去净组织块内的水分，最后完全由无水乙醇取代。

Susa液固定的组织块，须先入含碘的95%乙醇，脱水并脱去组织内的汞沉淀，然后入无水乙醇。

10%甲醛液固定后的组织块，脱水时应依次经过70%、80%、90%、95%乙醇和无水乙醇。

2. 透明：因石蜡不溶于乙醇而溶于二甲苯，因而组织块经脱水后需再用二甲苯置换出乙醇。组织块浸入二甲苯后逐渐变得透明，故此步骤称为透明。透明时间根据组织块的大小及性质而定。

3. 浸蜡：将透明好的组织块置入已在温箱（58℃～60℃）内熔化的石蜡内，放置适当时间，使石蜡浸入组织并替换出二甲苯。

4. 包埋（embedding）：在包埋器的内壁涂一层甘油，倾入熔化的石蜡，将浸透蜡的组织块放入包埋器，摆好间距和方位，待蜡液表面凝固后，将包埋器投入冷水浴中，使石蜡冷却凝固。包埋后的组织蜡块，经过修整即可用于切片。

（三）切片

一般用轮转式切片机（microtome）制作组织学切片（section）。下面以LEICA RM2135型切片机为例介绍切片机的一般结构：

标本固定夹、标本修剪器水平调节装置、E型持刀架、持刀架前后移动调节轮、持刀架左右移动手

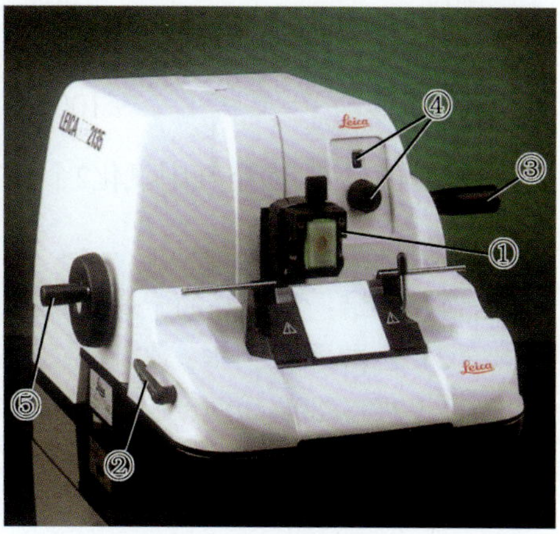

图1-1 LEICA RM2135型切片机的结构

①标本固定夹 ②持刀器角度设定和清除锁定装置 ③粗标本推进手轮 ④切片厚度调节旋钮及切片厚度指示 ⑤细标本推进手轮

柄、持刀器角度设定和清除锁定装置、刀锋夹杆随意调节装置、切片刀防护杆、粗标本推进手轮、切片厚度调节旋钮、切片厚度指示、细标本推进手轮、手轮锁定装置、手臂托、切片机底座等部件。

切片时：①将组织蜡块粘着在木托或金属托上，再将蜡块托用标本固定夹固定；②将磨好的切片刀固定于持刀器上并锁定，用粗标本推进调节摇轮调整蜡块与切片刀的距离；③旋转切片厚度调节旋钮调整切片厚度，一般将切片厚度指示显示为6 μm 厚度；④转动标本推进手轮，每转动一周，标本固定台就向切片刀侧移动6 μm，同时还垂直下降上升往返一次，于是得到一张6 μm厚度的蜡片（内含组织切片）；如手轮连续转动，就可获得一条连续的蜡带。

取下一段蜡带，置于涂布一层蛋白甘油的载玻片上，滴上适量水，于乙醇灯上徐徐加温，至蜡片在水面展平，分离每张蜡片，倾去水，摆好蜡片位置，放入烤片箱。俟蜡片干燥并牢固地附着于载玻片后，即可取出，进行染色。

（四）染色、封固

染色（staining）的目的是使组织内的不同结构染上不同颜色以便于在光镜下观察。

染色的方法很多，可根据研究目的选用。组织学和病理学教学标本的基本染色方法是苏木精-伊红（hematoxylin-eosin，H・E）染色。该方法可将细胞核染成蓝紫色，细胞质染成粉红色，使细胞结构对比分明。现将该方法介绍如下，至于在实习过程中遇到的其他特殊染色法，将分别介绍于首次出现之处。

苏木精-伊红染色（简称H・E染色）

1．染液的配制：

（1）Ehrlich苏木精染液	
苏木精	2.0g
95%乙醇	100.0ml
蒸馏水	100.0ml
钾矾	3.0g
冰醋酸	10.0ml
甘油	100.0ml

（2）1%伊红水溶液	
伊红	1.0g
蒸馏水	100.0ml

染液配制后需在空气中氧化2个月左右方可使用。

2．染色步骤：

（1）脱蜡：将裱好的干燥切片放入二甲苯内2次，每次放置2分钟，以便将石蜡脱净。

（2）乙醇下行到水：脱蜡后，切片入无水乙醇2次，每次2分钟，以洗去二甲苯；然后经95%、90%、80%和70%乙醇，每级2分钟；随后入蒸馏水浸洗。若组织是用含汞的固定液（如Susa液、Helly液）固定，切片还须经含碘的70%乙醇脱汞后再入70%乙醇及蒸馏水。

（3）苏木精染色：将蒸馏水浸洗后的切片放入Ehrlich苏木精染液中，浸染5～10分钟。

（4）蓝化和分色：切片由染液中取出以后，用自来水冲洗，待切片变成蓝色后，再用含0.5%～1%盐酸的70%乙醇溶液进行分色，脱去多余的染料（因为苏木精染色后，细胞核着色较深，细胞质及结缔组织纤维等亦稍着色，影响下步染色及观察）。然后再用自来水冲洗，使之蓝化，需5～10分钟。

（5）伊红染色：切片用蒸馏水浸洗后，放入1%伊红水溶液，浸染5～10分钟。

（6）上行乙醇脱水：将切片用蒸馏水洗去附在载玻片上的染液后，经70%、80%、90%乙醇分色及脱水，再经95%乙醇和2次无水乙醇脱水，每级一般为2分钟。

（7）透明：切片入二甲苯2次，每级2分钟。

（8）封固：从二甲苯中取出切片，在切片的组织上滴加适量树胶，上面再加一盖玻片，使树胶布满于盖玻片与载玻片之间的间隙，封固即告完成。将封好的切片标本放入烤箱，待盖玻片粘着牢固后，即获得可供长期观察和保存的H·E染色标本。

三、普通光学显微镜的结构及其使用

要求：光学显微镜，简称为光镜，是精密的贵重光学仪器，是组织学实习的必要工具。在学习过程中对同学的要求为：①熟悉光镜各部分的性能和用途，坚持正确的使用方法；②掌握用光镜观察和分析组织标本的技能；③爱护国家财产，自觉遵守显微镜管理和使用制度。

（一）以NIKON E100型介绍光镜的主要结构

1. 机械装置部分：镜体、目镜筒、载物台、标本夹、标本移动器、粗调节螺旋、细调节螺旋、电源开关、亮度调节钮。

2. 光学系统部分：目镜、物镜（低倍光镜、高倍光镜、油浸镜）、聚光器。

请根据以下图示熟悉光镜的结构，并熟练掌握其使用方法。

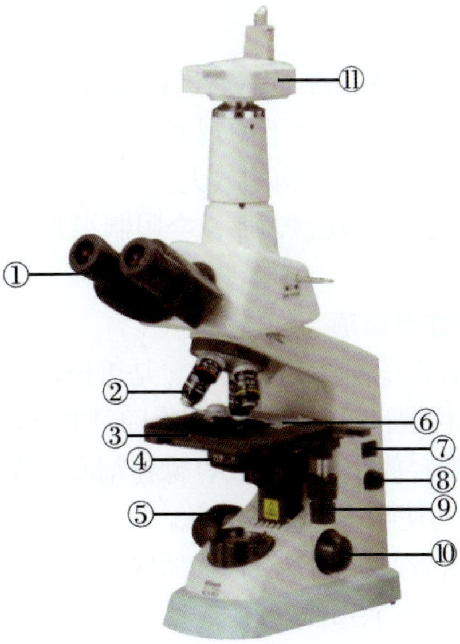

图1-2 NIKON E100型显微镜主要部分的名称

①目镜 ②物镜（包括低倍镜、高倍镜、油浸镜） ③载物台 ④聚光器 ⑤粗调节螺旋 ⑥标本夹 ⑦电源开关 ⑧亮度调节钮 ⑨标本移动器 ⑩细调节螺旋 ⑪照像装置

（二）光镜的使用方法

1．放置：光镜放于桌面，距桌沿不得少于3cm。注意：课间休息离开座位时，应将光镜推向桌内，以免碰落造成损失。

2．电源：应先将亮度调节钮关至最小，然后打开电源开关，适当调整电压。

3．对光：转动物镜转换器，对正低倍物镜，肉眼从镜侧注视，转动粗调节螺旋使物镜距载物台平面5mm左右。从目镜观察，打开聚光器光圈，再适当调整电压，使整个视野得到均匀的亮光为准。

4．若视野偏暗、明暗不匀或模糊时，可从以下几方面检查并作适当处理：①物镜是否对正？②聚光器光圈开得大小如何？③聚光器的高低如何？④目镜、物镜、聚光器的集光镜是否沾污？

5．低倍光镜观察：取标本擦净，使盖玻片朝上而载玻片在下，将它放在标本载物台上，用标本夹夹好，并旋转标本移动器把载玻片上的组织推移到载物台圆孔正中。然后，从目镜观察，同时慢慢转动粗调节螺旋使物镜缓缓上升，以得到清晰的物像。随后即可按照实习的要求进行标本观察。

6．高倍光镜观察：需高倍光镜观察的组织结构应先将其移至低倍光镜视野正中，然后按顺时针方向转动物镜转换器，对正高倍物镜，继之转动细调节螺旋使物镜徐缓上升，调得清晰物像即可进行高倍光镜观察。换高倍物镜后，若视野过暗，可用聚光器升降杆略升高聚光器，扩大聚光器光圈圆孔或调整电压。

有的光镜，当向上调节高倍物镜时，物像反而更不清晰。这时，应在肉眼直接注视下，使物镜下降，靠近切片标本，然后从目镜观察，转动细调节螺旋，上升物镜，以得清晰物像。这样操作，虽然比较麻烦，但可以避免压损标本和镜头，切记切记！

在目镜内有一根黑色指示针从边缘伸至中央，它是作指示标本部位用的。当观察标本遇有疑问时，可将该部位置于指示针尖之前，以请教教师或同学。

（三）光镜观察的程序

任何组织标本观察，应先行肉眼观察，然后进行低倍光镜观察，最后高倍光镜观察。

特别需要指出的是：应重视低倍光镜下的观察，它可以了解组织切片的全貌、层次、部位关系。而高倍光镜下观察的只是局部结构的放大。

切勿放置标本后立即用高倍光镜观察，那样会限制视野，混淆层次，以致观察结果不全面、不准确，甚至错误。

（四）光镜观察及使用的注意事项

1．使用光镜前：首先查看光镜部件有无缺损、是否松动。发现部件松动或损坏，应及时报告，进行维修。光镜部件不得擅自拆卸，目镜不得随意取下，镜筒不得拉长。

2．光镜和组织标本要轻拿轻放，放置稳妥，操作细心。在镜台上取放标本，宜在低倍物镜下进行。高倍观察时，注意勿使物镜与标本接触。

3．维护光镜清洁，人人有责。不得沾污各种部件，发现不洁，及时擦净。各种镜头的沾污可影响物像清晰程度，应及时取实习室备用细绸或镜头纸轻拭；切勿用手或手帕等擦拭，以防被汗液或沙尘污损。

4．标本观察完毕，从光镜上取下标本，按号顺序放入标本盒内。标本损坏，本人应及时报告，以便及时更换。

5．使用完光镜，将物镜转离镜台中央圆孔，检查镜头、集光镜、电源开关及标本夹是否松动，确信无误后盖上防尘罩。

复习思考题：

1．组织学的定义及研究内容。

2．胚胎学的定义及研究内容。

3．简述石蜡切片和H·E染色标本的制作过程。

（唐军民　毕振伍）

第2章

上皮组织

单层柱状上皮（小肠）

标本	单层柱状上皮
来源	兔
方法	H·E

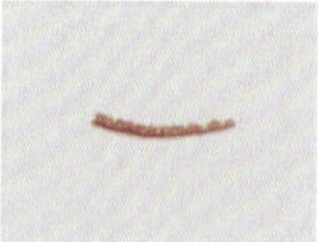

图2-1　单层柱状上皮（1×）

目的　掌握单层柱状上皮（simple columnar epithelium）的形态结构。

材料与方法　兔小肠，Susa液固定，石蜡包埋，纵断面切片，H·E染色。

肉眼观察

组织切片为长条形，仔细观察，可见一侧表面起伏不平、染成蓝色，是光镜下重点观察的部分（图2-1）。

低倍光镜观察

小肠的腔面（肉眼观察为蓝染的部分）有许多突起是小肠绒毛（图2-2箭头①）。每一个绒毛的表面即是单层柱状上皮，可见细胞核蓝染，位于细胞的基底部（图2-2箭头②），游离端细胞质被染成粉红色，最表面可见深粉红色的边缘。

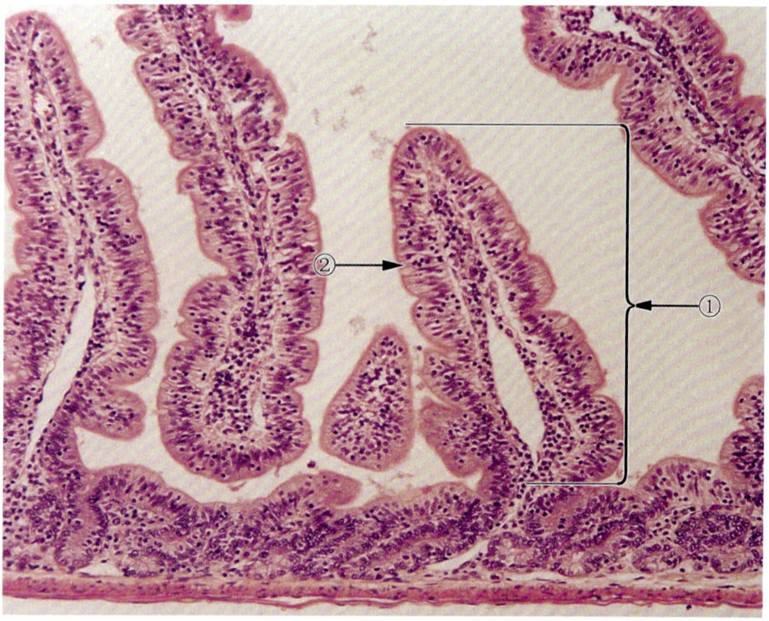

图2-2　单层柱状上皮（100×）①小肠绒毛　②单层柱状上皮

高倍光镜观察

可见单层柱状上皮由柱状细胞和杯状细胞组成（图2-3、图2-4）。

1．柱状细胞（columnar cell）：呈高柱状，细胞核长椭圆形，位于细胞基底部，染色较浅（图2-3箭头①）；细胞质被染成淡粉红色。在柱状细胞游离面可见被染成淡粉红色、

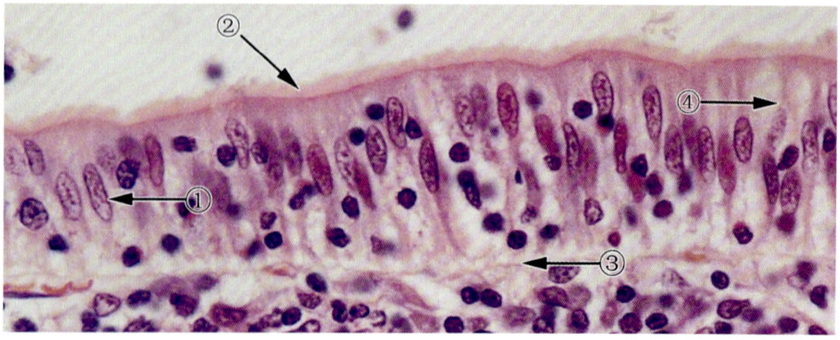

图2-3　单层柱状上皮的柱状细胞（400×）
①柱状细胞核　②纹状缘　③基膜　④杯状细胞

厚度均一的膜状结构，即是纹状缘（striated border）（图2-3箭头②）。在细胞的基底部隐约可见起伏不平的粉红色线，即为基膜（图2-3箭头③）。

2．杯状细胞（goblet cell）（图2-3箭头④、图2-4箭头①）：位于柱状细胞之间，形似高脚酒杯状，其顶部圆形较大，底部较细窄。较窄部分可见细胞核，着色较深，呈三角形或不规则形（图2-4箭头①）；顶部圆形部分被染成淡蓝色或空泡状（空泡是由于杯状细胞所产生的分泌颗粒经制片被溶解所致。杯状细胞游离面有无纹状缘？为什么？）。

此外，在上皮细胞之间可见侵入上皮内的、小而圆形的淋巴细胞（图2-4箭头②）。细胞核为圆形，着深蓝色，细胞质甚少。

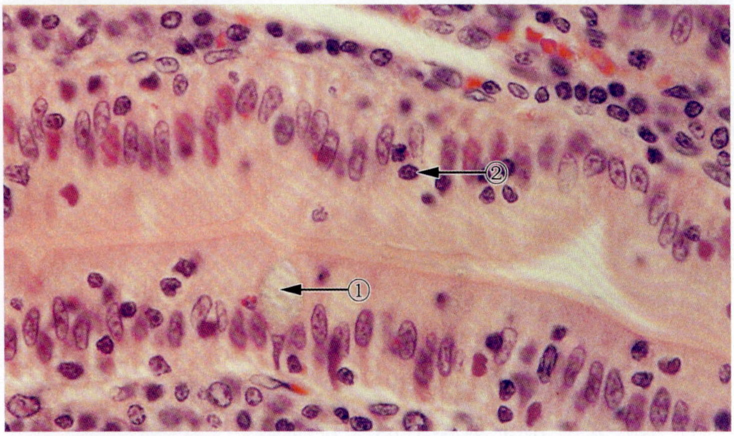

图2-4　单层柱状上皮的杯状细胞（400×）
①杯状细胞　②淋巴细胞核

复层扁平（鳞状）上皮（食道）

目的　掌握复层扁平（鳞状）上皮（stratified squamous epithelium）的形态结构。

材料与方法　人的食道，Helly液固定，石蜡包埋，横断面切片，H·E染色。

肉眼观察

因食道横断腔面有数条纵行皱襞而使其管腔呈不规则形，沿腔面着蓝紫色的一层，是光镜下重点观察的部分（图2-5）。

标本	食道
来源	人
方法	H·E

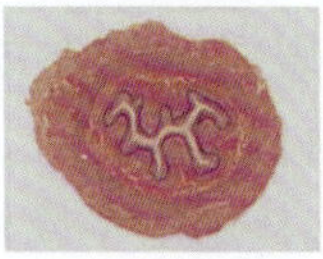

图2-5　复层鳞状上皮（1×）

低倍光镜观察

食道复层扁平（鳞状）上皮由多层细胞构成，各层细胞形态各异（图2-6箭头①、图2-7箭头①）。与下面结缔组织交界处是基膜，基膜不平整，有许多结缔组织乳头状突起伸入上皮（图2-6箭头②、图2-7箭头②）。

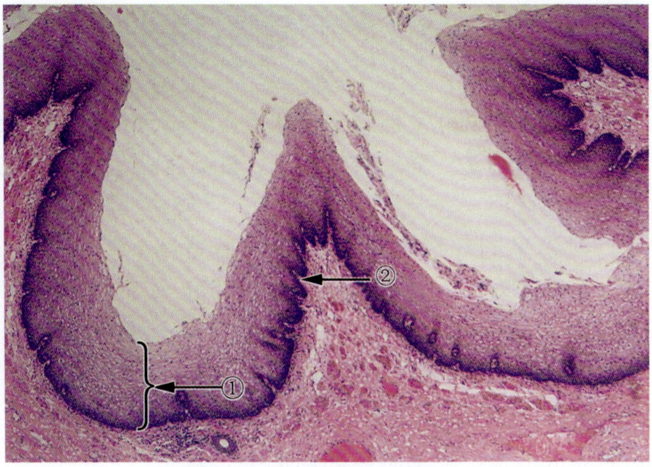

图2-6　复层鳞状上皮（40×）
①复层扁平（鳞状）上皮　②结缔组织乳头

高倍光镜观察

自基膜开始，由基底面向游离面

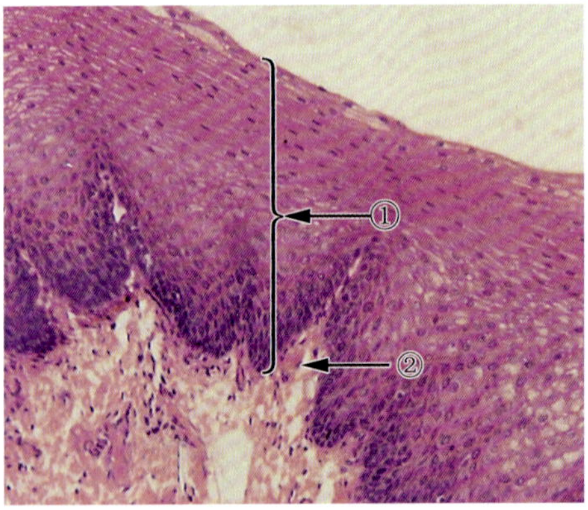

图2-7　复层鳞状上皮（100×）
①复层扁平（鳞状）上皮　②结缔组织乳头

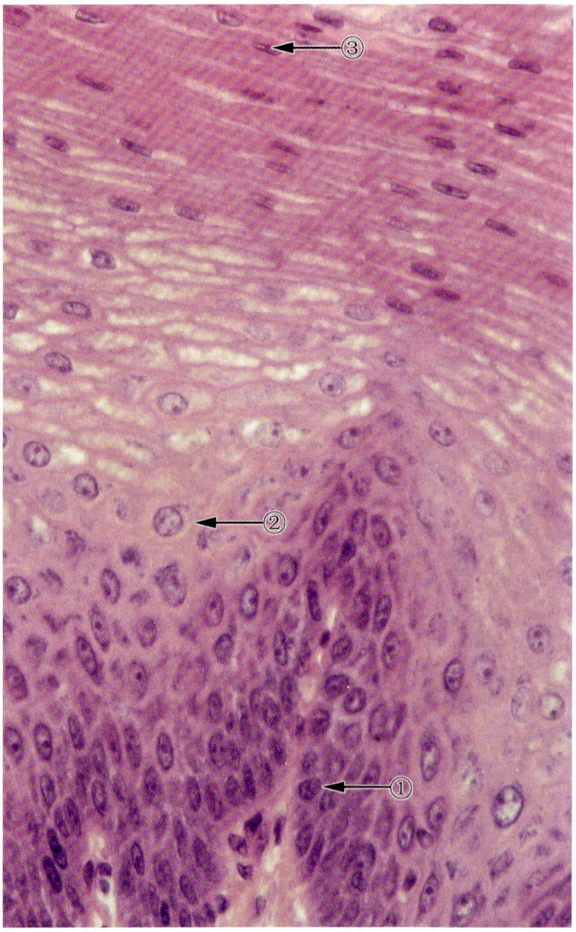

图2-8　复层扁平（鳞状）上皮（400×）
①基底层　②中间层　③表层

观察各层上皮细胞形态。

1. 基底层：位于基膜上的一排细胞（图2-8箭头①），较小，为立方或矮柱状，排列紧密，细胞界限不清，细胞质嗜碱性较强。

2. 中间层：在基底层上方有数层多边形细胞（图2-8箭头②），细胞较大，细胞核呈圆形，位于中央。多边形细胞向腔面逐渐移行为梭形的细胞，细胞核变成扁椭圆，染色变深。

3. 表层：位于上皮的最表面，为数层细胞（图2-8箭头③），较梭形细胞更为扁平，细胞核呈扁平或梭形，染色很深。复层扁平（鳞状）上皮各层之间无明显分界。

假复层纤毛柱状上皮（气管）

目的　掌握假复层纤毛柱状上皮（pseudostratified ciliated epithelium）的形态结构。

材料与方法　猫或猴的气管，Susa液固定，石蜡包埋，横断面切片，H·E染色。

肉眼观察

气管呈圆环形，腔面的薄层蓝紫色边缘是需要在光镜下重点观察的部分（图2-9）。

标本	气管
来源	猴
方法	H·E

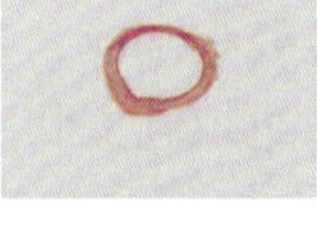

图2-9　假复层纤毛柱状上皮（1×）

低倍光镜观察

假复层纤毛柱状上皮的表面和基底面都很平整，但细胞核的高低不一致（图2-10箭头①）。上皮的表面可见有一层纤毛（图2-10箭头②）。

高倍光镜观察

分辨假复层纤毛柱状上皮的各种细胞。

1．柱状细胞：是顶端较宽、基部较窄的一种高柱状细胞，细胞体达到腔面；细胞核较大（图2-11箭头①），位置较高，呈椭圆形，染色较浅；细胞的表面具有一排清晰而整齐的纤毛，故亦称为纤毛细胞。

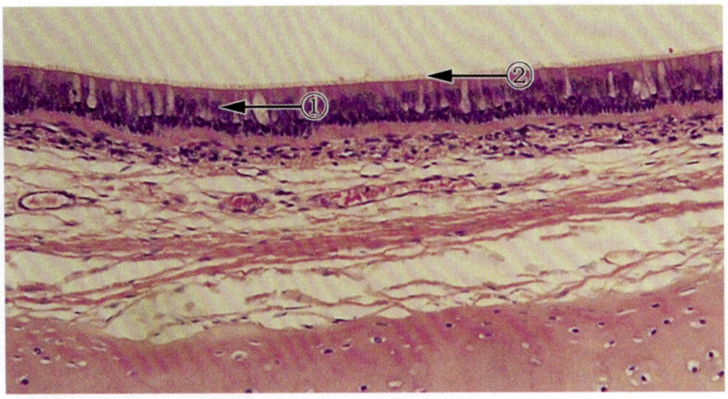

图2-10　假复层纤毛柱状上皮（100×）
①假复层纤毛柱状上皮　②纤毛

2．锥体形细胞：位于上皮基部，该细胞界限不明显；细胞核较小（图2-11箭头②），位置较低，呈椭圆形，染色较深。细胞顶端不达腔面。

3．梭形细胞：是两端尖而中间较粗的细胞，细胞质着色较深；细胞核呈椭圆形，较窄（图2-11箭头③），位于中央。

4．杯状细胞：位于其他上皮细胞之间(图2-11箭头④)，其顶端达到上皮表面，形态类似于在单层柱状上皮中所见。

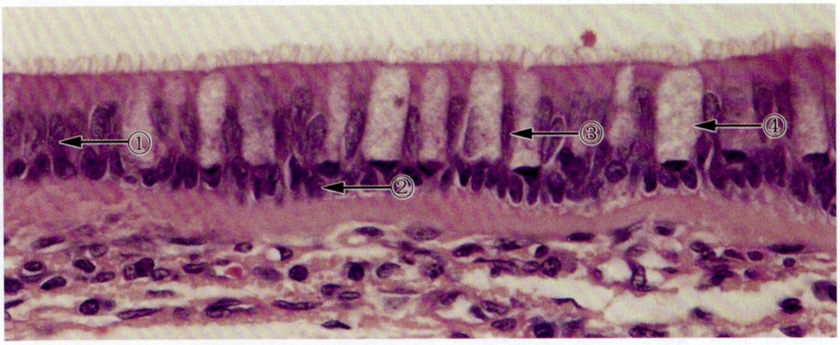

图2-11　假复层纤毛柱状上皮（400×）
①柱状细胞　②锥体形细胞　③梭形细胞　④杯状细胞

变移上皮（膀胱）

目的　重点掌握变移上皮（transitional epithelium）的形态特征，并与复层扁平（鳞状）上皮相区分。

材料与方法　兔的膀胱壁，Helly液固定，石蜡包埋，横断面切片，H·E染色。

肉眼观察

标本中有两块组织，均为膀胱壁。薄的为扩张状态，厚的为收缩状态，每块组织各有一着蓝紫色、较整齐的边缘即是用光镜重点观察的部分（图2-12）。

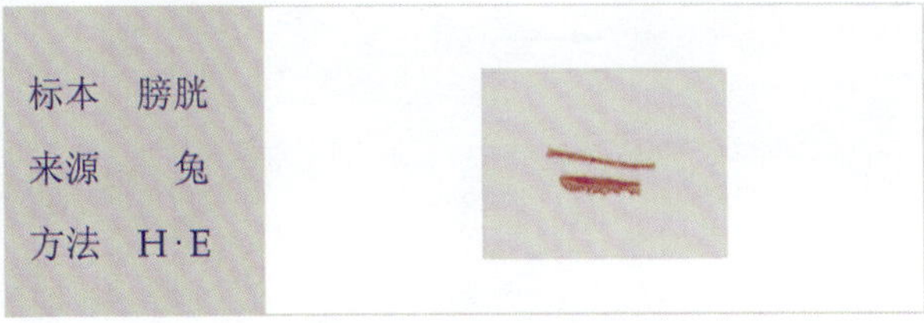

图2-12　变移上皮（1×）

低倍光镜观察

扩张状态的膀胱上皮较平整，层数较少（图2-13）；收缩状态的膀胱上皮不平整，层数较多（图2-14）。但不论是扩张状态或是收缩状态，其共同特点是上皮的表面均与基底面平行。在收缩状态，上皮表面较为弯曲，其基底面也随着上皮表面作平行的弯曲状，这是与复层扁平（鳞状）上皮的不同点之一。

高倍光镜观察

自基底面到游离面分辨变移上皮各层细胞的形态。

1．基底层：位于基膜上的一层细胞（图2-15箭头①，图2-16箭头①）。基底层细胞的细胞体较小，呈立方形或矮柱状，细胞核圆形，也较小，位于中央。

2．中间层细胞：在基底层之上有一层或数层不规则形的多边形细胞（图2-15箭头②，图2-16箭头②）。细胞稍大，细胞核呈圆形，位于中央。

3．表层细胞：是一层位于上皮最表面的细胞（图2-15箭头③，2-16箭头③），又称盖细胞。细胞较大，为长方形或立方形，有时可见一个细胞内有两个细胞核。细胞质嗜酸性，特别是在游离面的细胞膜下着色更深，这是外细胞质浓缩的现象。

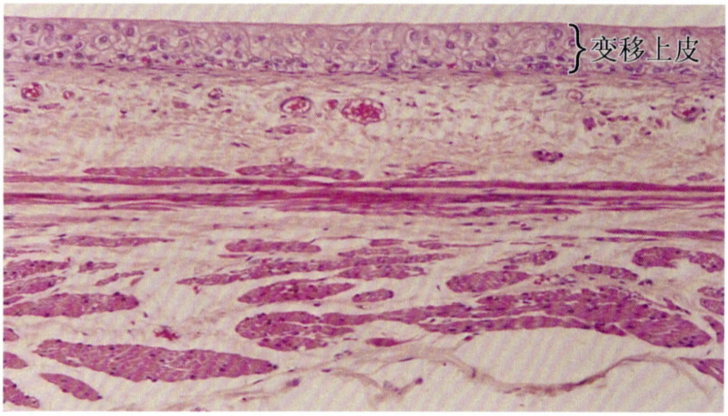

图2-13　变移上皮的扩张状态（100×）

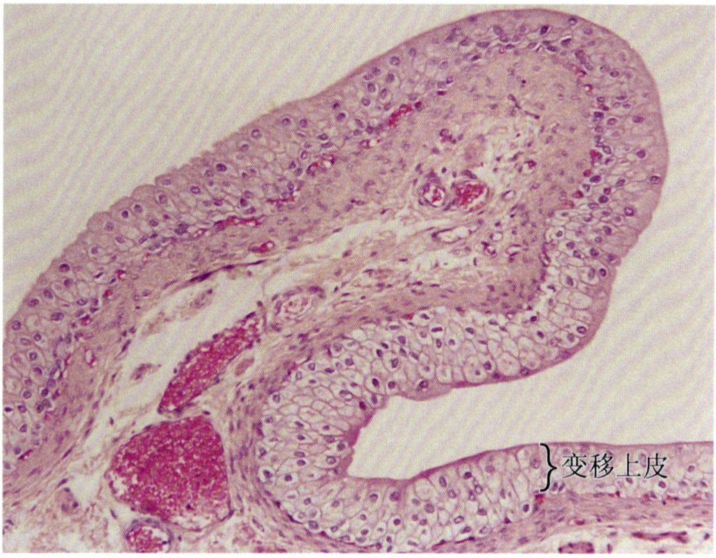

图2-14　变移上皮的收缩状态（100×）

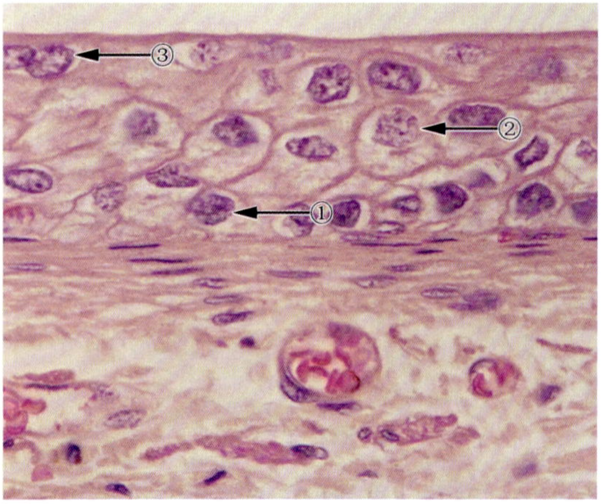

图2-15　变移上皮的扩张状态（400×）
①基底层细胞　②中间层细胞　③表层细胞

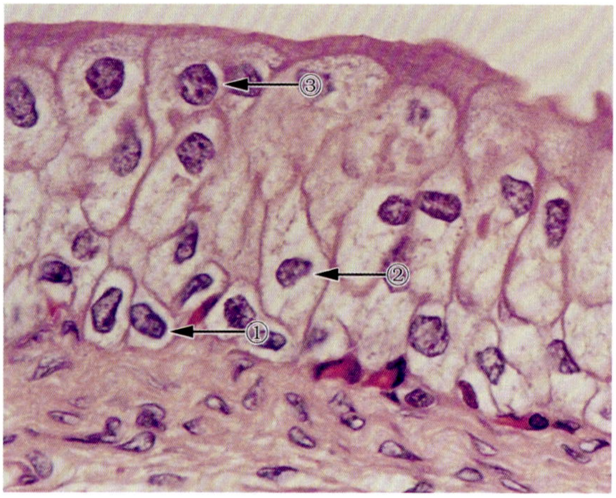

图2-16　变移上皮的收缩状态（400×）
①基底层细胞　②中间层细胞　③表层细胞

单层立方上皮(甲状腺)

目的 了解单层立方上皮（simple cuboidal epithelium）的形态结构。

材料与方法 狗或猴的甲状腺和甲状旁腺，Helly液固定，石蜡包埋，切片，H·E染色。

肉眼观察

标本中粉红色的大片组织是甲状腺，紫色的点状结构是甲状旁腺（图2-17）。

标本	甲状腺及甲状旁腺
来源	猴
方法	H·E

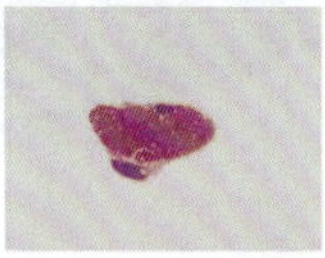

图2-17　单层立方上皮（1×）

低倍光镜观察

甲状腺实质部分有许多大小不等、呈圆形或多边形的甲状腺滤泡断面。滤泡壁由一层上皮细胞组成，中央含有着粉红色的胶样物。

高倍光镜观察

选择一个滤泡进行观察。滤泡周围的基膜不明显，滤泡上皮细胞为立方形或矮柱状，细胞核位于中央（图2-18箭头），呈圆形，着色较深，可见核仁。

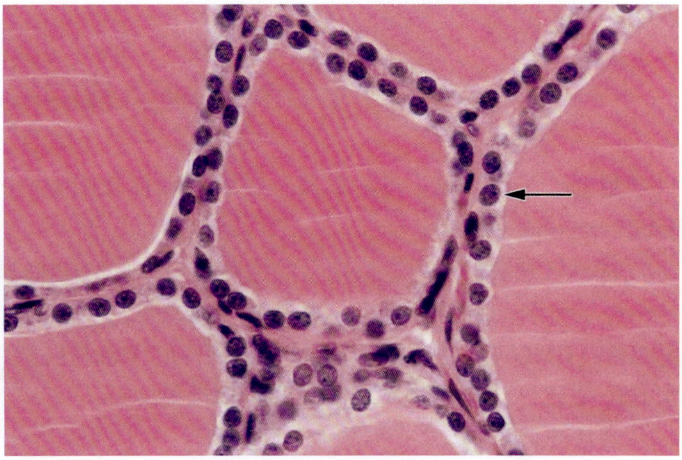

图2-18　单层立方上皮（400×）
箭头示上皮细胞核

示教1　内皮和间皮

目的 了解单层扁平上皮细胞的形态结构。

材料与方法 将青蛙胸腔剪开，自心室或大动脉注入蒸馏水，冲洗心脏及所有血管中血液，再注入10%硝酸银溶液，至充满全部血管，将全部肠系膜连同肠的一段剪下，浸入盛有1%硝酸银溶液的平皿内，经短时间后将肠系膜及肠用木质细针固定在软木片上，放置在阳光下照射至肠系膜变成深棕色后，再将其剪成小块制成铺片。因银颗粒沉淀在细胞间质处，只能显示细胞外形轮廓，而不能分辨其内部结构。

高倍光镜观察

1．小血管内皮（endothelium）细胞外形呈梭状，细胞长轴与血管长轴一致，内皮细胞的细胞体比间皮细胞小（图2-19箭头），其细胞界限呈明显的锯齿形黑线。

2．肠系膜的间皮（mesothelium）细胞外形呈不规则的、大小相近的多边形（图2-20箭头），细胞界限呈黑色波浪状的条纹，若稍稍调节光镜细螺旋时，在不同的平面上还可见到与前面叙述完全相同的另一层间皮细胞，这是因为肠系膜的两面都被覆有间皮细胞所致。

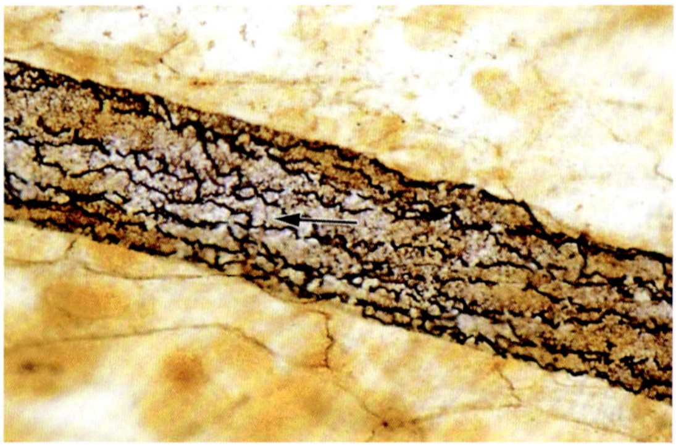

图2-19　血管内皮（400×）
箭头示内皮细胞

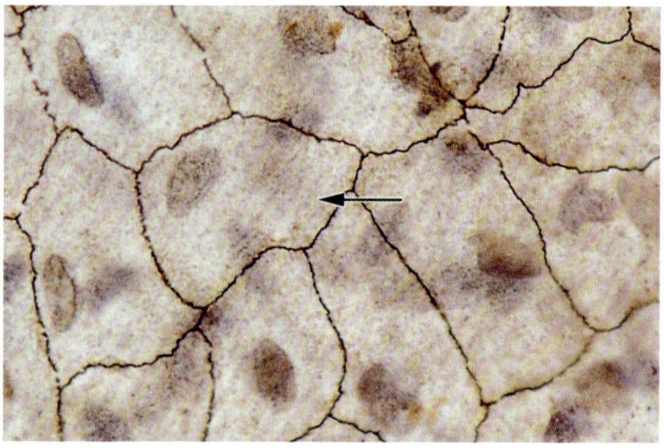

图2-20　肠系膜间皮（400×）
箭头示间皮细胞

示教2　小肠上皮的PAS反应

目的　了解小肠上皮的基膜、纹状缘和杯状细胞的PAS过碘酸希夫反应（periodic acid Schiff reaction，PAS）。

材料与方法　利用组织化学的过碘酸希夫反应(PAS)显示，以苏木精复染细胞核。过碘酸是一种氧化剂，它能使多糖、黏多糖类的物质内含有的1、2-乙二醇基（-CHOH-CHOH-）产生二醛（CHO-CHO）。二醛与希夫试剂内的无色品红相结合，形成紫红色的沉淀。因此，凡含有1、2-乙二醇基的物质均能显示出阳性反应。

高倍光镜观察

1．基膜（basement membrane）：位于上皮细胞的基底面与结缔组织交界处，染成浅紫红色、厚度均匀的薄膜，即PAS阳性反应之基膜（图2-21箭头①）。

2．纹状缘（striated border）：被覆在小肠绒毛上皮柱状细胞的表面（图2-21箭头②），呈紫红色、均匀一致的膜状结构（为什么？）。

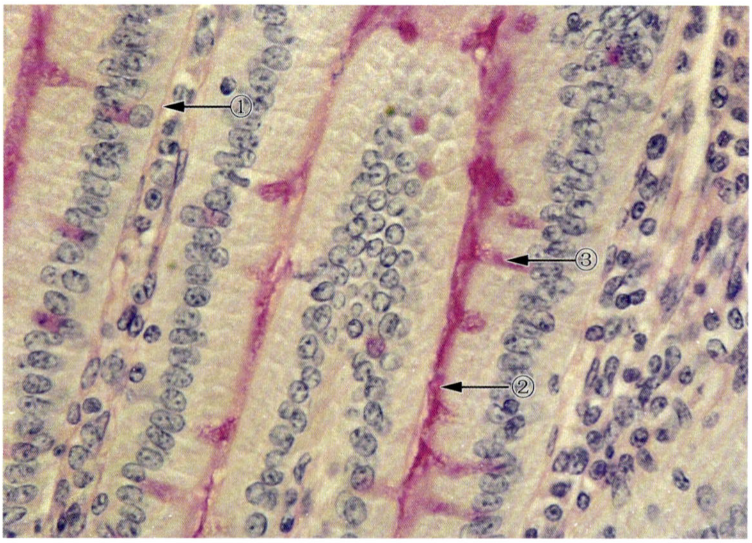

图2-21　小肠PAS反应（400×）
①基膜　②纹状缘　③杯状细胞

3．杯状细胞（goblet cell）：顶部细胞质内含有大量呈紫红色的黏原颗粒，为PAS阳性反应（图2-21箭头③）。可见细胞核呈不规则形或三角形，被染为蓝色。柱状细胞的细胞核也被苏木精所染，呈蓝色。

复习思考题：

1. 内皮和间皮的分布特点？
2. 试述假复层纤毛柱状上皮的结构特点。
3. 如何区分复层扁平上皮和变移上皮？

（唐军民　梅　芳）

第3章 结缔组织

一、固有结缔组织

疏松结缔组织（肠系膜铺片）

目的

1．掌握疏松结缔组织（loose connective tissue）中的两种纤维（胶原纤维和弹性纤维）的形态。

2．掌握两种细胞成分(巨噬细胞和肥大细胞)的形态特点。

材料与方法 将台盘蓝注入大白鼠的腹腔，次日杀死动物，取其肠系膜，用升汞无水乙醇饱和液-SusaⅡ液固定，偶氮焰红和醛品红染色。

低倍光镜观察

选择肠系膜较薄的地方，可见到许多很细的纤维和深染的细胞。

高倍光镜观察

分辨两种纤维和两种细胞。

1．胶原纤维（collagen fiber）（图3-1箭头①）：染成粉红色，较粗大，有分支，但不易分辨。

2．弹性纤维（elastic fiber）（图3-1箭头②）：染成紫色，比胶原纤维细，也有分支。

3．肥大细胞（mast cell）（图3-1箭头③）：圆形或卵圆形，细胞质中充满紫色颗粒，颗粒大小相等，分布均匀。

4．巨噬细胞（macrophage）（图3-1箭头④）：不规则形，少数呈圆形或卵圆形。细胞质内含有其吞噬的大小不等、分布不匀的蓝色台盘蓝颗粒。

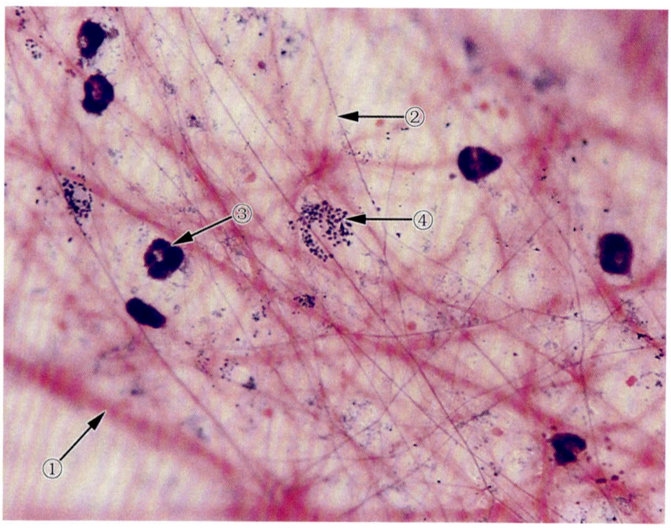

图3-1 肠系膜铺片（200×）
①胶原纤维 ②弹性纤维 ③肥大细胞 ④巨噬细胞

疏松结缔组织（胃底）

目的 掌握切片中疏松结缔组织（loose connective tissue）的形态，为将来观察标本打基础。

材料与方法

人胃底部，Helly液固定，石蜡包埋，切片，H·E染色。

肉眼观察

蓝紫色的黏膜与红色的肌层之间是黏膜下层，呈浅粉红色，是要观察的部分。（参见第9章消化系统图9-8）

低倍光镜观察

在肌层与黏膜肌层之间找到黏膜下层（参见第9章消化系统图9-9），此层即为疏松结缔组织，呈粉红色，结构较疏松，含丰富血管（图3-2箭头）。

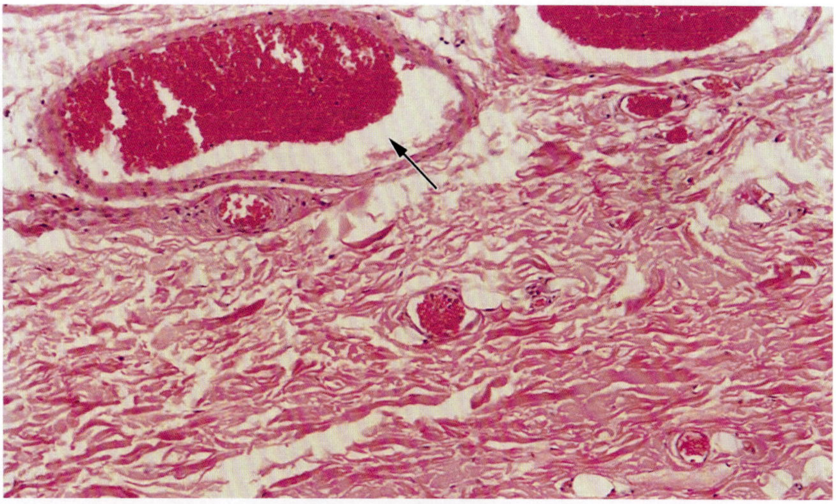

图3-2　胃底黏膜下层（疏松结缔组织）（100×）↑示血管

高倍光镜观察

胶原纤维排列松散，呈粉红色的条块。因其排列方向不一，故可见有呈横（图3-3箭头①）、斜（图3-3箭头②）、纵（图3-3箭头③）不同的断面。在胶原纤维之间夹杂着有弹性纤维，二者不易区分。

在纤维之间有散在分布的纤维细胞（图3-3箭头④）：细胞体较小，呈梭形；细胞核也为梭形，染色深；细胞质很少，弱嗜酸性。

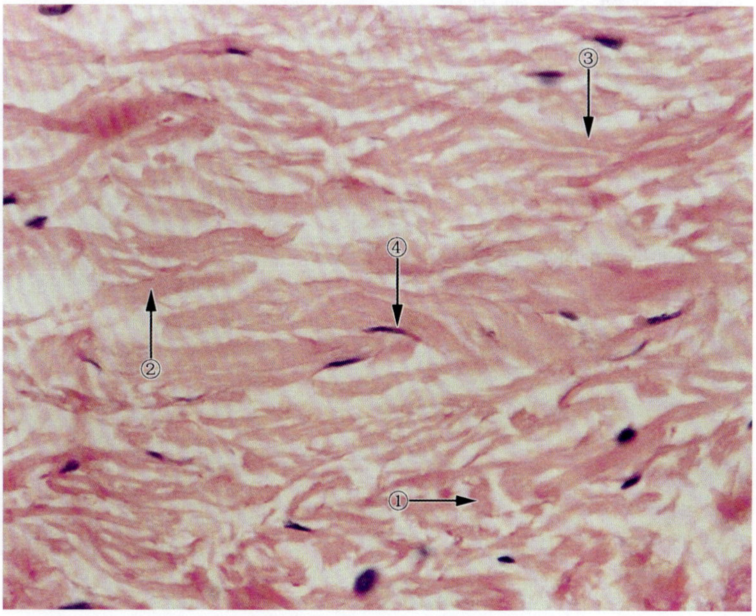

图3-3　胃底黏膜下层（疏松结缔组织）（400×）
①横切的胶原纤维　②斜切的胶原纤维　③纵切的胶原纤维　④纤维细胞

脂肪组织（指皮）

目的　了解脂肪组织（adipose tissue）的构造。

材料与方法　人的指皮，Susa液固定，石蜡包埋，切片，H·E染色。

肉眼观察

染为红色和紫蓝色的弯曲边缘是指皮的表皮，其下方深处色浅部分为所要观察的皮下组织内的脂肪组织。（参见第8章皮肤图8-1）

低倍光镜观察

脂肪组织被疏松结缔组织分隔成许多小叶（图3-4箭头①），小叶内有成团的脂肪细胞，细胞呈空泡状。在小叶周围的结缔组织中，有血管（图3-4箭头②）、神经的断面。

高倍光镜观察

1. 脂肪细胞（adipocyte, fat cell）：因排列紧密而呈椭圆形或多边形。细胞质内的脂滴在制作标本时被溶解，故细胞质呈大空泡状。细胞核较扁平（图3-5箭头），被脂滴挤到细胞的一边。细胞质少，嗜酸性，亦被挤在细胞核周围。

2.脂肪细胞之间还分布有纤维细胞等成分。

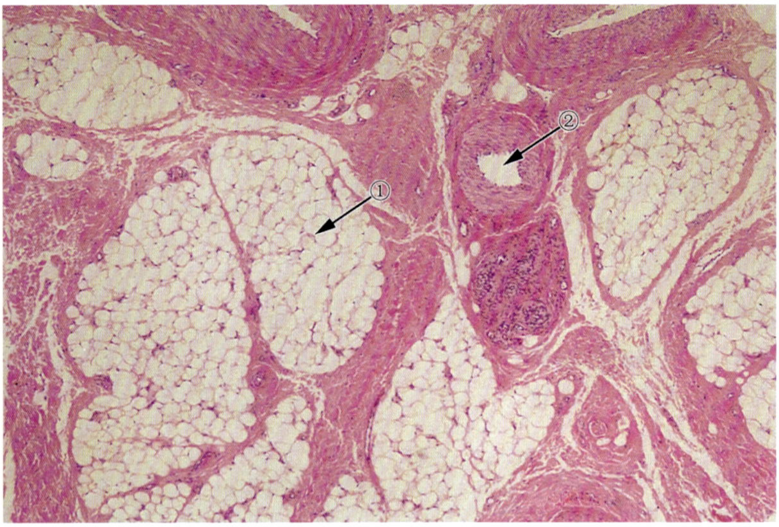

图3-4　脂肪组织（40×）①脂肪小叶　②血管

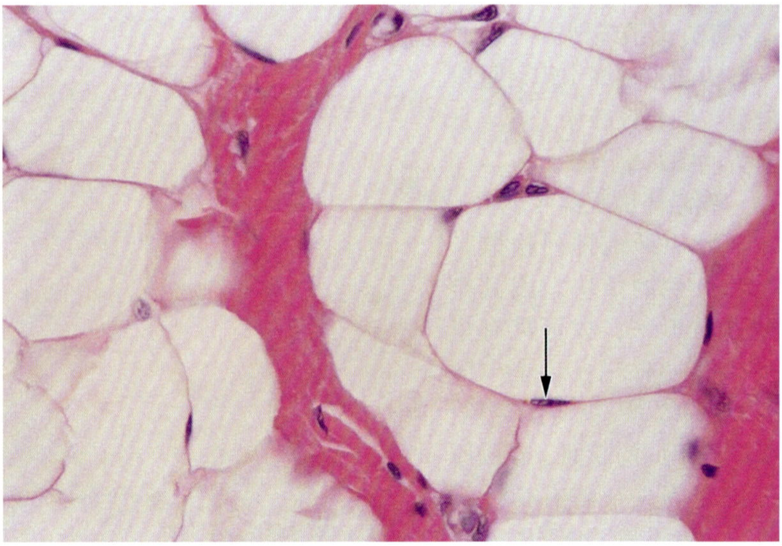

图3-5　脂肪组织（400×）↑示脂肪细胞核

致密结缔组织（腹皮）

目的　了解致密结缔组织（dense connective tissue）的构造。

材料与方法　人腹皮，Zenker液固定，火棉胶包埋，切片，H·E染色。

肉眼观察

一侧染为紫蓝色的边缘是表皮，其相邻的较厚粉红色区域为真皮，即是所要观察的致密结缔组织。（参见第8章皮肤图8-11）

低倍光镜观察

可见致密结缔组织中含大量胶原纤维，染为粉红色。胶原纤维粗大且排列紧密，细胞成分较少，散在分布（图3-6）。

高倍光镜观察

真皮处的致密结缔组织中胶原纤维交织成网状，故切片中可见到横、纵、斜各个方向的断面。胶原纤维间也分布有弹性纤维，但不易分辨。

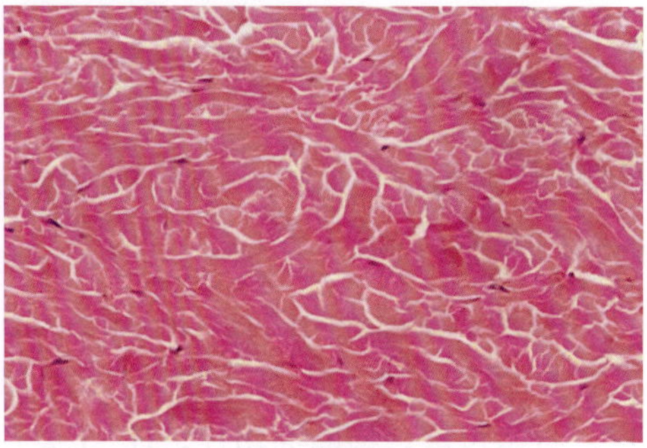

图3-6　致密结缔组织（100×）

网状组织（淋巴结）

目的　掌握网状组织（reticular tissue）的构造。

材料与方法　兔的淋巴结（lymph node），Helly液固定，石蜡包埋，切片，H·E染色。

肉眼观察

淋巴结呈椭圆形，主要观察中央浅染的部位。（参见第7章免疫系统图7-1）

低倍光镜观察

最外面包有染成粉红色的薄层结缔组织称被膜。被膜下或淋巴结中央有疏松而染色浅的部位，为淋巴窦，就在该处观察网状组织。

高倍光镜观察

分辨网状组织内的三种细胞。

1．网状细胞（reticulocyte）（图3-7箭头①）：星状多突形，细胞质着浅粉色。细胞核呈圆形或卵圆形，位于细胞中央，染色较浅，含明显的核仁。

2．淋巴细胞（图3-7箭头②）：细胞体较小，呈圆形。细胞核圆且着色深。细胞质甚少，几乎不能看到。

3．巨噬细胞（图3-7箭头③）：圆形或椭圆形。细胞核圆形。细胞质嗜酸性，有时可见其内有吞噬的异物。

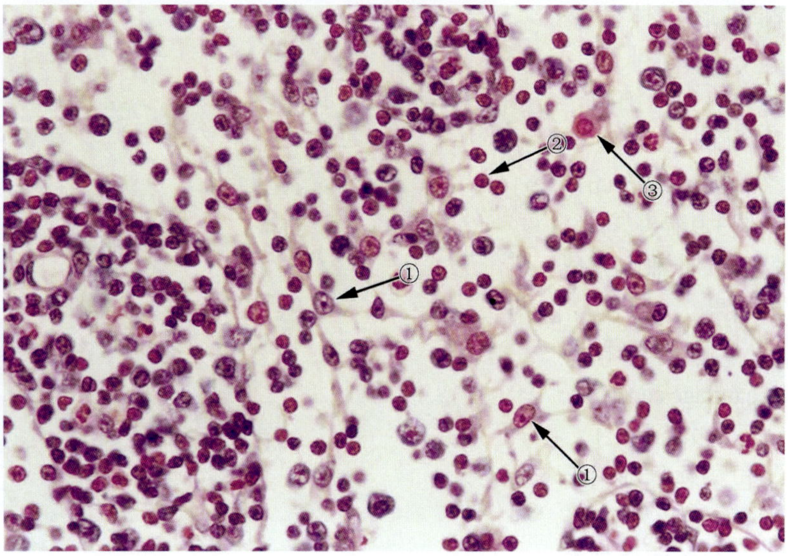

图3-7　网状组织（400×）

①网状细胞　②淋巴细胞　③巨噬细胞

二、软骨

透明软骨（气管）

目的　掌握透明软骨（hyaline cartilage）的构造。

材料与方法　人的气管，Helly液固定，石蜡包埋，横断面切片，H·E染色。

肉眼观察

气管的横切面为圆环状，其中淡蓝灰色的半环或片状结构，即为透明软骨（图3-8）。

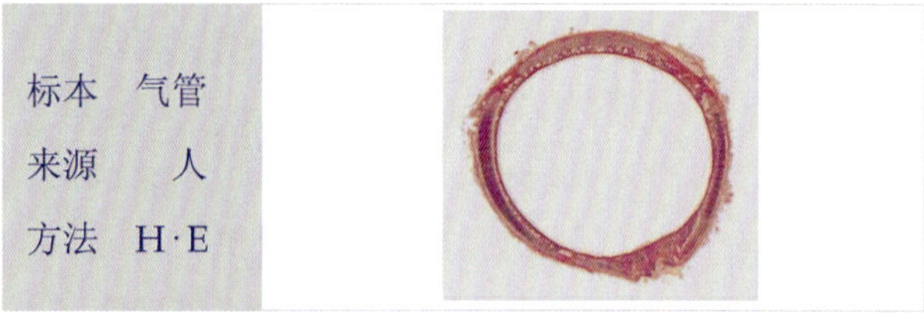

图3-8　人气管（1×）

低倍光镜观察

找到气管内染成蓝色的透明软骨。

1．软骨膜（图3-9箭头①）：为包在软骨周围的致密结缔组织。软骨膜分内、外两层：外层纤维多、细胞少；内层则相反。

2．透明软骨：

（1）细胞间质：着色蓝红不一。不同部位细胞间质的染色情况与该处硫酸软骨素的含量有关：硫酸软骨素呈嗜碱性，含量越多，嗜碱性越强，染蓝色越深；含量越少，染色越浅。含胶原原纤维较多处为嗜酸性，呈粉红色。

（2）软骨细胞（chondrocyte）：位于软骨陷窝内。软骨细胞的形状和排列与软骨的发育方式有关。靠近软骨膜的细胞较小（图3-9箭头②），扁椭圆形，单独存在，多平行于软骨表面排列，这是由软骨膜内层骨原细胞所分化来的软骨细胞。在软骨深部，可见细胞呈圆形或椭圆形，体积增大，成组排列，每组有数个细胞，称为同源细胞群（isogenous group）（图3-9箭头③），这是软骨细胞分裂的结果。

（3）软骨囊（cartilage capsule）（图3-9箭头④）：为包绕软骨细胞周围的新生软骨基质，含硫酸软骨素较多，故嗜碱性较强，切片中所见多呈环形。

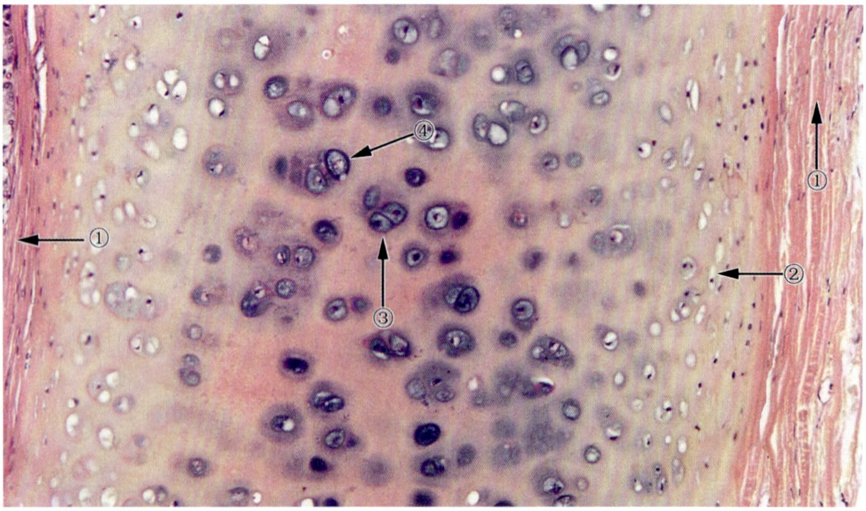

图3-9　透明软骨（100×）
①软骨膜　②靠近软骨膜的软骨细胞　③同源细胞群　④软骨囊

高倍光镜观察

软骨周围的软骨细胞呈扁椭圆形。软骨内部的软骨细胞呈圆形或椭圆形(图3-10箭头①)，细胞中央有深染的细胞核。细胞质微嗜碱性，其中常见到一两个空泡，为被溶解的脂滴或糖原所在部位。生活状态时，软骨细胞充满在整个软骨陷窝（cartilage lacuna）内，但在制片过程中细胞收缩，故在标本中常见细胞与软骨囊（图3-10箭头②）之间有裂隙（图3-10箭头③），从而显示软骨陷窝的一部分。

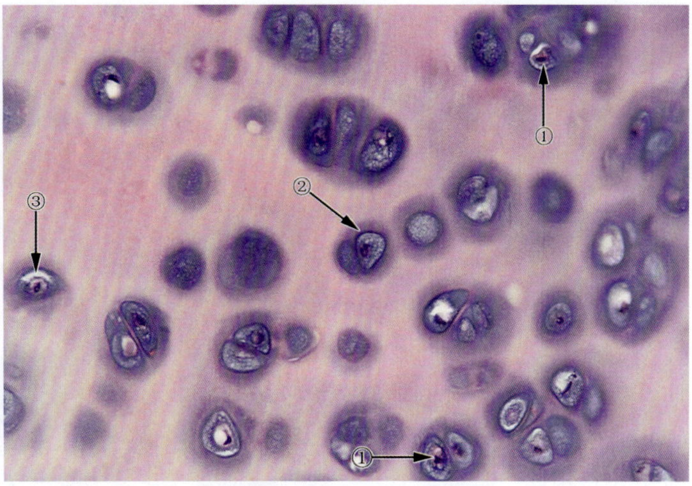

图3-10　透明软骨（200×）
①软骨细胞　②软骨囊　③软骨陷窝

三、骨

干骨磨片横断面

目的　通过观察长骨干磨片（ground section）理解骨组织和骨密质的结构（该法制作的标本不能见到软组织）。

材料与方法　取人干长骨的骨干部位锯成横断薄片，徒手在磨石上磨至透亮，然后用大力紫填染，树胶封固。

标本	骨磨片
来源	人
方法	大力紫

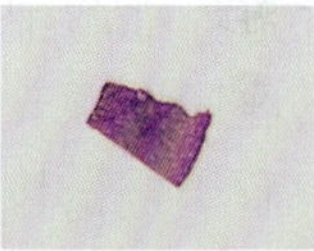

图3-11　骨磨片（1×）

肉眼观察

标本外形近似侧置的梯形，梯形底部（宽侧）为骨的外表面，顶部（窄侧）为近骨髓腔面（图3-11）。

低倍光镜观察

1．外环骨板：位于骨表面，为与骨表面平行排列的数层骨板。骨板间有骨陷窝，为紫色染料所充满。

2．内环骨板（图3-12箭头①）：沿骨髓腔表面排列的骨板，不太规则。骨板间亦有骨陷窝。

3．哈弗斯系统（Haversian system），即骨单位（osteon）（图

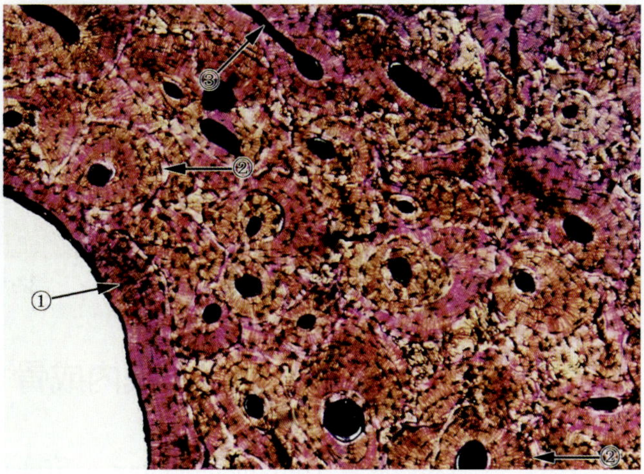

图3-12　骨磨片（40×）
①内环骨板　②骨单位　③福克曼管

3-12箭头②），位于内、外环骨板之间，其骨板呈同心圆排列。每层骨板称为哈弗斯骨板，骨板间有骨陷窝（bone lacuna）（图3-13箭头①）。哈弗斯骨板（骨单位）的中央是哈弗斯管（中央管）（图3-13箭头②，图3-14箭头②），常见两哈弗斯管之间有福克曼管（穿通管）（图3-12箭头③，图3-13箭头③）相连。哈弗斯管、福克曼管和骨陷窝均由紫色染料所充填而显见。

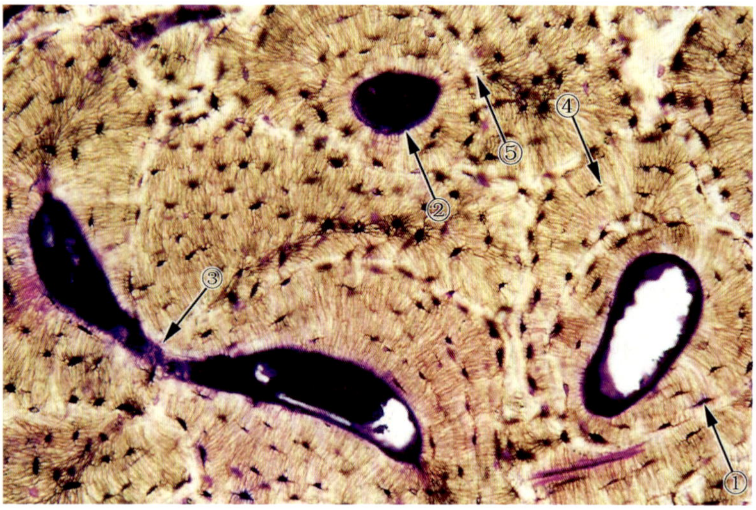

图3-13　骨磨片（100×）

①骨陷窝　②哈弗斯管　③福克曼管　④间骨板　⑤黏合线

4．间骨板（图3-13箭头④）：位于哈弗斯系统之间，呈半环形或不规则形，为陈旧的哈弗斯骨板或环骨板被吸收后的残余部分，其中无中央管。

5．黏合线（图3-13箭头⑤，图3-14箭头④）：每一骨单位外面的环形轮廓线，骨磨片上呈白色。注意骨小管（bone canaliculus）不越过黏合线。

高倍光镜观察

1．骨陷窝（图3-14箭头①）：为骨细胞细胞体所在的空间，顺着骨板排列。较小，呈梭形，内充满紫色染料。

2．骨小管（图3-14箭头③）：是与骨陷窝相连的许多细小管道，为骨细胞突起所在的空间，其中也充填着紫色染料。

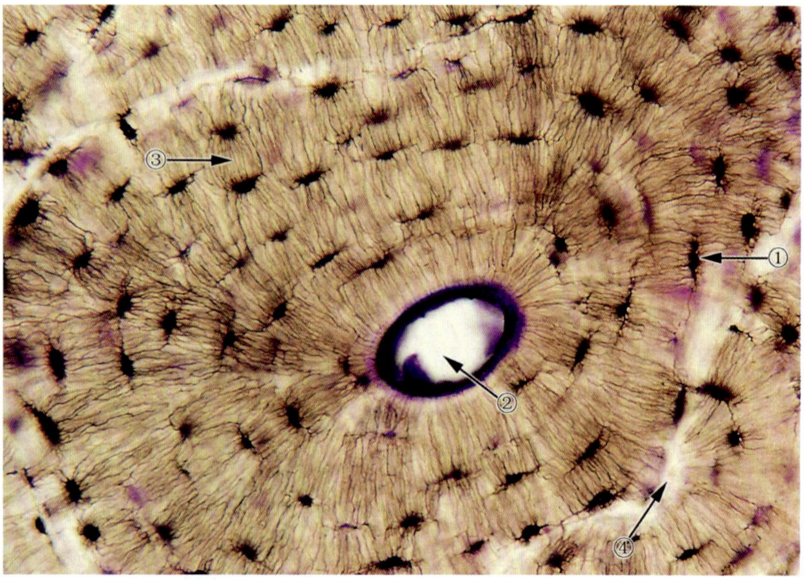

图3-14　骨磨片（200×）

①骨陷窝　②哈弗斯管（内充填的染料已脱落）　③骨小管　④黏合线

膜内成骨

目的　了解膜内成骨（intramembranous ossification）的过程以及成骨细胞和破骨细胞的形态结构及位置。

材料与方法　四五个月胎儿之顶骨，石蜡包埋，切片，H·E染色。

低倍光镜观察

1．骨膜（图3-15箭头①）：在标本两侧，为致密结缔组织。

2．新生骨片（图3-15箭头②）：大小不等、形态不一、着色较红，可见其表面有成行排列的成骨细胞（图3-15箭头③）。骨片之间有疏松结缔组织和血管。

高倍光镜观察

1．成骨细胞（osteoblast）（图3-16a箭头①）：成行排列于骨片表面，细胞呈矮柱状或呈扁平状，细胞核椭圆形，细胞质嗜碱性。

2．破骨细胞（osteoclast）（图3-16b箭头）：也位于新生骨片的边缘，细胞很大，呈不规则形，内有多个细胞核，细胞质强嗜酸性。

3．骨细胞（osteocyte）（图3-16a箭头②）：位于骨片中的骨陷窝内，细胞表面有突起（但不易分辨），细胞核多固缩，细胞质嗜酸性。

4．骨原细胞（图3-16a箭头③）：位于结缔组织（骨膜）内侧，较成纤维细胞大些，细胞呈梭形，细胞核椭圆形，核仁明显，细胞质弱嗜碱性。

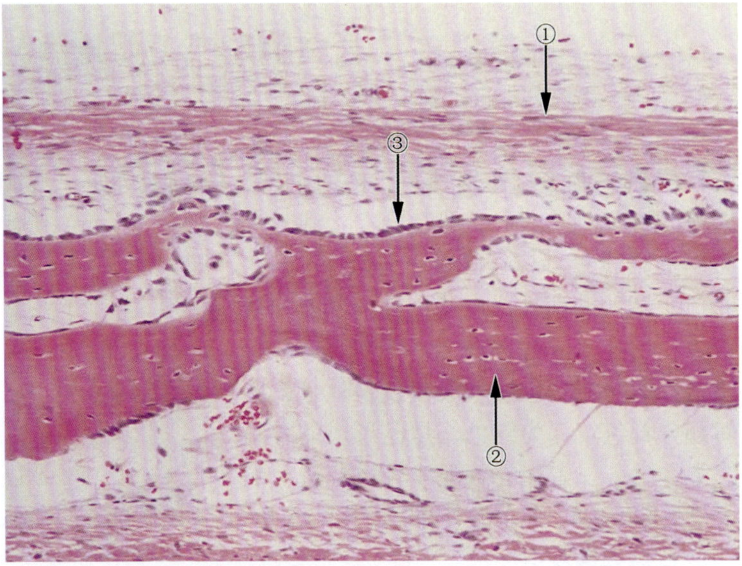

图3-15　膜内成骨（100×）　①骨膜　②新生骨片　③成骨细胞

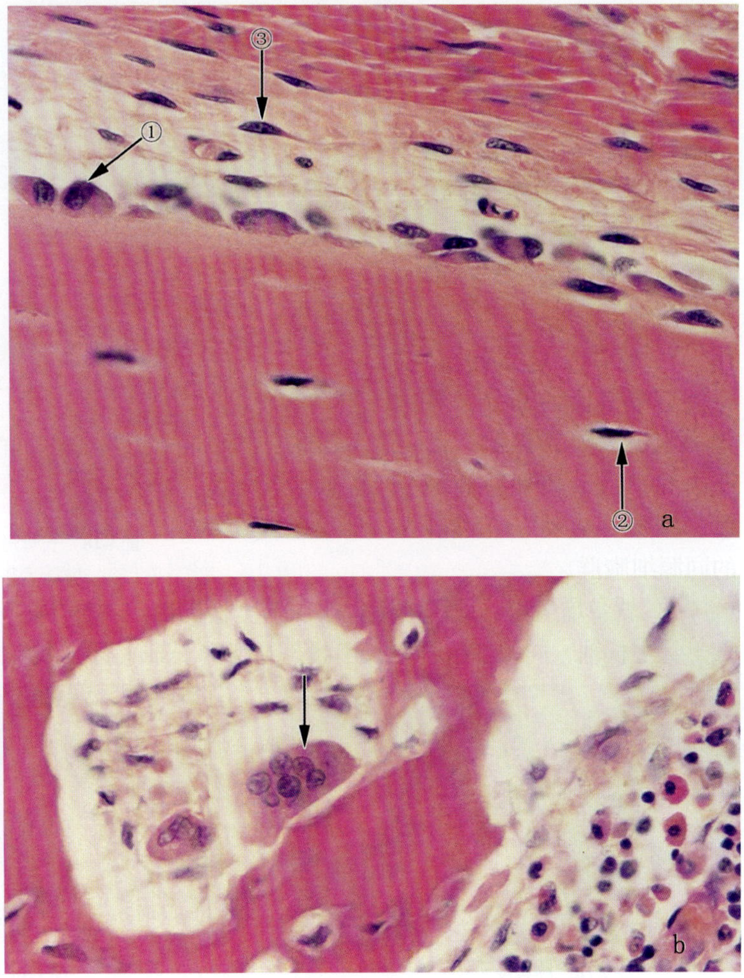

图3-16　膜内成骨（a、b）（400×）
①成骨细胞　②骨陷窝及骨细胞
③骨原细胞
（↑示破骨细胞）

长骨的形成（婴儿指）

目的　了解长骨形成的过程。

材料与方法　初生婴儿尸体的手指，Susa液固定，稀硝酸或盐酸溶液脱钙，火棉胶包埋，纵断面切片，H·E染色。

肉眼观察

手指的表面被覆皮肤，其内部有三块指骨，均处于成骨过程中。仔细观察，每块指骨的两端着色浅呈淡蓝色是软骨，中间部分着色较深为红色，是已形成的骨组织及骨髓。二者交界处即成骨过程进行的部位（图3-17）。

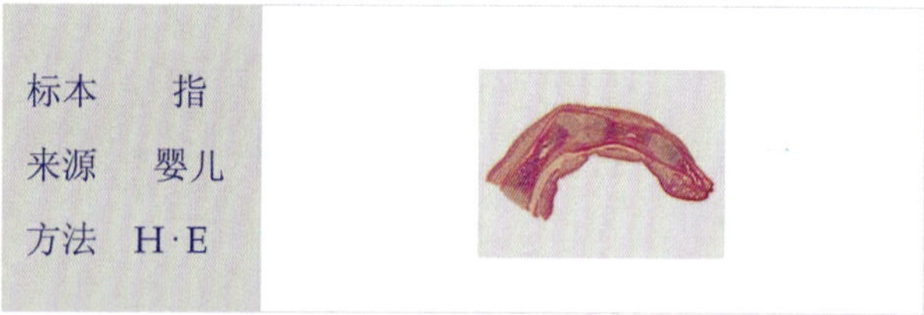

图3-17　婴儿指（1×）

低倍光镜观察

选择一块指骨，由软骨的关节面一端开始观察，逐渐向中间部分移动，依次可分辨出软骨区（图3-18箭头①）、软骨增生区（图3-18箭头②）、软骨钙化区（图3-18箭头③）及成骨区（图3-18箭头④）。

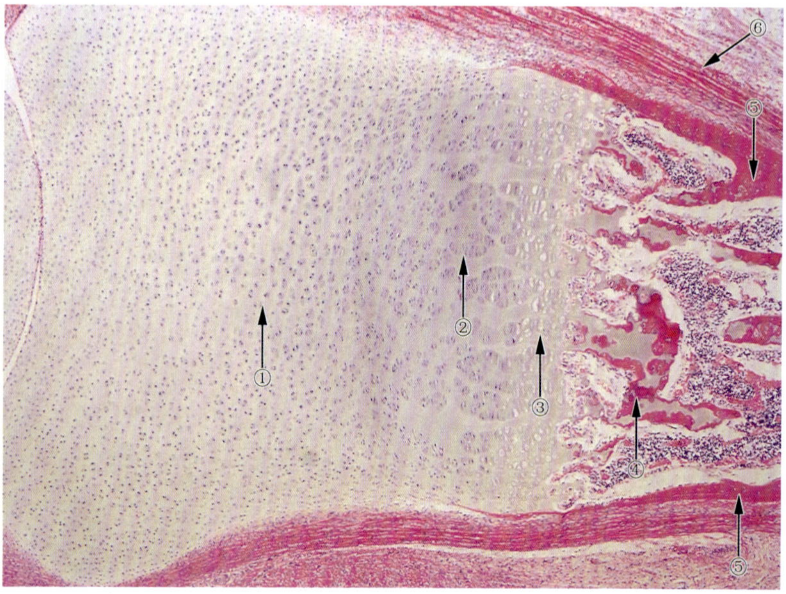

图3-18　长骨形成（40×）

①软骨区　②软骨增生区　③软骨钙化区　④成骨区　⑤骨领　⑥骨外膜

1．软骨区（图3-19）：在接近关节面的部分，软骨细胞由表层到深层，形态由扁平形、梭形、椭圆形、圆形一直到三五成群的同源细胞群。

2．软骨增生区：此区范围大小由增生情况而定。增生的软骨细胞呈扁平形，细胞长径垂直于骨之长轴，同源细胞群呈长串状，与指骨长轴平行排列（图3-20箭头）。

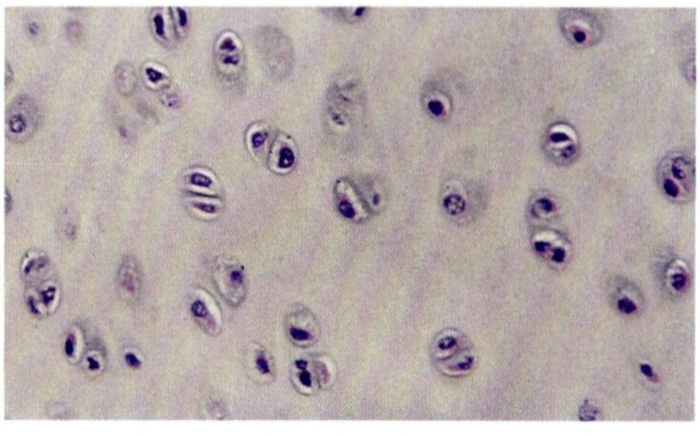

图3-19　软骨区（200×）

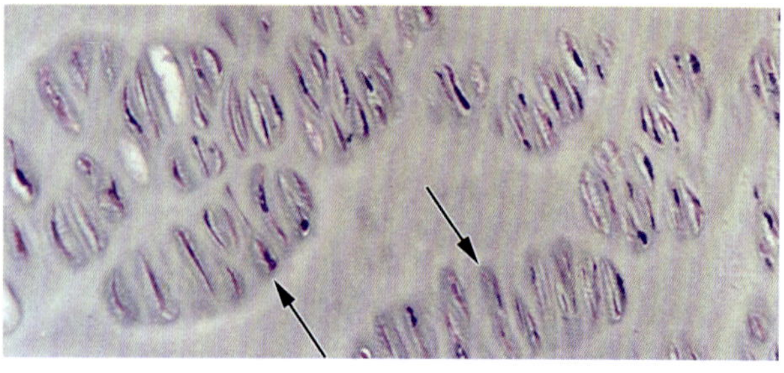

图3-20　软骨增生区（200×）

↑示同源细胞群

3．软骨钙化区：此区范围较窄，细胞体积增大，细胞质呈空泡状，或细胞退化、软骨陷窝呈空洞状（图3-21箭头）。

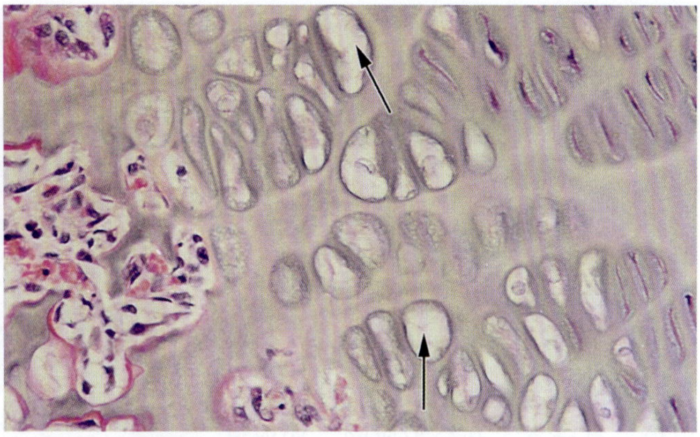

图3-21　软骨钙化区（200×）　↑示软骨陷窝

4．成骨区：在灰蓝色的残余软骨（图3-22箭头①）表面，被覆着薄层红色的新生骨组织（图3-22箭头②）。此区犬牙交错地伸向骨髓腔。在其间分布着不规则的小腔即为初级骨髓腔（图3-22箭头③）。

5．骨髓腔：为贯通骨干中段的大腔，其中充满骨髓组织。在骨髓腔的两侧（相当于骨干部）可见较厚的骨组织，亦染成红色，为骨领（以膜内成骨的方式形成）（图3-18箭头⑤）。在骨领的外面，可见一层较厚的致密结缔组织，为骨外膜（图3-18箭头⑥）。

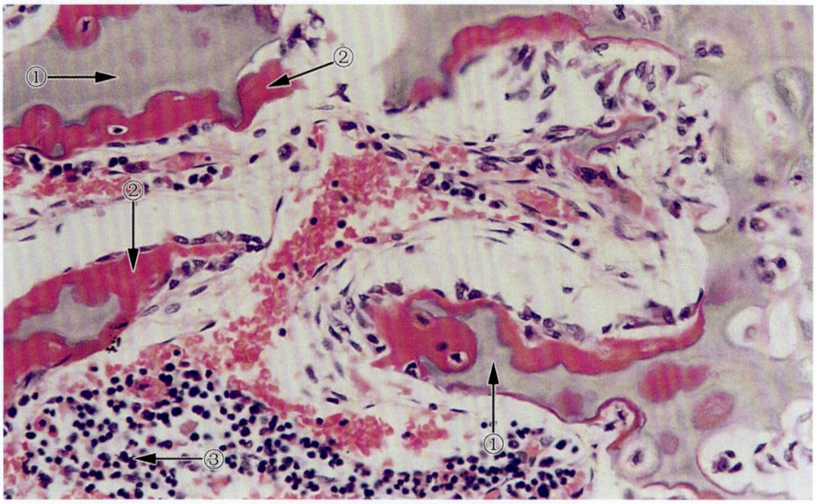

图3-22　成骨区（200×）

①残存软骨基质　②新生骨组织　③骨髓腔内的骨髓组织

将以上顺序观察到的几个区连贯起来，即可理解长骨形成的全部过程：最靠近关节面处是没有明显改变的软骨；其次是软骨细胞增生；然后是软骨细胞肥大，基质钙化；再后是软骨被破坏吸收，骨组织形成。同一部位连续经过上述一系列改变之后，软骨组织完全被骨组织替代。

高倍光镜观察

分辨成骨细胞和破骨细胞。

1．成骨细胞：位于成骨区骨组织的表面和骨领表面，排列整齐。细胞呈立方形或矮柱状，细胞核椭圆形，细胞质强嗜碱性，染成紫蓝色（图3-16a箭头①）。

2．破骨细胞（图3-23箭头）：也位于骨组织的表面。细胞体很大，有数个细胞核，细胞质嗜酸性，染成红色。

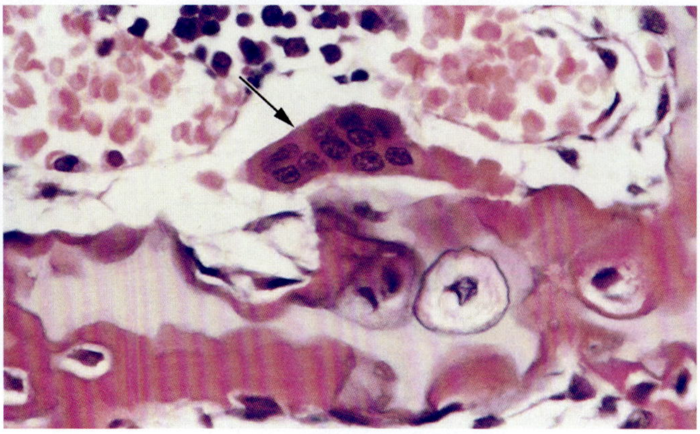

图3-23　成骨区内的破骨细胞（400×）

↑示破骨细胞

示教1　淋巴结的网状纤维

目的　了解网状纤维（reticular fiber）的形态及分布。

材料与方法　人的淋巴结，Foot镀银法染色。

高倍光镜观察

细胞质未着色，细胞核呈灰黑色。网状纤维较细（图3-24箭头），呈黑色，有分支，并交织成网，构成淋巴器官的微细支架。

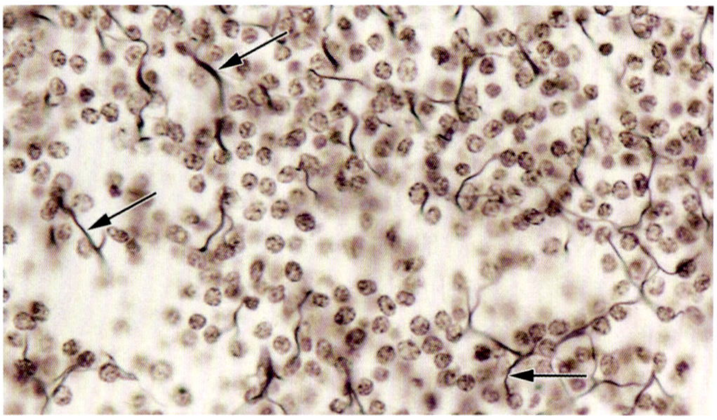

图3-24　淋巴结网状纤维（400×）

（↑示网状纤维）

示教2　成纤维细胞（肉芽组织）

目的　了解肉芽组织内成纤维细胞（fibroblast）的形态。

材料与方法　兔皮肤，造成创伤后，在伤口愈合过程中取材，Susa液固定，H·E染色。

高倍光镜观察

可见新生的结缔组织(肉芽组织)内成纤维细胞数量很多，呈梭形或多突形（图3-25箭头①），细胞核椭圆形，大而染色较浅，核仁明显。细胞质嗜碱性较强，染成蓝紫色。

肉芽组织中有许多新生的毛细血管。细胞与血管周围为新形成的胶原纤维，染成粉红色（图3-25箭头②）。

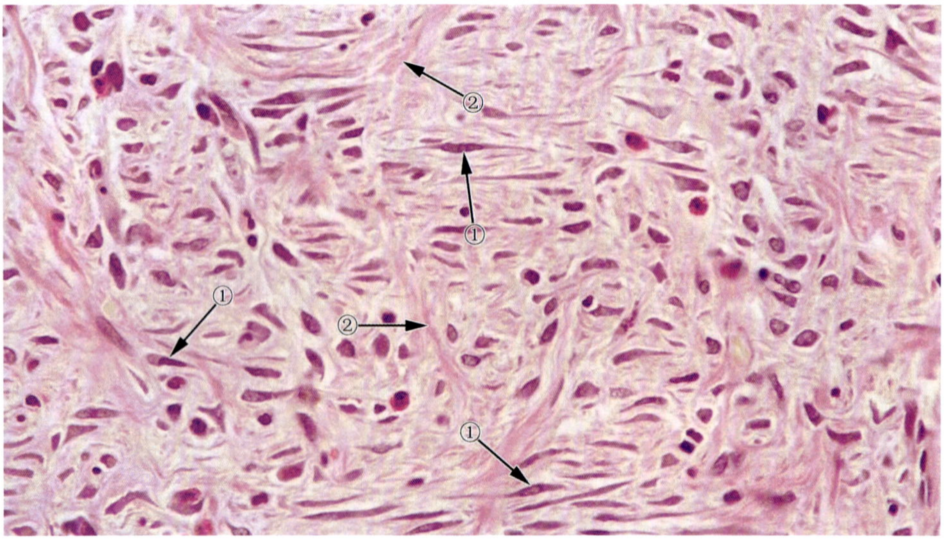

图3-25　肉芽组织（400×）

①成纤维细胞　②胶原纤维

示教3　浆细胞

目的　了解浆细胞（plasma cell）的形态结构。

材料与方法　人鼻息肉组织，Susa液固定，石蜡包埋，切片，H·E染色。

高倍光镜观察

浆细胞的特点为（图3-26）：

1．细胞体：圆形或卵圆形。

2．细胞核：多偏于一侧，圆形，染色质粗且密集排列成车轮状，中央可见核仁。

3．细胞质：嗜碱性强，染成紫蓝色。在细胞核一侧有一色浅的透明区（是高尔基复合体及中心体所在部位）为浆细胞特点之一。

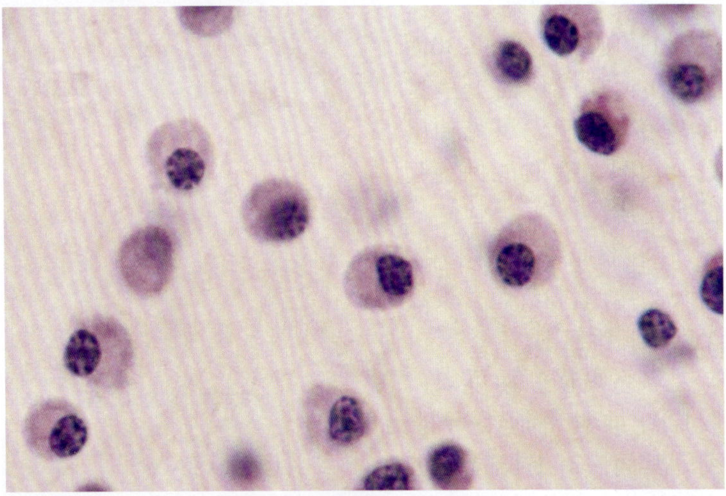

图3-26　浆细胞（1000×）

示教4　致密结缔组织（腱）

目的　了解腱之致密结缔组织的构造，重点观察纤维和细胞的排列。

材料与方法　动物的肌腱，Susa液固定，石蜡或火棉胶包埋，切片，H·E染色。

（一）腱的纵断面

低倍光镜观察

可见到腱细胞和胶原纤维规则排列的特点。腱外面包有疏松结缔组织，称腱外膜（图3-27箭头）。

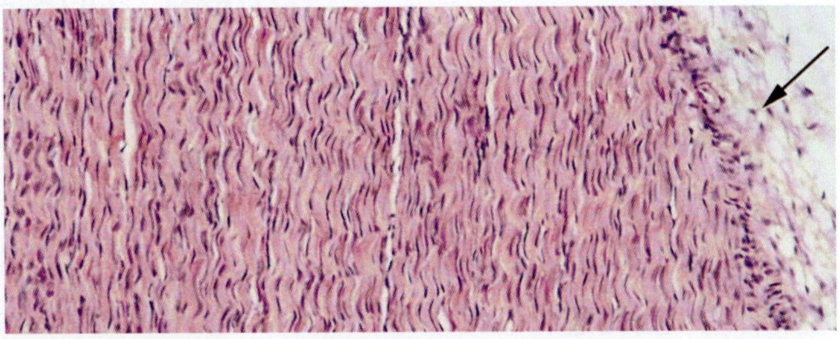

图3-27　肌腱纵断面（100×）　↑示腱外膜

高倍光镜观察

1．腱细胞（图3-28箭头①）：呈长梭形，细胞核椭圆形，居中，着色较深，细胞质较少。

2．胶原纤维（图3-28箭头②）：平行排列，位于两行腱细胞之间，被染成粉红色。

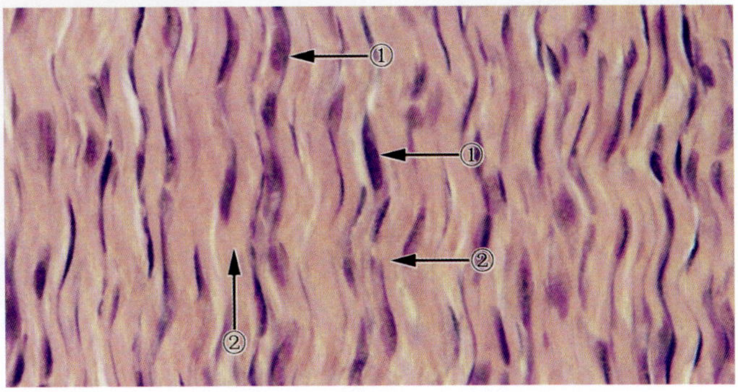

图3-28　肌腱纵断面（400×）　①腱细胞　②胶原纤维

（二）腱的横断面

低倍光镜观察

1．腱外膜（图3-29箭头①）：由疏松结缔组织组成，内含血管和神经。

2. 腱束膜和腱束：腱束膜（图3-29箭头②）把腱分隔成大小不等的腱束（图3-29箭头③）。

高倍光镜观察

1. 腱细胞（图3-30箭头①）：在横切面上呈星形，着深蓝色，可见伸出数个突起，有时能见突起彼此连接。

2. 胶原纤维（图3-30箭头②）：着粉红色，被数个腱细胞所包围。

联系纵横断面可知，胶原纤维紧密地平行排列，其间嵌有细长的、具有薄片状突起的腱细胞。

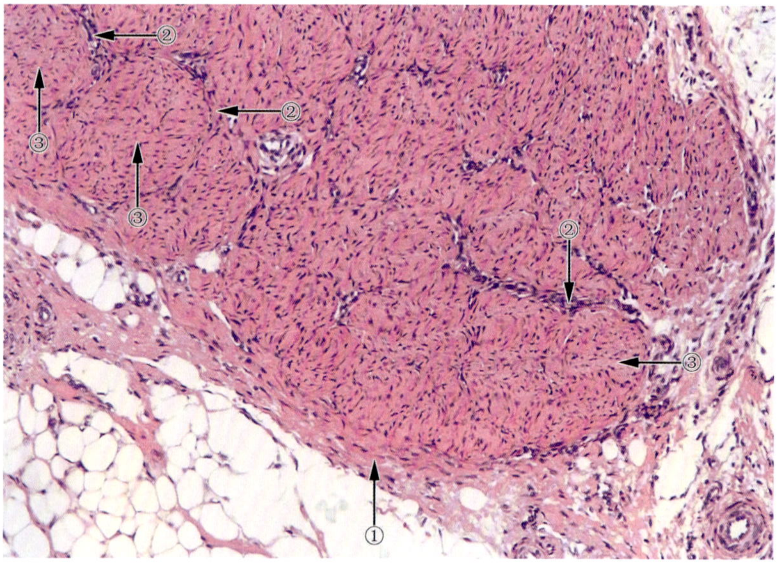

图3-29　肌腱横断面（100×）①腱外膜　②腱束膜　③腱束

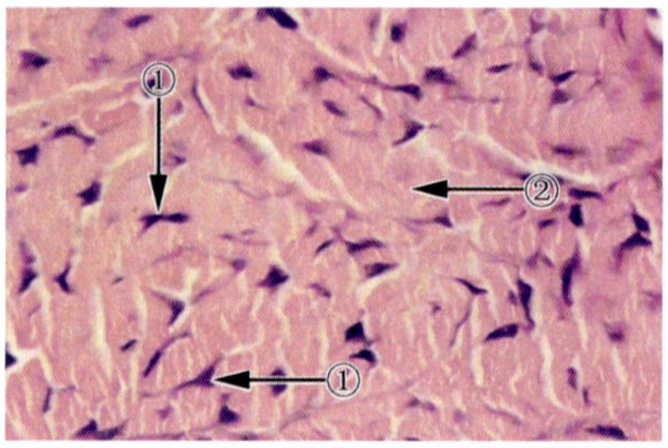

图3-30　肌腱横断面（400×）
①腱细胞　②胶原纤维

示教5　脱灰骨

目的

1. 了解骨组织内的有机成分（类骨质）中细胞和纤维的形态。

2. 通过观察干骨磨片和脱灰骨，理解骨组织的构造。

材料与方法　小块长骨，Susa液固定，5%～10%硝酸浸泡，去掉骨盐，火棉胶包埋，纵、横断面切片，H·E染色。

低倍光镜观察

（一）横切面

1. 哈弗斯系统：哈弗斯骨板呈同心圆排列（图3-31a箭头①）。着色较红的哈弗斯骨板，其胶原纤维呈环行排列；其他走行方向的胶原纤维着色较浅。骨陷窝内有骨细胞（图3-31a箭头②），细胞体呈

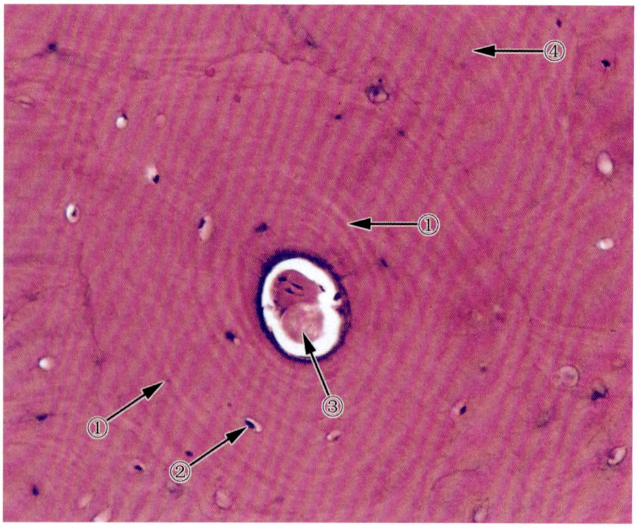

图3-31a　脱灰骨横断面（200×）
①哈弗斯骨板　②骨细胞　③哈弗斯管及其内的血管　④间骨板

椭圆形，细胞核染色深，细胞突起不易分辨。哈弗斯管内可见血管、神经断面（图3-31a箭头③）。

2．间骨板（图3-31a箭头④）：哈弗斯系统之间的残存骨板。

（二）纵切面

主要观察哈弗斯管及其周围骨板的排列方向等（图3-31b）。

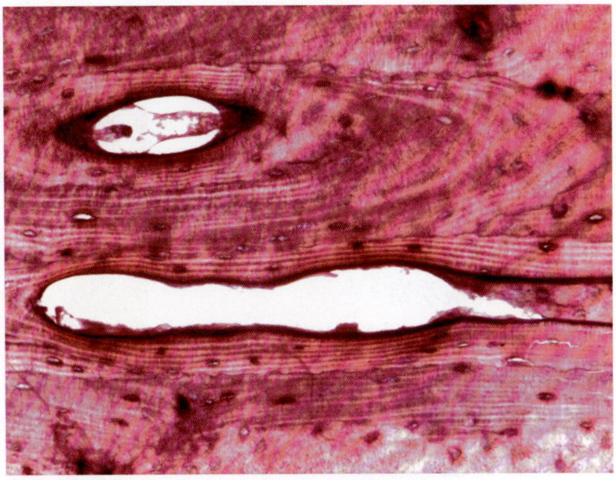

图3-31b　脱灰骨纵断面（200×）

示教6　项韧带

目的　了解项韧带致密（弹性纤维）结缔组织的构造。

材料与方法　动物项韧带，Susa液固定，石蜡包埋，纵、横断面切片，Van Gieson染色(苏木精、苦味酸和酸性复红)。

低倍光镜观察

1．纵断面（图3-32）：粗大成条状的黄色弹性纤维分支排列成网，一侧有纤维细胞，细胞核染为蓝色。

2．横断面（图3-33）：弹性纤维的横断面呈圆形或多角形，大小比较均匀一致。

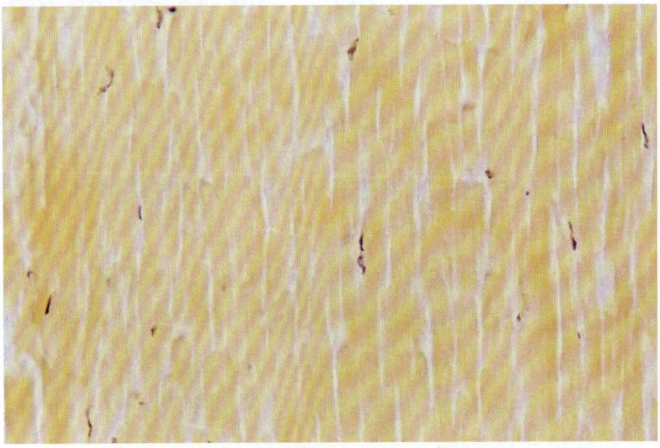

图3-32　项韧带纵断面（200×）

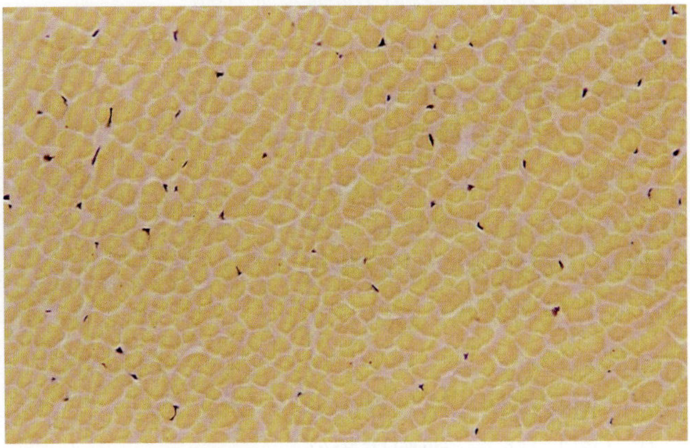

图3-33　项韧带横断面（200×）

示教7 弹性软骨

目的 了解弹性软骨的构造。

材料与方法 人外耳壳，Helly液固定，石蜡包埋，纵断面切片，地衣红染色。

低倍光镜观察

外耳壳表面被覆皮肤，皮肤深部有切成长条状的弹性软骨，换高倍光镜观察弹性软骨。

高倍光镜观察

弹性纤维着深棕红色，分布在软骨囊（图3-34箭头）及基质中。

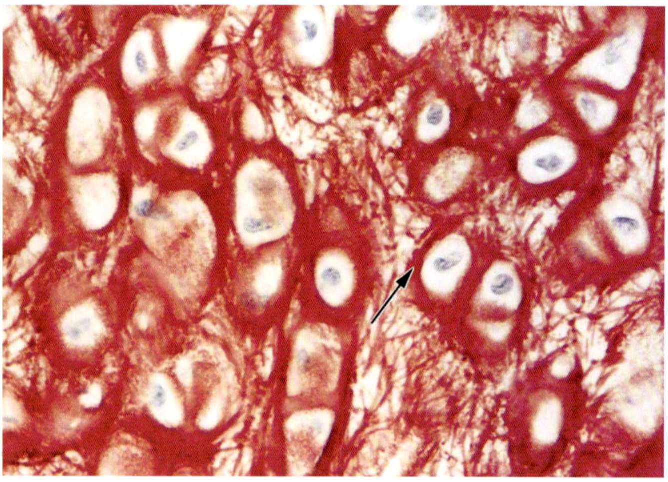

图3-34 弹性软骨（400×）↑示软骨囊

四、血液和血细胞的发生

人血涂片

目的 掌握末梢血有形成分的形态与机能，并能辨认各种成熟的血细胞。

材料与方法 取人末梢血（刺破耳垂或指端）1滴，置于一洁净之载玻片上，用另一载玻片以45°角将血液推成厚薄均匀之人血涂片（human blood smear）。干燥后，用瑞氏（Wright's）染液数滴加于血膜上作用2～4分钟，再滴加等量的蒸馏水作用4～6分钟，然后用水缓缓冲洗，干燥后以树胶封固。(瑞氏染液所含成分为美蓝、伊红、甲醇)。

低倍光镜观察 选择细胞均匀的部位。

高倍光镜观察

辨认红细胞、各种白细胞及血小板。

1．红细胞（erythrocyte）：双凹圆盘形，直径7～8μm。边缘染色较深，中央染色较浅。

2．白细胞（leukocyte）：

（1）中性粒细胞（neutrophil）(图3-35a，图3-35b)：

圆形，直径10～12μm。细胞核染色质呈团块状，染色较深，细胞核可见两种形态：一种呈腊肠状，称为杆状核（图3-35a）；另一种呈分叶状，叶间有细丝相连，称为分叶核（图3-35b）。细胞质粉红色，含许多细小颗粒。

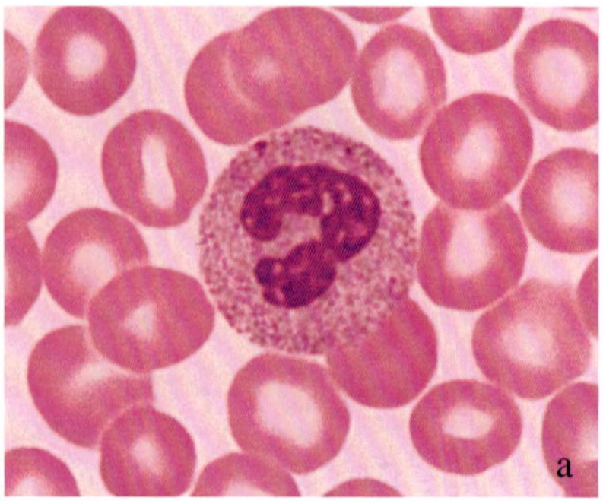

图3-35a 中性粒细胞(杆状核）（1000×）

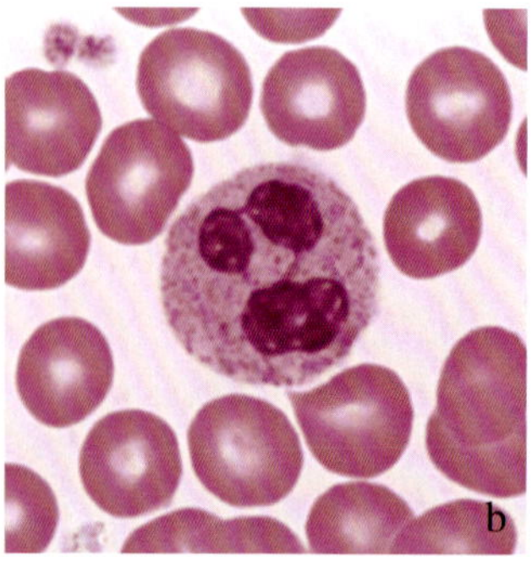

图3-35b 中性粒细胞（分叶核）（1000×）

（2）嗜酸性粒细胞（eosinophil）（图3-36）：圆形，直径10～15μm。细胞核常为两叶，细胞质内充满粗大的嗜酸性颗粒，大小均匀，染成鲜红色。

（3）嗜碱性粒细胞（basophil）（图3-37）：圆形，直径10～12μm。细胞核常分叶，着色较浅，细胞质浅粉红色，其中含有嗜碱性颗粒，大小不等，分布不均，可覆盖在核上，使细胞核不易分辨。

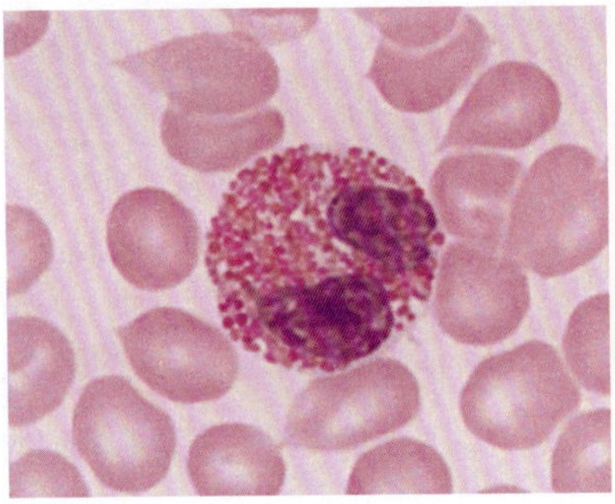

图3-36　嗜酸性粒细胞（1000×）

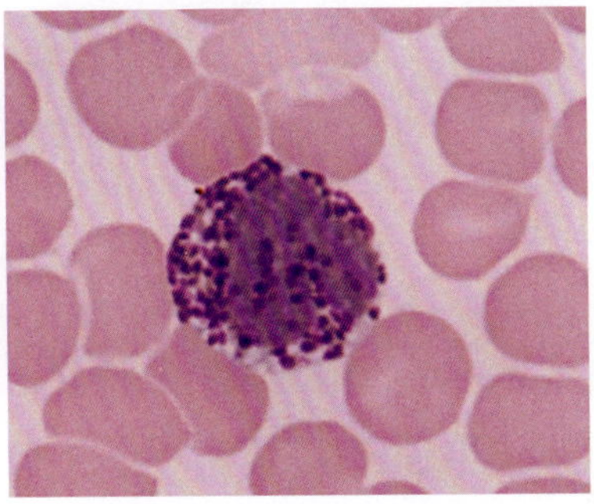

图3-37　嗜碱性粒细胞（1000×）

（4）淋巴细胞（lymphocyte）（图3-38a，b，c）：圆形，大小不等。小淋巴细胞核圆形（图3-38a），一侧常有小凹陷，染色质致密呈块状，着色深；细胞质很少，在核周呈一窄缘，嗜碱性，染成蔚蓝色，含少量嗜天青颗粒。中淋巴细胞（图3-38b）和大淋巴细胞核（图3-38c）椭圆形，染色质较疏松，着色较浅，细胞质较多，其内有时也可见少量嗜天青颗粒。

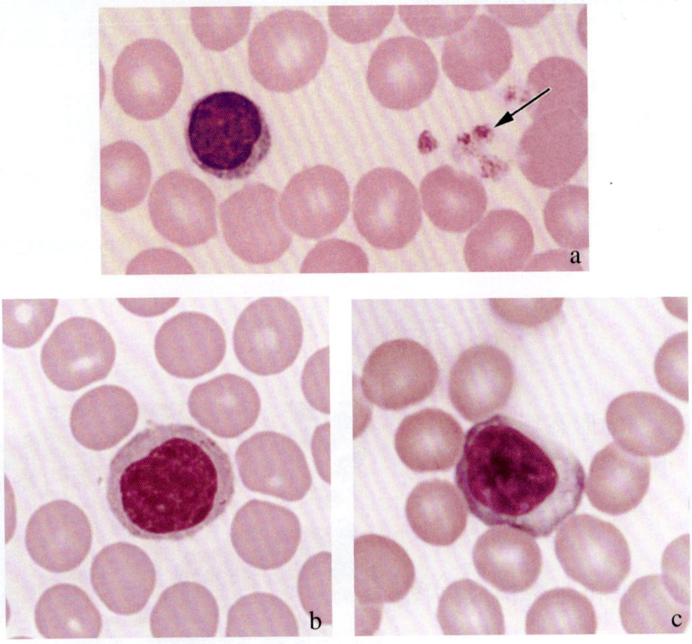

图3-38　a小淋巴细胞　b中淋巴细胞　c大淋巴细胞（1000×）　↑示血小板

（5）单核细胞（monocyte）（图3-39a、b）：呈圆形或椭圆形，直径14～20μm。细胞核形态多样：卵圆形、肾形、马蹄形或不规则形等。染色质颗粒细而松散，故细胞核着色较浅。细胞质较丰富，弱嗜碱性，染成灰蓝色，并含有许多细小的嗜天青颗粒。

3．血小板（blood platelet）（图3-38a箭头）：是不规则形状的细胞质小体，在血小板中央有颗粒染成紫色，周边呈均匀淡蓝色。血小板常成群分布在血细胞之间。

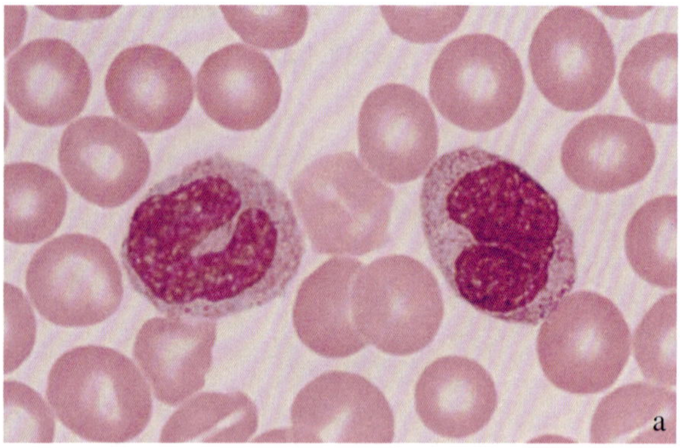

图3-39a　单核细胞（1000×）

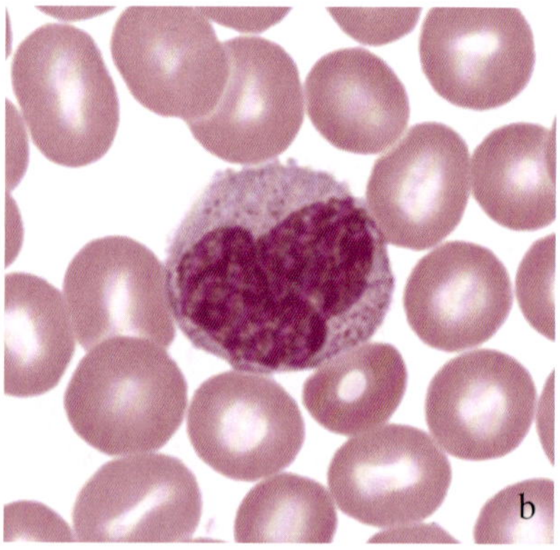

图3-39b　单核细胞（1000×）

示教1　网织红细胞

目的　了解正常血液中之网织红细胞（reticulocyte）。

材料与方法　取小鼠鲜血一滴，滴在预先做好的煌焦油蓝染液膜（干净载片上滴上煌焦油蓝，待染料干后即可用）上，与染料混合后推成血膜。

高倍光镜观察

红细胞呈淡绿色，网织红细胞（图3-40箭头）内有深蓝色的细网或颗粒。

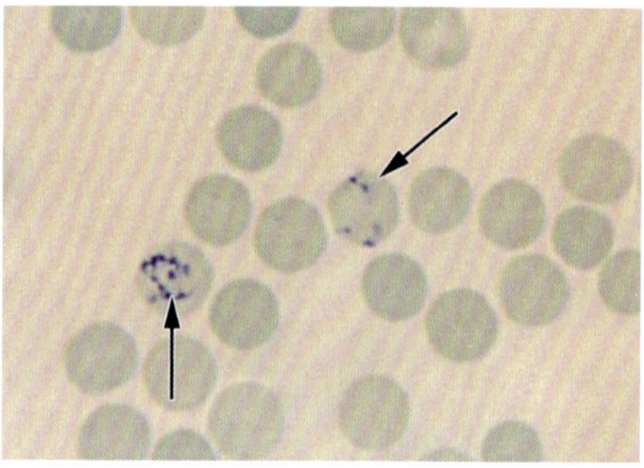

图3-40　网织红细胞（1000×）
↑示网织红细胞

示教2　骨髓

目的　了解红骨髓的形态特点。

材料与方法　小鼠骨髓，10%福尔马林固定，石蜡包埋，切片，H·E染色

高倍光镜观察

红骨髓由造血组织和血窦构成（图3-41）。

1．血窦：形状不规则，管径大小不等。丰富的血窦彼此相连成网，之间充满造血组织。

2．造血组织：主要包括网状组织和

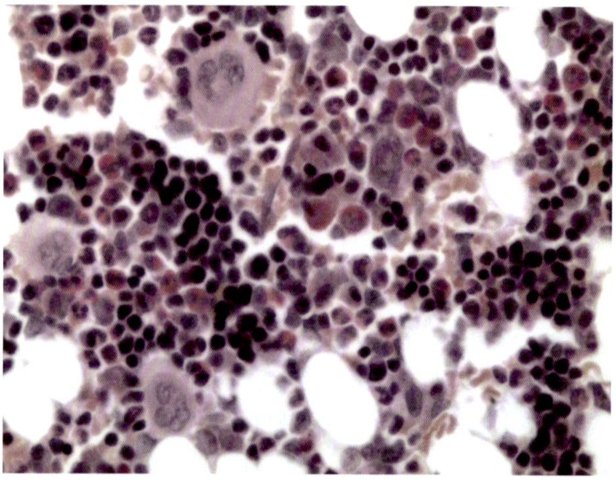

图3-41　骨髓切片（400×）

不同发育阶段的造血细胞。

示教3 血发生

目的 了解血发生过程中红细胞系和粒细胞系不同阶段细胞的形态特点

材料与方法 人骨髓涂片，瑞氏染色。涂片制作及染色方法参看血涂片。

高倍光镜观察

1．红细胞系：

（1）原红细胞（图3-42）：直径15～22μm。细胞呈圆形或卵圆形，边缘不整齐，具有“泪滴”样突起。细胞核大而圆，占细胞的4/5，染色质呈沙粒状，核仁1～3个，细胞质较少，呈深墨水蓝色，厚且不透明，核周细胞质着色浅淡。

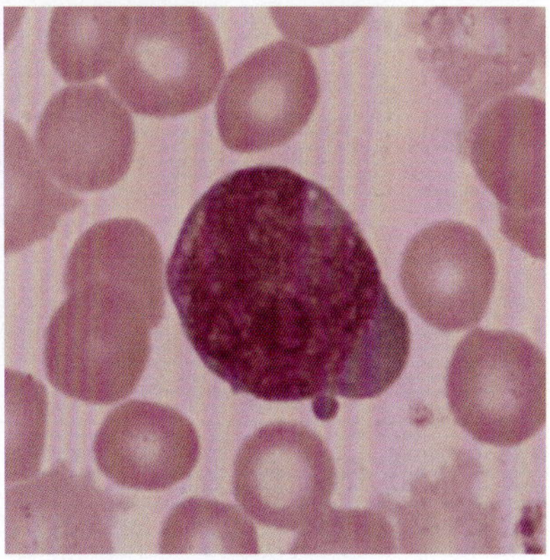

图3-42　原红细胞（1000×）

（2）早幼红细胞（图3-43箭头）：直径14～18μm。细胞呈圆形。细胞核圆形，居中或稍偏，占细胞的3/4，染色质颗粒较粗，核仁模糊或消失。细胞质增多，染为蓝色，偶有边缘深染。

（3）中幼红细胞（图3-44箭头①）：直径8～15μm。细胞呈圆形。细胞核圆，占细胞的1/2，染色质凝集成块，染色较深，核仁消失。细胞质内血红蛋白渐增多，嗜碱性物质渐减少，使细胞质呈红灰相混的多染性特点。

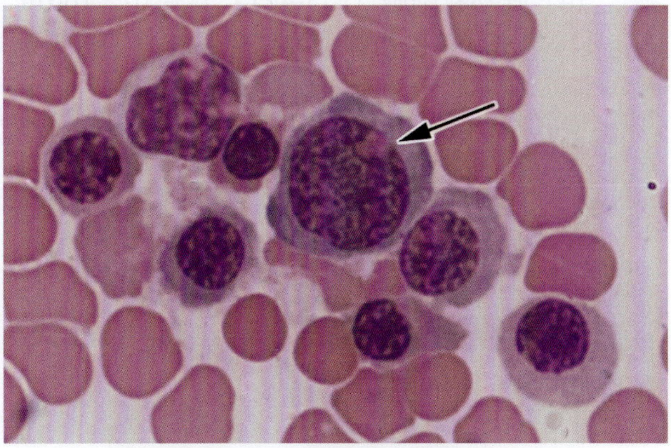

图3-43　早幼红细胞（1000×）

（4）晚幼红细胞（图3-44箭头②）：直径7～10μm。细胞呈圆形。细胞核小，染色质凝固成“碳核”样，细胞质多，含丰富血红蛋白，染为橘红色，仍有少量核糖体，使细胞质略带灰蓝色。

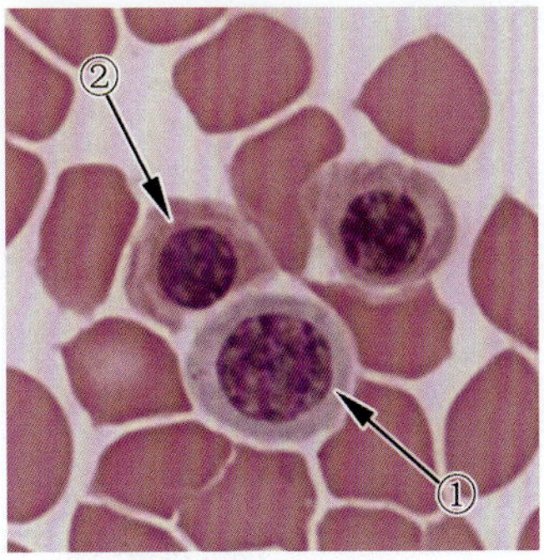

图3-44　中幼红细胞和晚幼红细胞（1000×）

①中幼红细胞　②晚幼红细胞

（5）网织红细胞：直径8～9μm。形态类似成熟红细胞，一般染色下很难与成熟红细胞相区分，用煌焦油蓝活体染色可显示其细胞质内含有蓝色网状物质。（见示教：网织红细胞）

2．粒细胞系

（1）原粒细胞（图3-45）：直径10～18μm。细胞呈圆形，细胞核圆形，占细胞的2/3到4/5，染色质颗粒细小均匀，如薄纱状，核仁2～6个。细胞质少，呈天蓝色，无颗粒。

（2）早幼粒细胞（图3-46）：较原粒细胞大，直径12～20μm。细胞核圆形或卵圆形，占细胞的2/3，染色质颗粒变粗，核仁1～2个，界限不清。细胞质稍多，淡蓝色，含嗜天青颗粒，染为紫红色。

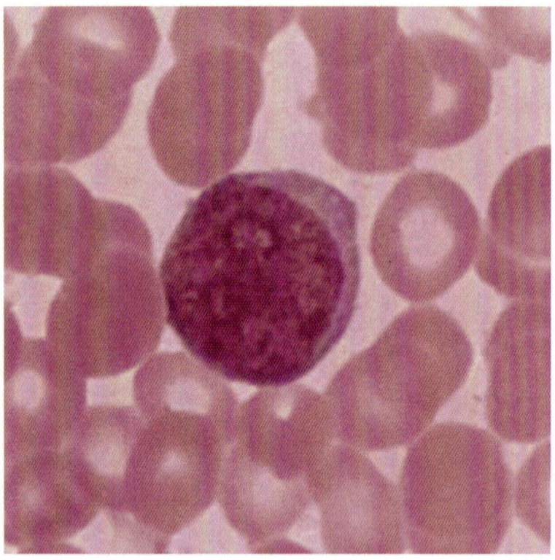

图3-45　原粒细胞（1000×）

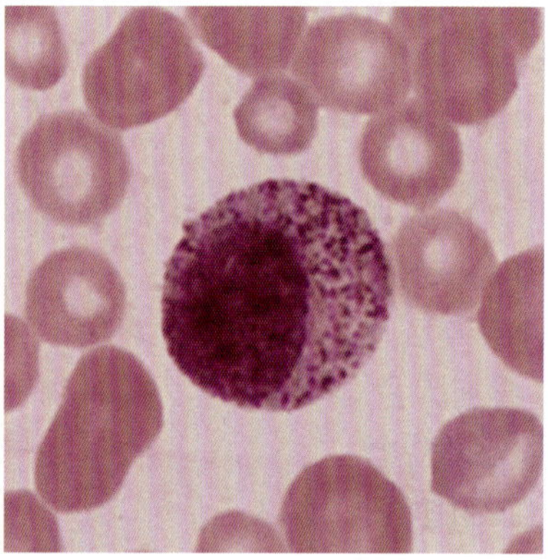

图3-46　早幼粒细胞（1000×）

（3）中幼粒细胞（图3-47）：直径10～18μm。细胞呈圆形，细胞核变小，居于一侧，呈半圆形，约占细胞的一半，染色质出现小的凝集块，核仁消失。细胞质多，嗜碱性减弱，嗜天青颗粒减少，特殊颗粒增多。

（4）晚幼粒细胞（图3-48）：直径10～16μm。细胞呈圆形，细胞核出现凹陷，呈肾形，染色质较紧密，细胞质多，浅红色，充满大量特殊颗粒。

（5）成熟阶段的粒细胞：见血涂片。

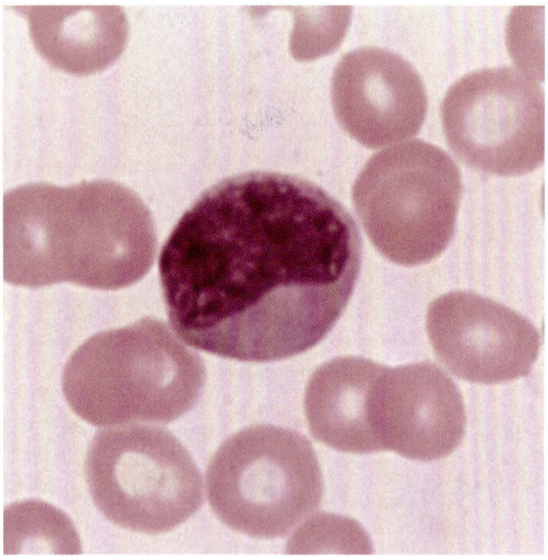

图3-47　中幼粒细胞（1000×）

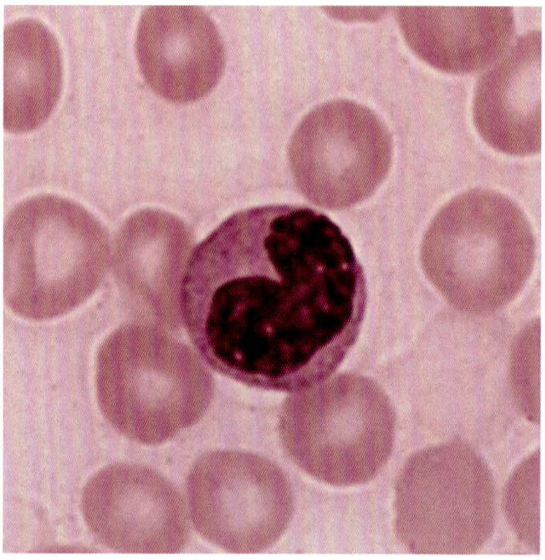

图3-48　晚幼粒细胞（1000×）

复习思考题：

1．名词解释：软骨陷窝、软骨囊、骨陷窝、骨小管

2．光镜下如何辨认成纤维细胞、浆细胞和肥大细胞？

3．光镜下如何辨认成骨细胞和破骨细胞？

4．光镜下如何区分杆状核的中性粒细胞与马蹄形核的单核细胞？

（舒丹毅）

第4章

肌 组 织

平滑肌（膀胱）

目的　掌握平滑肌（smooth muscle）的构造及与其他两型肌组织的区别。

材料与方法　兔的膀胱，以人工方法使膀胱处于收缩及扩张状态，Helly液固定，石蜡包埋，切片，H・E染色。

肉眼观察

薄的是扩张状态的膀胱，厚的是收缩状态的膀胱，着红色处是膀胱的平滑肌（图4-1）。

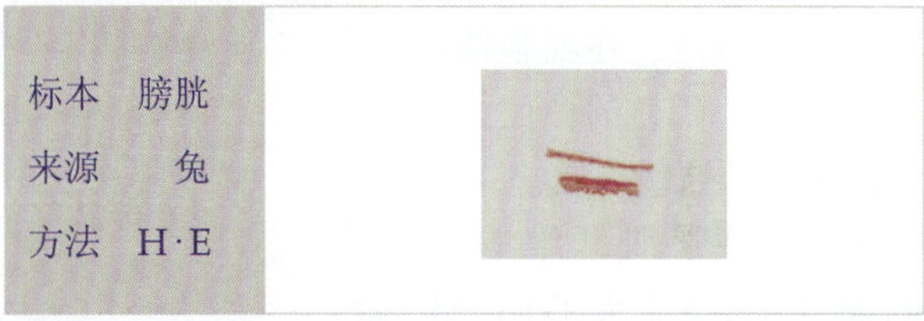

图4-1　膀胱（1×）

低倍光镜观察

在已观察过的变移上皮(图4-2箭头)下面找到平滑肌（图4-2）。平滑肌染色较其附近的结缔组织更红。由于平滑肌在膀胱内呈数层分布，各层平滑肌纤维（smooth muscle fiber）排列的方向不同，故可见到肌纤维的纵、横及斜断面。

1．纵切平滑肌纤维（图4-3箭头①）：呈长梭形，细胞核呈椭圆形或杆状。

2．横切平滑肌纤维（图4-3箭头②）：呈大小不等的圆形或多边形，细胞核呈圆形。

3．斜切平滑肌纤维（图4-3箭头③）：呈梭形，细胞核呈椭圆形。

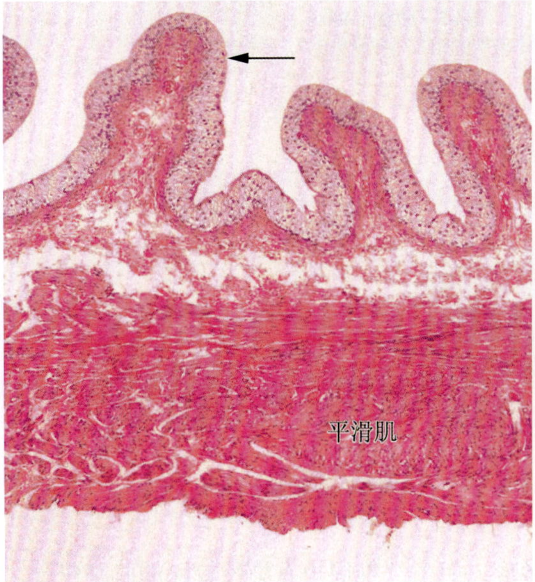

图4-2　膀胱（40×）

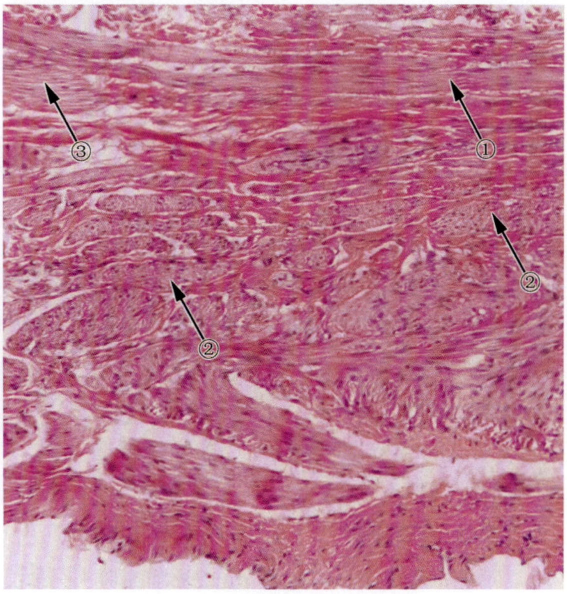

图4-3　膀胱（100×）
①平滑肌纵断面　②平滑肌横断面　③平滑肌斜断面

高倍光镜观察

1．平滑肌纤维的纵断面（图4-4箭头①）：呈长梭形，肌膜很薄，不易看清，细胞质染色较红，如将视野光线调至稍暗，或可见其中有极细的细丝沿肌纤维的纵轴排列。细胞核呈长杆状，位于肌纤维中央，细胞核（图4-4箭头②）染色质较少，染色较浅。在细胞核内可见一两个明显的核仁。在核的两端肌浆较丰富。

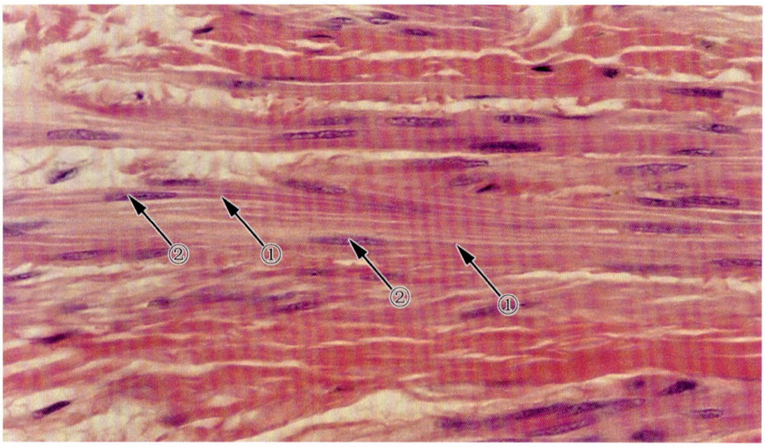

图4-4　膀胱（400×）
①平滑肌纤维纵断面　②平滑肌纤维细胞核

2．平滑肌纤维的横断面（图4-5箭头①）：呈圆形或因密集相依呈多边形。若为肌纤维（muscle fiber）中央断面，在肌纤维内可见细胞核的横断面，为圆形（图4-5箭头②）。若为肌纤维两端断面，则肌纤维内看不到细胞核。

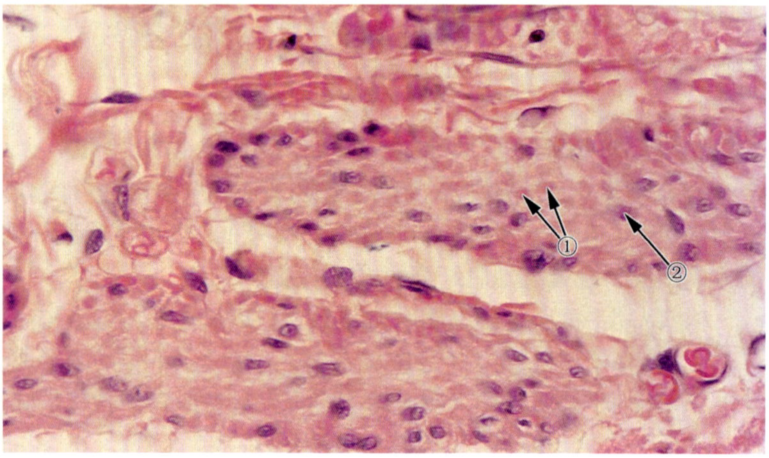

图4-5　膀胱（400×）
①平滑肌纤维横断面　②平滑肌纤维细胞核横断面

骨骼肌

目的　观察骨骼肌纤维的横纹特点。

材料与方法　兔骨骼肌（skeletal muscle），Susa液固定，石蜡包埋，纵断面切片，铁苏木精（I·H）染色。

肉眼观察

为一条黑蓝色的组织，即是骨骼肌的纵断面（图4-6）。

标本 骨骼肌
来源　兔
方法　I·H

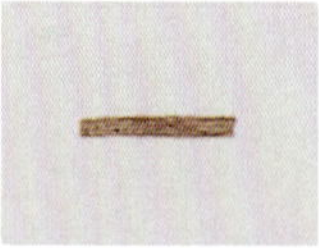

图4-6　骨骼肌（1×）

低倍光镜观察

骨骼肌纤维（skeletal muscle fiber）是细长条形，每条纤维周边有染色较深的肌膜包裹，肌膜下有许多椭圆形或长形之细胞核。肌纤维上有明暗相间之横纹，肌纤维之间的结缔组织很少，而肌束间结缔组织较多（图4-7箭头），所以一定要辨清单条肌纤维的宽度。

高倍光镜观察

骨骼肌纤维内有许多纵行排列的细丝，为肌原纤维（myofibril）。每条肌原纤维上的横纹都由着色深浅不同的区域间隔排列。可分出：

1．暗带：肌原纤维上着色深处为暗带。

2．明带：肌原纤维上着色浅处为明带。

3．Z线：明带中央可见一条暗线为Z线（图4-8箭头）。

4．H带：暗带的中央色淡处，称H带（图4-9箭头）。

5．肌节（sarcomere）：为每条肌原纤维相邻Z线之间的部分，也就是一个收缩单位。

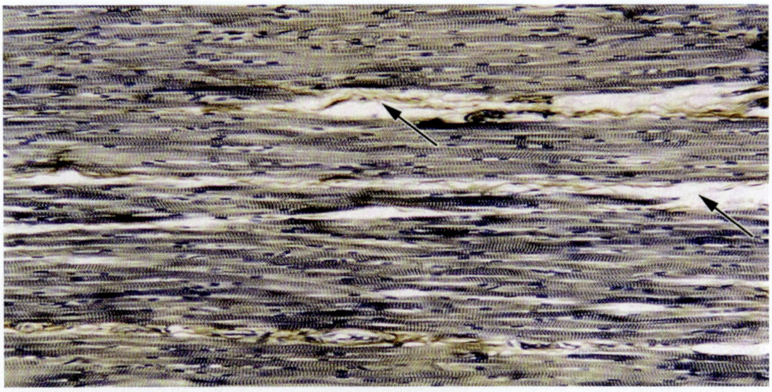

图4-7　骨骼肌纵断面（100×）

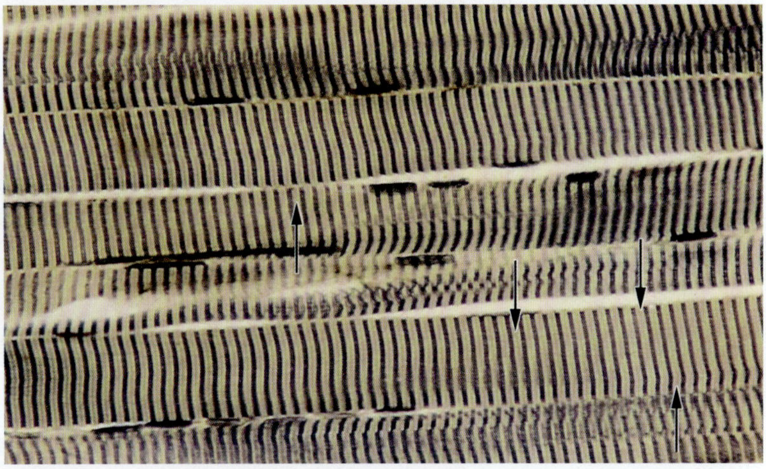

图4-8　骨骼肌纵断面（400×）

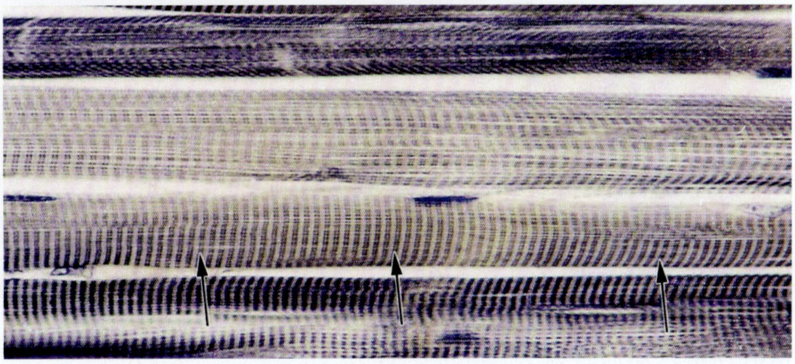

图4-9　骨骼肌纵断面（200×）

骨骼肌

目的　掌握骨骼肌的形态结构，了解骨骼肌器官的构成。

材料与方法　兔骨骼肌，Susa液固定，H·E染色。

肉眼观察

长方形的是骨骼肌纵断面，椭圆形的是骨骼肌横断面（图4-10）。

标本	骨骼肌
来源	兔
方法	H·E

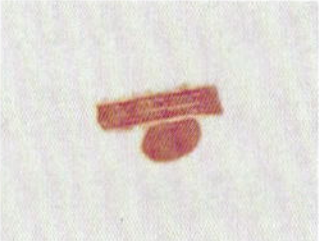

图4-10　骨骼肌（1×）

骨骼肌纵断面

低倍光镜和高倍光镜结合观察

骨骼肌纤维着粉红色，细胞核着蓝紫色，位于肌膜下（图4-11箭头①）。观察肌膜（sarcolemma）、细胞核、肌浆（sarcoplasm）、肌原纤维、横纹（cross striation）（图4-11箭头②、图4-12箭头①、箭头②）等构造。观察横纹时，需将视野调暗。

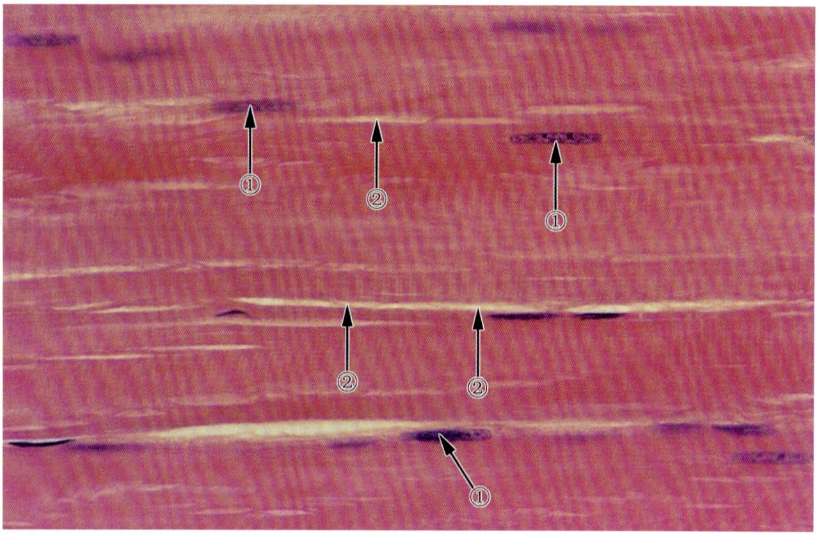

图4-11　骨骼肌纵断面（400×）
①骨骼肌纤维细胞核　②明带（I带），其中央为Z线

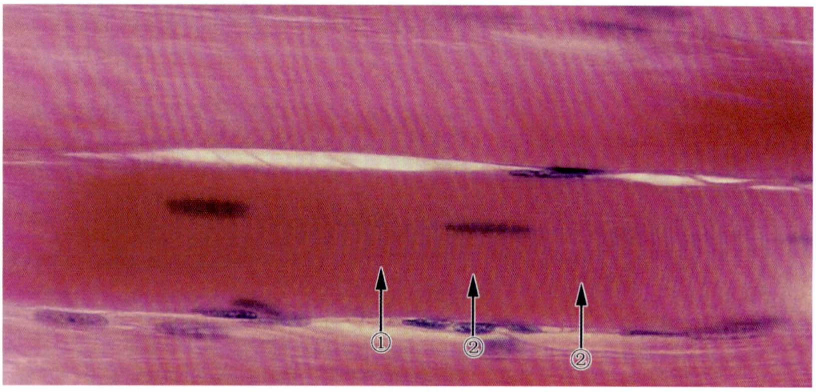

图4-12　骨骼肌纵断面（400×）
①暗带（A带）　②H带

骨骼肌横断面

低倍光镜观察

1．肌外膜（epimysium）：包裹整个肌肉外面的薄层疏松结缔组织。

2．肌束膜（perimysium）和肌束：肌外膜的结缔组织伸入肌组织内，形成隔，包裹着每一束肌纤维，叫肌束膜（图4-13箭头①）。肌束的形状不规则，而且大小不等。

3．肌内膜（endomysium）和肌纤维：肌束膜再分支入内，包裹着每条肌纤维周围，称为肌内膜（图4-13箭头②）。肌纤维着红色，呈多边形（图4-13箭头③）。

4．肌外膜、肌束膜和肌内膜中有血管（图4-13箭头④）、神经（图4-13箭头⑤）通过。

高倍光镜观察

骨骼肌纤维的横断面呈多边形(图4-14箭头)，肌膜下有数个着蓝紫色圆形的细胞核。肌纤维内含有许多着粉红色、被切成点状的肌原纤维。肌原纤维聚成许多小区。肌原纤维之间是肌浆，呈浅粉色。

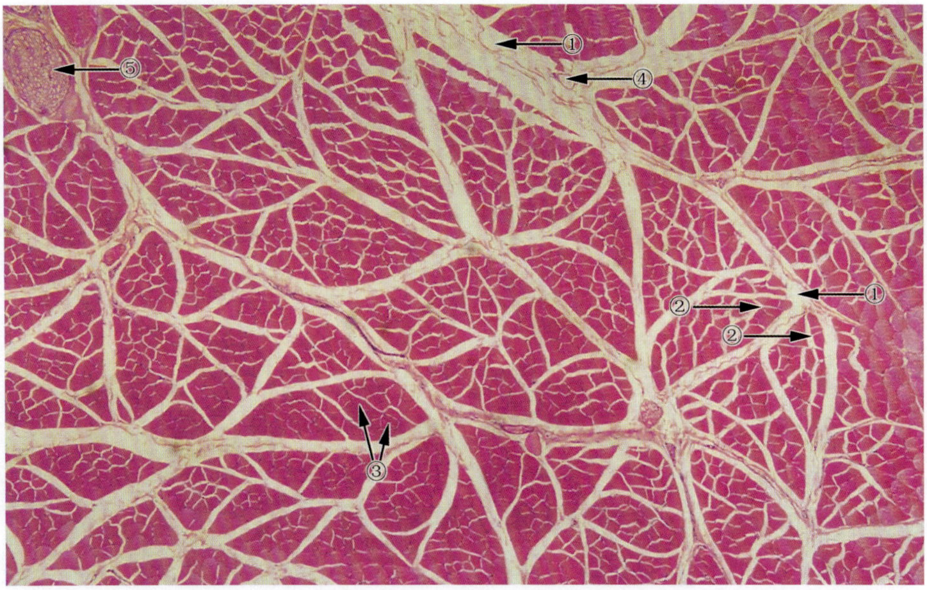

图4-13　骨骼肌横断面（40×）
①肌束膜　②肌内膜　③肌纤维　④血管　⑤神经

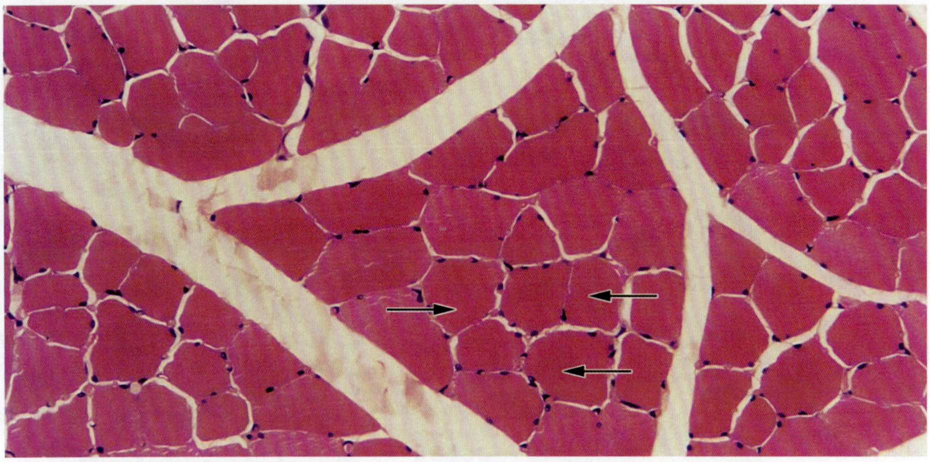

图4-14　骨骼肌横断面（200×）

心　肌

目的　掌握心肌（cardiac muscle）的特点。学会与其他两类肌组织相区别。

材料与方法　人的心脏，硝酸乙醇溶液固定，苏木精整染，石蜡包埋，纵断面切片。

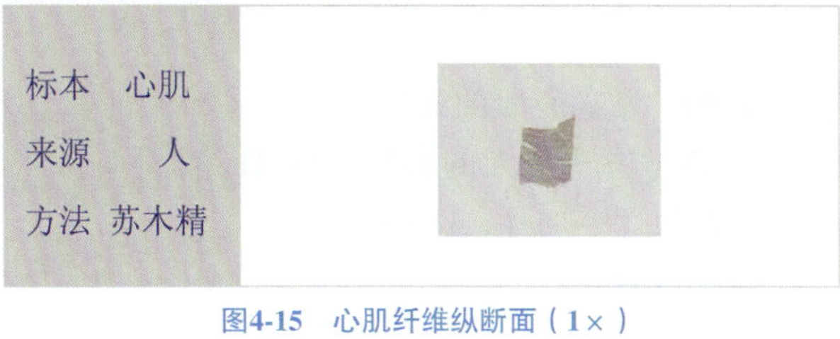

图4-15　心肌纤维纵断面（1×）

肉眼观察

为一块紫蓝色的组织(图4-15)。

低倍光镜观察

可见许多细长的肌纤维，分支相连

成网，网眼之间有结缔组织和血管（图4-16）。

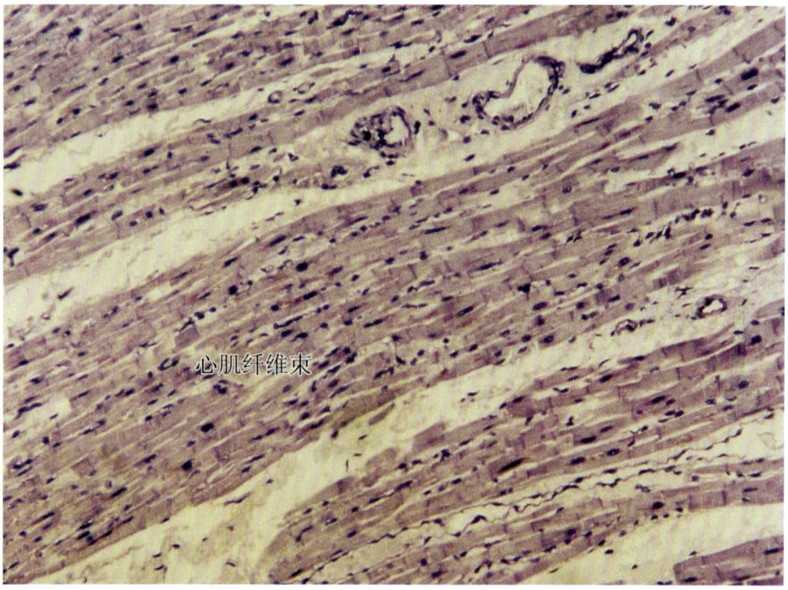

图4-16　心肌纤维纵断面（100×）

高倍光镜观察

选择形态典型的心肌纤维（cardiac muscle fiber）纵断面观察以下各点：

1．肌膜：肌膜较薄。

2．细胞核（图4-17箭头①）：位于肌纤维的中央，较大，呈圆形或椭圆形，着色较浅。可见有双核者。

3．肌丝束：很细，纵行排列。肌丝束上也有与骨骼肌相同的横纹，但不如骨骼肌明显，H带及间线则更不易看出。

4．肌浆：在细胞核的两端较丰富（图4-17箭头②），并可见褐色的脂褐素颗粒。

5．闰盘（intercalated disk）（图4-17箭头③）：是相邻的心肌细胞相接触的地方，染色深，有的呈阶梯状，有的呈直板状，与心肌纤维长轴相垂直。

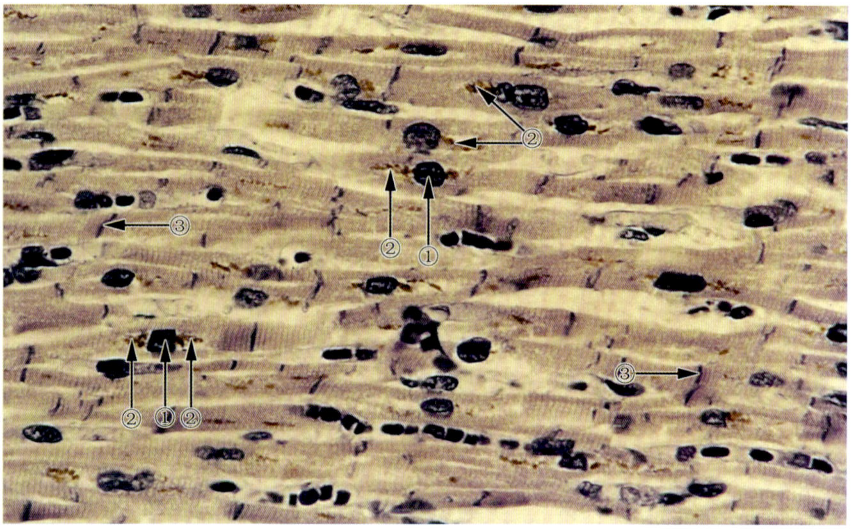

图4-17　心肌纤维纵断面（400×）
①细胞核　②细胞核两端的肌浆丰富区,含脂褐素颗粒　③闰盘

心　肌

目的　掌握心肌的构造。

材料与方法　人的心脏，Helly液固定，石蜡包埋，切片，H·E染色。

肉眼观察

为两块心肌，长条形的一块为纵断

标本	心肌
来源	人
方法	H·E

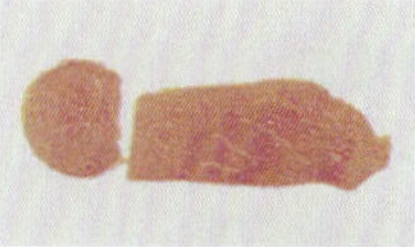

图4-18　心肌纤维横、纵断面（1×）

面，较小的一块为横断面（图4-18）。

低倍光镜观察

光镜下找到心肌，观察心肌纤维的纵、横断面。

1．心肌纤维纵断面（有的呈斜断面）（图4-19）：亦可见到闰盘（图4-19箭头）。

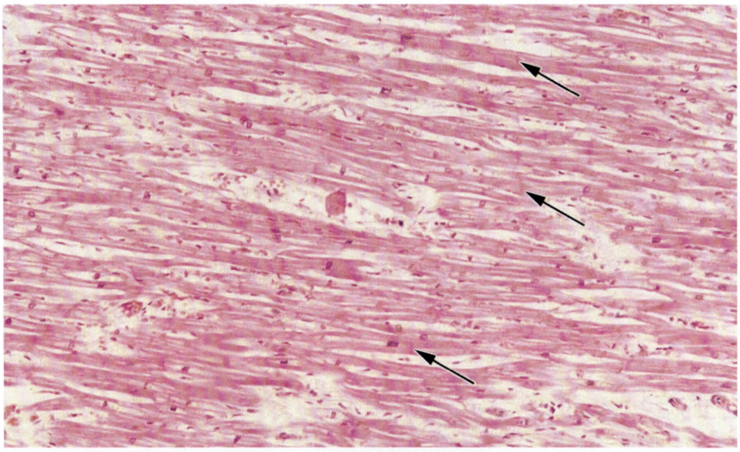

图4-19　心肌纤维纵断面（100×）

2．心肌纤维横断面：肌纤维呈圆形、椭圆形或哑铃形，细胞核位于肌纤维中央（图4-20箭头①），核周围肌浆丰富(在切片上为核周色浅部分)，有的肌纤维中央呈圆形空白区（图4-20箭头②），为细胞核两端肌浆丰富区。肌纤维的边缘为较薄的肌膜。肌纤维之间有结缔组织及血管充填（图4-20箭头③）。

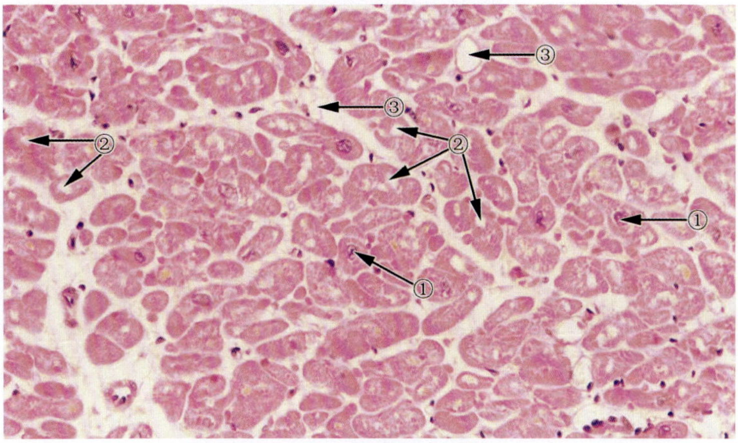

图4-20　心肌纤维横断面（200×）
①心肌纤维细胞核　②细胞核两端的肌浆丰富区　③血管

高倍光镜观察

1．观察横断面：可见心肌纤维内充满许多粗大的红色小点，就是肌丝束的横断面（图4-21箭头①）。

2．观察纵断面（图4-22）：结合图4-17进行观察。

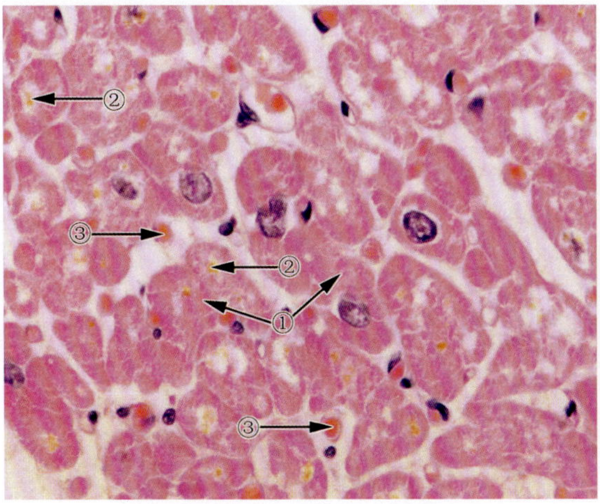

图4-21　心肌纤维横断面（400×）
①肌丝束横断面　②核周肌浆丰富区，含脂褐素颗粒　③毛细血管

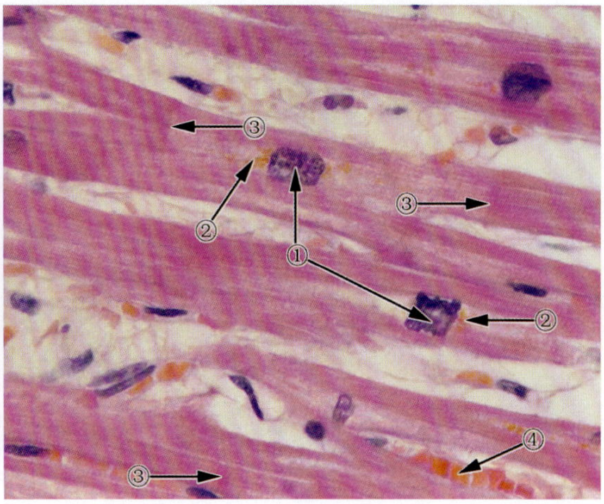

图4-22　心肌纤维纵断面（400×）
①细胞核　②核周肌浆丰富区，含脂褐素颗粒　③闰盘　④毛细血管

复习思考题：

1．骨骼肌的纵、横断面形态结构特点？

2．心肌的纵、横断面形态结构特点？

（卫　兰）

第5章

神经组织

脊　髓

目的

1．重点观察脊髓前角运动神经元的形态结构及其在脊髓内的分布。

2．掌握多极神经元的形态、结构特点。

材料与方法　狗的一段脊髓（spinal cord）横断。Susa液固定，石蜡包埋，切片，H・E染色。

肉眼观察

脊髓横断面呈扁圆形，其外面包裹着脊髓膜。脊髓分为灰质和白质两部分。灰质居中，着色较红，形如蝴蝶状（或称H形），灰质又有四个突出的部分（图5-1）。

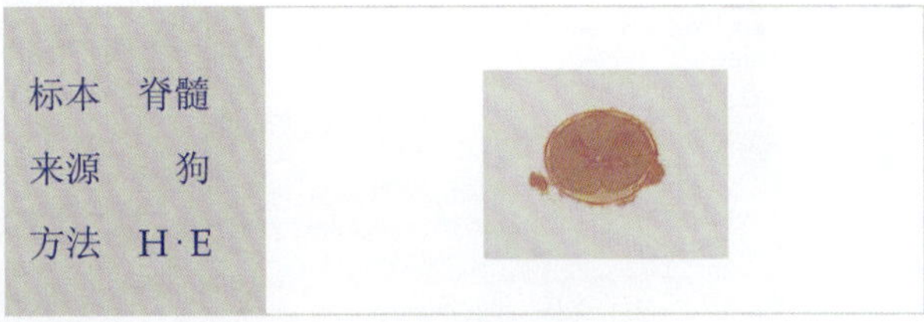

图5-1 脊髓（1×）

1．两个前角：伸向腹侧，为较粗钝的突起。

2．两个后角：伸向背侧，为较细的突起。白质着色浅红，围绕在灰质的周围。

低倍光镜观察

先分辨白质和灰质及灰质中的前角和后角（图5-2、图5-3）。

脊髓膜由外向内分为三层：硬脊膜（图5-2箭头），由结缔组织组成；蛛网膜，由许多结缔组织小梁构成，因制片原因多处未被保存；软脊膜，为紧贴脊髓表面的薄层结缔组织，含有丰富的血管。在蛛网膜下腔可见脊髓前根或后根的断面。

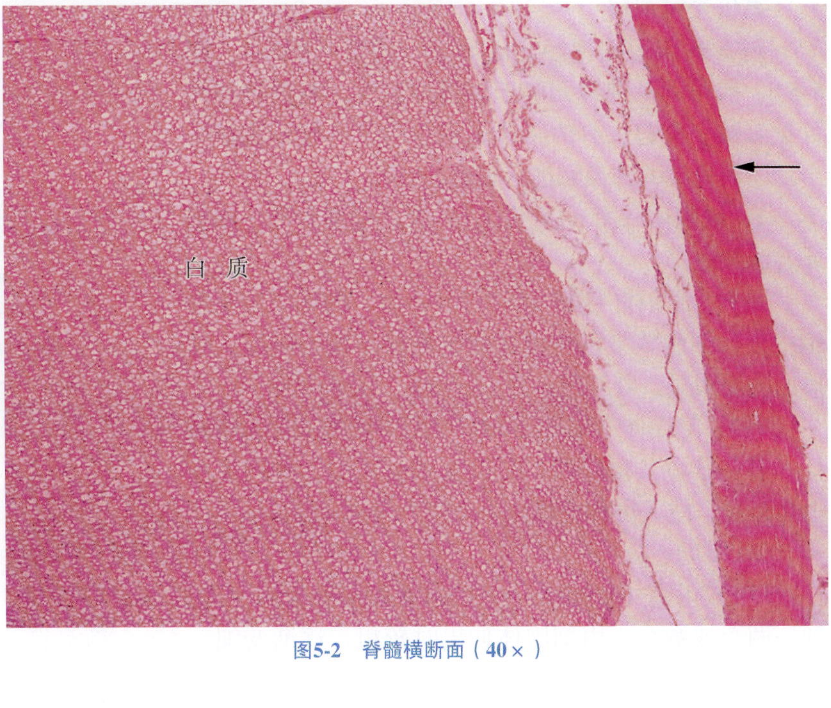

图5-2　脊髓横断面（40×）

1．白质（white matter）（图5-2、图5-3）：为神经纤维集中所在处，即传导束，其中多为有髓神经纤维的横断面。

2．灰质（gray matter）（图5-3）：含有神经元（neuron）的细胞体、树突、大量神经胶质细胞和无髓神经纤维。灰质前角中有体积很大的神经元细胞体，数量多，成群分布，这就是前角运动神经元（图5-3箭头①）。后角中的神经元较小，数量较少，分散排列。脊髓中央的空隙为脊髓中央管（图5-3箭头②），由立方形或矮柱状的室管膜细胞构成其管壁。

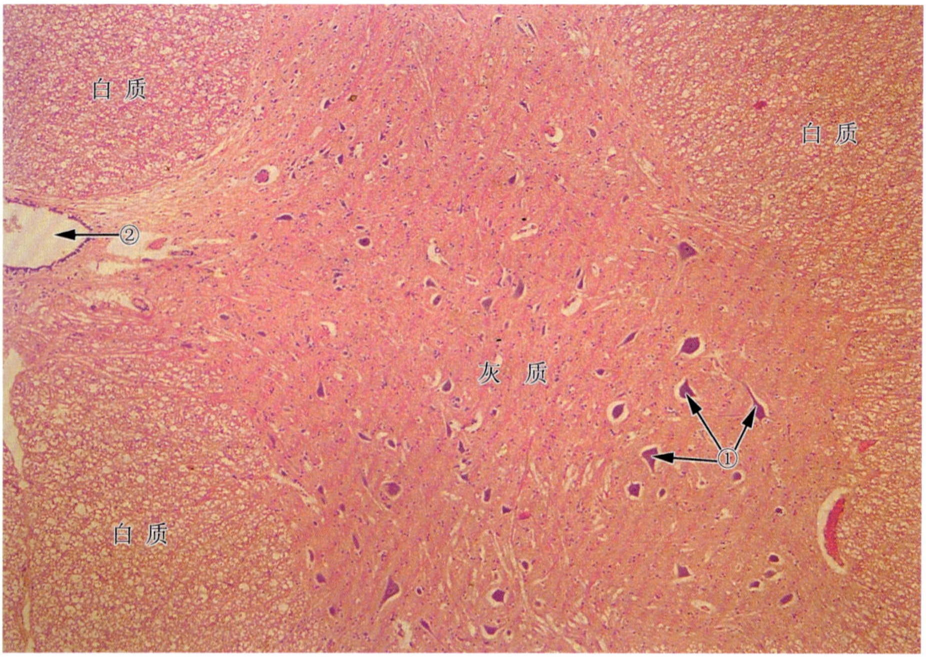

图5-3 脊髓横断面（40×）
①前角运动神经元 ②脊髓中央管

高倍光镜观察

观察前角运动神经元的形态、构造（图5-4、图5-5）。前角运动神经元属于多极神经元，有的神经元可见有数个突起，有的则只见到一两个突起。选择一个切面较完整的神经元进行观察。

1．细胞体（图5-4箭头①）：大，呈多角形，细胞质着浅红色。

（1）细胞核（图5-4箭头②）：大，圆形，位于细胞中央，细胞核染色较浅，呈空泡状。核仁一个，圆形，大而明显，着红色。

（2）尼氏体（Nissl body）（图5-4箭头③）：嗜碱性，着蓝紫色，呈块状，分散在细胞质中，如同虎皮上之斑纹，故又可称虎斑。

2．突起：

（1）树突（dendrite）（图5-4箭头④所示）：可切到一两个或数个，由细胞体伸出时较粗，逐渐变细，

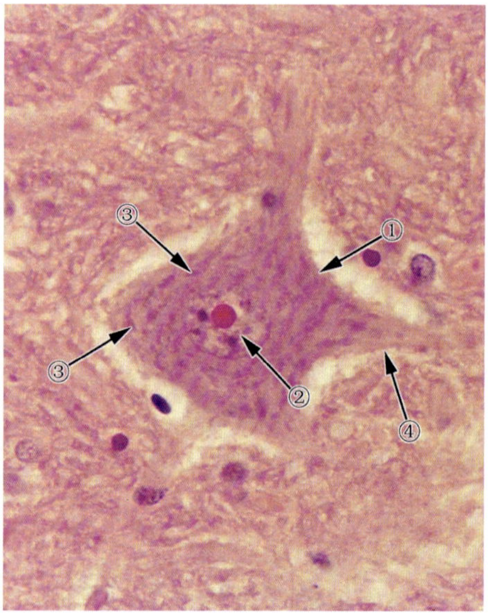

图5-4 脊髓前角运动神经元（400×）
①细胞体 ②细胞核 ③尼氏体 ④树突

内含尼氏体。

（2）轴突（axon）（图5-5箭头①）：只有一个（一般不易切到），较细长，粗细均匀，呈粉红色，不含尼氏体。轴突自细胞体伸出处呈圆锥形，其细胞质不含尼氏体，为轴丘（图5-5箭头②）。

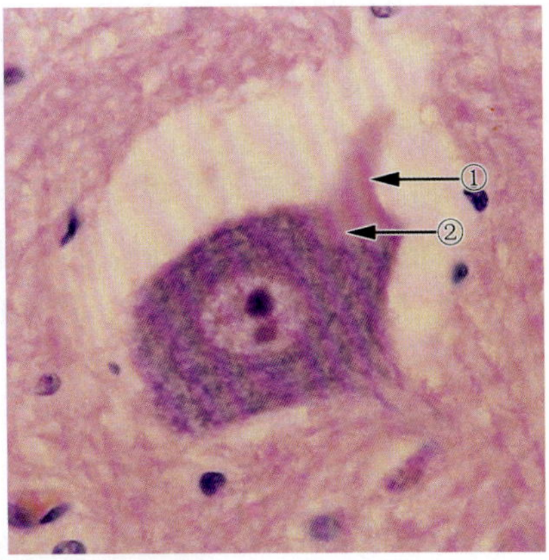

图5-5　脊髓前角运动神经元（400×）
①轴突　②轴丘

小　脑

目的

1．了解普通染色所见小脑（cerebellum）的构造。

2．观察普通染色所见小脑浦肯野细胞（Purkinje cell）的形态特点。

材料与方法

猫的小脑，10%福尔马林固定，石蜡包埋,制成与小脑叶片长轴垂直的切片，H·E染色。

肉眼观察

切片呈柏树叶状，表面凹凸不平，最外层浅粉色为小脑皮质分子层，最内层浅粉色为小脑髓质，中间染色较深部分为小脑皮质颗粒层。浦肯野细胞层用肉眼不能分辨（图5-6）。

标本	小脑
来源	猫
方法	H·E

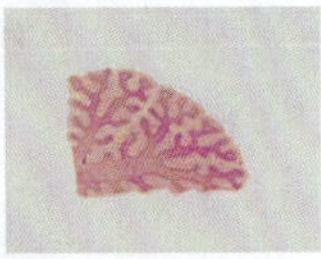

图5-6　小脑（1×）

低倍光镜观察

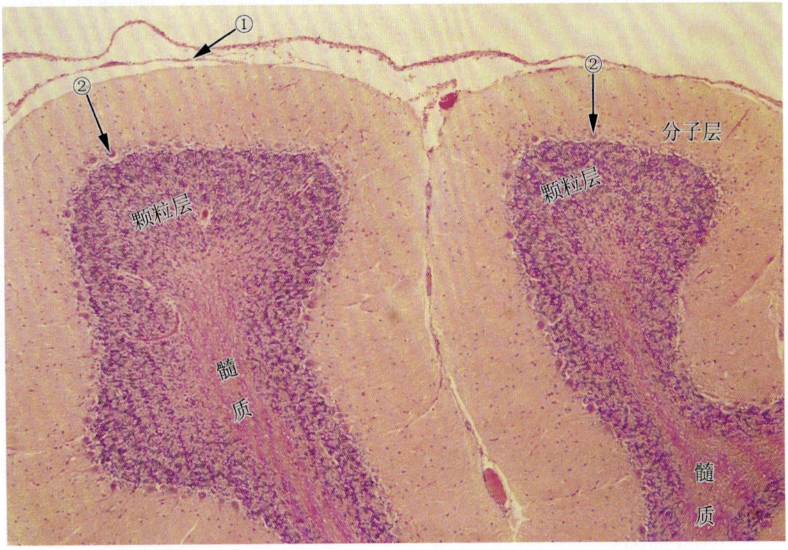

图5-7　小脑（40×）
①软脑膜　②浦肯野细胞层

1．软脑膜（图5-7箭头①）：被覆在皮质表面，是一薄层结缔组织膜，内含小血管。有的切片小脑表面软脑膜大部分脱落，可在小脑横沟内观察。

2．皮质：为小脑近表面的一层，由神经元、神经胶质和神经纤维组成。从外向内可分为明显的三层。

（1）分子层（图5-7）：最表面，浅粉色，主要为联合神经元。可见着色深的细胞，排列较疏松，细胞间大部分为粉红色的神经纤维。

（2）浦肯野细胞层（图5-7箭头②）：介于分子层与颗粒层之间，其细胞体有规则地排成一层，它是小脑中最大的神经元，在标本中明显可见。

（3）颗粒层（图5-7）：颗粒细胞的细胞质少，细胞核相对大而明显，故此层可见密集深染的细胞核，细胞间的神经纤维相对较少。

3．髓质（图5-7）：位于皮质的深部，由许多着色深的神经胶质和着粉红色的神经纤维组成。

高倍光镜观察

选一形态完整的浦肯野细胞(又称小脑梨状神经元)进行观察(图5-8箭头①)。

小脑浦肯野细胞的细胞体呈梨形或圆形。其主树突（图5-8箭头②）自细胞体顶端伸出并走向皮质表面。主树突反复分支呈柏树叶状伸入到分子层内，但因切片关系不易全部见到。浦肯野细胞的细胞质含有嗜碱性的尼氏体（图5-8箭头③），细胞核较大，呈空泡状，位于细胞中央（图5-8箭头④）。(可结合本章示教1对浦肯野细胞的整体形态进行观察)

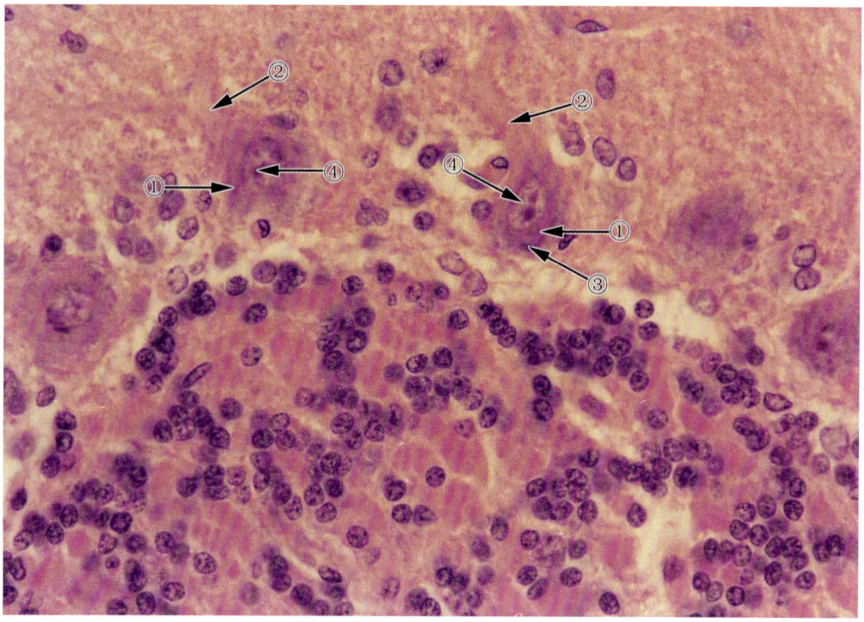

图5-8　小脑皮质（400×）

①浦肯野细胞(小脑梨状神经元) ②浦肯野细胞的主树突 ③浦肯野细胞的尼氏体 ④浦肯野细胞的细胞核

大　脑

目的

1．了解普通染色所见的大脑（cerebrum）构造。

2．观察普通染色所见大脑锥体细胞（pyramidal cell）的形态特点。

材料与方法　猫的大脑，10%福尔马林固定，火棉胶包埋，制成与脑表面垂直面的切片，H·E染色。

肉眼观察

切片周缘起伏不平且着色较浅的是

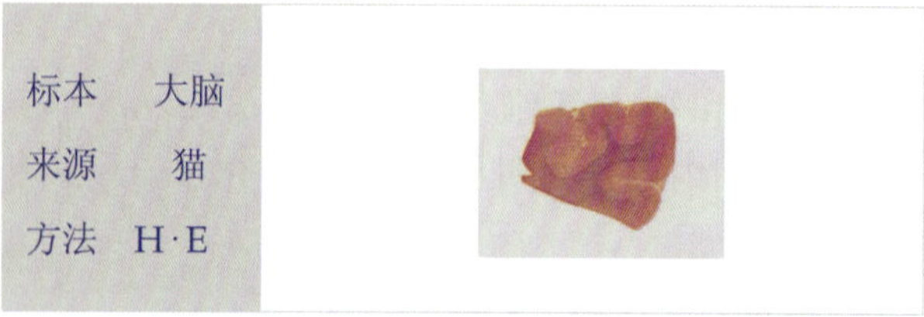

图5-9　大脑皮质（1×）

大脑皮质部分，其余着色略深的是髓质部分（图5-9）。

低倍光镜观察

1．软脑膜（图5-10箭头）：被覆在大脑皮质表面，由薄层结缔组织组成，内含小血管。

2．皮质（图5-10、图5-11）：又称灰质，是位于大脑表面的部分，由神经元、神经胶质（neuroglia）（图5-11箭头②）和无髓神经纤维（图5-11箭头③）组成。皮质内有许多着色深的细胞，为皮质内的神经元和神经胶质。皮质内的神经元分层排列，但在普通染色标本中不能分清各层界限。在皮质较深的部分仔细观察，可见到许多锥体细胞（图5-11箭头①），其尖端伸向皮质表面。细胞间着红色部分是无髓神经纤维所在处。

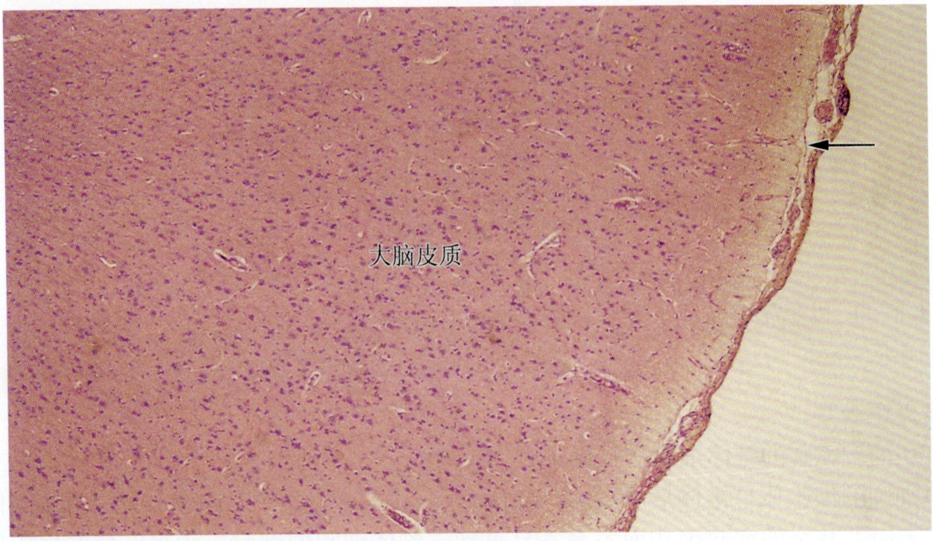

图5-10　大脑皮质（40×）

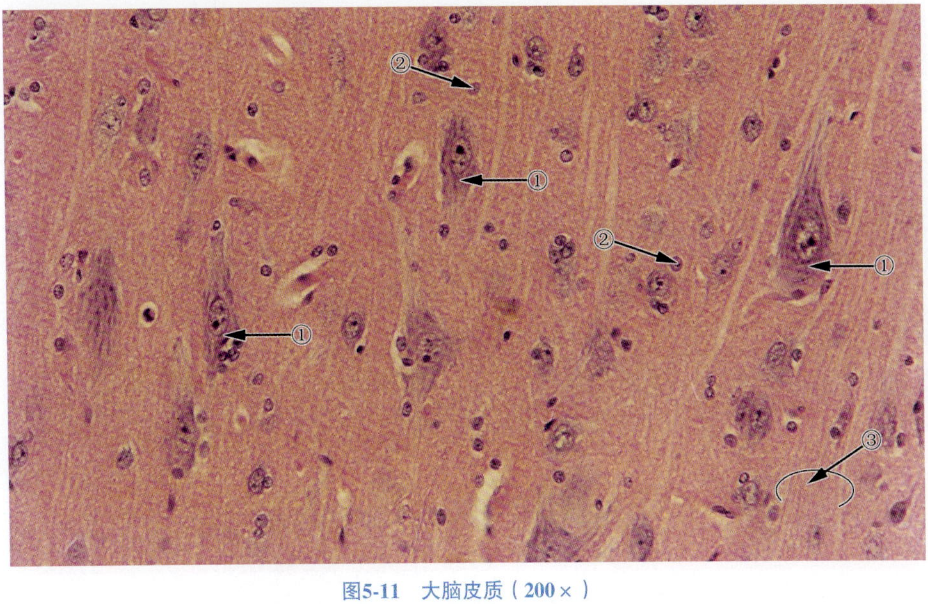

图5-11　大脑皮质（200×）

①锥体细胞　②神经胶质的细胞核　③一束无髓神经纤维

3. 髓质（图5-12）：又称为白质，位于皮质的深层，由许多神经胶质（图5-12箭头①）和有髓神经纤维（图5-12箭头②）组成。此外，在皮、髓质内均可见到小血管断面。

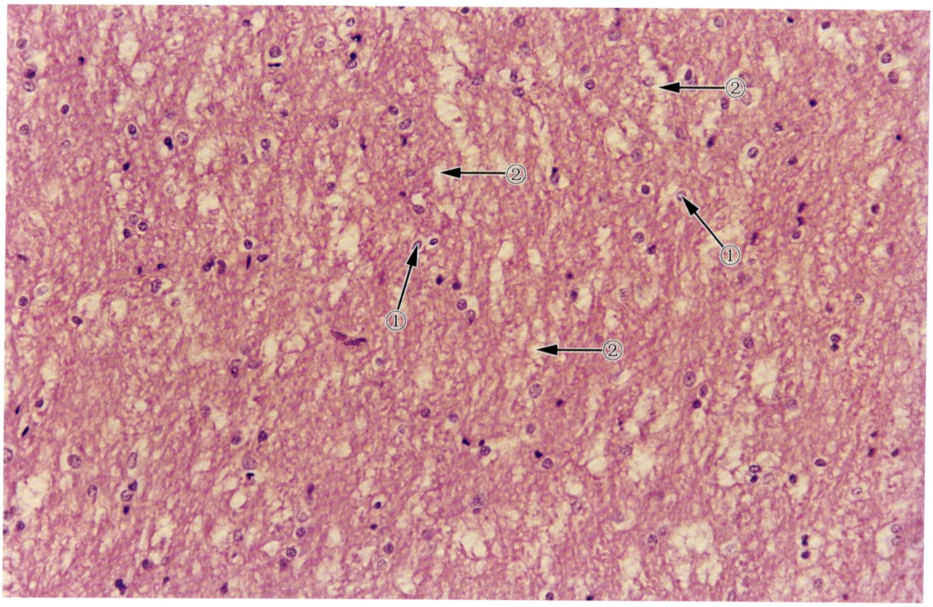

图5-12　大脑髓质（200×）　①神经胶质的细胞核　②有髓神经纤维

高倍光镜观察

选一切面较完整的锥体细胞进行观察。

锥体细胞的细胞体呈锥体形（图5-13箭头①），其主树突（图5-13箭头②）自细胞体顶端伸向皮质表面。其余的突起因切面关系不易见到。锥体细胞的细胞质含嗜碱性的尼氏体，细胞核较大，呈圆形，位于细胞体中部（可结合本章示教2对锥体细胞的整体形态进行观察）。

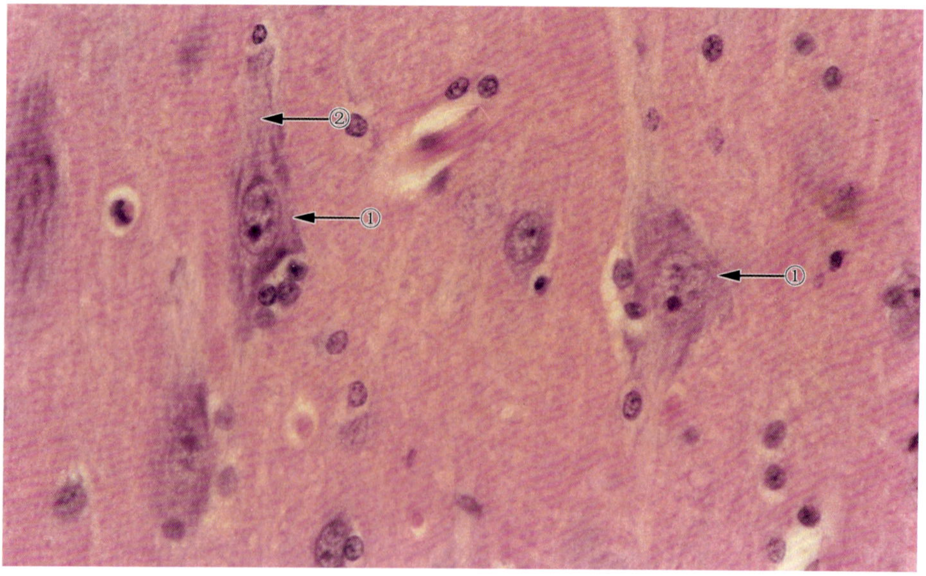

图5-13　大脑皮质（400×）　①锥体细胞的细胞体　②锥体细胞主树突

坐骨神经

目的

1．掌握周围有髓神经纤维的构造。

2．了解神经的组成。

材料与方法 狗的坐骨神经（sciatic nerve），Helly液固定，石蜡包埋，切片，H·E染色。

标本 神经纤维

来源 狗

方法 H·E

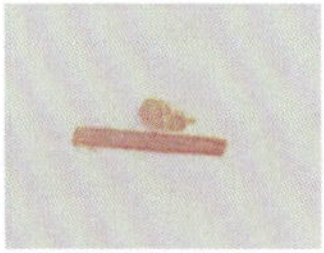

图5-14 坐骨神经（1×）

肉眼观察

切片上有两块组织，长条形的是坐骨神经的纵断面，圆形的是横断面（图5-14）。

（一）神经纵断面 重点观察神经纤维的构造。

低倍光镜观察

可见许多神经纤维平行排列（图5-15），在神经纤维之间、神经束之间以及整个神经的外表面都有结缔组织（图5-15箭头）和血管。

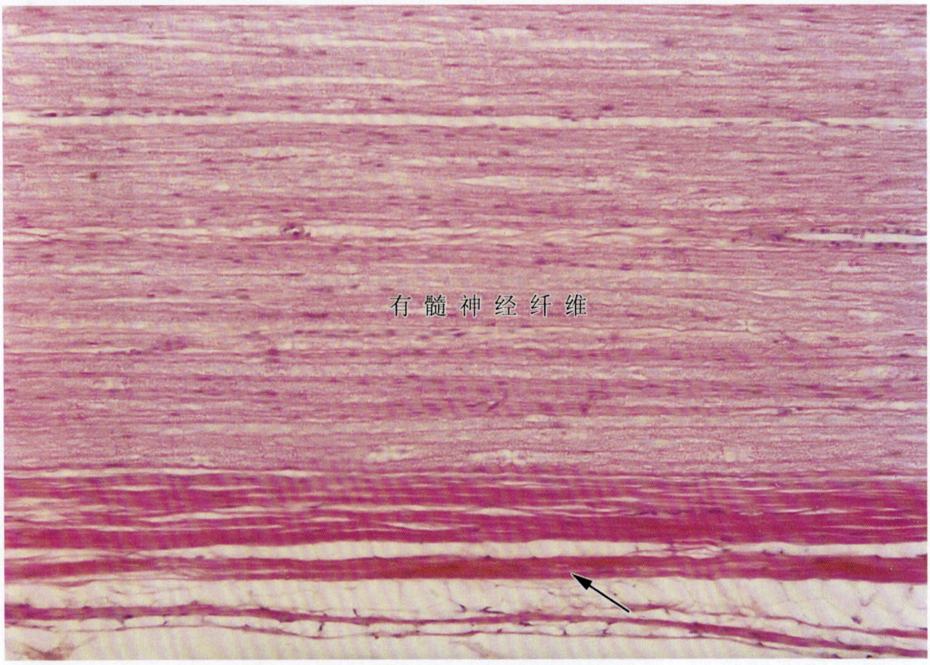

图5-15 坐骨神经纵断面（100×）

高倍光镜观察

重点观察周围有髓神经纤维纵断面的构造。

1．轴突（图5-16箭头①）：居神经纤维的中轴，细长，呈淡蓝色或蓝紫色。

2．髓鞘（myelin sheath）（图5-16箭头②）：在轴突两侧，呈粉红色的网状结构(因制片时髓鞘成分未被完全保存下来所致)。

3．施万细胞（Schwann cell）：位于髓鞘外面，细胞质很薄，呈粉红色细线（图5-16箭头③）。施万细胞的细胞核呈椭圆形或杆状，染色较浅（图5-16箭头④）；在细胞核附近，其细胞质较明显。

在神经纤维之间尚可见少量结缔组织，即神经内膜，含长梭形深染的成纤维细胞的细胞核（图5-16箭头⑤），应与施万细胞的细胞核区别。

推移标本，可在神经纤维上见到“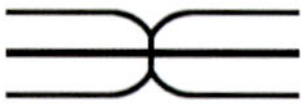”状的结构，这就是朗飞结（Ranvier node）（图5-16箭头⑥）。

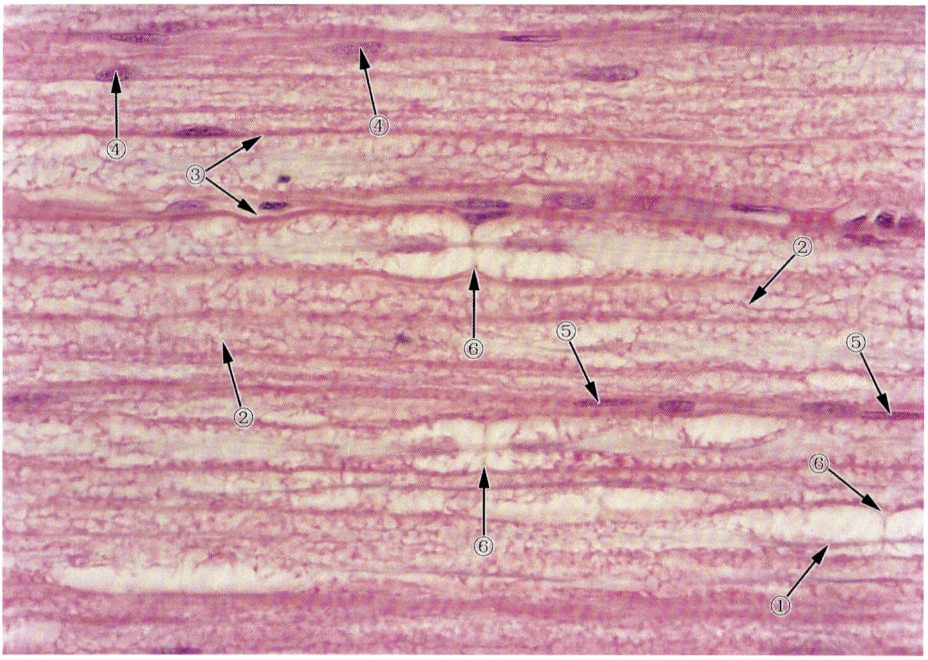

图5-16　坐骨神经纵断面（400×）

①轴突　②髓鞘　③施万细胞的细胞质　④施万细胞的细胞核　⑤成纤维细胞的细胞核　⑥朗飞结

（二）神经横断面

低倍光镜观察

重点了解神经的组成。在整个神经的外面围有疏松结缔组织，称为神经外膜。在神经内有多个圆形的神经束，大小不等(图5-17)。神经束的表面围有致密结缔组织，称为神经束膜(图5-17箭头)，这层膜在标本中染色深，很明显。在每个神经束内，有大量圆形的神经纤维横断面。在每条神经纤维的外面可见到很薄的结缔组织，即神经内膜。

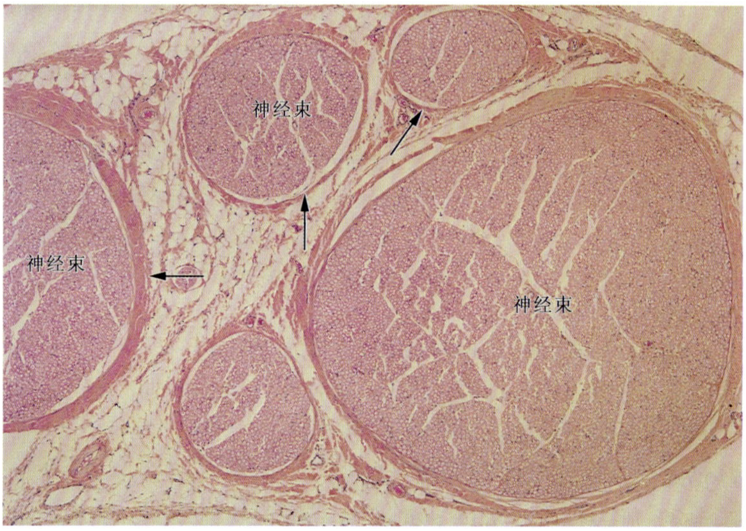

图5-17　坐骨神经横断面（40×）

高倍光镜观察

重点观察神经纤维横断面的构造。在横断面上，有髓神经纤维呈圆形，每条神经纤维的中央，为染成浅蓝色圆形的轴突断面（图5-18箭头①）。其外粉红色网状结构，即髓鞘（图5-18箭头②）。髓鞘外面为粉红色的神经膜（图5-18箭头③），有的断面可见弯月形施万细胞的细胞核（图5-18箭头④）包于髓鞘之外。神经纤维之间或可见少量结缔组织和毛细血管，即神经内膜（图5-18箭头⑤），其中可见深染圆形的纤维细胞的细胞核（横断面）（图5-18箭头⑥），应与施万细胞的细胞核相区别。标本中可见神经纤维粗细不等，髓鞘厚薄与轴突的粗细成正比：粗神经纤维的轴突粗、髓鞘厚；细神经纤维的轴突细、髓鞘薄。

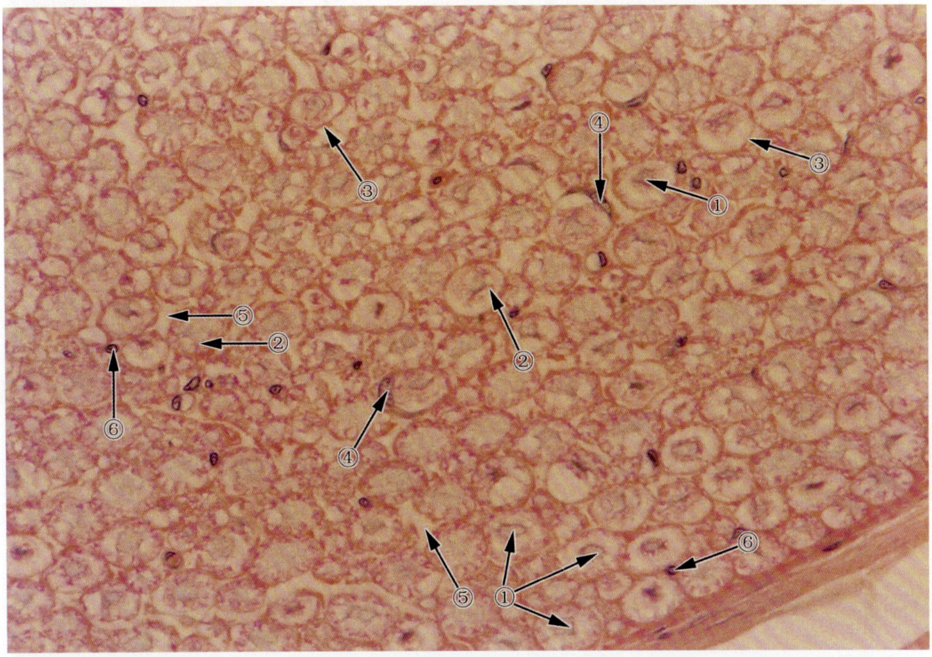

图5-18　坐骨神经横断面（400×）
①轴突横断面　②髓鞘　③神经膜　④施万细胞的细胞核　⑤神经内膜　⑥纤维细胞的细胞核

脊神经节

目的

1．了解脊神经节（spinal ganglion）的构造。

2．比较脊神经节细胞和脊髓前角运动神经元的形态和构造。

材料与方法　人的脊神经节，10%福尔马林固定，石蜡包埋，切片，H·E染色。

肉眼观察

脊神经节是脊髓后根的膨大部分，为椭圆形器官，所以在纵切面上也呈长椭圆形（图5-19）。

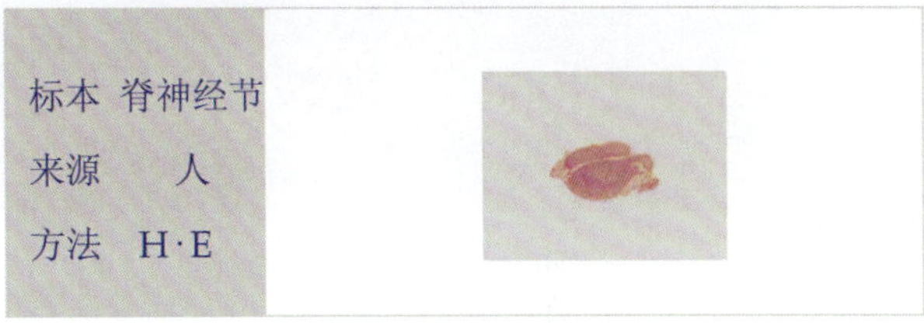

图5-19　脊神经节（1×）

低倍光镜观察

脊神经节的外面包裹着一层染色深的由致密（纤维性）结缔组织组成的被膜（图5-20箭头①、图5-21箭头①）。被膜的结缔组织伸入节内，构成支架。同时被膜向后根延续成为后根的外膜（图5-21箭头②）。神经节的结缔组织支架内有许多大小不等、圆形的节细胞聚集（图5-20箭头②）。节细胞为假单极神经元，依神经节的长轴成行排列，行间有红染的神经纤维（图5-20箭头③），是由这些节细胞（ganglion cell）的突起所组成。

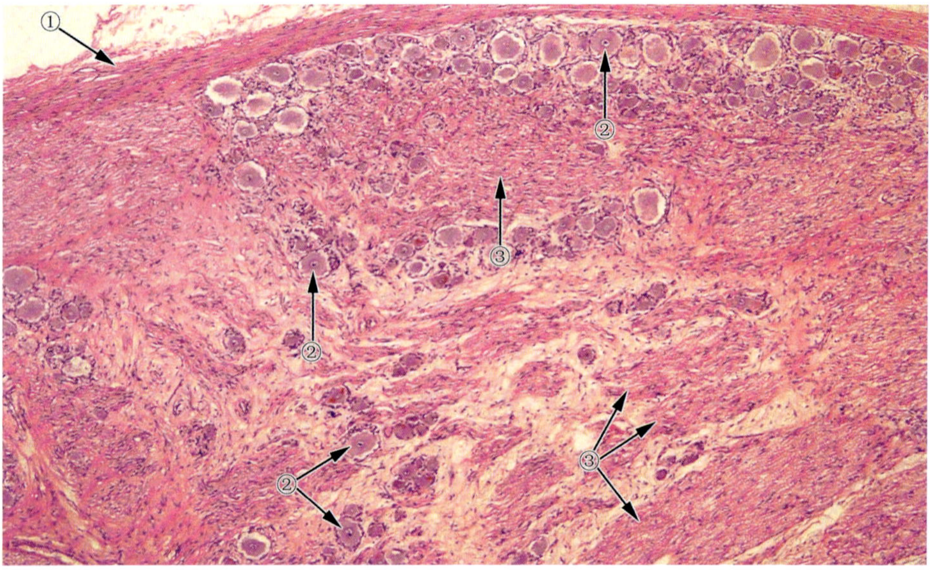

图5-20　脊神经节（40×）　①被膜　②节细胞　③密集排列的神经纤维

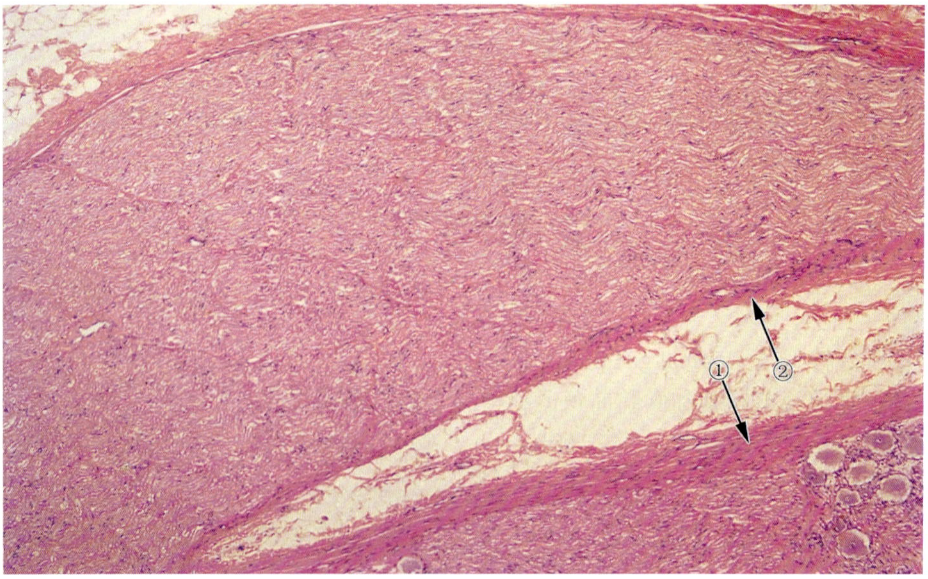

图5-21　脊神经后根和脊神经节（40×）　①脊神经节被膜　②脊神经后根外膜

高倍光镜观察

1．节细胞（图5-22箭头①）：圆形或椭圆形的细胞，大小不一。选择形态结构完整的节细胞观察，可见到节细胞核呈圆形，较大，染色浅，核仁明显（图5-22箭头②）。细胞质内含许多嗜碱性的尼氏体，呈细小颗粒状，弥散分布。有的节细胞的细胞质内还含有脂褐素（图5-22箭头③）。

2．卫星细胞：紧靠节细胞的外面有一层扁平细胞围绕，构成一层被囊，故又称为被囊细胞。其细胞核呈圆形，较小，着色较深（图5-22箭头④）。在被囊细胞外面，有薄层的结缔组织包绕。

3．移动标本，观察节内神经纤维，大部分为有髓神经纤维（图5-22箭头⑤）。复习施万细胞、髓鞘及轴突等结构。

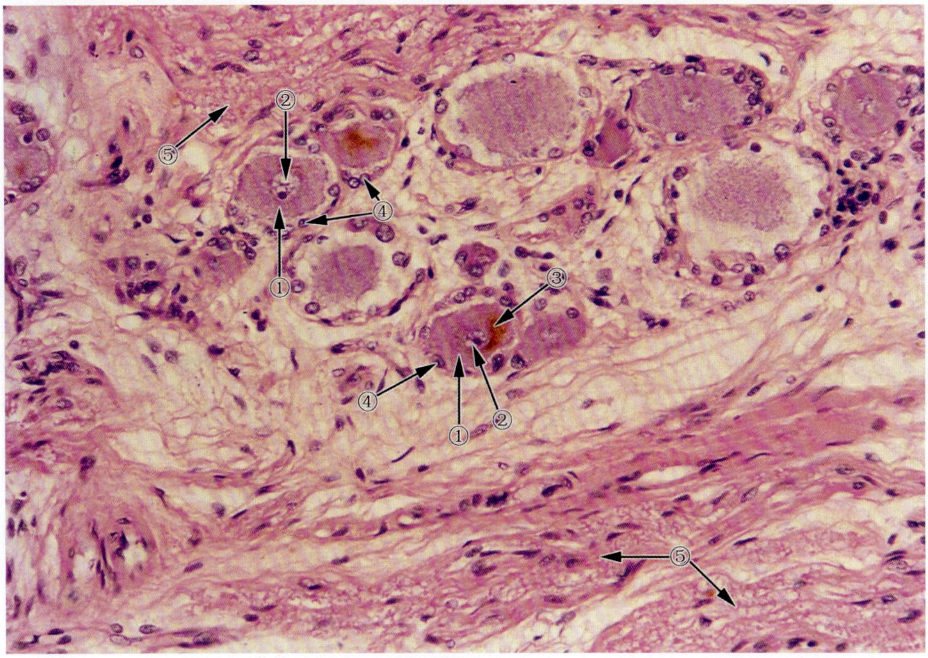

图5-22　脊神经节（400×）

①节细胞　②节细胞的细胞核　③脂褐素　④卫星细胞的细胞核　⑤成束排列的有髓神经纤维

交感神经节（颈部）

目的

1．观察交感神经节（sympathetic ganglion）的构造。

2．区别脊神经节和交感神经节的构造。

材料与方法　人的颈部交感神经节，Helly液固定，石蜡包埋，切片，H·E染色。

肉眼观察

见到的长椭圆形或圆形组织即为颈

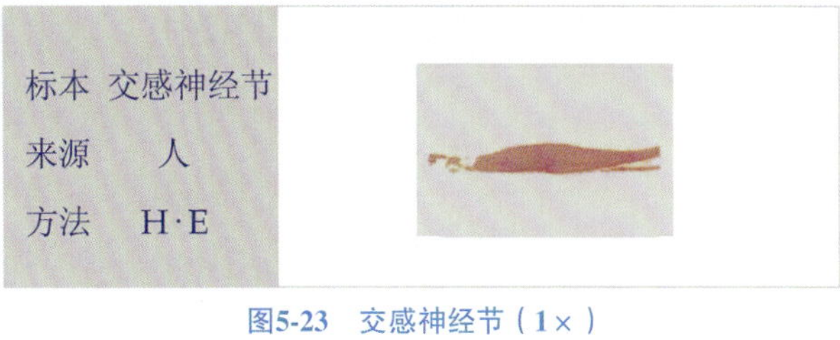

图5-23　交感神经节（1×）

部交感神经节的断面（图5-23）。

低倍光镜观察

可见交感神经节被覆着由致密（纤维性）结缔组织构成的被膜，被膜伸入节内构成支架，在其中分散地分布着较大的交感神经节细胞（图5-24箭头①）。节细胞间可见成束平行排列的神经纤维（图5-24箭头②）。节内还可见许多小血管断面。

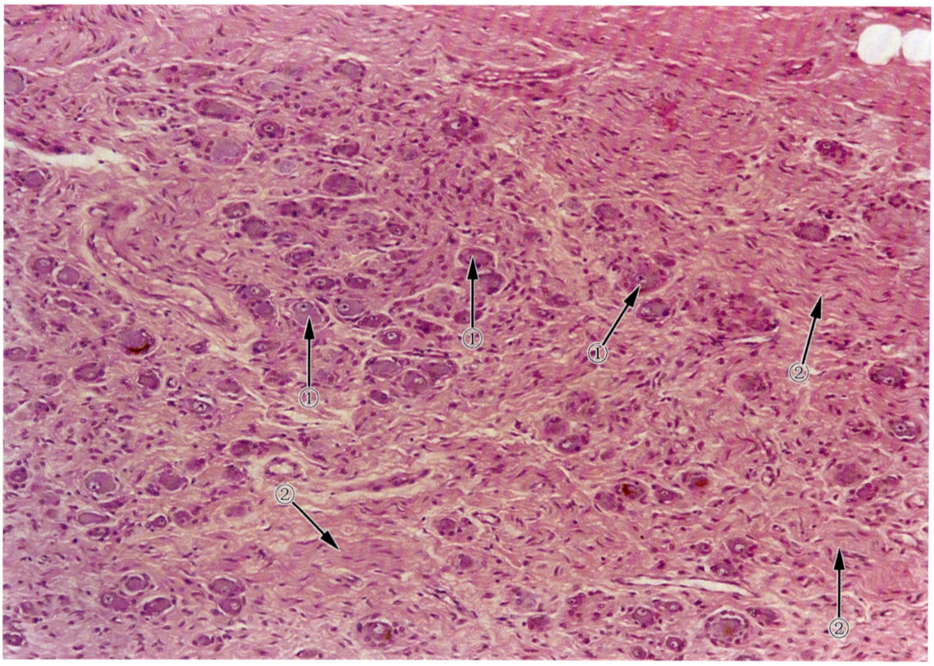

图5-24　交感神经节（100×）
①节细胞 ②成束排列的神经纤维

高倍光镜观察

交感神经节细胞（图5-25箭头①）是多极神经元，由于切片关系细胞突起不能完全被切到，所以见到的细胞是多边形或圆形的。选一切面较完整的节细胞进行观察，可见细胞质内含有嗜碱性、弥散分布的细小颗粒，为尼氏体。有的细胞内还能见到大量棕黄色颗粒即脂褐素颗粒（图5-25箭头②）。

交感神经节细胞的细胞核较大，圆形，染色浅，核仁也很明显。在交感神经节细胞周围也有卫星细胞和结缔组织细胞包绕，但数量较少。卫星细胞的核呈圆形，着色稍深（图5-25箭头③），而结缔组织细胞核呈梭形，着色较深（图5-25箭头④）。

交感神经节内含有髓和无髓神经纤维，前者在脊神经节内已叙及，现观察无髓神经纤维。在镜下见到无髓神经纤维（图5-26）多成束排列，在纵切面上注意勿与结缔组织纤维相混。

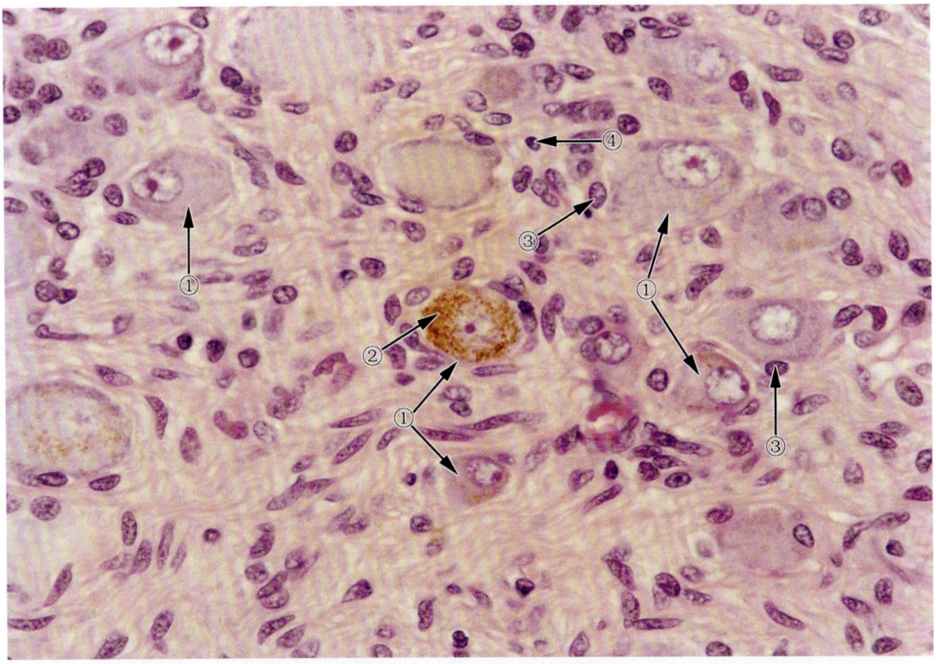

图5-25　交感神经节（400×）

①节细胞　②脂褐素颗粒　③卫星细胞的细胞核　④结缔组织细胞的细胞核

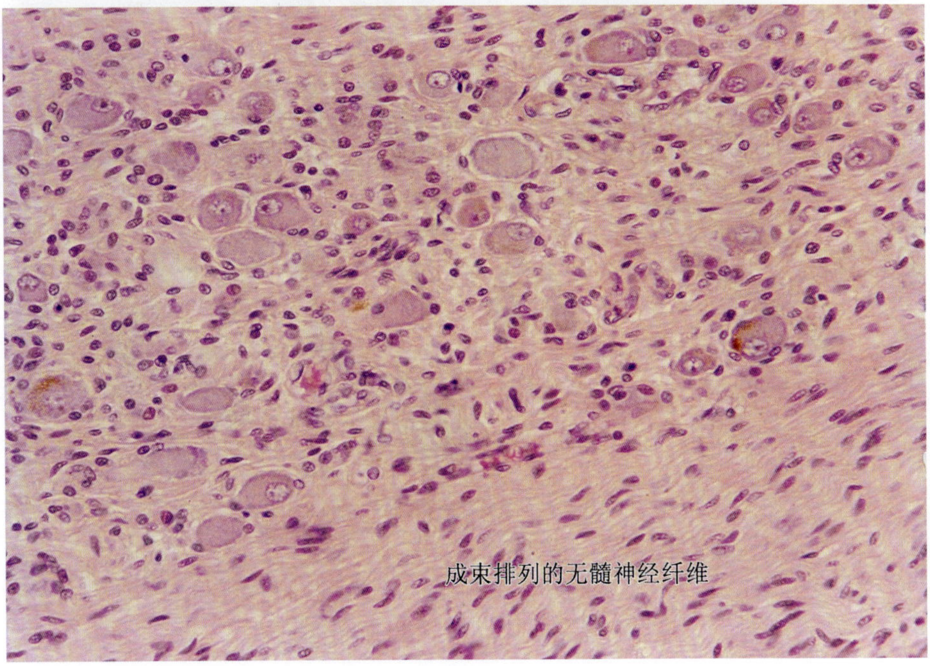

图5-26　交感神经节（200×）

示教1　小脑浦肯野细胞

目的　了解小脑皮质中浦肯野细胞的形态。

材料与方法　猫的小脑，按Golgi法或Cox法镀银或镀汞，火棉胶包埋,制成与小脑叶片长轴垂直的切片。此法将细胞镀成棕黑色，故细胞内部结构不可见。

低倍光镜观察

在皮质部分寻找细胞体较大的棕黑色的浦肯野细胞（图5-27）。其细胞体呈梨形（图5-27箭头①），有一两个粗大的主树突（图5-27箭头②）由细胞体伸向小脑的表面。主树突反复分支甚多，其整体形态类似侧柏叶状或扇形，为浦肯野细胞所特有。所有细胞的主树突的分支基本上是在一个平面上，若标本的切面恰与树突分支的平面相平行，可见树突的全貌。若切面与树突分支的平面不平行，则所见树突分支较少，树突分支的特殊形状亦不明显。结合高倍光镜观察，可见除主树突外，所有粗细树突的分支上都有无数颗粒状的树突棘密布（试想是何种结构？）。

由细胞体的另一面伸出一个细长的突起，是轴突。轴突的表面光滑，其方向与树突相反，进入小脑髓质。因制片时轴突已被切断，只可见轴突自细胞体伸出的一小段（图5-27箭头③）。

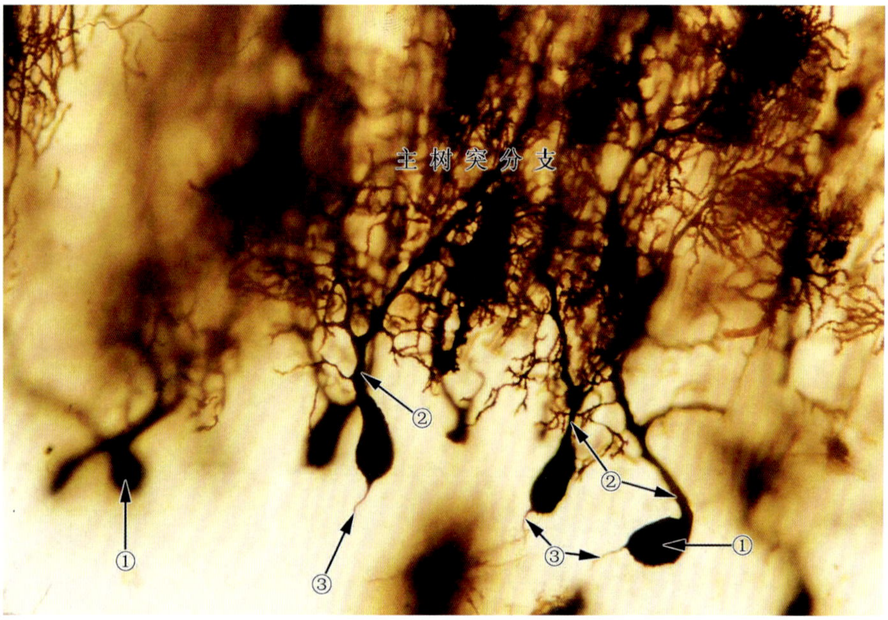

图5-27　小脑浦肯野细胞（200×）
①细胞体　②主树突　③轴突

示教2　大脑锥体细胞

目的　了解大脑皮质中锥体细胞的形态。

材料与方法　猫的大脑，按Golgi法或Cox法镀银或镀汞，火棉胶包埋，制成与大脑表面垂直的切片。

低倍光镜观察

锥体细胞在皮质内彼此平行排列，而且不止一层。锥体细胞的形态大致相似，但可分大、中、小三型。所有细胞均呈棕黑色。选择较大的锥体细胞（图5-28箭头①），结合高倍光镜作详细观察。

锥体细胞的细胞体呈三角形，自细胞体顶端伸出一个较大的突起，是主树突（图5-28箭头②），伸向大脑表面，由主树突又可伸出一些分支。另外，由三角形细胞体的基部也伸出树突，其方向与主树突相垂直，但较主树突为细，分支亦少。所有树突的表面都有树突棘（试想是何种结构？）。

由三角形细胞体的底面伸出一个细长的轴突，轴突表面光滑，方向与主树突相反，进入大脑髓质。因切片关系，在此只见到轴突自细胞体伸出的一小段（图5-28箭头③）。

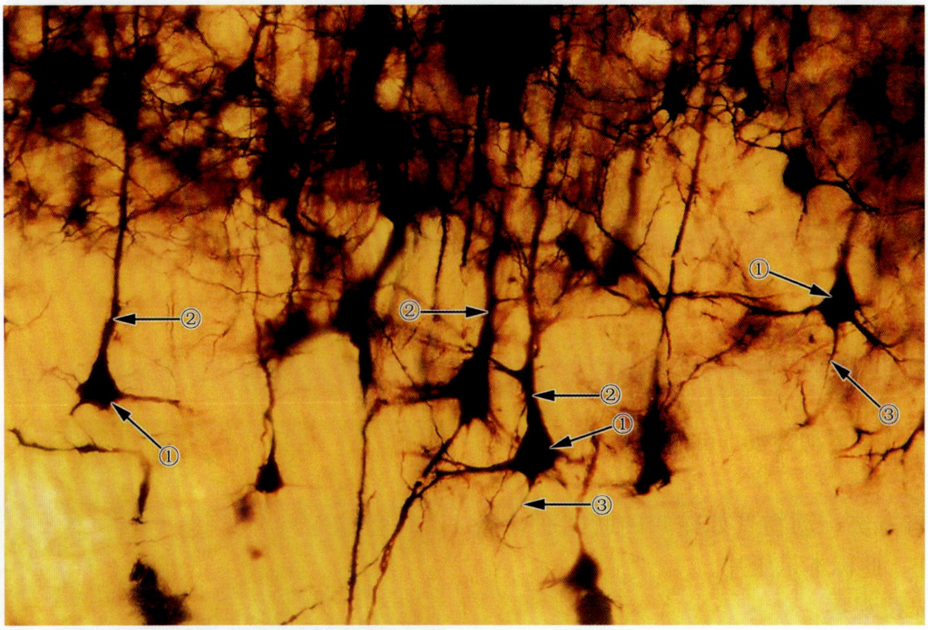

图5-28　大脑锥体细胞（200×）
①细胞体　②主树突　③轴突

示教3　神经原纤维

目的　了解神经原纤维（neurofibril）的形态及在神经细胞内的分布。

材料与方法　猫或兔的一段脊髓，Cajal法或Bielschwsky方法，用硝酸银镀染，石蜡包埋，横断面切片。

低倍光镜观察

找到呈棕黄色的前角运动神经元。

高倍光镜观察

在前角运动神经元（图5-29箭头①）的细胞质内，可见到深棕色的细丝（图5-29箭头②），交错排列成网，并伸入树突与轴突，这就是神经原纤维。细胞核呈一浅黄色区域（图

5-29箭头③），或被染成黑色。

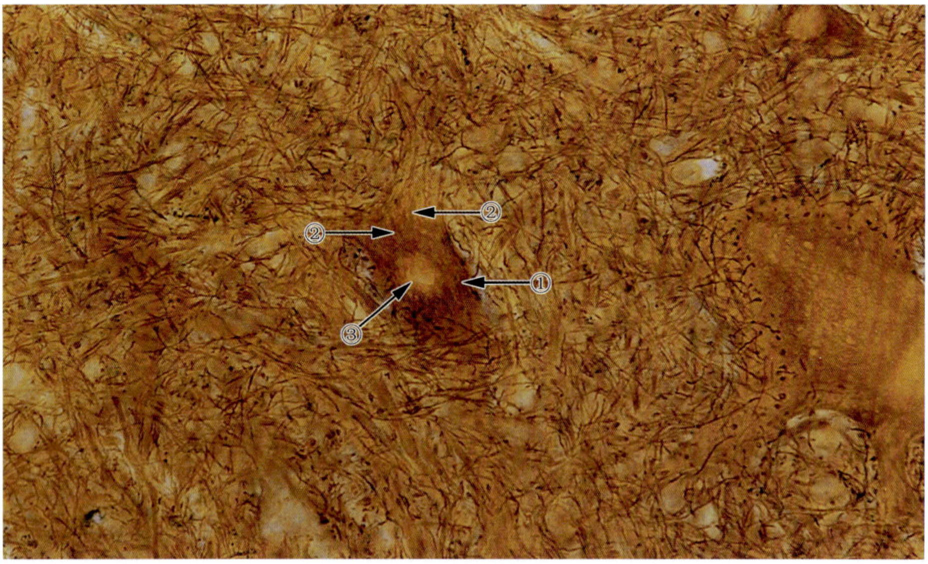

图5-29　脊髓前角运动神经元（400×）
①前角运动神经元　②神经原纤维　③细胞核

示教4　运动终板

目的　了解运动终板（motor end plate）的光镜下结构。

材料与方法　动物（如蛇）的肋间肌，氯化金法制作。此标本是压片。

低倍光镜观察

在终板处可见赤裸的神经纤维末端，止于肌膜并分散成爪形（图5-30箭头①），其终端膨大成棒状。一条神经纤维末梢的全部分支与骨骼肌（图5-30箭头②）相接触，共同构成运动终板。

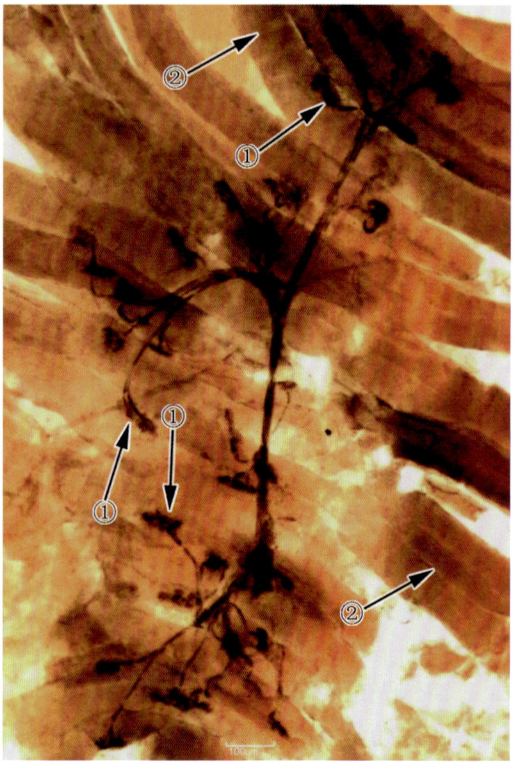

图5-30　运动终板（100×）
（天津医科大学提供）

示教5 突 触

目的 了解脊髓前角运动神经元细胞体上的突触（synapse）。

材料与方法 兔或猫的一段脊髓，按Cajal法或Ranson法镀银，石蜡包埋，切片，厚10～12μm。

低倍光镜观察

找到前角运动神经元后，换高倍光镜观察脊髓前角运动神经元细胞体上的突触。

高倍光镜观察

神经元的细胞体呈棕黄色，突触位于细胞体（图5-31箭头①）或树突上（图5-31箭头②）。可见极短的神经纤维止于突触处。这些神经纤维的末端膨大呈小结或小泡状，与神经元的细胞体或树突相接触，这种接触点即是突触。一个神经元可有数百个以上的突触，但因切片较薄，有时也因镀染技术上的缺欠，一般只可见到几个或几十个。

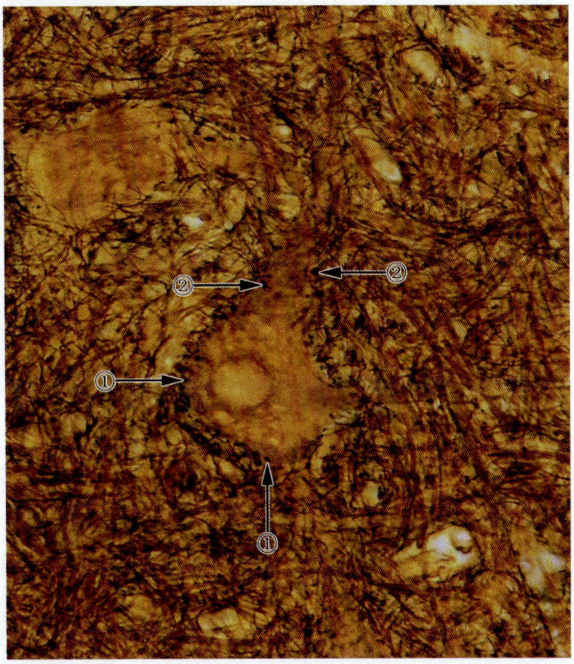

图5-31 突触（400×）
①前角运动神经元细胞体上的突触 ②前角运动神经元树突上的突触

示教6 中枢神经系统神经胶质细胞核的辨认

H·E染色下，中枢神经系统3种神经胶质细胞核的形态描述：

星形胶质细胞核

根据细胞的形态星形胶质细胞又分为原浆性星形胶质细胞和纤维性星形胶质细胞（图5-32箭头①，图5-33箭头①），前者分布于大脑或小脑的皮质部分，后者分布在大脑或小脑的髓质内。在三种胶质细胞中，细胞核最大，呈圆形或卵圆形，染色质稀疏，染色较浅，核仁不明显。

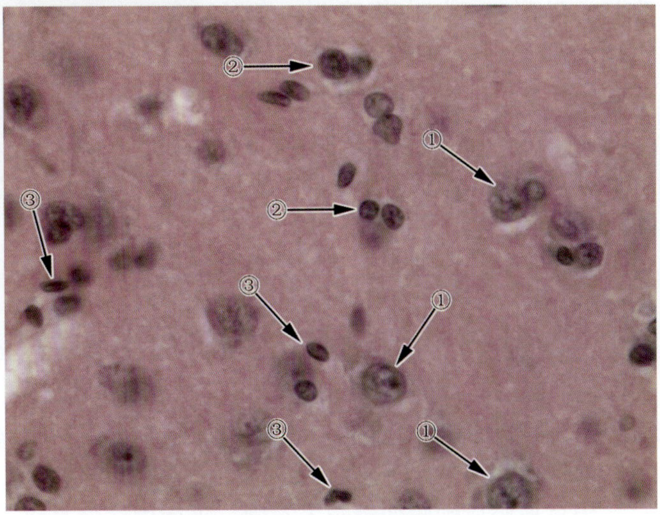

图5-32 大脑皮质内胶质细胞核的识别（200×）
①星形胶质细胞核 ②少突胶质细胞核 ③小胶质细胞核

少突胶质细胞核

少突胶质细胞主要分布于大脑

或小脑皮质神经元附近，细胞核较大，呈圆形、卵圆形或不规则形，染色质较致密，近核膜处染色较深（图5-32箭头②，图5-33箭头②）。

小胶质细胞核

小胶质细胞亦主要分布于大脑或小脑皮质神经元附近，细胞核小，呈长扁形或三角形，染色质致密，在三种胶质细胞中细胞核染色最深（图5-32箭头③）。

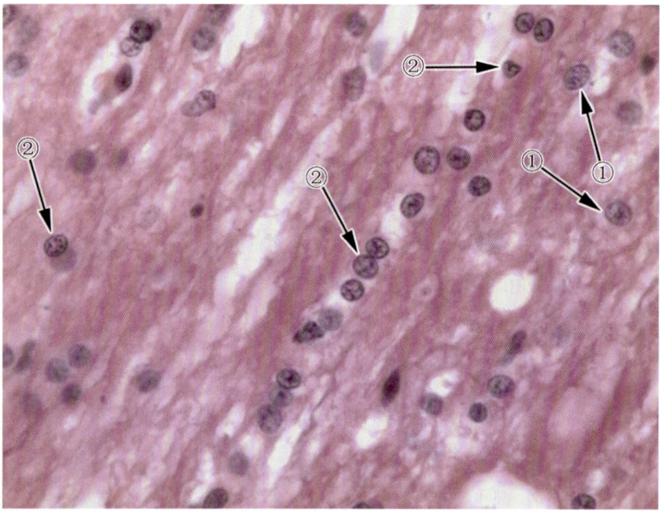

图5-33　大脑髓质内胶质细胞核的识别（200×）
①星形胶质细胞核　②少突胶质细胞核

示教7　星形胶质细胞

目的　了解纤维性星形胶质细胞和原浆性星形胶质细胞的形态。

材料与方法　猫的大脑，按Golgi法或Cox法镀银或镀汞，制成与大脑表面垂直的火棉胶切片。

低倍光镜观察

星形胶质细胞（astrocyte）是中枢神经系统中最大的胶质细胞，有许多细长的细胞突起，其中有几个较粗的细胞突起，其末端扩大形成脚板，贴附于毛细血管壁上。根据细胞的形态又分为原浆性星形胶质细胞和纤维性星形胶质细胞。

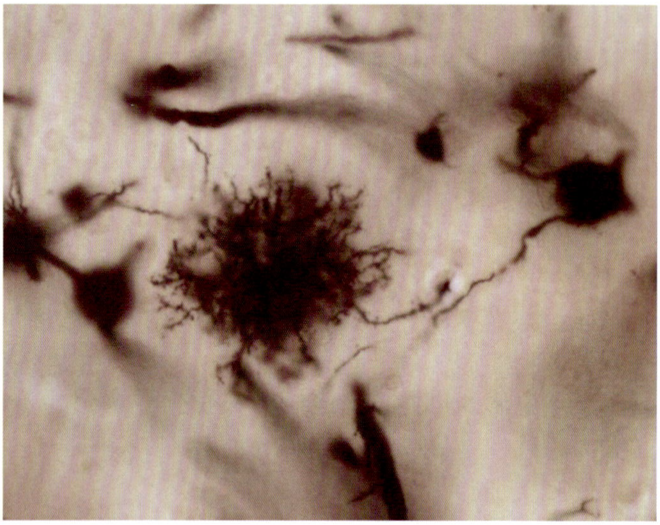

图5-34　大脑皮质原浆性星形胶质细胞（400×）

1．原浆性星形胶质细胞（protoplasmic astrocyte）：分布于大脑或小脑的皮质部分，是锥体细胞以外的形体较小的深色细胞，其特征是自细胞体伸出许多短而有分枝的突起。突起分支较多，无树突与轴突之别（图5-34）。

2．纤维性星形胶质细胞（fibrous astrocyte）：分布在大脑或小脑的髓质内，是形体甚小的深色细胞，其特征是自细胞体伸出一些细长的突起，但分枝较少（图5-35）。纤维性星形胶质细胞的细胞体和突起中含有许多纤细的神经原纤维，但因制作方法所限，在此不能见到。

高倍光镜观察

因星形胶质细胞的突起不在同一平面内，换高倍光镜后，要不断调节显微镜细调节器才能看清细胞突起的形态。仔细观察星形胶质细胞与血管的关系，可见到脚板。

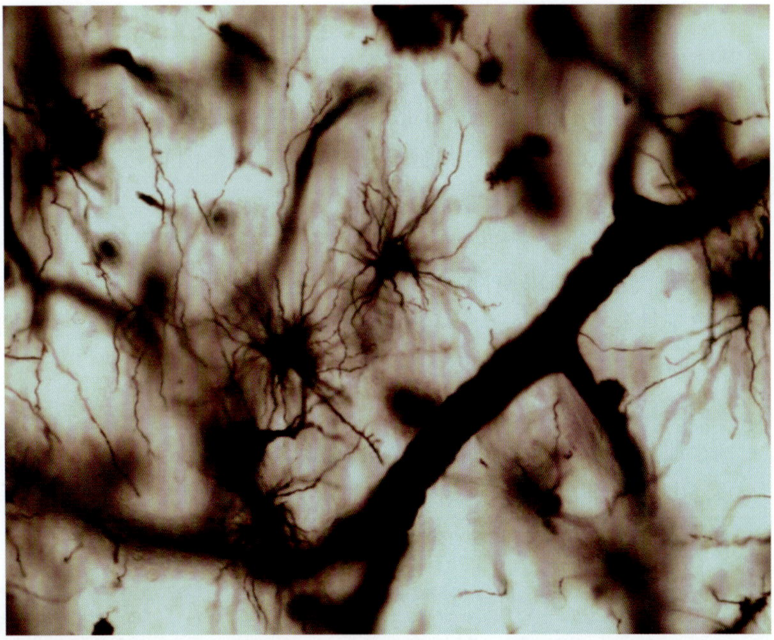

图5-35 大脑髓质纤维性星形胶质细胞（200×）

示教8 少突胶质细胞

目的 了解大脑皮质中少突胶质细胞的形态。

材料与方法 家兔的大脑皮质，福尔马林-溴化铵固定7～8日，冰冻切片，厚度20μm。按Del Rio Hortega镀银法镀染标本。

高倍光镜观察

在大脑皮质神经元附近寻找少突胶质细胞（oligodendrocyte）。这类细胞比小胶质细胞稍大，细胞体略似圆形或卵圆形，染色稍浅，其中隐约可见圆形的细胞核。细胞体上可伸出三四个较短的突起（图5-36）。

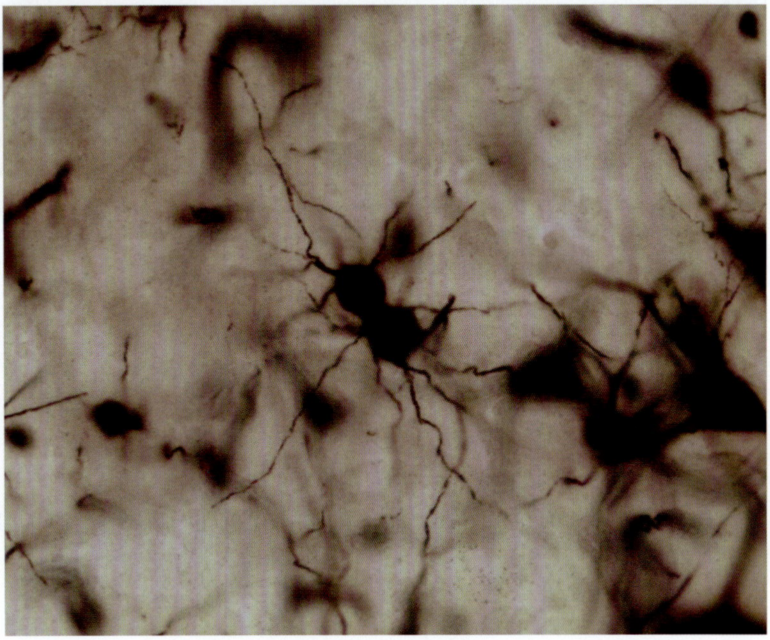

图5-36 大脑皮质少突胶质细胞（200×）

示教9　小胶质细胞

目的　了解大脑皮质中小胶质细胞（microglia）的形态。

材料与方法　家兔的大脑皮质，福尔马林-溴化铵固定1～2日，冰冻切片，厚度20μm。按Del Rio Hortega镀银法镀染标本。

低倍光镜观察

首先找至大脑皮质部位。其中可见许多较大、染色较浅、成层排列的锥体细胞。小胶质细胞位于神经元附近，为染色深的多突小细胞（图5-37箭头）。此方法并非特异性染小胶质细胞，同时也可见到其他类型的神经胶质细胞。

高倍光镜观察

小胶质细胞较多，细胞体多为梭形。由细胞体发出四、五个细长弯曲的突起，每个突起又可分出几个细小的分支（图5-38箭头）。分支较短，上面的棘突看不清。因细胞染色极深，故只能观察其形态，不能见到细胞内部的细致结构。

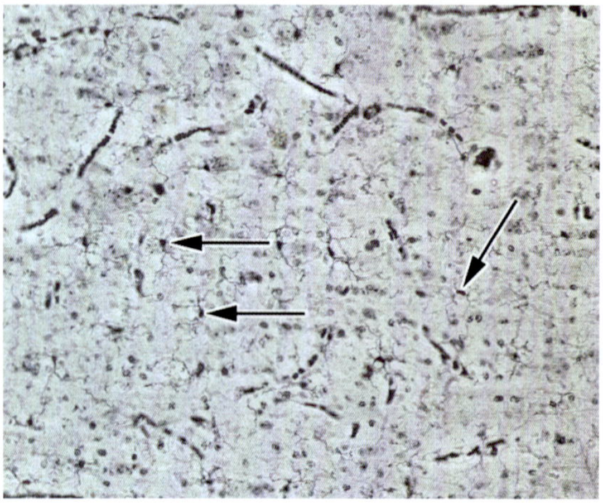

图5-37　大脑皮质小胶质细胞（30×）
（上海交通大学医学院提供）

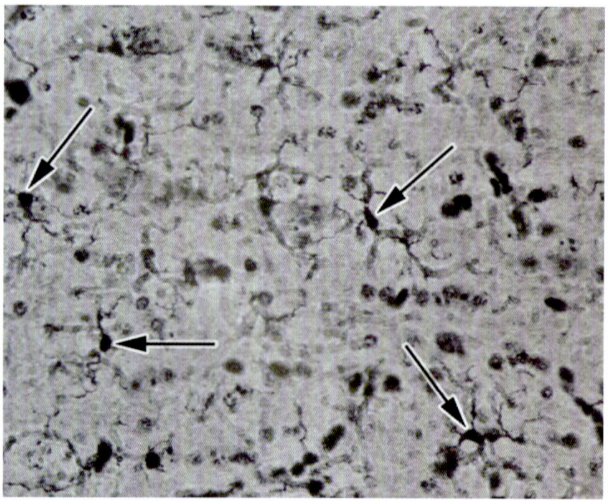

图5-38　大脑皮质小胶质细胞（60×）
（上海交通大学医学院提供）

复习思考题：

1．神经元的形态结构？
2．脊髓前角运动神经元的形态结构特点？
3．大脑和小脑的光镜下主要鉴别点？
4．光镜下施万细胞的细胞核与成纤维细胞的细胞核纵、横断面的区别？

（卫　兰）

第6章 循环系统

中动脉和中静脉

目的

1．掌握中动脉（medium-sized artery）和中静脉（medium-sized vein）的构造。

2．比较中动脉、中静脉在结构上的异同。

材料与方法 取狗的中动脉和中静脉一段，Helly液固定，石蜡包埋，横断面切片，H·E染色。

肉眼观察

标本中有两个较大的血管横断面。管壁较厚、管腔较圆且较小的是中动脉。管壁较薄、管腔较大且不规则的是中静脉（图6-1）。

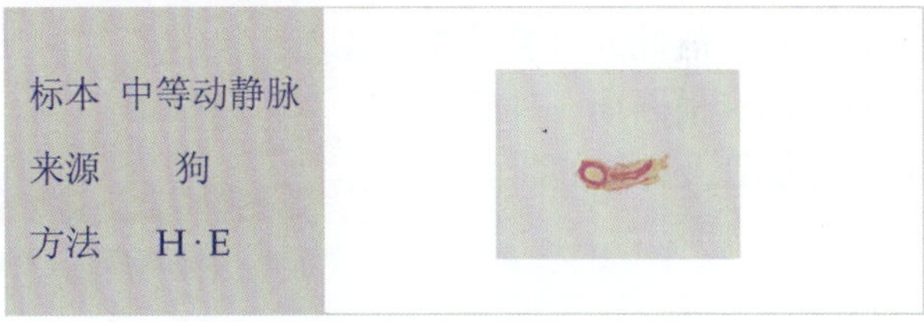

图6-1 中动脉和中静脉（1×）

（一）中动脉

低倍光镜观察

管壁分三层，由腔面向外观察：

1．内膜（tunica intima）（图6-2箭头①）：很薄。在腔面只见一层内皮细胞核（图6-3箭头①）。内弹性膜（图6-3箭头②）为一层红色、折光性强、呈波浪状的膜，与中膜分界明显。

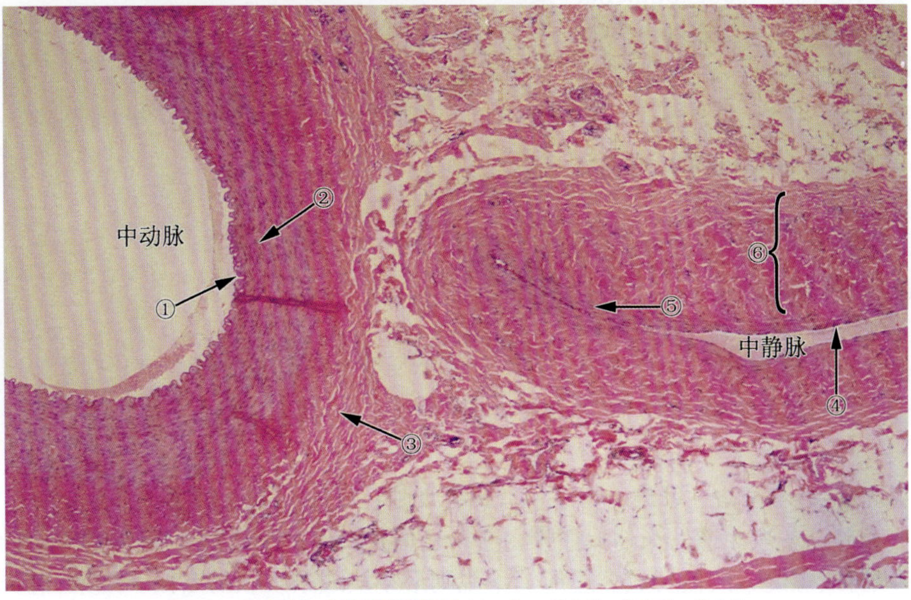

图6-2 中动脉和中静脉横断面（40×） ①内膜 ②中膜 ③外膜

2．中膜（tunica media）（图6-2箭头②）：最厚，主要由环行平滑肌（图6-3箭头③）组成。其间有少量弹性纤维和胶原纤维。

3．外膜（tunica adventitia）（图6-2箭头③）：厚度与中膜（图6-3）大致相等，在中膜与外膜交界处有外弹性膜，故与中膜分界明显。外膜的主要成分是结缔组织，其中含有弹性纤维，多为纵行，故此处可见纤维的斜断面和横断面。外膜内有营养血管及神经的断面。

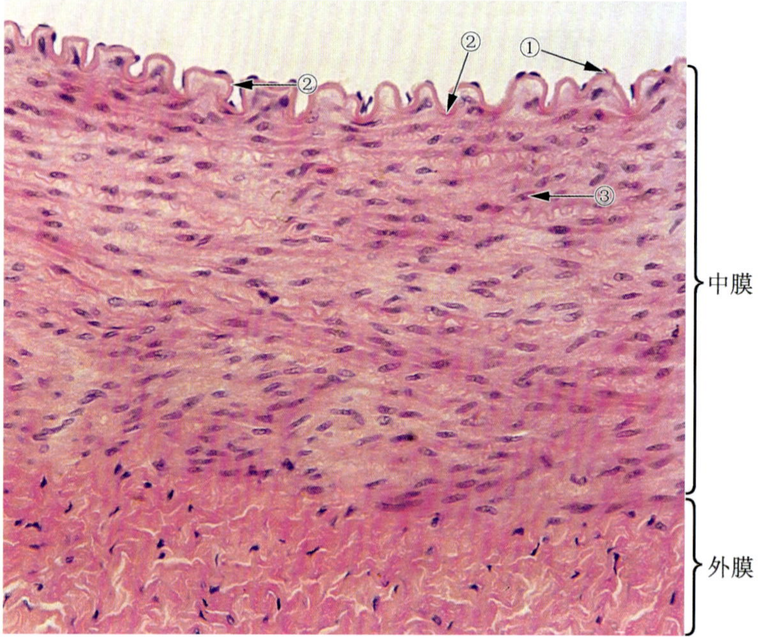

图6-3　中动脉横切（100×）　①内皮细胞核　②内弹性膜　③环行平滑肌

高倍光镜观察

1．内膜：可分三层。

（1）内皮（endothelium）：细胞界限不明显，可见其细胞核（图6-4箭头①），呈扁圆形突向管腔。在切片上内皮常有脱落而不可见。

（2）内皮下层（subendothelial layer）：位于内皮下方，很薄，含有胶原纤维和弹性纤维。有时内皮下层不易分清。

（3）内弹性膜（internal elastic membrane）（图6-4箭头②）：为内膜最外一层，呈波浪状，红色，折光性强。厚度较均一。

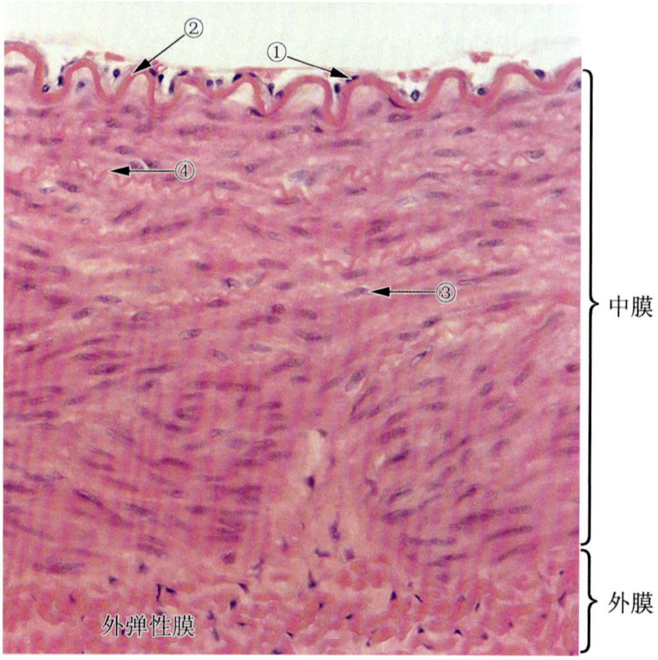

图6-4　中动脉横断面（200×）
①内皮细胞核　②内弹性膜　③平滑肌细胞　④弹性纤维

2．中膜：平滑肌纤维的细胞核（图6-4箭头③）呈杆状，有时因平滑肌纤维收缩，胞核呈螺旋扭曲。平滑肌纤维之间有弹性纤维（图6-4箭头④）和胶原纤维。弹性纤维着粉红色，折光性强；胶原纤维着色浅，不易分清。

3．外膜：与中膜相连处为外弹性膜，断续且呈波浪状。在外膜的结缔组织中含有弹性纤维，大多纵行或螺旋，故被切成多边形、不规则形小块或条纹状的断面，红染且折光性强。结缔组织中可见营养血管及神经的断面。

二、中静脉

低倍光镜观察

管壁亦分三层，由腔面向外观察：

1．内膜：很薄，只见内皮细胞核（图6-2箭头④），内弹性膜不明显，故与中膜分界不清。

2．中膜（图6-2箭头⑤）：较薄，主要由3～5层环行平滑肌组成。其间有少量结缔组织。

3．外膜（图6-2箭头⑥）：较中膜厚，由结缔组织组成。无外弹性膜，故与中膜分界不清。

高倍光镜观察

1．内膜：分为三层。

（1）内皮：内皮细胞核（图6-5箭头①）呈扁圆形突向管腔。

（2）内皮下层：为少量结缔组织。

（3）内弹性膜：不明显。

2．中膜：主要为3～5层环行平滑肌（图6-5箭头②），常呈束状，被结缔组织所隔开。

3．外膜（图6-5）：无外弹性膜。近中膜处有时见纵行平滑肌的横断面。此外，可见胶原纤维、弹性纤维及血管、神经的断面。

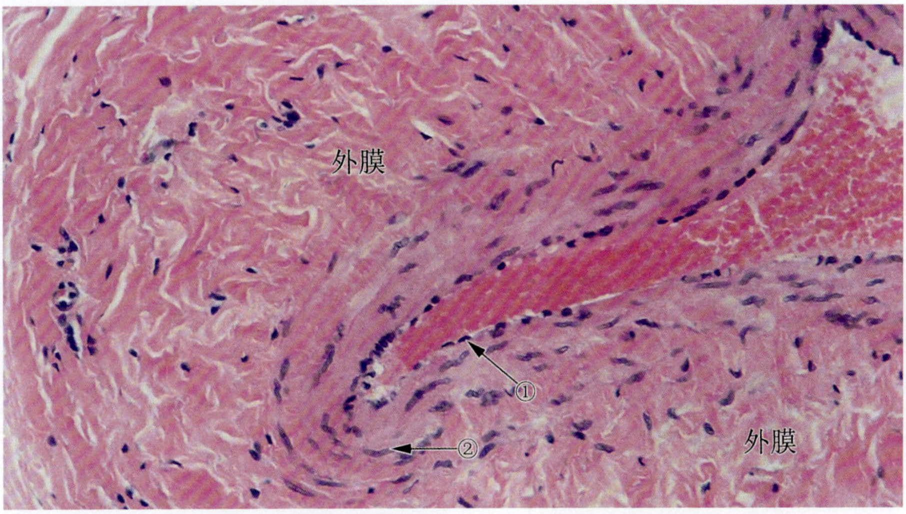

图6-5　中静脉横切（200×）　①内皮细胞核　②环行平滑肌

大动脉

目的

1．掌握大动脉（large artery）管壁的结构特征。

2．比较中动脉和大动脉的结构。

材料与方法　取人的大动脉一段，Helly液固定，石蜡包埋，横断面切片，H·E染色（图6-6）。

标本	大动脉
来源	人
方法	H·E

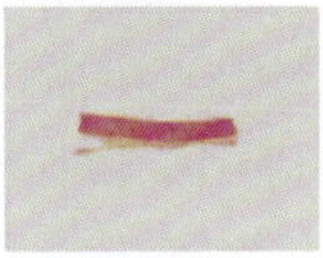

图6-6　大动脉（1×）

肉眼观察

标本为长方形（大动脉横断面的一

部分），有的标本凹面是管腔面（图6-6）。

低倍光镜观察

面向外观察，分为三层膜。

1．内膜：最薄，内皮只见其细胞核（图6-7箭头①），内皮下层较薄，内弹性膜（图6-7箭头②）数层，与中膜弹性膜分界不清。

2．中膜（图6-7）：最厚，主要见于数十层同心圆排列的弹性膜，各层弹性膜之间由弹性纤维相连，弹性膜之间还有环行平滑肌、胶原纤维和弹性纤维（是否含成纤维细胞？）。

3．外膜（图6-7）：较薄，由结缔组织组成。其外弹性膜与中膜弹性膜分界不清。

高倍光镜观察

1．内膜：分为三层。

（1）内皮：只见其扁圆形细胞核（图6-8箭头①），有时内皮脱落而不完整。

（2）内皮下层（图6-8箭头②）：比中等动脉要厚，其中除胶原纤维和弹性纤维外，还夹有一些散在的纵行平滑肌的横断面。

（3）内弹性膜：数层，与中膜弹性膜相连，故无明显分界。其间夹有少量平滑肌纤维。

2．中膜（图6-8）：最厚，可见发达的弹性膜（图6-8箭头③、图6-9箭头①）呈波浪状，着粉红色，折光性强。其间夹有平滑肌纤维（图6-8箭头④、图6-9箭头②）和胶原纤维（图6-9箭头③）。

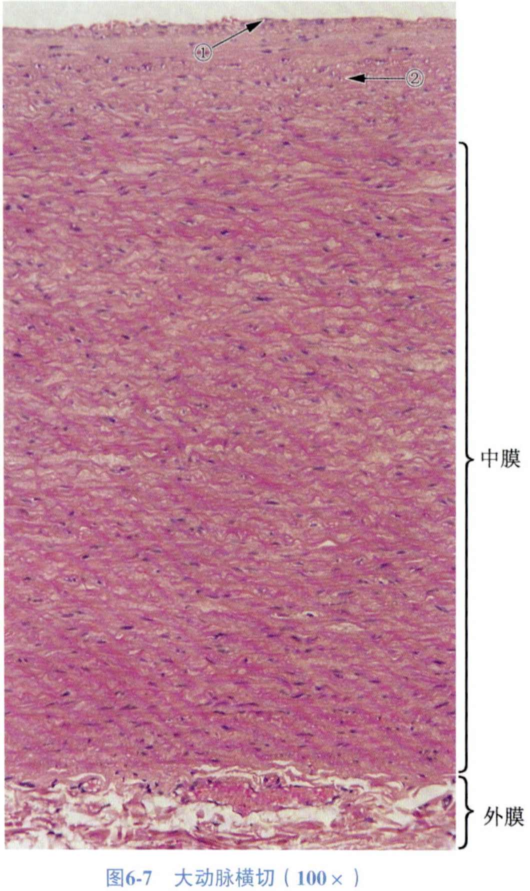

图6-7　大动脉横切（100×）
①内皮细胞核　②内弹性膜

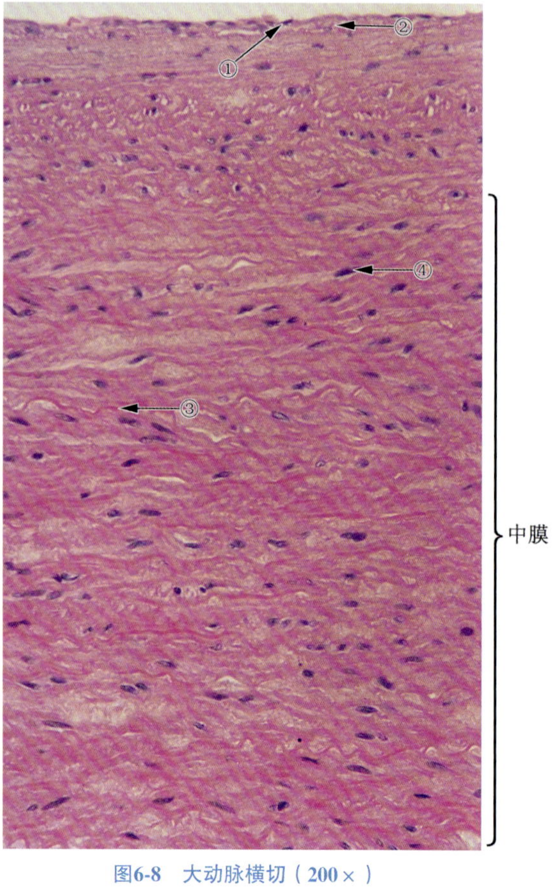

图6-8　大动脉横切（200×）
①内皮细胞核　②内皮下层　③弹性膜　④平滑肌细胞核

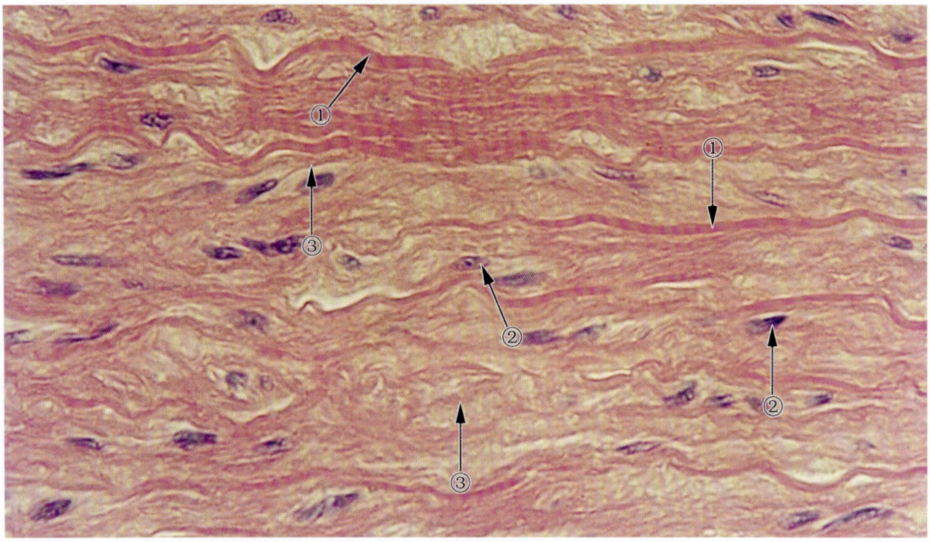

图6-9 大动脉中膜横切（400×） ①弹性膜 ②平滑肌细胞核 ③胶原纤维

大动脉

目的 大动脉（large artery）弹性膜及弹性纤维的分布。

材料与方法 大动脉，Helly液固定，石蜡包埋，横断面切片，Orecein染色。

低倍光镜观察

大动脉的三层膜分界不明显。内、外弹性膜及中膜的弹性膜（图6-10箭头）均呈波浪状，粗大有分支，染成棕褐色。弹性膜之间有较细的弹性纤维。因为在这两层弹性膜内的弹性纤维之间的平滑肌纤维少，故内、外弹性膜均较致密。

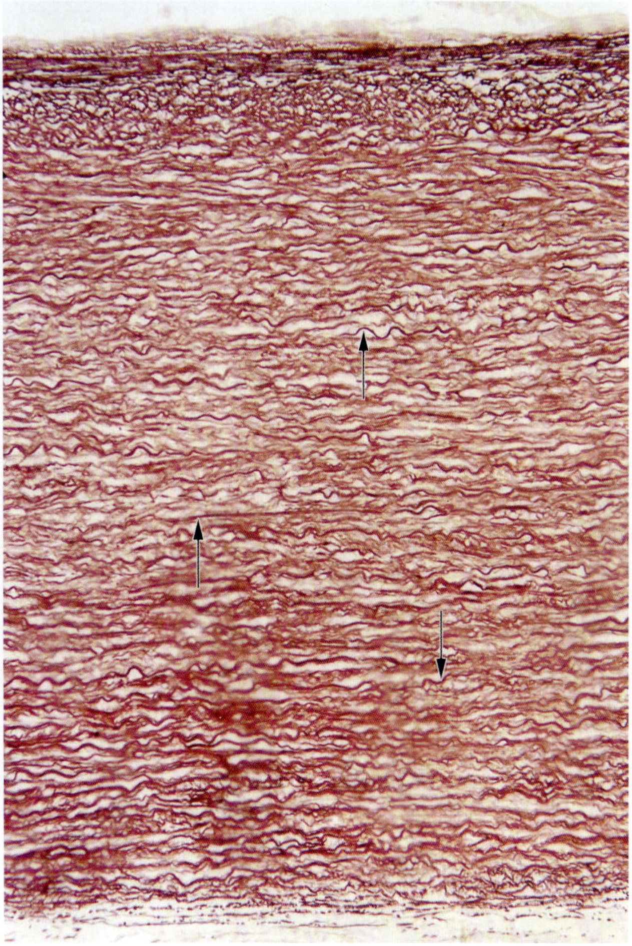

图6-10 大动脉横切（100×）

高倍光镜观察

中膜含有呈波浪状、粗大有分支的弹性膜（图6-11箭头）和弹性纤维。

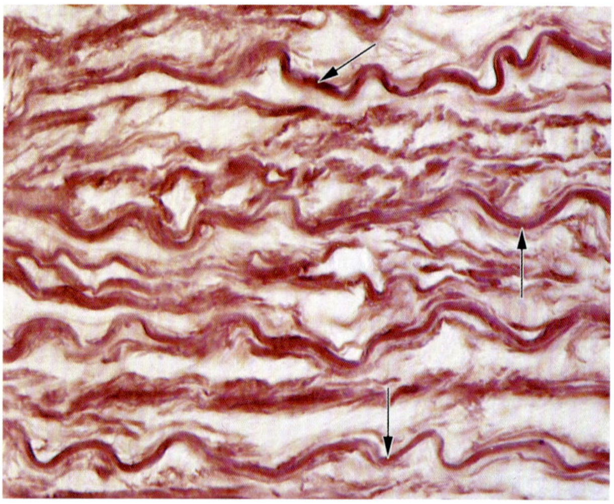

图6-11　大动脉横切（400×）

大静脉

目的　掌握大静脉（large vein）管壁的结构特征。

材料与方法　取人的大静脉一段，Helly液固定，石蜡包埋，横断面切片，H·E染色。

低倍光镜观察

由内向外观察，分为三层膜。

1. 内膜：最薄，内皮只见内皮细胞的细胞核（图6-12箭头①），内皮下层较薄。

2. 中膜：较薄，主要由结缔组织组成，含少量环行平滑肌（图6-12箭头②）、胶原纤维和弹性纤维。

3. 外膜：较厚，由结缔组织组成，含大量的纵行平滑肌束（图6-12箭头③）。

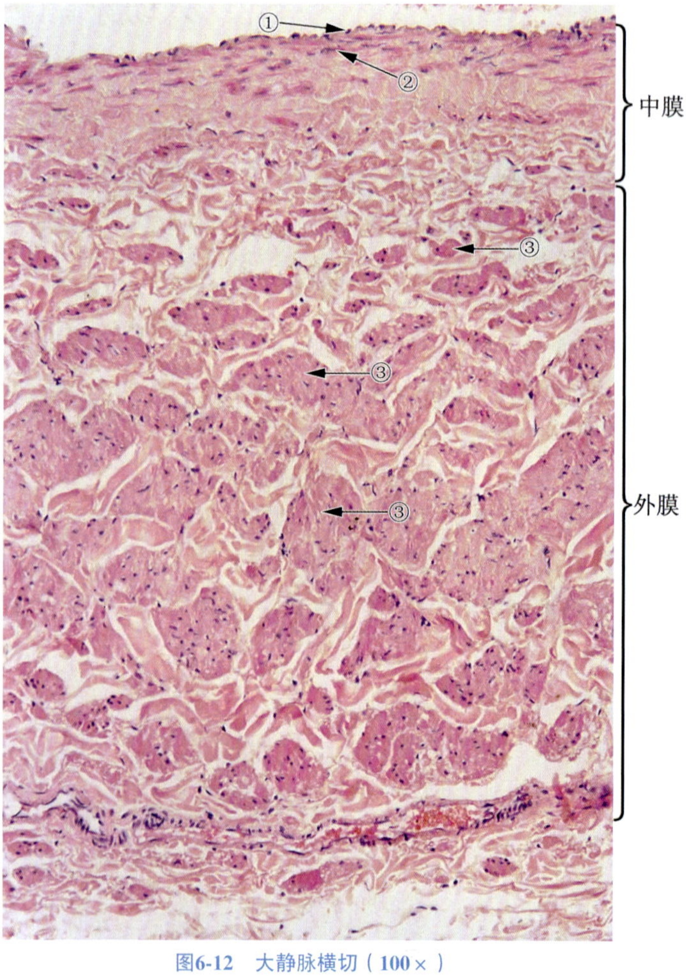

图6-12　大静脉横切（100×）
①内皮细胞核　②环行平滑肌细胞核　③纵行平滑肌束

小动脉和小静脉

目的　掌握小动脉（small artery）和小静脉（small vein）的管壁结构。

材料与方法　人的食管，石蜡包埋，横断面切片，H·E染色，低倍光镜结合高倍光镜观察黏膜下层。

低倍光镜结合高倍光镜观察：

一、小动脉

1．内膜：分3层。

（1）内皮：只见扁圆形细胞核（图6-13箭头①）。

（2）内皮下层：为少量结缔组织。

（3）内弹性膜：只有较大的小动脉可见明显的外弹性膜。

2．中膜：可见2层以上的平滑肌（图6-13箭头②）

3．外膜：为结缔组织，一般无外弹性膜。

二、小静脉

1．内膜：分3层。

（1）内皮：只见扁圆形细胞核（图6-13箭头①）。

（2）内皮下层：为少量结缔组织。

（3）内弹性膜：只有较大的小动脉可见明显的外弹性膜。

2．中膜：可见2层以上的平滑肌（图6-13箭头②）

3．外膜：为结缔组织，一般无外弹性膜。

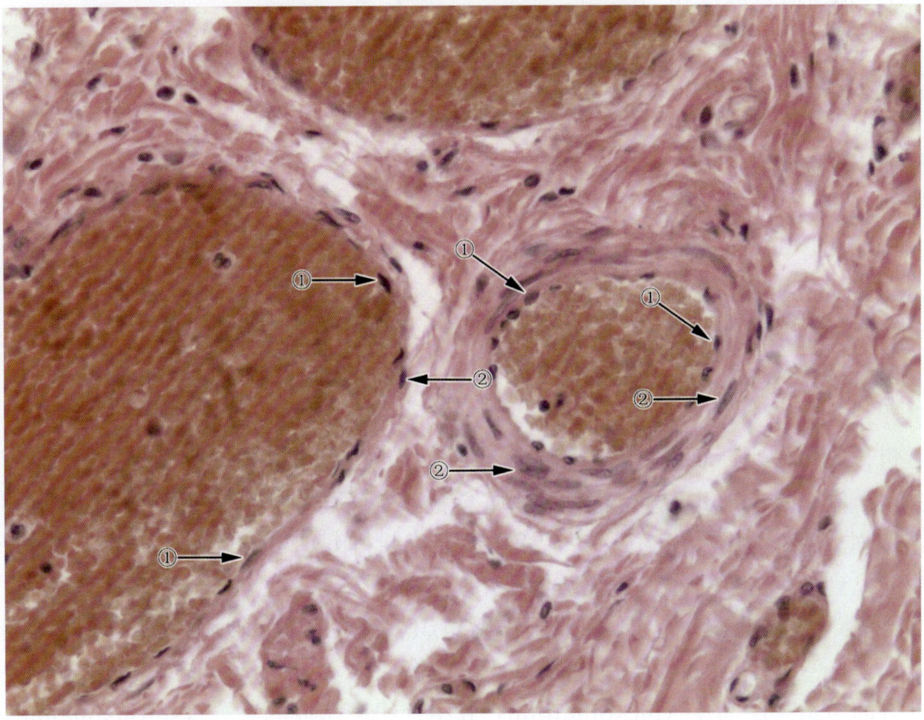

图6-13　小动脉和小静脉（200×）

心 脏

目的

1．掌握心（heart）壁的组织结构。

2．比较心脏与血管的构造。

3．在心外膜中观察小动、静脉的构造。

材料与方法

人心壁，Susa液固定，石蜡包埋，切片，H·E染色。

肉眼观察

标本凹凸不平、着浅粉色的一面是心内膜，可见心瓣膜，中间很厚、着红色的是心肌膜；其外是心外膜（图6-14）。

标本　心脏
来源　人
方法　H·E

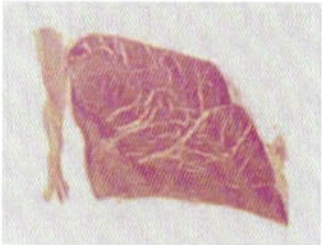

图6-14　心脏（1×）

低倍光镜结合高倍光镜观察

心壁分三层，由内向外观察：

1．心内膜（endocardium）：分为三层。

（1）内皮：较薄，表面为扁圆形的内皮细胞核（图6-14箭头①），与血管内皮相似。

（2）内皮下层（subendothelial layer）（图6-15箭头②）：其薄层结缔组织中含有少量平滑肌纤维。

（3）心内膜下层（subendocardial layer）（图6-15箭头③）：紧靠心肌膜，为结缔组织，内含浦肯野纤维（图6-16箭头②），其直径较一般心肌纤维粗，染色较浅，肌浆丰富，肌原纤维少，横纹不太明显。

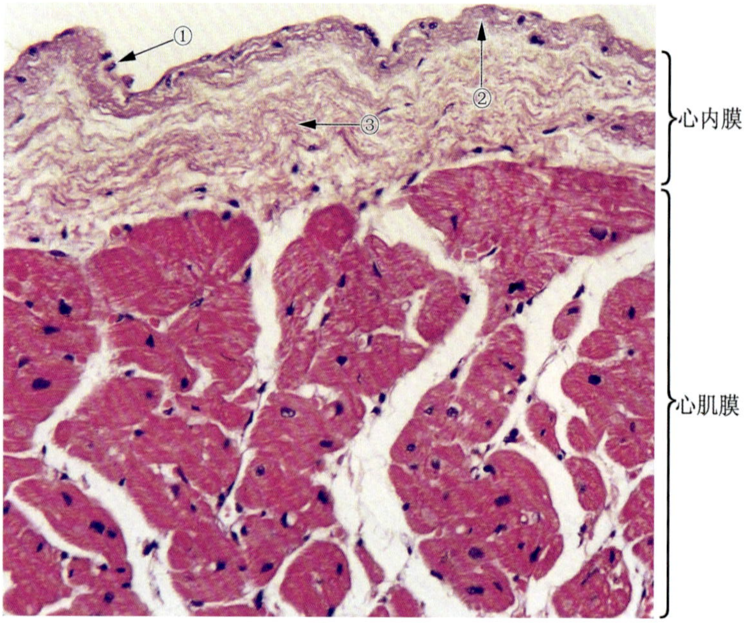

图6-15　心壁心内膜和心肌膜（200×）
①内皮细胞核　②内皮下层　③心内膜下层

2．心肌膜（myocardium）：最厚，占心壁的绝大部分，主要由心肌纤维组成，其间可见丰富的毛细血管和少量结缔组织。心肌纤维呈螺旋状排列，可分内纵、中环、外斜各层，故在切片中能见到各种心肌纤维的断面（图6-16）。

3．心外膜（epicardium）：为薄层结缔组织，其中可见小动脉：管壁厚，管腔小而规则；小静脉：管壁薄，管腔大而不规则（图6-17箭头①）；还可见毛细血管、神经及脂肪组织。其外表面被覆一层间皮（mesothelium）和结缔组织构成的浆膜（serous membrane）（图6-17箭头②）。

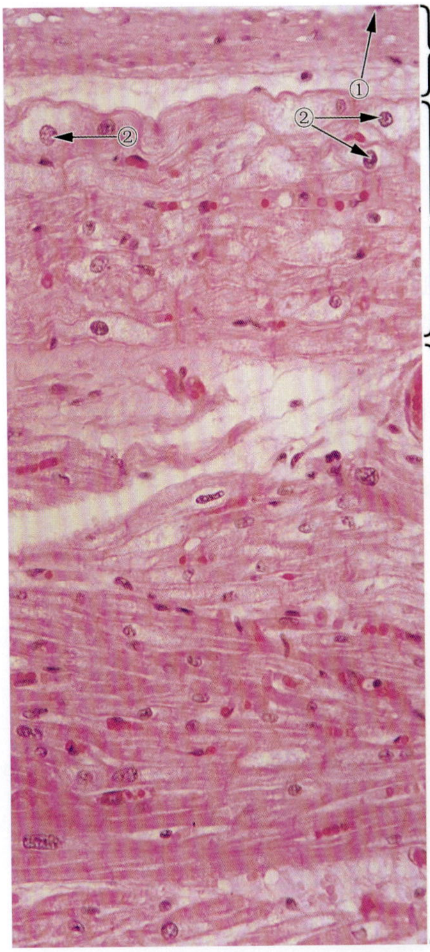

图6-16　心壁心内膜和心肌膜（200×）
①内皮细胞核　②浦肯野纤维细胞核

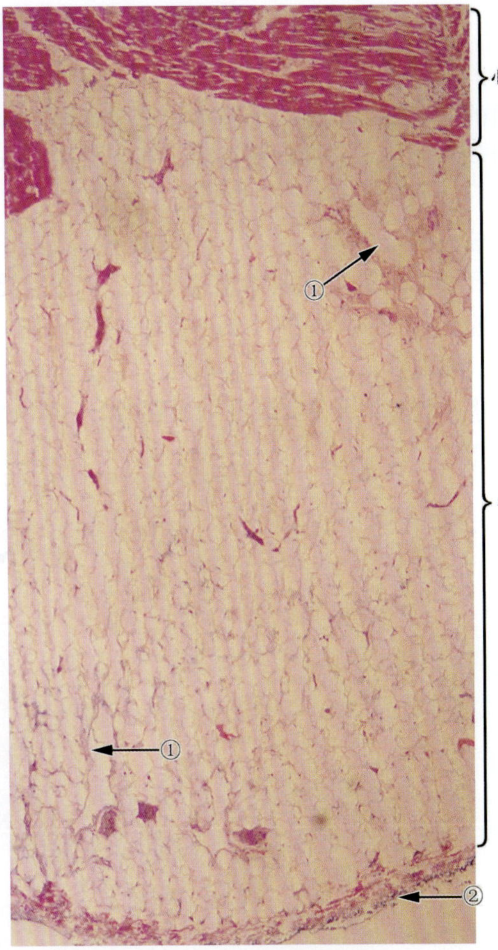

图6-17　心壁心外膜（40×）
①小静脉　②间皮

示教1　牛心之浦肯野纤维

目的　比较心肌中浦肯野纤维（Purkinije fiber）与普通心肌纤维的形态差异。

材料与方法　牛心脏的心内膜及心肌膜之一部分，Susa液固定，石蜡包埋，切片，H·E染色。

低倍光镜结合高倍光镜观察

在心内膜下层结缔组织内有粗大着浅粉色的肌纤维，即浦肯野纤维。这种肌纤维较普通心肌纤维粗大，肌浆丰富，肌纤维内有成对的细胞核。高倍光镜下可见浦肯野纤维（图6-18箭头）内有少量染色较红的肌原纤维，多分布在肌纤维之边缘，肌原纤维上也有明暗相间的横纹。在肌原纤维之间则是大量着色浅的肌浆。

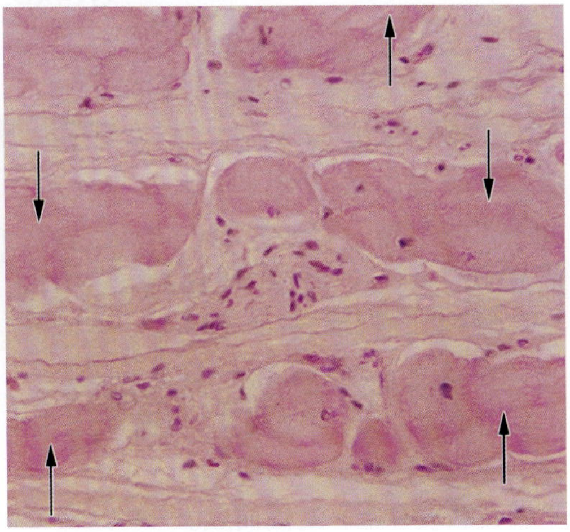

图6-18　浦肯野纤维（20×3.3×3）

示教2　毛细血管铺片

目的　观察小动脉、小静脉和毛细血管（capillary）的关系。

材料与方法　取动物肠系膜，展开摊平，Susa液固定，H·E染色，封固，做成整装铺片标本。

低倍光镜观察

选择较清晰处找到两条粗细不等，但平行走行的小血管，即为小动脉（图6-19箭头①）和小静脉（图6-19箭头②）。小动脉的管径较细，管壁较厚并有许多排列紧密与血管长轴垂直的平滑肌细胞核。小静脉管径较粗，管壁较薄，平滑肌纤维很少。小动脉又分支为管径很细的微动脉，微动脉再分支成毛细血管网。后者先汇合成毛细血管后微静脉，再汇入小静脉。

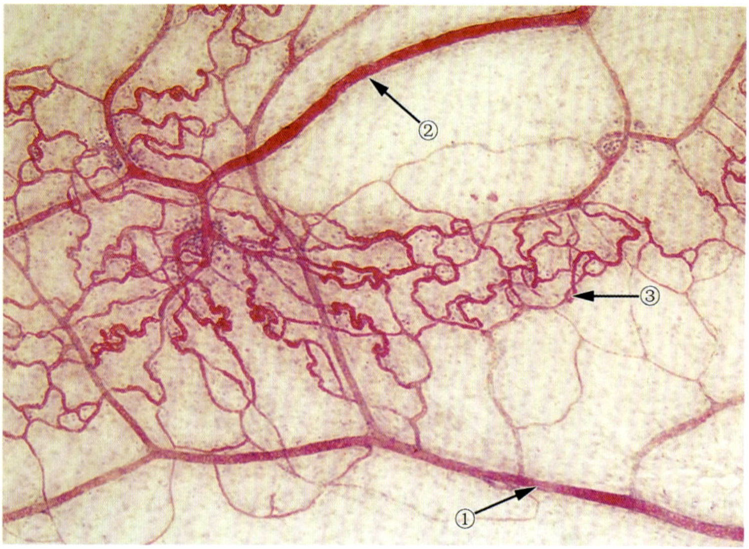

图6-19　毛细血管铺片（400×）　①小动脉　②小静脉　③毛细血管

示教3　淋巴管铺片

目的　观察淋巴管的整体形态，理解淋巴管的构造。

材料与方法　兔或其他动物用乙醚麻醉，打开腹腔，由肠系膜注射0.2%的硝酸银至淋巴管内，然后取下一段肠系膜，在日光下曝晒至淋巴管显出棕黑色为止。经过脱水，透明，把肠系膜剪成许多小块，平铺在载玻片上，封固而成。

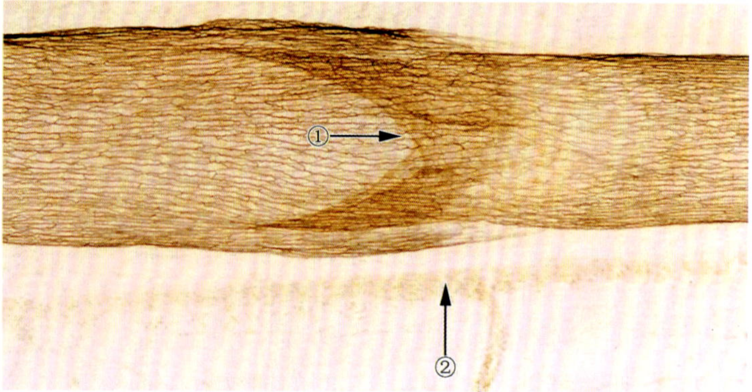

图6-20　淋巴管铺片（400×）　①瓣膜　②毛细血管

低倍光镜观察

选择较清晰处观察。可见淋巴管粗细不一致，管壁内皮的细胞间质皆为银沉淀呈棕黑色条纹，故可显示出内皮细胞呈长梭形，沿淋巴管长轴排列，细胞边缘呈锯齿状。淋巴管比较膨大的部分是瓣膜（图6-20箭头①）所在处。此法未经染色故不能见到细胞膜、细胞质和细胞核的构造。

复习思考题：

1．光镜下比较中动脉和大动脉管壁的组织结构。

2．试述心脏光镜下的组织结构特点。

（唐军民　战　军）

第7章

免疫系统

淋巴结

目的　掌握淋巴结（lymphoid node）的组织结构。

材料与方法　家兔淋巴结，Susa液或Helly液固定，石蜡包埋，切片，H·E染色。

肉眼观察

淋巴结是豆形的实质性器官。表面有薄层被膜，染成粉红色。内部是实质，分为皮质和髓质，可根据部位和染色的不同来区分。皮质位于被膜下、实质的周边部分，着深蓝紫色；髓质位于皮质的深方、实质的中央部分，着浅蓝紫色。有的标本在淋巴结的一侧有凹陷而无皮质结构，该处为淋巴结门（图7-1）。

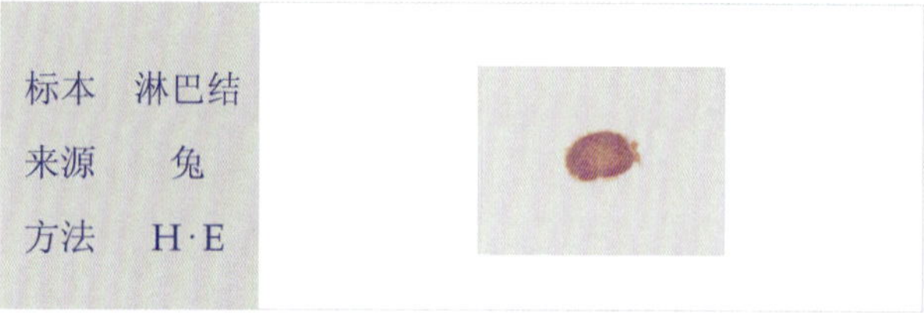

图7-1　淋巴结（1×）

低倍光镜观察

1．被膜：被膜（图7-2箭头①）由较致密的结缔组织组成。可见粉红色索状结缔组织自被膜伸到实质内，形成小梁（图7-2箭头②），它们构成实质的粗的网架结构。小梁粗细不等，在切片中可被切成长条形、圆形、椭圆形或分支状。小梁内可见血管断面。

2．皮质（cortex）：

（1）淋巴小结（lymphoid nodule）：位于浅层皮质，是由密集的B细胞构成的球形结构（图7-2箭头③），多呈单层分布。小结中央着色较浅，称为生发中心（germinal center），其内侧份为暗区（dark zone），外侧份

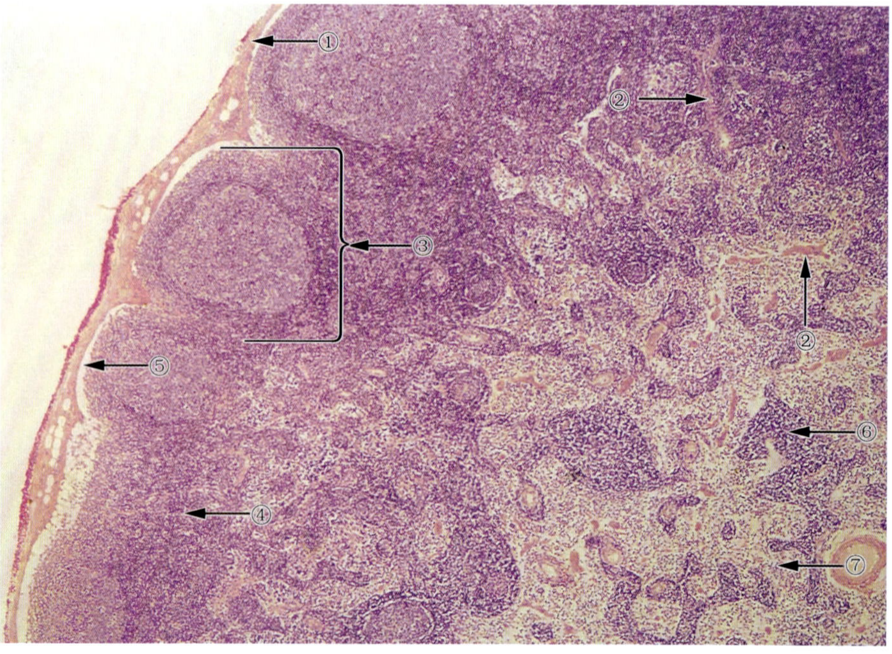

图7-2　淋巴结（40×）
①被膜　②小梁　③淋巴小结　④胸腺依赖区　⑤被膜下淋巴窦　⑥淋巴索　⑦髓质淋巴窦

为明区（light zone）。明区顶端覆盖有一半月形小淋巴细胞层，染色深，称为小结帽。

（2）胸腺依赖区（thymus dependent area）：又称为副皮质区（paracortical zone）（图7-2箭头④）。为分布于淋巴小结之间和皮质深层的弥散淋巴组织，以小淋巴细胞为主，呈弥散分布。

（3）皮质淋巴窦（皮窦）：分布于被膜与淋巴组织之间（被膜下淋巴窦）（图7-2箭头⑤）和小梁与淋巴组织之间（小梁周窦）。

3．髓质（medullary）：

（1）淋巴索（lymphoid cord）（髓索）（图7-2箭头⑥）：是由密集的淋巴组织构成的条索状结构，彼此相连。在切片中，淋巴索着深蓝紫色，粗细不等，形状不规则，可呈长条形或分支状。淋巴索内亦可见血管断面。

（2）髓质淋巴窦（图7-2箭头⑦）：或称髓窦（medullary sinus），明显可见，为走行于淋巴索之间和淋巴索与小梁之间的浅色区域，其形状迂曲，窦腔较宽，并且分支吻合成网。

高倍光镜观察

1．皮质：

（1）淋巴小结（图7-3箭头①）：小结帽的细胞为小淋巴细胞，细胞核小，呈圆形或肾形；核膜及染色质清楚，但核仁小而不明显；细胞质很窄且着色浅，因而细胞轮廓不易看清。在生发中心，主要是体积较大的、圆形的大淋巴细胞和中等淋巴细胞，它们的细胞核大，呈圆形或卵圆形，而且核仁明显；细胞质较宽，嗜碱性强。

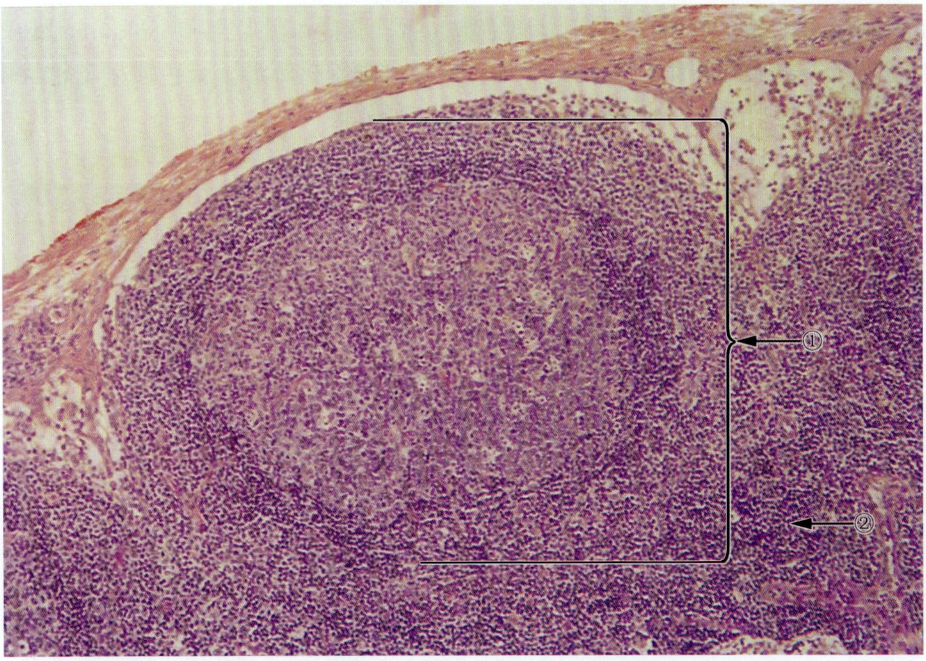

图7-3　淋巴结皮质（100×）　①淋巴小结　②胸腺依赖区

（2）胸腺依赖区（图7-3箭头②）：以小淋巴细胞为主，呈弥散分布。此区可见毛细血管后微静脉（图7-4箭头），其内皮较高，呈立方形，细胞核椭圆形，偶可见淋巴细胞穿过内皮。

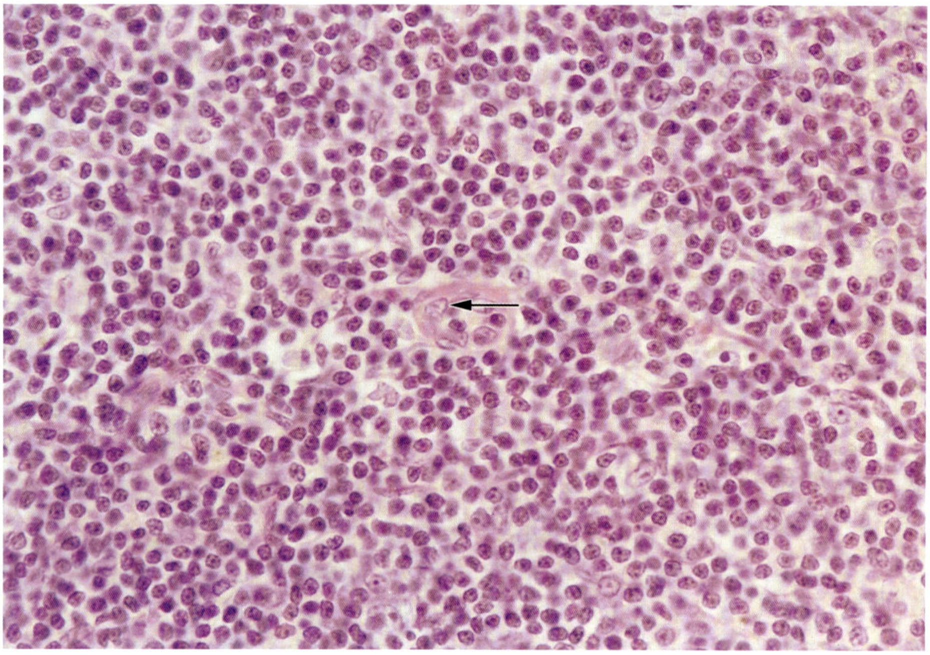

图7-4 淋巴结皮质（400×）
箭头示毛细血管后微静脉

2．髓质：

（1）髓索（图7-5箭头①）：以小淋巴细胞为主。索内可见浆细胞（plasma cell），其特征为：细胞圆形或椭圆形，细胞质较宽且嗜碱性强，细胞核圆形，染色质呈车轮状排列。另外，在髓索内可见扁平内皮细胞围成的毛细血管后微静脉。

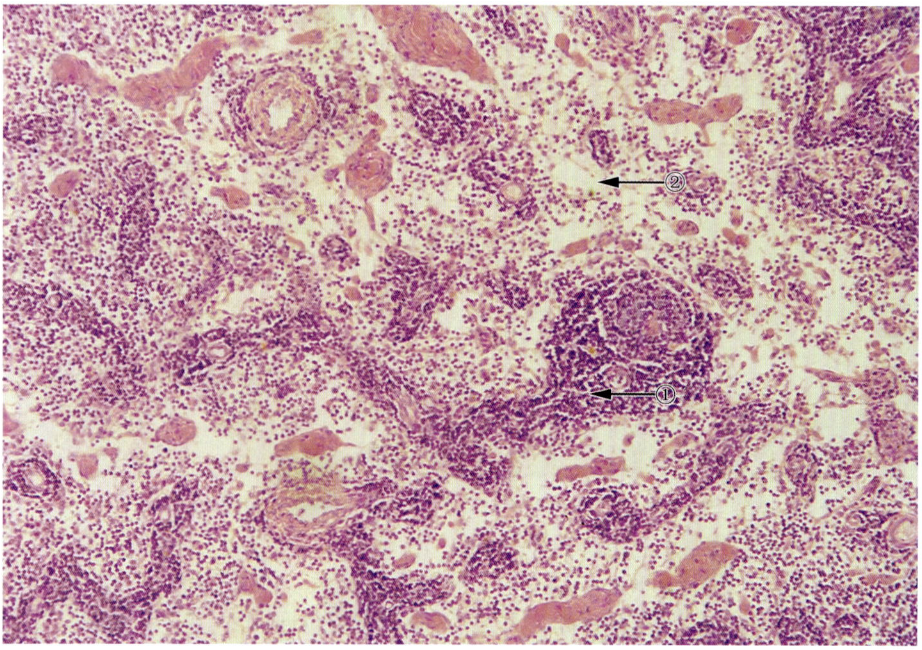

图7-5 淋巴结髓质（100×） ①髓索 ②髓窦

（2）髓窦（图7-5箭头②）：窦壁由内皮细胞围成，附于淋巴索及小梁表面。内皮细胞核呈扁椭圆形，细胞质很薄。窦腔内分布着星状多突的网状细胞（图7-6箭头①），其细胞核较大，呈圆或椭圆形，细胞质弱嗜酸性。网状细胞以胞突彼此相连，在网眼内可见少量游离的淋巴细胞及巨噬细胞（图7-6箭头②）。巨噬细胞的细胞体较大，呈卵圆形；细胞核较大，呈圆形，细胞质较宽，嗜酸性较强。

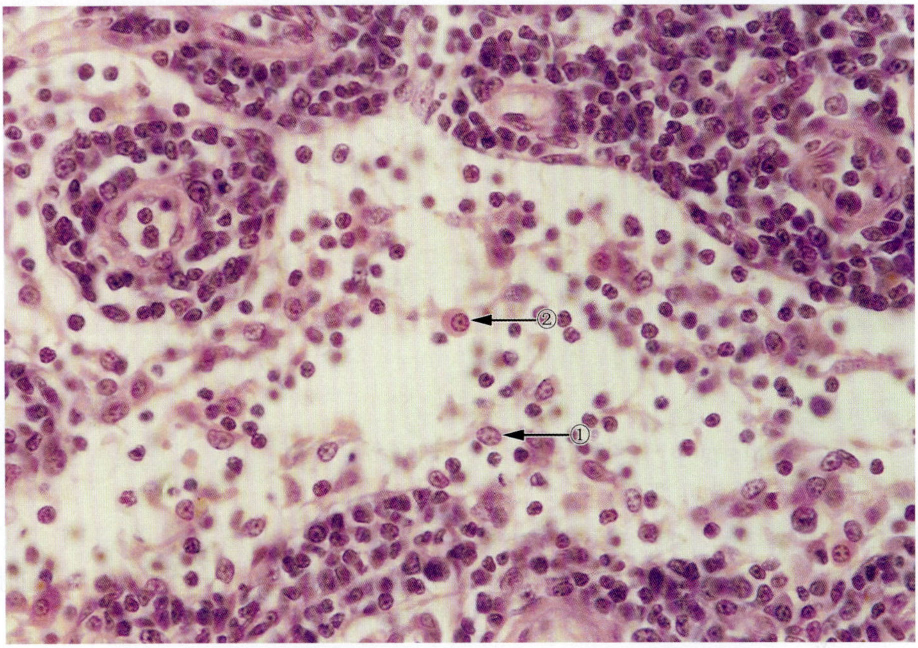

图7-6　淋巴结髓质（400×）　①网状细胞　②巨噬细胞

脾

目的　掌握脾（spleen）的组织结构。

材料与方法　人脾的一部分，Susa液固定，石蜡包埋，切片，H·E染色。

肉眼观察

标本一侧的表面有被染成粉红色的被膜。被膜以下是实质，它的大部分呈红紫色，是红髓；其中散在分布的深蓝紫色球团或条索状结构是白髓。在红髓中可见粉红色的团块或条状物，是脾小梁（图7-7）。

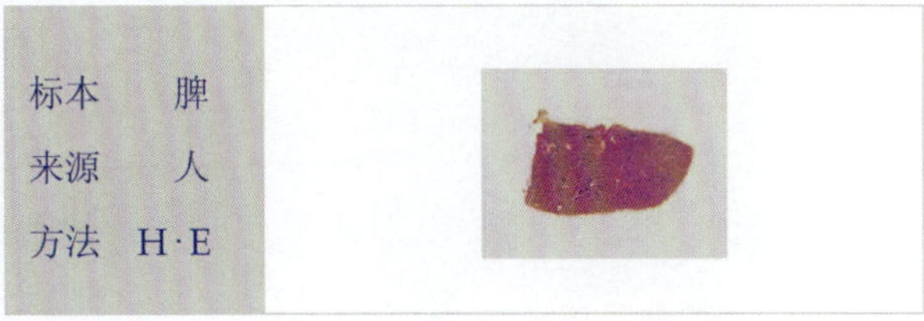

图7-7　脾（1×）

低倍光镜观察

1．被膜（图7-8箭头①）：由较厚的致密结缔组织组成，含有弹性纤维和少量平滑肌细胞。被膜外面覆盖着间皮（mesothelium）。被膜结缔组织伸入实质，形成脾小梁。

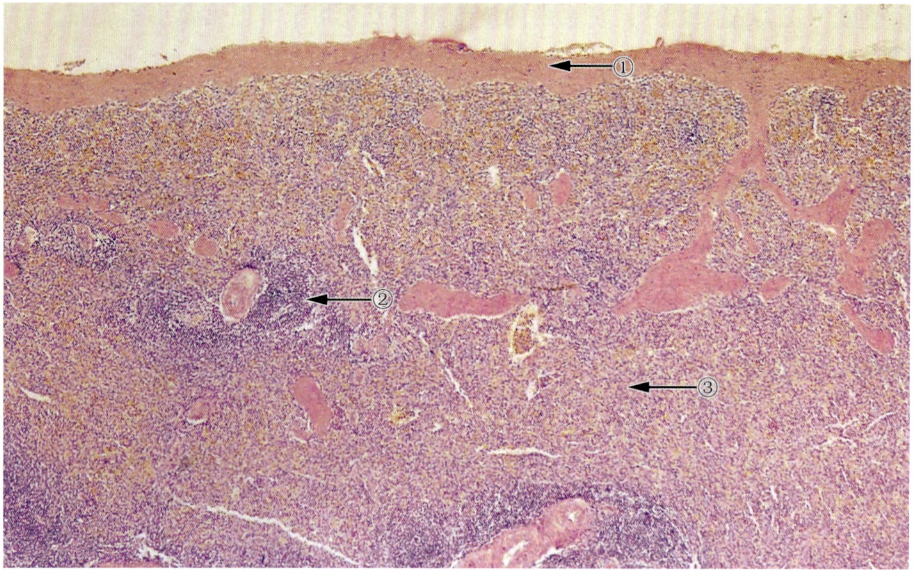

图7-8 脾（40×） ①被膜 ②白髓 ③红髓

2．实质：

（1）白髓（white pulp）（图7-8箭头②）：散在分布在红髓内，染成深蓝色，主要由密集的淋巴组织构成。可分为两部分。

1）动脉周围淋巴鞘（periarterial lymphatic sheath）（图7-9箭头①、图7-11箭头①）：由紧包在中央动脉周围的密集的淋巴组织组成。由于动脉走行方向不一，可见淋巴鞘的横、斜断面及有分支的断面，偶见纵断面。断面中央为中央动脉。

2）脾小体（splenic corpuscle）（图7-9箭头②）：为脾内的淋巴小结，位于淋巴鞘的一侧，故此处白髓的直径大于单纯的淋巴鞘，且中央动脉位于脾小体的一侧而呈偏心位。脾小体常有生发中心，此处着色较浅，淋巴细胞较大，特点与淋巴结的淋巴小结相似。

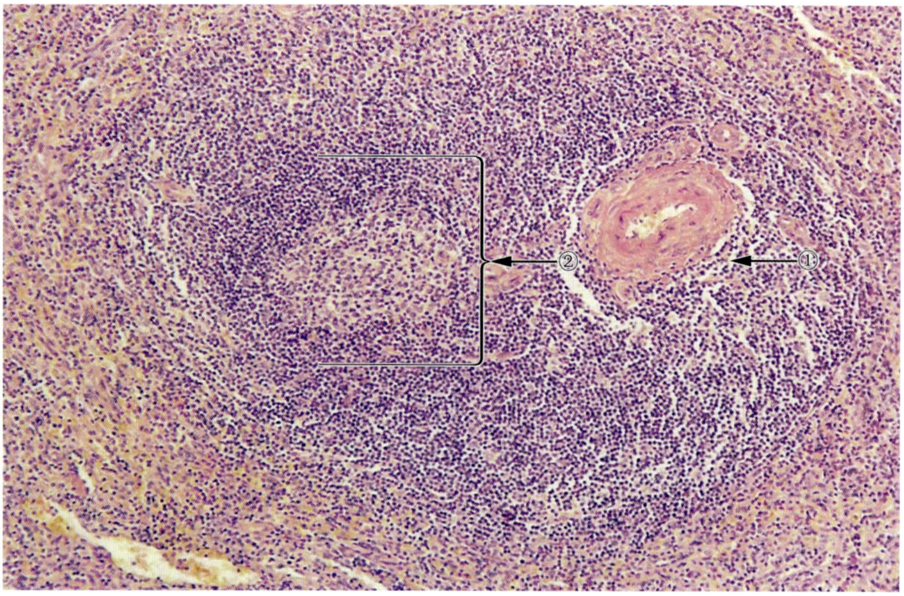

图7-9 脾白髓（100×） ①动脉周围淋巴鞘 ②脾小体

（2）红髓（red pulp）（图7-8箭头③）：范围广，分布于白髓之间及白髓与脾小梁之间。分为两部分。

1）脾窦（splenic sinusoid）（即血窦）（图7-10箭头①）：走行迂曲，窦腔大小视血液充盈程度而异。窦腔内，有的空虚，有的含血细胞，以红细胞居多。窦壁邻接脾索，当窦腔空虚时较易辨认。

2）脾索（splenic cord）（图7-10箭头②）：位于相邻的脾窦之间，呈分支条索状，主要由网状组织构成。

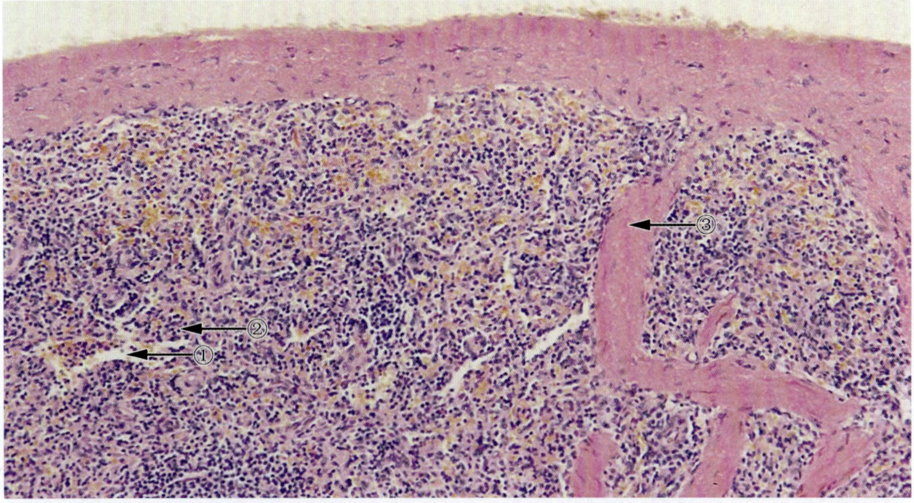

图7-10　脾红髓（100×）　①脾窦　②脾索　③小梁

（3）边缘区（marginal zone）：位于白髓和红髓之间，组织较疏松，可见巨噬细胞。

在红髓中有小梁（图7-10箭头③）穿行。小梁被染成粉红色，因切面而呈长条状、分支状或圆形，其结构与被膜结缔组织相同。小梁内有小梁动、静脉。

高倍光镜观察

在低倍光镜观察的基础上，转换高倍光镜重点观察以下结构。

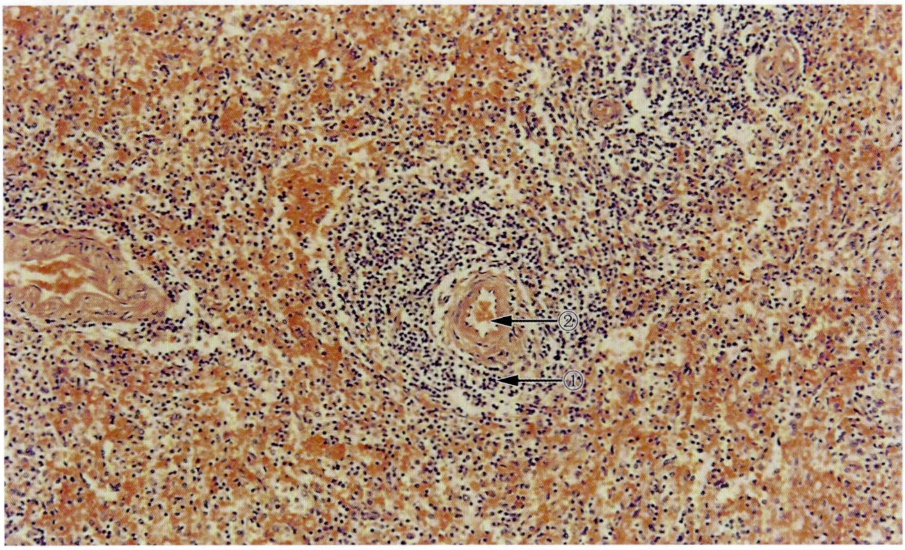

图7-11　脾白髓（100×）　①动脉周围淋巴鞘　②中央动脉

1．动脉周围淋巴鞘（图7-11箭头①）：淋巴组织以小淋巴细胞为主，密集分布。动脉周围淋巴鞘的中央有中央动脉（图7-11箭头②），可见各种断面。动脉壁的内膜可见内皮和内弹性膜，中膜可见平滑肌环绕。

2．脾小体：脾小体（图7-12箭头）由淋巴细胞密集而成，可见网状细胞、淋巴细胞、巨噬细胞等。功能活跃的脾小体可见帽、明区和暗区。

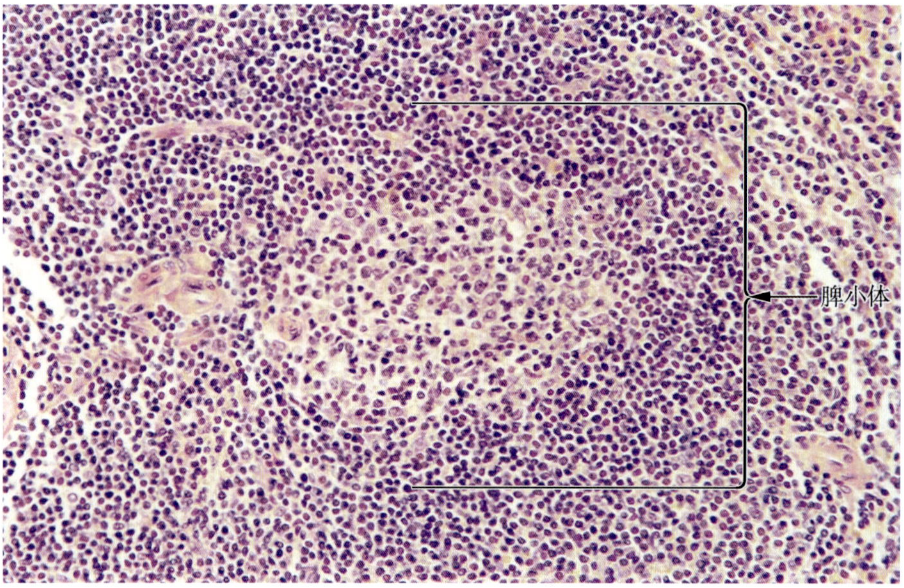

图7-12　脾白髓（200×）

3．脾窦（图7-13箭头①）：窦壁内皮细胞为长杆状（图7-14箭头），沿脾窦长轴平行排列，细胞核所在处细胞体向窦腔内隆起，内皮细胞之间有小间隙。若为脾血窦横切，内皮细胞核呈圆形，突向腔面，须与淋巴细胞相区别。窦腔内可有血细胞，以红细胞占多数。

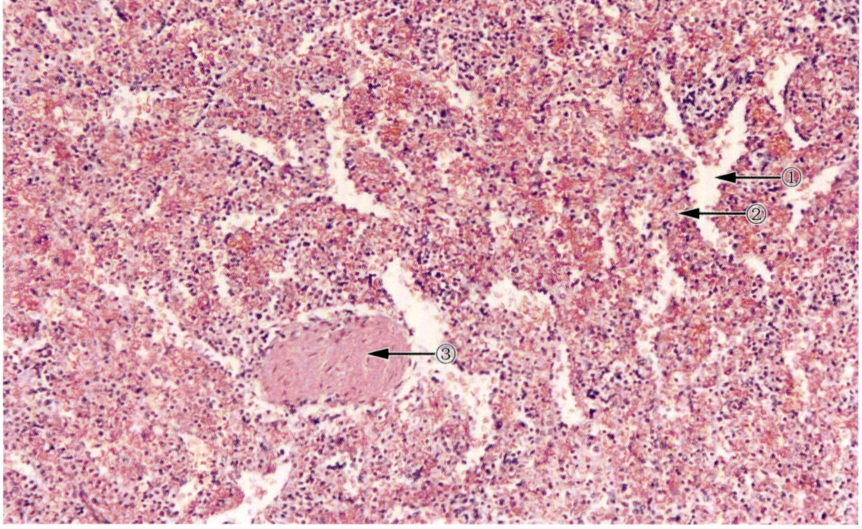

图7-13　脾红髓（100×）　①脾窦　②脾索　③小梁

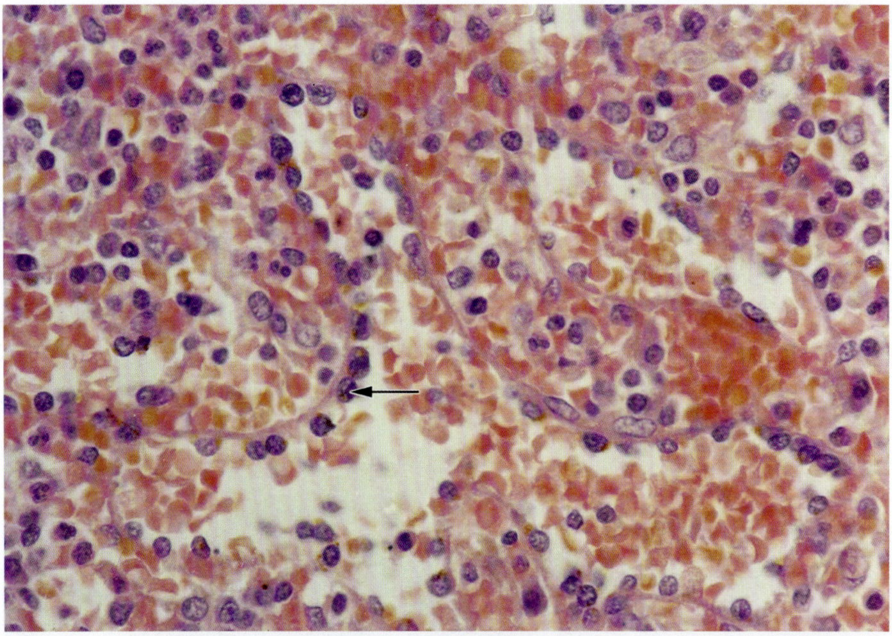

图7-14　脾红髓（400×）

4．脾索（图7-13箭头②）：位于脾窦之间，呈不规则条索状，主要由网状组织构成，网眼中含有各种血细胞以及巨噬细胞（macrophage）、浆细胞（plasma cell）等。

5．小梁：在红髓中可见小梁的不同断面，由结缔组织构成（图7-10、图7-13箭头③），内有弹性纤维及少量平滑肌细胞，并可见小梁动脉和小梁静脉。

胸　腺

目的　掌握胸腺（thymus）的组织结构。

材料与方法　胎儿的胸腺，Susa液固定，石蜡包埋，切片，H·E染色。

肉眼观察

沿标本凸面可见粉红色的被膜，被膜伸到胸腺内部形成小叶间隔，它们将胸腺实质分成许多不完全分隔的胸腺小叶。胸腺实质分为皮质和髓质两部分。在小叶周边着深蓝紫色的是皮质，在小叶中央着色较浅的为髓质。皮质不完全包裹每个小叶的髓质，相邻小叶的髓质彼此相连（图7-15）。

标本　胸 腺
来源　　人
方法　 H·E

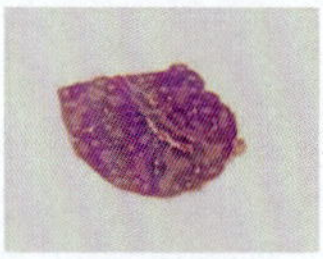

图7-15　胸腺（1×）

低倍光镜观察

胸腺标本以低倍光镜观察为主，辨认其各组成部分的结构，并分析与淋巴结和脾脏的异同。

1．被膜和小叶间隔：由结缔组织构成，胶原纤维着粉红色，在纤维之间可见成纤维细胞

（fibroblast）的细胞核。

2．皮质（图7-16箭头①、图7-17箭头①）：位于小叶的周边，相邻小叶的皮质之间有小叶间隔（图7-16箭头②、图7-17箭头②）。皮质（图7-16箭头③、图7-17箭头③）主要由扁平的被膜下上皮细胞、星状的胸腺上皮细胞和淋巴细胞组成，淋巴细胞多而密集，故皮质着色较深(胸腺皮质有无淋巴小结和淋巴窦？)。

3．髓质（图7-16箭头④、图7-17箭头④）：位于小叶的深部，相邻小叶的髓质彼此相连。髓质也主要由星状的胸腺上皮细胞和淋巴细胞组成，但由于前者较多而后者较少并且稀疏，故髓质着色较浅。髓质上皮细胞的体积较大，呈圆形或多边形；细胞质较宽，着浅粉色；细胞核呈圆形，着色浅；淋巴细胞呈圆形，细胞核染色较深，细胞质少而着色不明显。

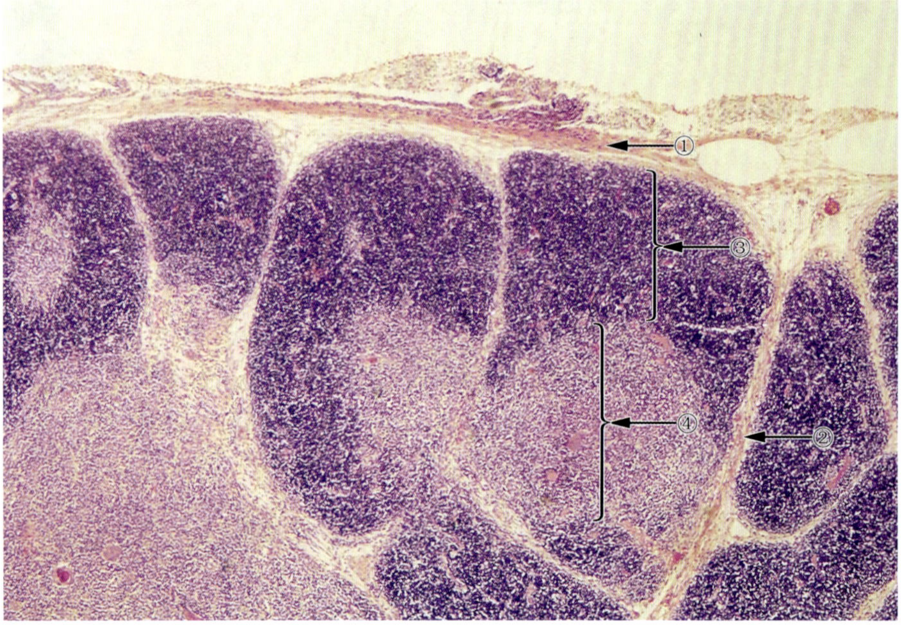

图7-16　胸腺（40×）　①被膜　②小叶间隔　③皮质　④髓质

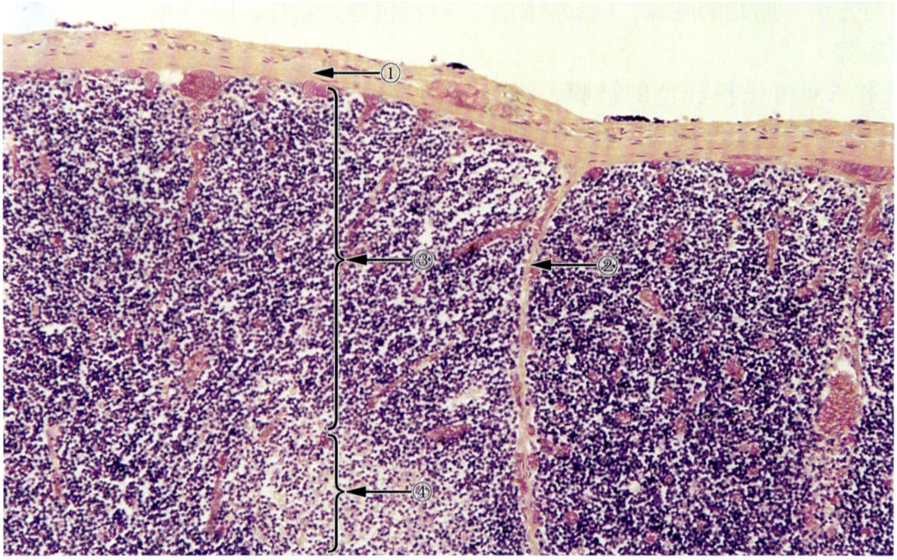

图7-17　胸腺（100×）　①被膜　②小叶间隔　③皮质　④髓质

胸腺小体（thymic corpuscle）：散在分布于髓质内（图7-18箭头），多呈圆形，大小不一，由数层扁平的胸腺小体上皮细胞同心环抱形成（细胞层数不易分辨）。小体外层的细胞有细胞核，呈新月状，小体中心的细胞可完全角化，嗜酸性较强。低倍观察后换高倍进一步观察。

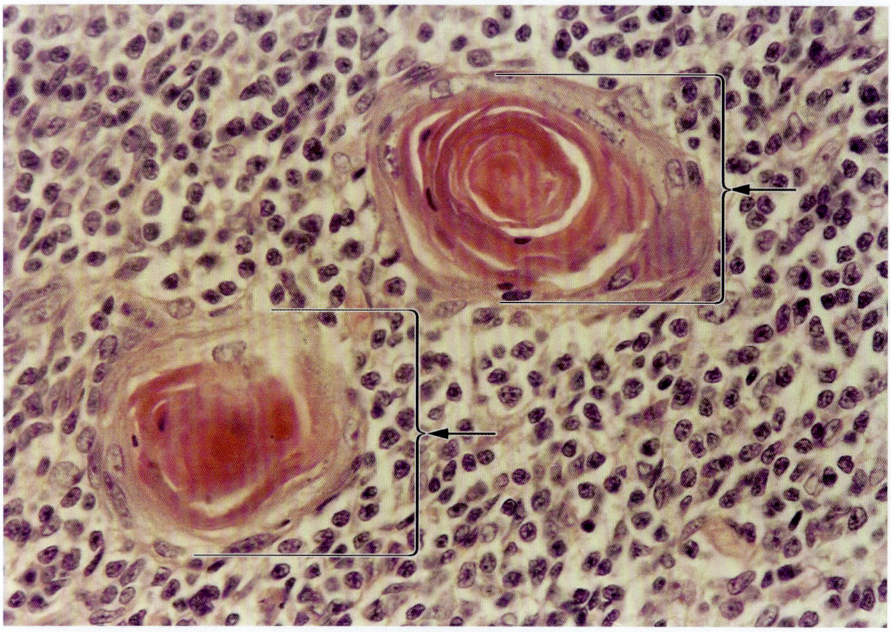

图7-18　胸腺小体（400×）

腭扁桃体

目的　了解腭扁桃体（palatine tonsil）的组织结构，会辨认腭扁桃体标本。

材料与方法　人的腭扁桃体，Susa液固定，石蜡包埋，切片，H·E染色。

肉眼观察

标本的一侧是扁桃体的表面（游离面），可见一层紫红色的黏膜上皮及上皮下的薄层粉红色的固有层。标本的另一侧是扁桃体的底面，可见由粉红色的被膜包裹。沿黏膜上皮观察，可见上皮向扁桃体内部的结缔组织中凹陷，形成隐窝。在隐窝周围及固有层深侧可见着蓝紫色的结构，为重点观察的淋巴组织（图7-19）。

标本	扁桃体
来源	人
方法	H·E

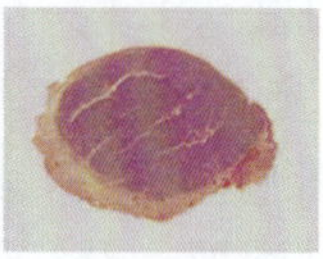

图7-19　腭扁桃体（1×）

低倍光镜观察

1．黏膜上皮和隐窝：在扁桃体的外表面被覆着黏膜上皮（图7-20箭头①），它是由复层扁平上皮构成。沿黏膜上皮推移标本，可见1～2个由上皮陷入扁桃体内所形成的隐窝（图7-20箭头②）。隐窝的上皮也是复层扁平上皮，上皮内可见侵入的淋巴细胞。

2．淋巴组织（图7-20箭头③）：在隐窝周围和黏膜上皮深部，可见密集分布的淋巴小结和弥散淋巴组织，淋巴小结可有生发中心。弥散淋巴组织中可见高内皮毛细血管后微静脉。

3．被膜：在扁桃体的底面，由结缔组织构成被膜，着粉红色。

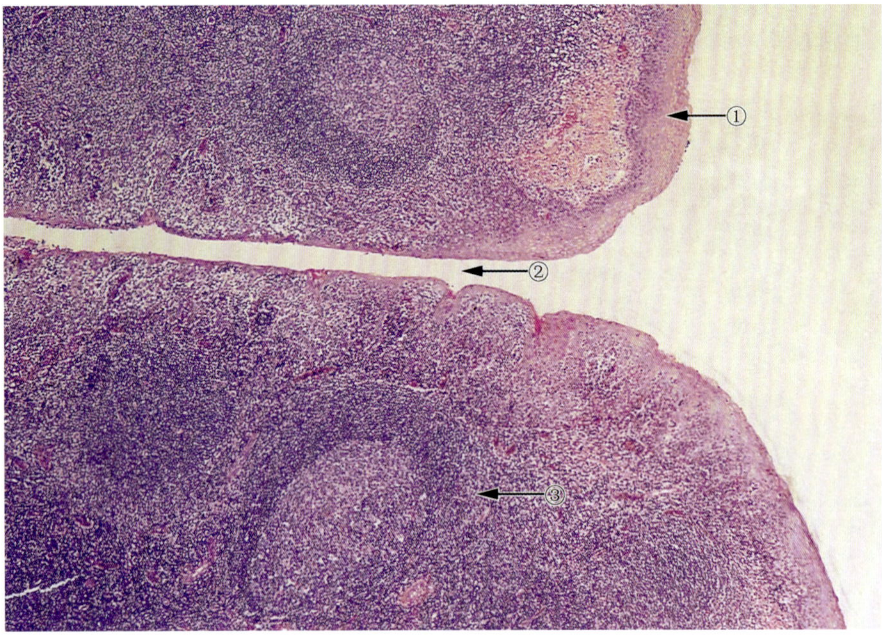

图7-20　腭扁桃体（40×）
①黏膜上皮　②隐窝　③淋巴组织

示教　脾血窦

目的　了解脾血窦的形态特点及巨噬细胞的吞噬功能。

材料与方法　苯中毒家兔的脾脏，Helly液固定，石蜡包埋，切片，H·E染色。

低倍光镜结合高倍光镜观察

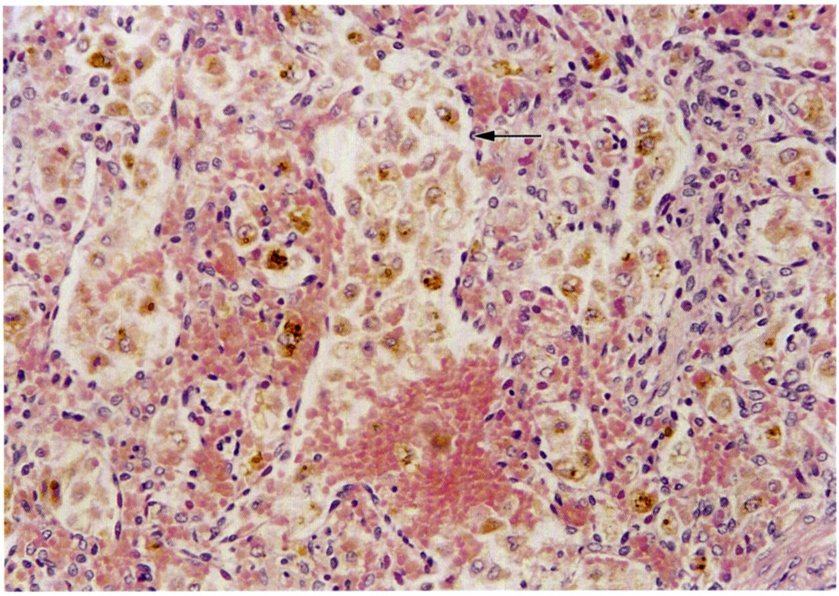

图7-21　脾血窦（200×）

1．脾血窦：窦壁由顺脾窦长轴平行排列的长杆状内皮细胞（图7-21箭头）构成。脾血窦的横断面，有的细胞被切到细胞核，呈圆形，凸向腔面（图7-22箭头①）；有的细胞没被切到细胞核。而于脾血窦的纵断面，内皮细胞较长。脾血窦腔内含有红细胞、白细胞和巨噬细胞等。

2．巨噬细胞：巨噬细胞的体积大，近似圆形或略不规则形；细胞核明显；细胞质内含有被它吞噬的红细胞和（或）血红蛋白分解的产物（含铁血黄素），呈棕黄色（图7-22箭头②）。

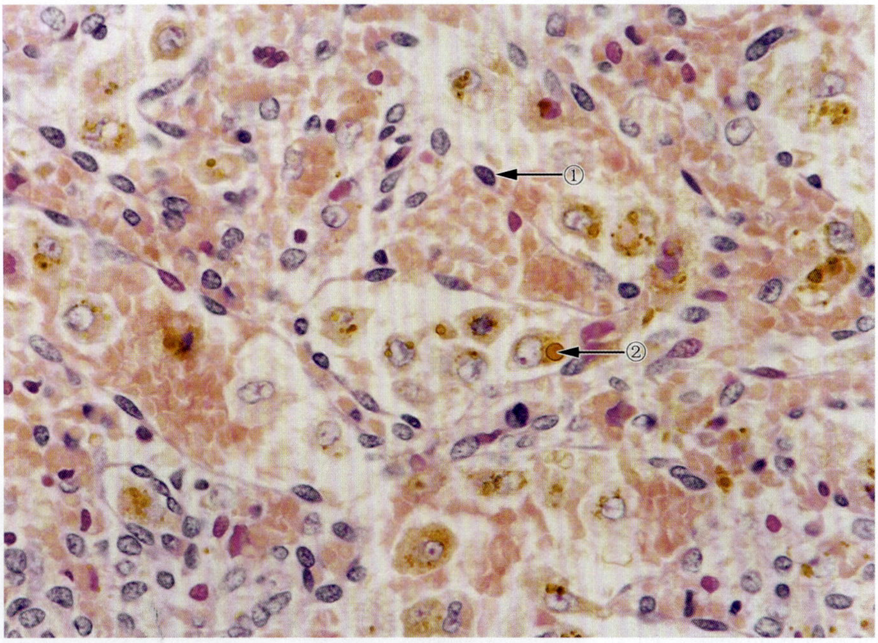

图7-22 脾血窦（400×）
①长杆状内皮细胞 ②巨噬细胞

复习思考题：

1．试述淋巴结的光镜结构。
2．试述脾的光镜结构。
3．试述胸腺的光镜结构。
4．如何区别淋巴结与胸腺？

（唐军民 梅 芳）

第8章

皮　　肤

指　皮

目的

1．掌握皮肤的构造。

2．了解汗腺的构造。

材料与方法　人手指掌面皮肤，Susa液固定，火棉胶包埋，横断面切片，H·E染色。

肉眼观察

标本呈半月形，凸起的一面即为手指的掌面。由掌面起分为（图8-1）：

1．表皮（epidermis）：为外表红染，深部蓝染的边缘。在表皮的表面波纹状的起伏，即为指纹。

2．真皮（dermis）：位于表皮的下面，呈红色。真皮下着色较浅的部位是皮下组织。

低倍光镜观察

1．表皮（epidermis）（图8-2）：为角化的复层鳞状(扁平)上皮，其与真皮交界处呈波浪状，故表皮的基膜亦起伏不平。由表皮的基层向表面观察，可见表皮由下列五层组成：

（1）基底层（stratum basale）（图8-3箭头①）：由一层立方或矮柱状的细胞组成，细胞界限不清。

（2）棘层（stratum spinosum）（图8-3箭头②）：位于基底层上方，为数层多边形细胞。

（3）颗粒层（stratum gra-

标本　指皮 来源　人 方法　H·E	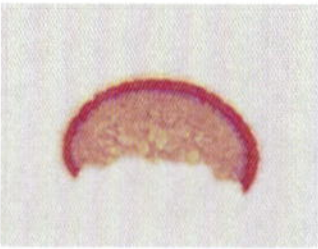

图8-1　手指（1×）

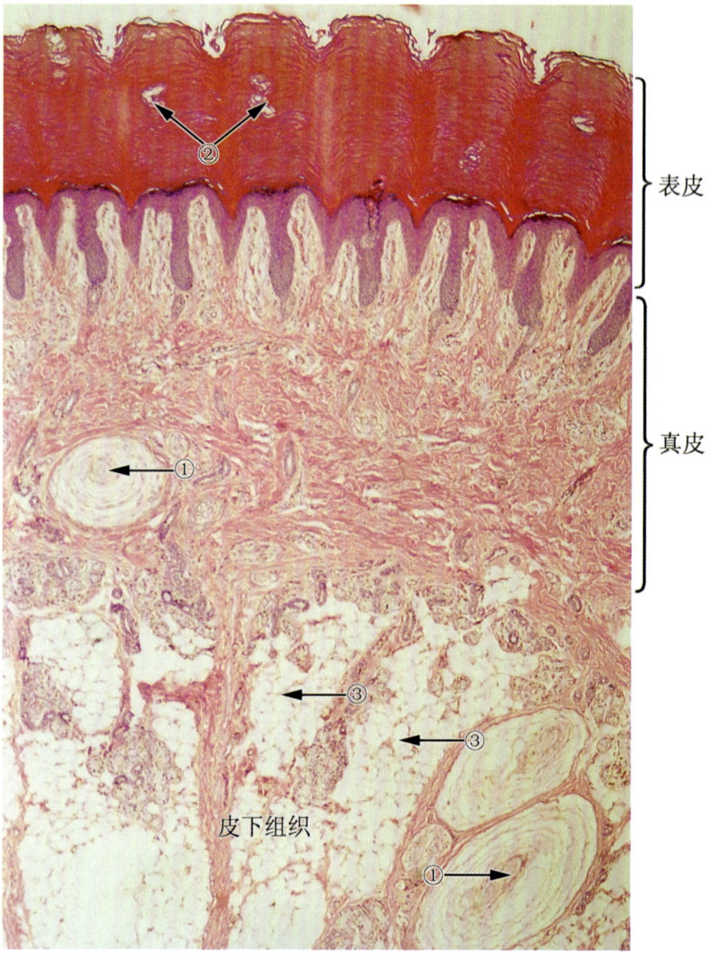

图8-2　手指掌面皮肤（40×）
①环层小体　②汗腺导管　③脂肪组织

nulosum）（图8-3箭头③）：在多边形的细胞上方，为数层梭形细胞，呈波纹状起伏。

（4）透明层（stratum lucidum）：在颗粒层上方，为数层细胞质较透明、嗜酸性的扁平细胞组成。

（5）角质层（stratum corneum）：在透明层的上方，染为红色，很厚，由数十层角化的扁平细胞组成。注意角质层表面呈很均匀的起伏波纹，就是指纹的横断面。同时还可以见到有穿行整个表皮的汗腺导管（图8-2箭头②、图8-3箭头⑥），因为这些导管呈螺旋状伸出表面或通向表面，所以在切片上呈现出一连串的小管断面。

2．真皮（dermis）（图8-2）：为表皮下面的一片红染的致密结缔组织，又可分为两层。

（1）乳头层（papillary layer）（图8-2）：紧贴在表皮下，较薄，呈乳头状的突起嵌入表皮底面。此处纤维较细，细胞较多。真皮乳头层可分为：①血管乳头：乳头内可见毛细血管的断面（图8-4箭头③），这种乳头称为血管乳头。②神经乳头：有的乳头内可见触觉小体（tactile corpuscle）（图8-3箭头⑤），它是圆柱形有被囊的神经末梢，长轴与表面垂直，司触觉。中央为横列的扁平细胞，表面包以结缔组织被囊，并与周围结缔组织连接，可见扁平细胞的细胞核，但不能见到小体中央的神经末梢（特殊方法可显示）。凡含有触觉小体的乳头就称为神经乳头。

（2）网织层（reticular layer）（图8-2）：在乳头层的下方，较厚，与乳头层分界不清，由较粗大的胶原纤维束和弹性纤维束交织而成。此层内有较大的血管、淋巴管和神经束；还可见汗腺导管的断面，有的被横断，有的被纵断，直达表皮的基部。

3．皮下组织（hypodermis）（图8-2、图8-5）：此层位于真皮网织层下面，含有脂肪组织（图8-2箭头③）、较大的血管、淋巴管、神经束、汗腺的导管部（图8-5箭头①）及分泌部

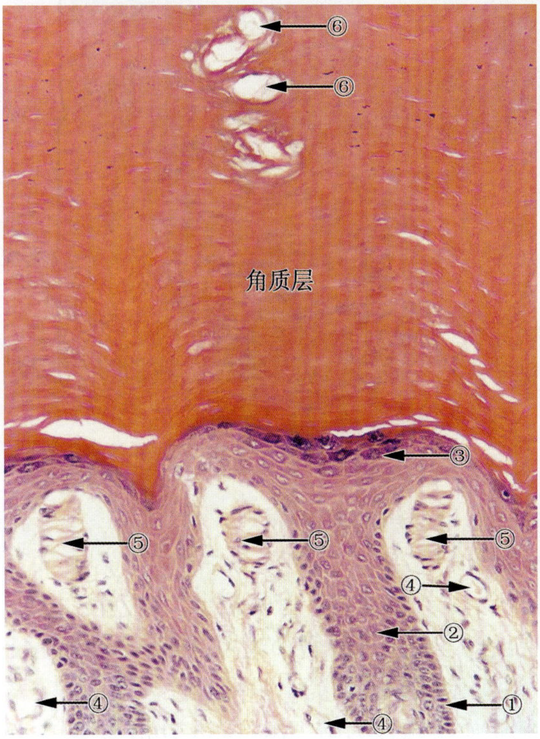

图8-3　手指掌皮（200×）
①基底层　②棘层　③颗粒层　④毛细血管　⑤触觉小体　⑥汗腺导管

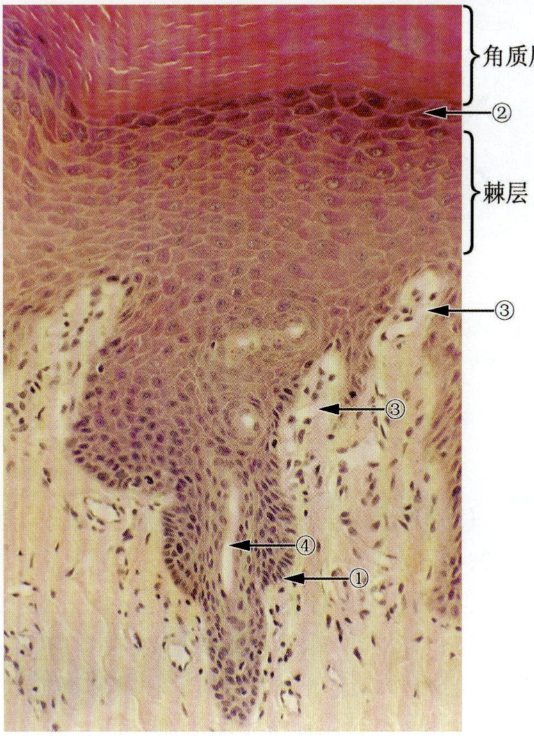

图8-4　指皮（200×）
①基底层　②颗粒层　③血管乳头　④汗腺导管

（图8-5箭头②）。此外还有环层小体（图8-5和图8-2箭头①）。

高倍光镜观察

分别重点观察表皮各层细胞结构、汗腺的导管部和分泌部。

1．表皮：由基底层向角质层观察。

（1）基底层（图8-6箭头①）：细胞核椭圆形，细胞质嗜碱性较强。可见分裂象。

（2）棘层：此层的多边形细胞周围伸出许多细短的棘状突起与相邻细胞的棘状突起相接，这种细胞称为棘细胞。

（3）颗粒层（图8-6箭头②）：梭形，细胞呈波纹状起伏。其特点是细胞内含有强嗜碱性的深蓝色颗粒，即透明角质颗粒。

（4）透明层（图8-6箭头③）：细胞呈扁平状，细胞质较透明、嗜酸性而染成粉红色；细胞核消失；细胞之间的界限不明显。此层只有在较厚的表皮中才易分清，如足底皮的表皮。

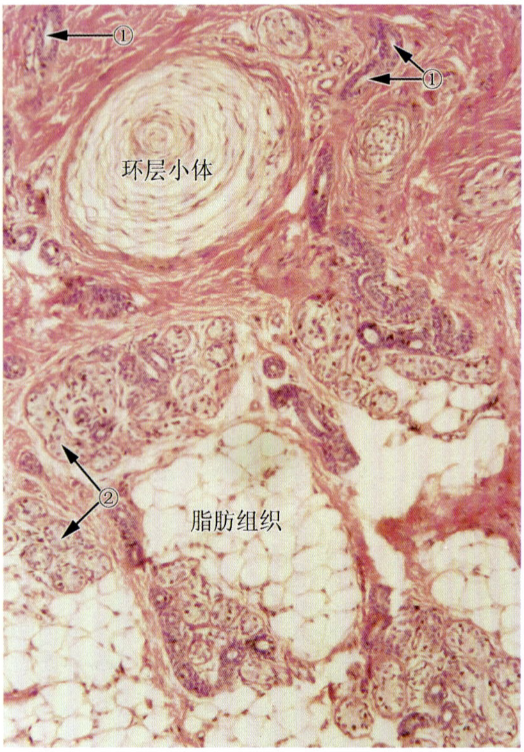

图8-5　皮下组织（手指掌皮）（200×）
①汗腺导管部　②汗腺分泌部

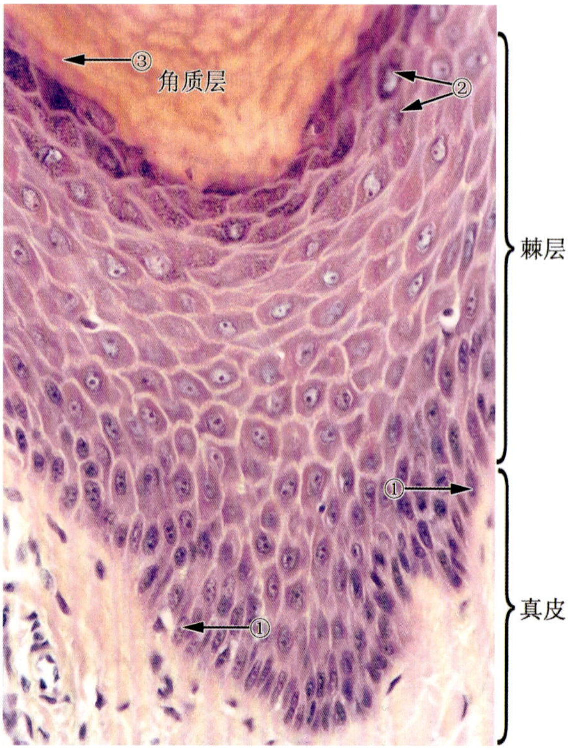

图8-6　手指表皮（400×）
①基底层　②颗粒层　③透明层

（5）角质层：见不到角化的扁平细胞的胞核，但可分辨出细胞界限。

2．汗腺（sweat gland）（图8-7）：分清其导管部和分泌部。

（1）导管部（图8-7箭头①）：由2～3层矮柱状上皮细胞组成，管径较小，着色较深。

（2）分泌部（图8-7箭头②）：在真皮的深层或皮下组织内，管径较大，着色较浅。腺上皮为单层矮柱状或立方状。由两种细胞组成，一种细胞较大、明亮、呈嗜酸性为明细胞（图8-7b箭头③）。另一种位于明细胞之间，较小，细胞质嗜碱性为暗细胞（图8-7b箭头④）。在上皮细胞与基膜之间，还有一层梭形有突的肌上皮细胞（图8-7b箭头⑤），其细胞核狭长而着色深，有时可见细胞伸出红色的小突贴在上皮细胞的外面。

3．环层小体（lamellar corpuscle）（图8-5）：体积很大，呈圆形或椭圆形，很易辨认。它是一种有被囊的神经末梢，司压觉。被囊为结缔组织，内有呈同心圆状排列的扁平细胞。在H·E切片上不能见到小体中的神经纤维。

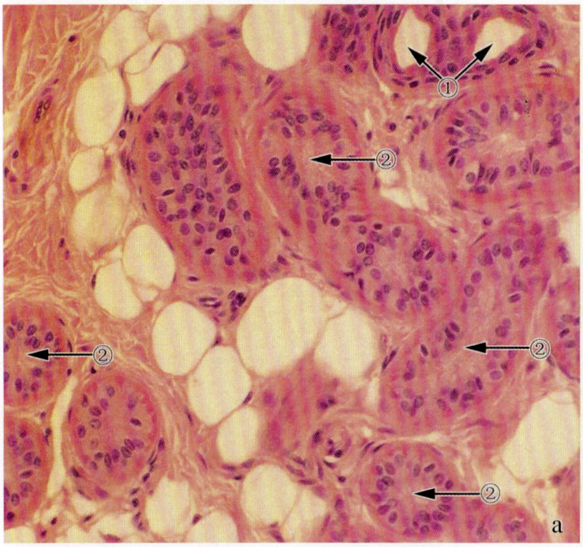

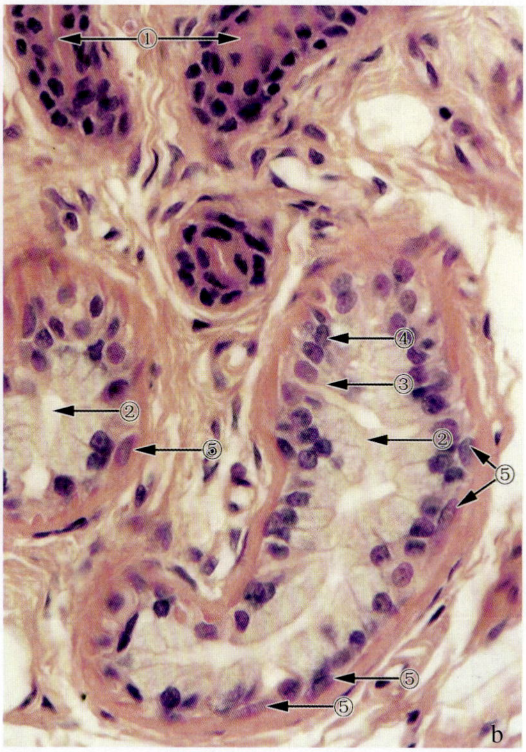

图8-7　皮肤汗腺 a.（200×）
b.（400×）
①汗腺导管部　②汗腺分泌部
③明细胞　④暗细胞　⑤肌上皮细胞

背　皮

目的　了解背皮与指皮的区别。

材料与方法　人背皮，Zenker液固定，火棉胶包埋，切片，H·E染色。

肉眼观察

为一块长方形组织。其一面可见染为蓝紫色的表皮，其余粉红色的则为真皮和少量皮下组织（图8-8）。

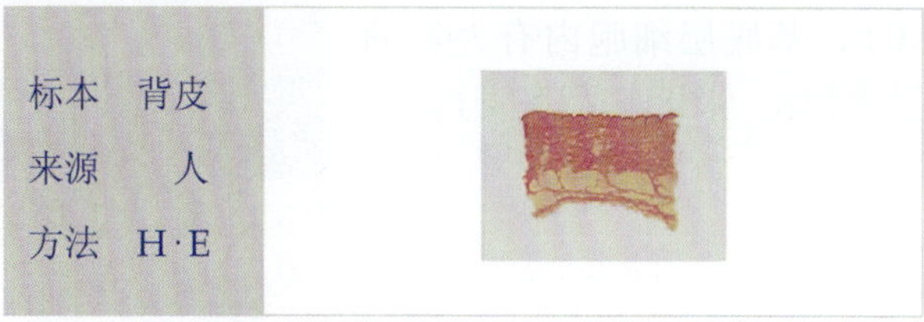

图8-8　背皮（1×）

低倍光镜观察

1．表皮（图8-9）：较薄，角质层也较薄，上皮表面凹凸不平，基底层细胞内黑色素颗粒较多。

2．真皮（图8-9）：较厚，由致密结缔组织组成，其内有汗腺导管部（图8-9箭头④）和分泌部（图8-9箭头⑤），毛囊（图8-9箭头②）很少，皮脂腺（图8-9箭头③）及立毛肌（图8-9箭头⑥）少。比较指皮和背皮光镜下的结构特点。

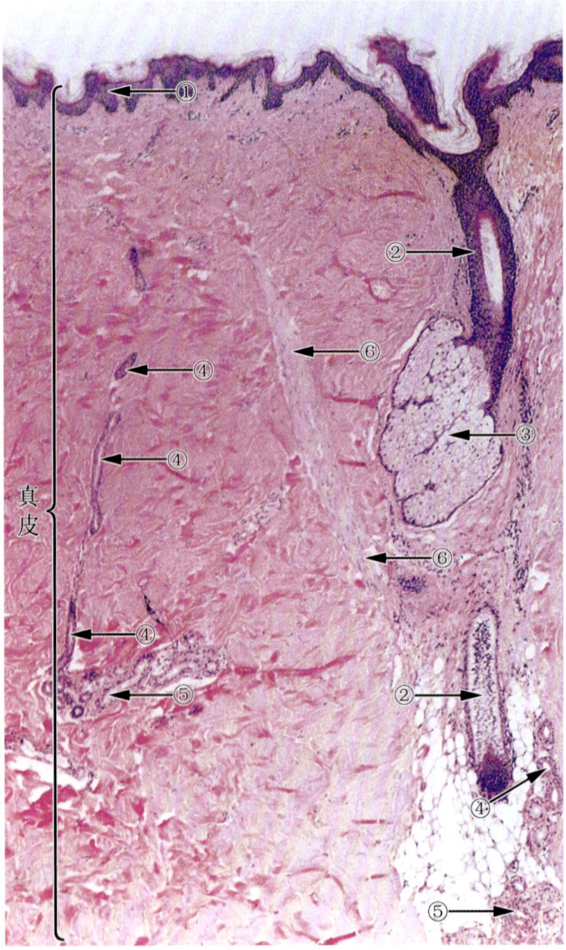

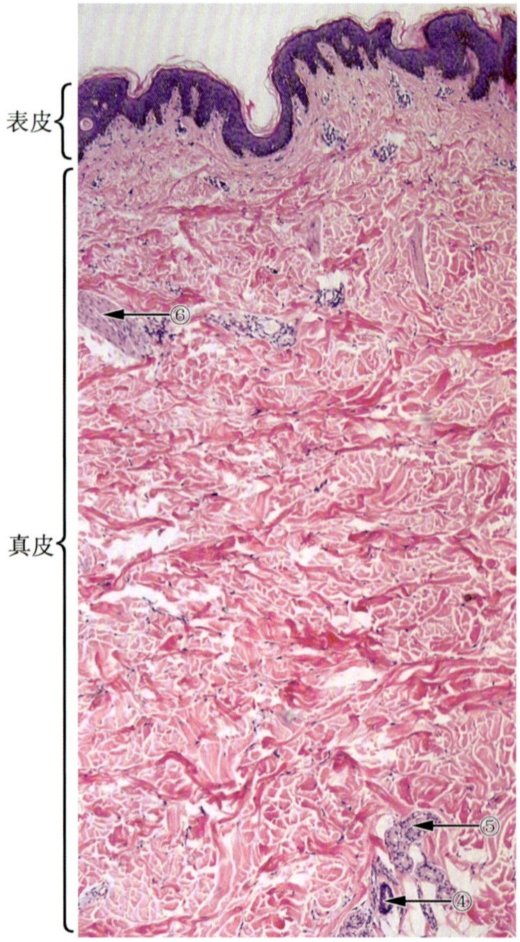

图8-9　背皮 a、（40×）b、（40×）
①表皮　②毛囊　③皮脂腺　④汗腺导管　⑤汗腺分泌部　⑥立毛肌

高倍光镜观察

进一步观察背皮的表皮结构（基底层、棘层、颗粒层、角质层）(图8-10箭头①~③)，基底层细胞内有大量的黑素颗粒（图8-10箭头④）。

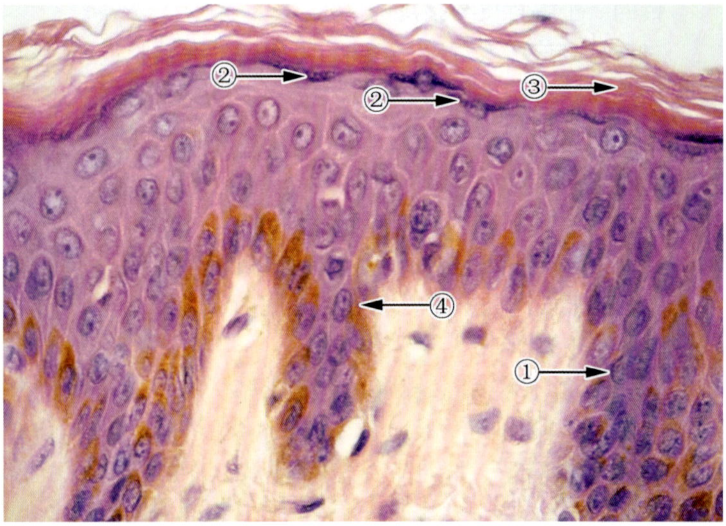

图8-10　背皮之表皮层（400×）
①基底层　②颗粒层　③角质层　④黑素颗粒

腹 皮

目的 了解腹皮与指皮、背皮、头皮的区别。

材料与方法及观察方法 与指皮和背皮相同。

肉眼观察

为一块长方形组织。其一面可见染为蓝紫色的表皮，其余粉红色的则为真皮和少量皮下组织（图8-11）。

标本 腹皮
来源 人
方法 H·E

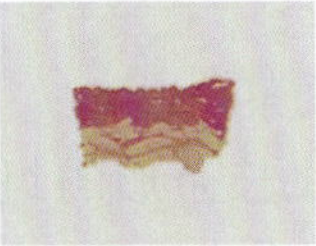

图8-11 腹皮（1×）

低倍光镜观察

1．表皮（图8-12箭头①）：较薄，角质层也较薄。

2．真皮：由致密结缔组织组成，内有毛囊（图8-12箭头②）、汗腺导管（图8-12箭头④）的断面及皮脂腺（图8-12箭头③）。

3．皮下组织：有血管、神经、脂肪组织、毛囊（图8-12箭头②）、汗腺导管部（图8-12箭头④）及局泌汗腺分泌部（图8-12箭头⑤）。还有顶泌汗腺分泌部（图8-12箭头⑥）。

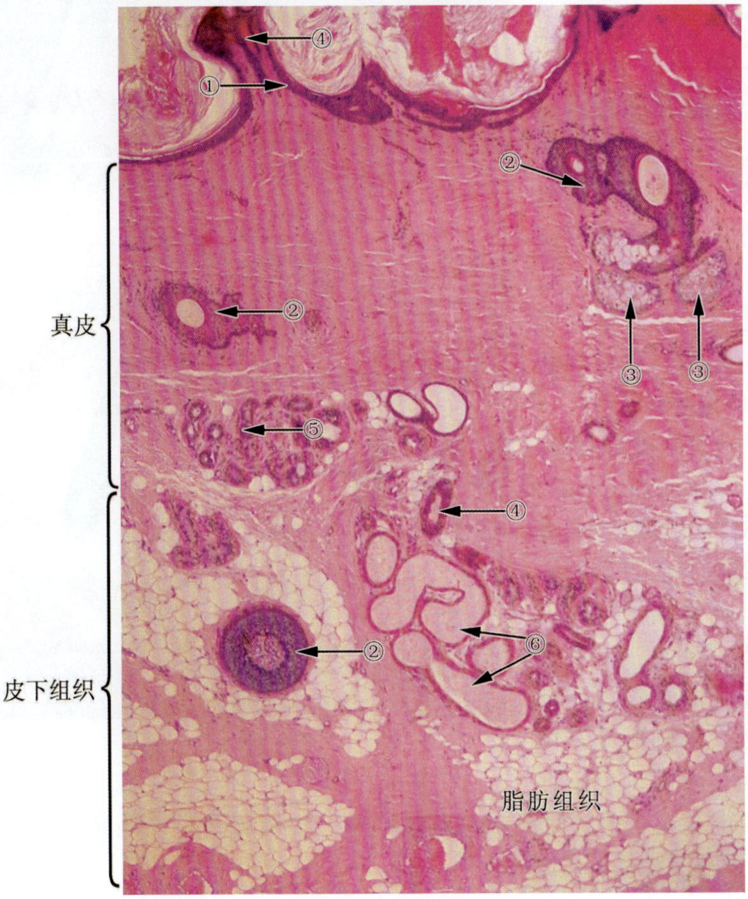

图8-12 腹皮（40×）

①表皮 ②毛囊 ③皮脂腺 ④汗腺导管 ⑤局泌汗腺分泌部 ⑥顶泌汗腺分泌部

头 皮

目的 了解头皮与指皮、背皮的区别，并重点观察毛发、皮脂腺、立毛肌的构造。

材料与方法 人的头皮，Zenker液固定，火棉胶包埋，顺毛长轴做纵断面切片，H·E染色。

肉眼观察

为一块长条形的组织，一面为蓝紫色的细线即表皮，表皮下面染成红色的为真皮，真皮下面为皮下组织的疏松结缔组织。在真皮中有一些斜行蓝紫色的结构即为毛囊，毛囊包裹着毛发（图8-13）。

标本	头皮
来源	人
方法	H·E

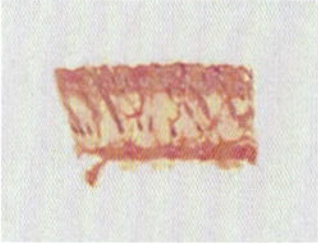

图8-13 头皮（1×）

低倍光镜观察

1．表皮（图8-14①）：是角化的复层扁平上皮，较薄，角质层也薄，有些部位可见表皮下陷而成毛囊（图8-14箭头②），内含毛。毛伸出皮肤表面的部分为毛干（图8-14箭头③）。

2．真皮：较薄，由致密结缔组织组成，其内含许多毛囊（图8-14箭头②）、汗腺、皮脂腺（图8-14箭头⑥）及立毛肌（图8-14箭头⑦）。

3．皮下组织：含大量的脂肪组织、毛囊、毛球（图8-14箭头⑤），汗腺可伸至此层。

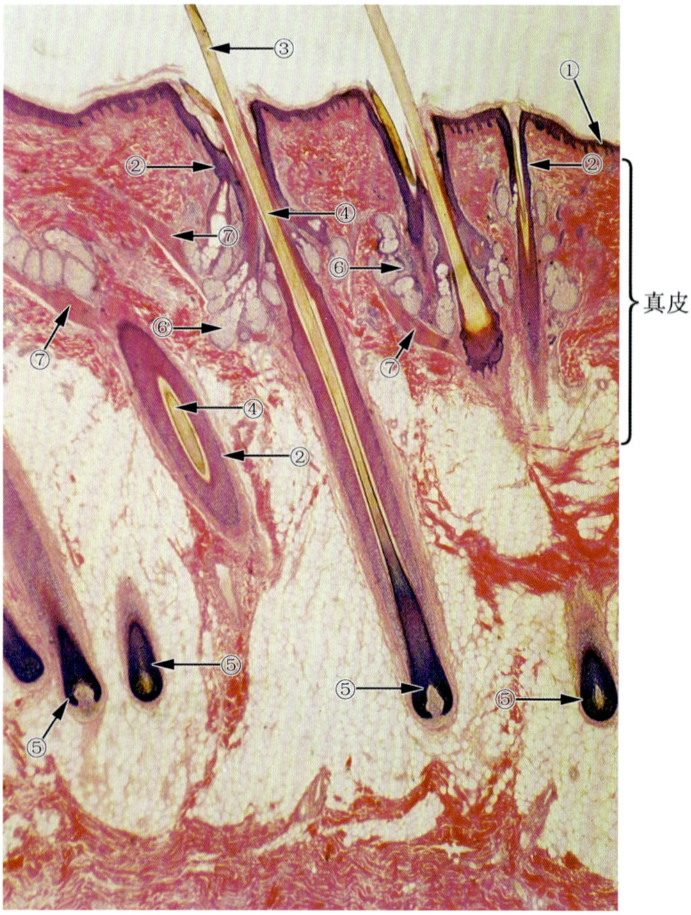

图8-14 头皮（40×）

①表皮 ②毛囊 ③毛干 ④毛根 ⑤毛球 ⑥皮脂腺 ⑦立毛肌

低倍光镜结合高倍光镜观察

1．皮脂腺（sebaceous gland）（图8-15，图8-16）：位于毛囊（图8-15箭头②）上部边缘的较大的泡状结构，由复层腺上皮围成。皮脂腺的周围部有一层基细胞，细胞体较小，着色较深；其内部含有许多较大的圆形或多边形细胞，核小而染色深，位于细胞中央，细胞质内充满空泡，是已被溶解的脂滴。皮脂腺开口于毛囊上1/3处，导管短（图8-16箭头②），由复层鳞状上皮围成。

2．立毛肌（arrector pilli muscle）（图8-14箭头⑦）：位于毛囊的钝角侧，为一束平滑肌。其一端附着在毛囊的结缔组织鞘，另一端则附于真皮乳头层。

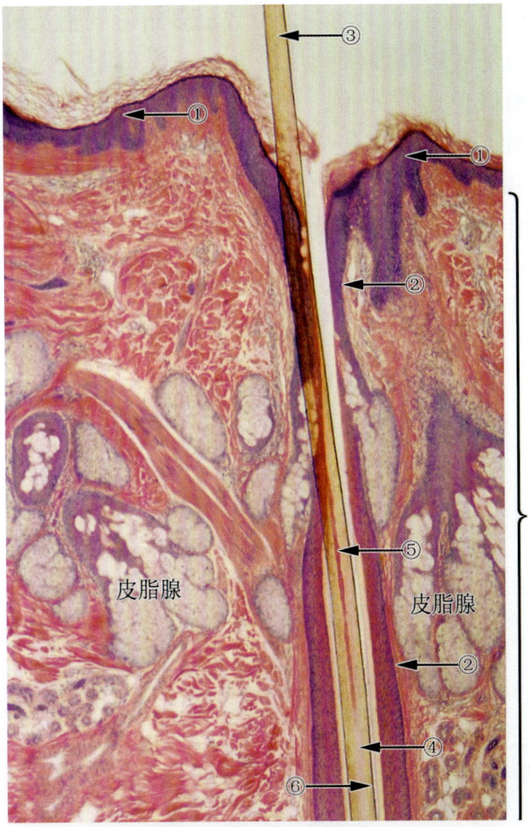

图8-15　人头皮（100×）
①表皮　②毛囊　③毛干　④毛根　⑤毛髓质　⑥毛小皮

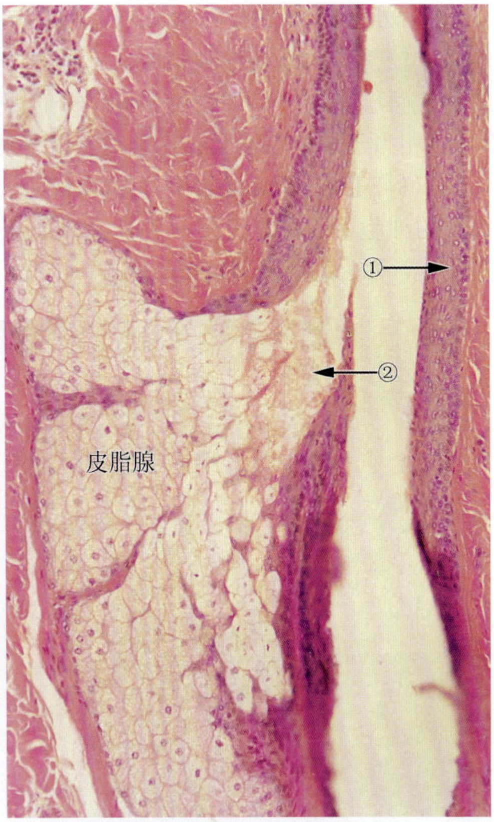

图8-16　人头皮之皮脂腺（100×）
①毛囊　②皮质腺导管

3．毛（hair）：分为毛干（hair shaft）、毛根（hair root）两部分。

（1）毛干和毛根：毛干为伸出皮肤表面的部分（图8-14箭头③和图8-15箭头③）。毛根为埋藏在皮肤内的部分（图8-17箭头①和图8-15箭头④）。毛根末端膨大成毛球（图8-17箭头②）。

毛干和毛根的组织结构基本相同，镜下呈棕褐色的粗条，由髓质、皮质和毛小皮构成，细胞外界限不易分辨。毛根由毛囊（图8-17箭头③和图8-15箭头②）所包裹。

1）毛髓质（图8-15箭头⑤、图8-17箭头④）：为毛的中轴，可红染，由2～3排近于立方形而又完全角化的上皮细胞组成，细胞内含有细胞核的残迹和黑素颗粒等（此结构在光镜下较难见到）。

2）毛皮质（图8-18箭头①）：由数层梭形角化的细胞组成，呈黄色，含黑色素，近毛球处细胞质红染。毛根下部皮质细胞尚有杆状细胞核，移向毛干，细胞核渐消失。

3）毛小皮（图8-15箭头⑥、图8-18箭头②）：被覆于毛的外表面，为一层不规则角化扁平细胞，细胞呈薄板状、叠瓦状排列，黄色透明，无核，无色素，或染为蓝色。

（2）毛囊（hair follicle）：为包裹在毛根外面的管状上皮鞘，外包有玻璃膜和结缔组织鞘。上皮鞘由内向外可分为内根鞘和外根鞘两层，其下端与毛球融合；上端与表皮续连。

1）内根鞘（inner root sheath）（图8-18箭头③）：靠近毛囊腔的一面，着色很红而透明，不易见到细胞界限。此层相当于表皮的角质层和颗粒层。

2）外根鞘（outer root sheath）（图8-18箭头④）：在内根鞘之外，由数层多角形细胞及最外一层较整齐的基底细胞组成，此层相当于表皮的基底层和棘细胞层，并于毛囊口附近与表皮的这两层相连。另外在外根鞘的外面还有一层粉红色透明的膜，称为玻璃膜（图8-18箭头⑤），相当于增厚的基膜。在玻璃膜的外侧，纤维性结缔组织密集而形成结缔组织鞘。

（3）毛球（hair bulb）（图8-18箭头⑥）：毛根和毛囊末端膨大，为一群增殖和分化能力很强的细胞组成，是毛发及毛囊的生长点。结缔组织、毛细血管及神经末梢突入毛球底部的凹陷处，称为毛乳头（hair papilla）（图8-18箭头⑦）。

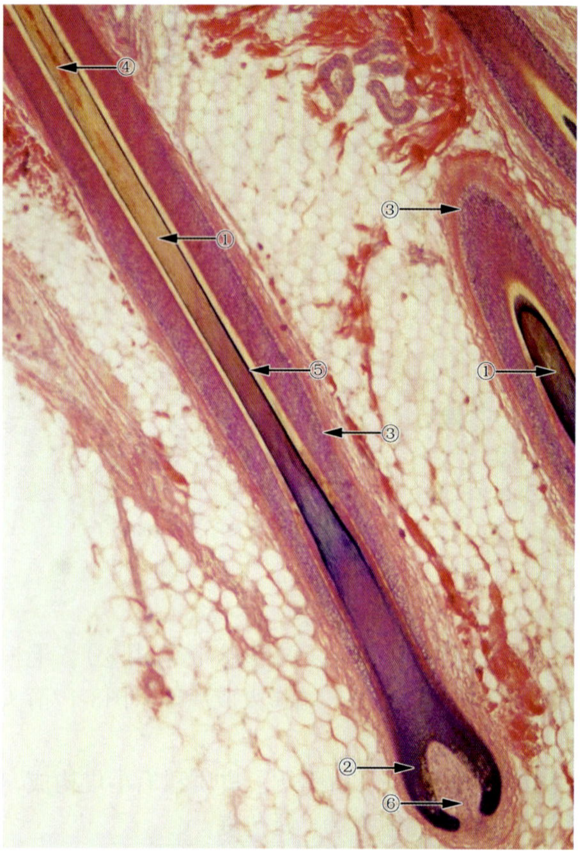

图8-17　毛及毛囊（100×）
①毛根　②毛球　③毛囊　④毛髓质　⑤毛小皮　⑥毛乳头

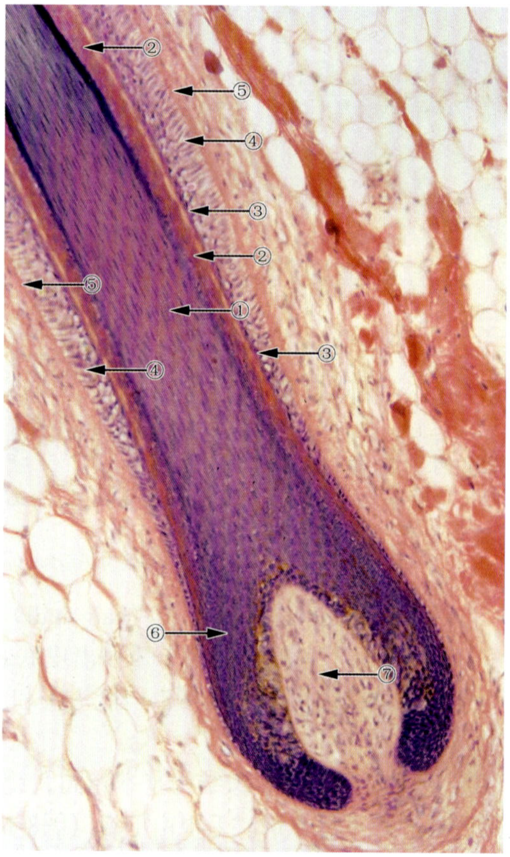

图8-18　毛及毛囊（100×）
①毛皮质　②毛小皮　③内根鞘　④外根鞘
⑤玻璃膜　⑥毛球　⑦毛乳头

复习思考题：

1．背皮和腹皮（体皮）和指皮有哪些区别？
2．毛囊各层与皮肤各层的关系？
3．触觉小体和环层小体的结构特点？

（唐军民　祁丽花）

第9章 消化系统

一、消化管

食 管

目的 观察食管（esophagus）的结构，了解消化管壁四层膜的结构特点。

材料与方法 人的食管，Zenker液固定，石蜡包埋，横断面切片，H·E染色。

肉眼观察

食管横切面的一部分，其腔面一层呈深紫色的带状结构为上皮；上皮外是管壁的其他各层（图9-1）。

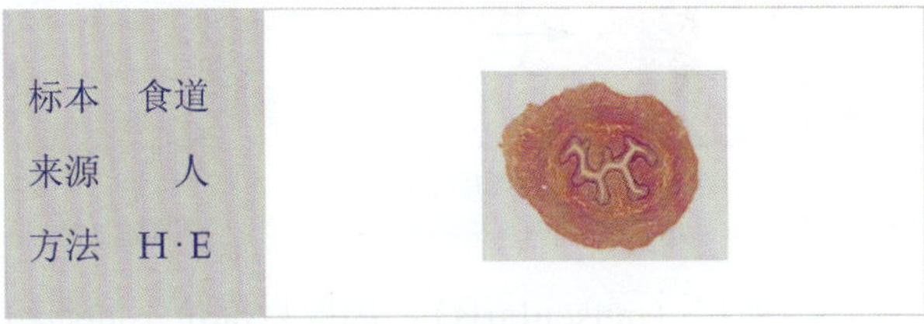

图9-1 食管（1×）

低倍光镜观察

观察食管壁四层结构，即黏膜（图9-2箭头①）、黏膜下层（图9-2箭头②）、肌层（图9-2箭头③）和外膜（图9-2箭头④）。

1．黏膜（mucosa）：上皮为复层鳞状上皮（图9-3箭头①）。固有层突入上皮基底部形成乳头（图9-3箭头②），有些地方因切面关系，乳头似在上皮内（图9-3箭头③）。固有层（图9-3箭头④）着粉红色，纤维细密，其中夹杂有染为蓝紫色的成纤维细胞核和小的血管、淋巴管等。黏膜肌层是一层纵行的平滑肌，在食管横断面上肌细胞呈横断面（图9-3箭头⑤）。

2．黏膜下层（submucosa）：为疏松结缔组织，呈粉红色，纤维比较粗大，除细胞外，还有较大的血管。此外，此层可见有黏液性的复管泡状的食管腺（图9-4箭头①）。腺泡为圆形、卵圆形或不规则形，腺腔很小，腺细胞呈柱状或锥状，细胞质着浅蓝色，核染色深，位于细胞底部。腺体小导管由单层立方细胞或柱状细胞围成，较大的导管由复层柱状上皮围成（图9-4箭头②），至开口处则由复层扁平上皮围成。

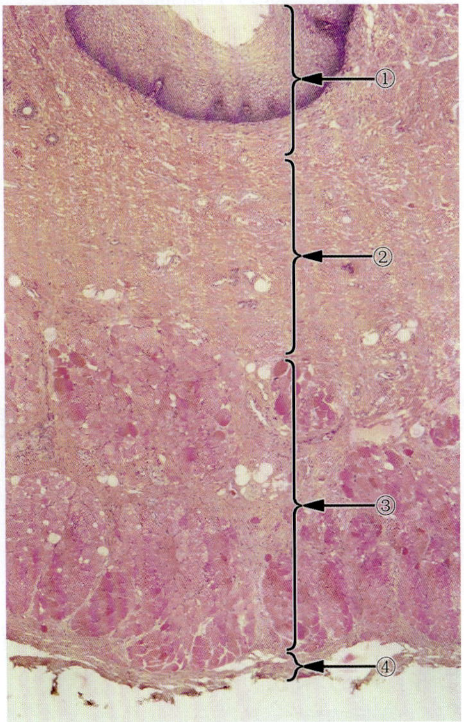

图9-2 食管（40×）
①黏膜 ②黏膜下层 ③肌层 ④外膜

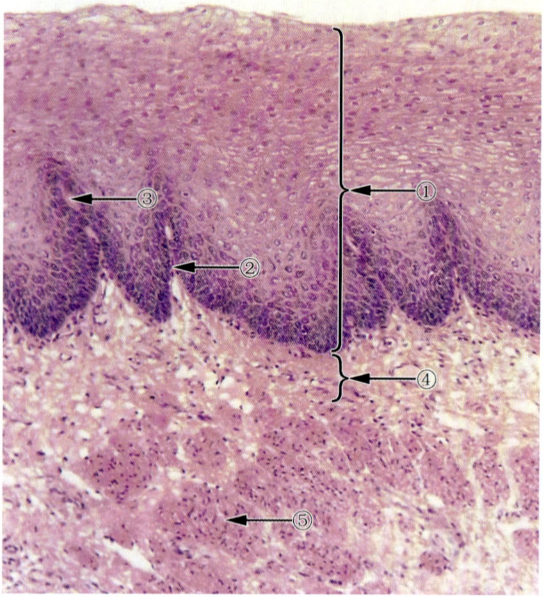

图9-3　食管黏膜层（100×）
①复层鳞状上皮　②乳头　③乳头横断面　④固有层　⑤黏膜肌

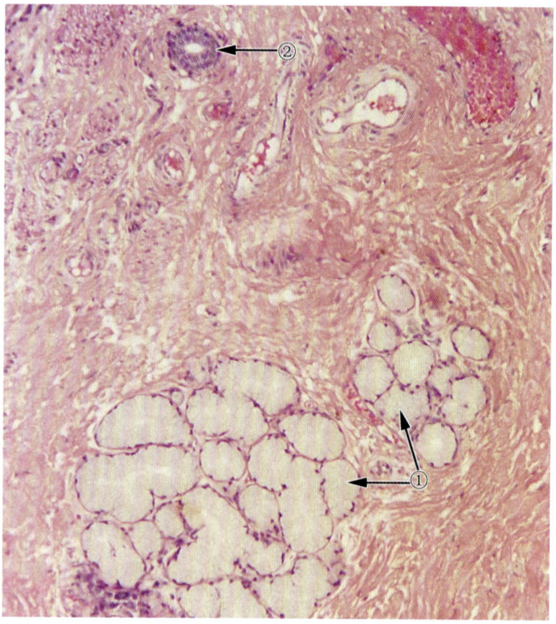

图9-4　食管黏膜下层食管腺（100×）
①食管腺　②食管腺导管横断面

3．肌层（muscularis）：因取材部位不同肌组织类型也有所不同。图9-5取自食管上三分之一部分，为骨骼肌（图9-5箭头①）；若取自食管下三分之一部分，则为平滑肌；若取自中三分之一部分，则由上述两种肌组织混合构成。一般可分为内环、外纵两层，两层之间的结缔组织内有肌间神经丛（图9-5箭头②）。

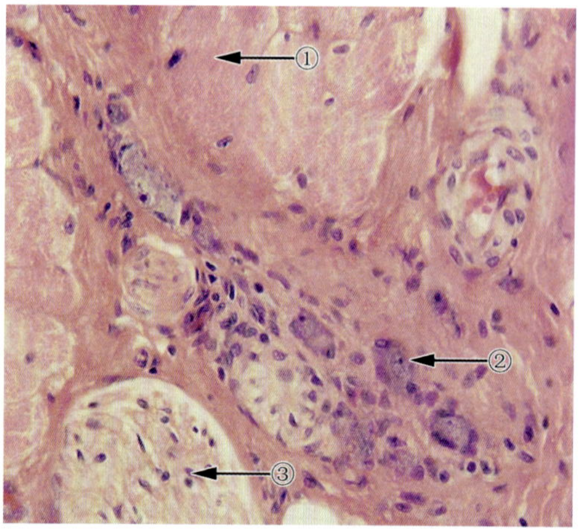

图9-5　肌间神经丛（200×）
①骨骼肌横断面　②肌间神经丛　③神经纤维束

食管–胃贲门

目的　了解食管与胃贲门交界处的组织结构变化特点。

材料与方法　取人食管与胃贲门处组织，Zenker液固定，石蜡包埋，纵断面切片，H·E染色。

标本	食管–胃贲门
来源	人
方法	H·E

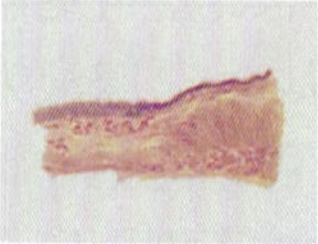

图9-6　食管-胃贲门移行处（1×）

肉眼观察

为一长条形组织切片，一面高低不

平且染色较深的为黏膜，下面为食管-胃贲门的其他结构（图9-6）。

低倍光镜观察

1．黏膜：重点观察上皮的变化。食管为复层鳞状上皮（图9-7箭头①），胃贲门部为单层柱状上皮（图9-7箭头②），二者在食管-胃贲门交界处骤然变化（图9-7箭头③），分界十分明显。另外胃贲门的单层柱状上皮还下陷形成胃小凹（图9-7箭头④）。上皮下面为固有层，在贲门部含有大量贲门腺（图9-7箭头⑤），少量结缔组织夹在腺体之间。贲门腺为单管状腺或分支管状腺，腺管比较弯曲，因此所见腺的横断面相对较多，腺体直接开口于胃小凹底部。此腺主要由黏液细胞组成，同时有少量壁细胞。黏膜肌（图9-7箭头⑦）在食管端为一层纵行平滑肌，近胃贲门处渐增厚，并逐渐移行为胃的黏膜肌，呈内环、外纵两层。

2．黏膜下层及肌层：均移行为胃的结构，具体组成见胃底标本。

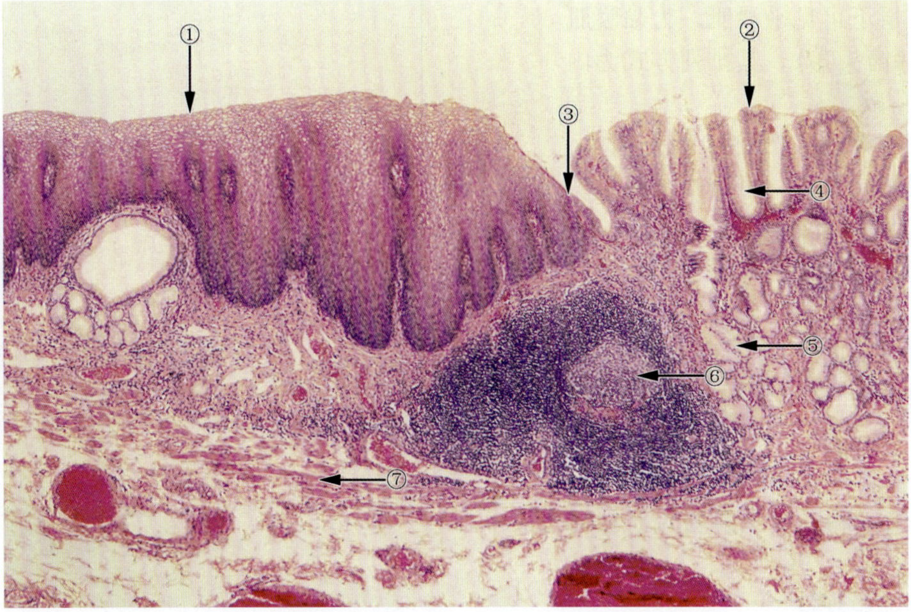

图9-7 食管-胃贲门移行处（40×）

①复层鳞状上皮 ②单层柱状上皮 ③上皮交界处 ④胃小凹 ⑤贲门腺 ⑥淋巴小结 ⑦黏膜肌

胃 底

目的

1．掌握胃底四层膜的结构。

2．重点观察并掌握胃底黏膜结构并联系其功能。

材料与方法 人的胃底部组织，Zenker液固定，石蜡包埋，切片，H·E染色。

肉眼观察

为一长条形组织，一面高低不平染为紫色的是黏膜；另一面染为粉色的是胃壁的其他结构（图9-8）。

标本 胃底
来源 人
方法 H·E

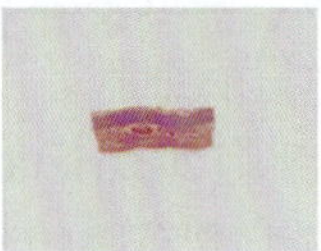

图9-8 胃底（1×）

低倍光镜观察

分清胃壁的四层结构（图9-9）。

1．黏膜：靠近腔面，表面由单层柱状上皮覆盖，有许多较浅的上皮凹陷是胃小凹（图9-9箭头①）。被覆在黏膜和胃小凹表面的细胞称为表面黏液细胞。上皮下为固有层，由结缔组织构成。其中大部分由胃底腺（fundic gland）（图9-9箭头②）所占据，结缔组织则很少，被挤在腺体之间。固有层下可见平滑肌，为黏膜肌层（图9-9箭头③），其排列方式为内环、外纵。

2．黏膜下层（图9-9箭头④）：位于黏膜肌层下方，由疏松结缔组织组成。其中常见较大的血管。

3．肌层（图9-9箭头⑤）：为平滑肌，其肌纤维排列成两或三层，为内环、外纵或内斜、中环、外纵。在环行和纵行平滑肌间可见肌间神经丛。

4．浆膜（serosa）（图9-9箭头⑥）：由间皮和间皮下薄层疏松结缔组织组成。

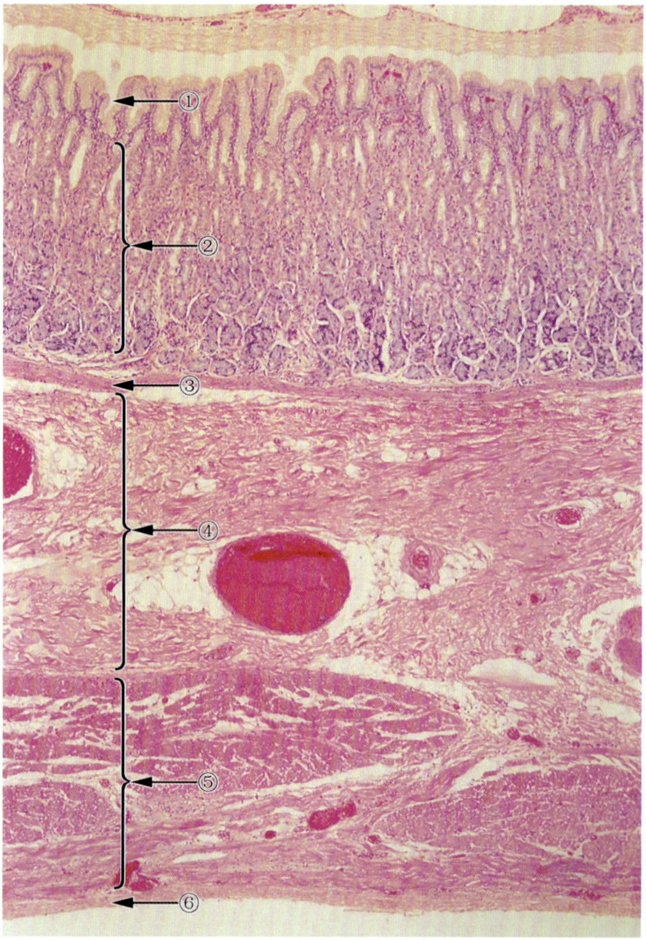

图9-9　胃底（40×）
①胃小凹　②胃底腺　③黏膜肌层　④黏膜下层　⑤肌层　⑥浆膜

高倍光镜观察

仔细观察胃底黏膜的结构。重点观察位于胃腔表面或胃小凹的表面黏液细胞（图9-11a箭头①）。细胞呈柱形，细胞核呈椭圆形，位于基底；顶部细胞质内充满黏原颗粒，因制片过程中被试剂溶解而呈空泡状。在固有层内有很多胃底腺的断面。胃底腺是分支或不分支的单管状腺，开口于胃小凹（图9-10箭头②），它在标本上常被切成圆形、卵圆形或长条形。胃底腺分为颈、体、底三部分，颈部短而细，与胃小凹衔接；体部较长；底部略膨大，可达黏膜深部。选择胃底腺的纵断面观察下列各细胞（普通染色标本上，不能显示嗜银细胞）：

1．主细胞（chief cell）：（图9-10箭头③；图9-11b箭头①）是胃底腺的主要细胞，数目最多，主要分布于胃底腺的体和底部；细胞呈柱状，细胞核圆形，位于细胞的底部，细胞质嗜碱性很强，染成紫蓝色。细胞的顶端细胞质中含大量的酶原颗粒。这种细胞分泌胃蛋白酶原，故又称胃酶细胞。

2．壁细胞（parietal cell）：（图9-10箭头④、图9-11a箭头③、图9-11b箭头②）较主细胞少，多分布于胃底腺的颈、体部；细胞体较大，呈圆形或三角形，细胞核圆形，位于细胞的中央，有时在一个细胞中可见双核，细胞质强嗜酸性，染为红色。此细胞分泌盐酸，故又称盐酸细胞。

3．颈黏液细胞：主要位于胃底腺的颈部，夹在壁细胞之间。细胞界限不易分清；细胞呈柱状或烧瓶状，细胞核呈扁圆形，位于基底部，细胞质染色甚浅，故须仔细观察，方可辨认（图9-11a箭头②）。

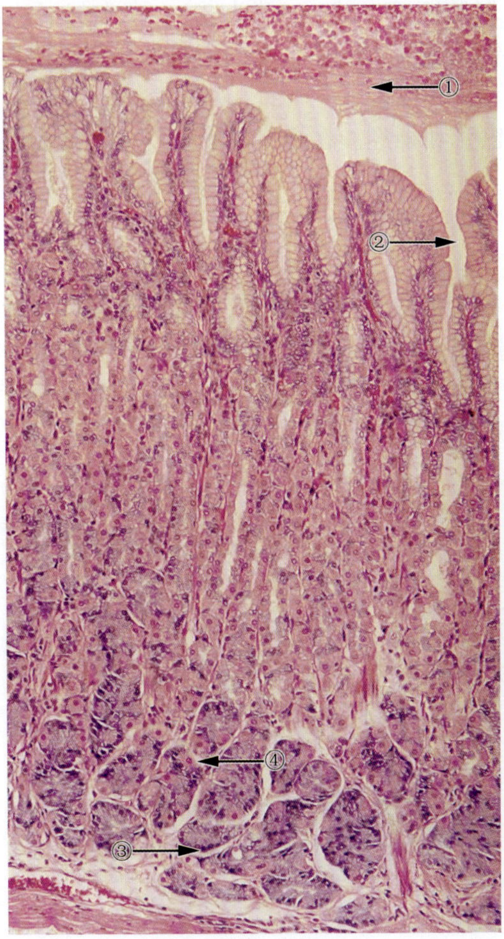

图9-10　胃黏膜（100×）
①黏膜表面黏液层　②胃小凹　③主细胞　④壁细胞

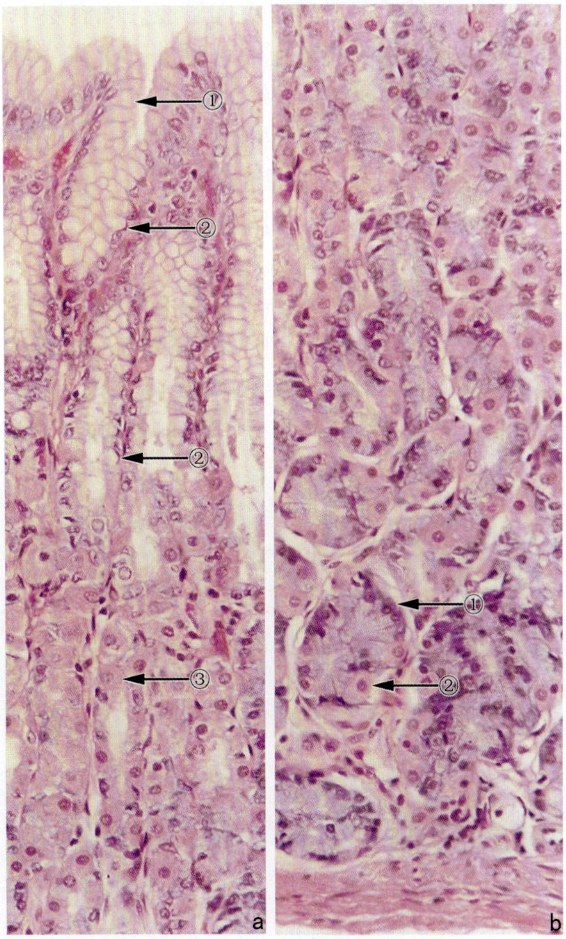

图9-11　胃黏膜（200×）
a：①表面黏液细胞　②颈黏液细胞　③壁细胞
b：①主细胞 ②壁细胞

胃幽门-十二指肠

目的　观察胃幽门与十二指肠交界处的结构特点。

材料与方法　兔的胃幽门与十二指肠连接处，Susa液固定，石蜡包埋，纵断面切片，H·E染色。

肉眼观察　黏膜表面有较高突起、肌层较薄的一侧是十二指肠部分；另一侧为幽门部分（图9-12）。

标本	胃幽门-十二指肠
来源	兔
方法	H·E

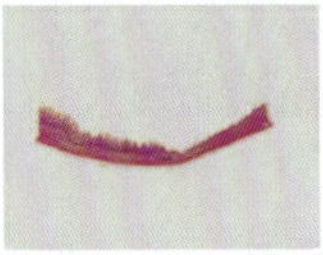

图9-12　胃幽门-十二指肠移行处（1×）

低倍光镜观察

1．黏膜：胃幽门处（图9-13箭头

①）胃小凹较深而宽，腔也大，其长度可占整个黏膜深度的二分之一。固有层中，幽门腺（图9-13箭头⑦）为分支管状腺，开口于胃小凹，此处幽门腺的腺细胞的细胞质浅染，细胞核位于基部。由于腺体分支较多且弯曲，所以切片上很少见到其纵断面。十二指肠（图9-13箭头②）的绒毛呈叶状，突向管腔。固有层中可见肠腺断面（图9-13箭头③）。在幽门-十二指肠的黏膜下层交界处有时可见淋巴小结（图9-13箭头⑤）。胃幽门-十二指肠的黏膜肌层均为两层平滑肌（内环，外纵）组成。

2．黏膜下层：为疏松结缔组织，含血管、淋巴管和神经。在十二指肠处有十二指肠腺（图9-13箭头④），为黏液性腺。

3．肌层和浆膜：与小肠相似，在幽门处环行肌增厚，形成幽门括约肌。

高倍光镜观察

重点观察胃幽门和十二指肠上皮细胞的转变，即表面黏液细胞突然变为吸收细胞和杯状细胞（图9-13箭头⑥）。十二指肠腺为分支管泡状腺（标本上只见腺体的断面）。其腺细胞为黏液性细胞，呈矮柱状。细胞核圆或扁圆形，靠近细胞基部。细胞质染色浅，腺导管由单层柱状上皮组成，管腔较大，穿过黏膜肌层开口于肠腺之底部或绒毛之间。

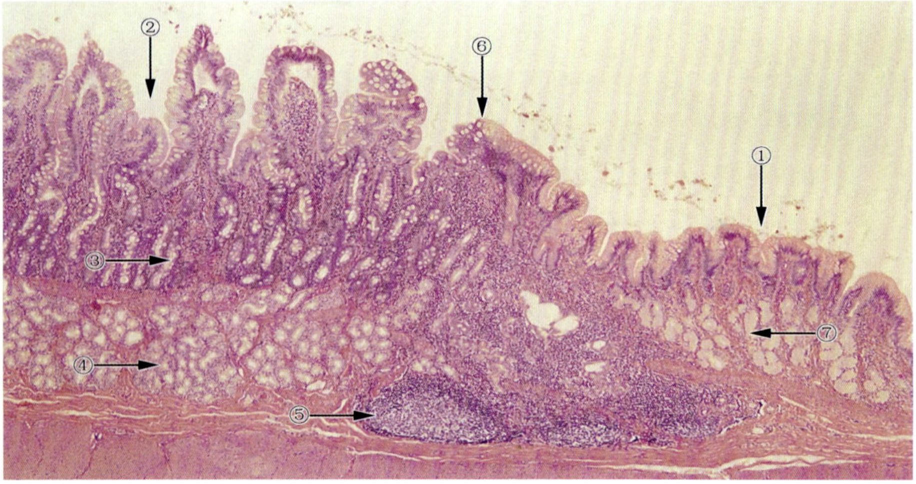

图9-13 幽门-十二指肠移行处（40×）

①幽门 ②十二指肠 ③肠腺 ④十二指肠腺 ⑤淋巴小结 ⑥幽门-十二指肠上皮骤变处 ⑦幽门腺

小 肠

目的

1．掌握小肠壁的四层膜结构。

2．重点观察并掌握小肠黏膜的结构。

材料与方法 人的小肠（small intestine），Susa液固定，石蜡包埋，切片，H·E染色。

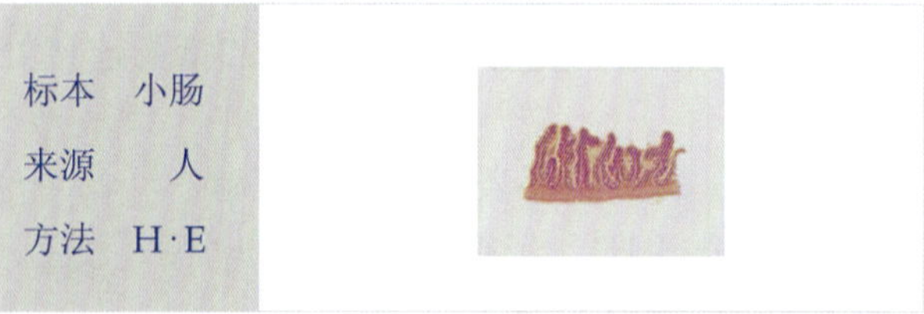

图9-14 小肠（1×）

肉眼观察

切片中染成蓝紫色有较大突起的一面为黏膜，这些突起为小肠皱襞。在小肠皱襞上还可见无数的小突起，这些小突起即为小肠绒毛（intestinal villus）（图9-14）。

低倍光镜观察 小肠壁四层膜的结构。

1．黏膜（图9-15箭头①）：黏膜表面有指状突起，突向管腔，称为小肠绒毛（图9-15箭头②）。在固有层中可见腺的各种不同断面，即肠腺（图9-15箭头③）。固有层下的黏膜肌层由两层平滑肌（内环、外纵）组成。

2．黏膜下层（图9-15箭头④）：位于黏膜下方，由疏松结缔组织组成，其中有血管、黏膜下神经丛和淋巴管等。

3．肌层（图9-15箭头⑤）：在黏膜下层下方，由两层平滑肌组成（内环、外纵）。两层间常见肌间神经丛。

4．浆膜（图9-15箭头⑥）：为肠壁的最外层，由少量疏松结缔组织和间皮组成。

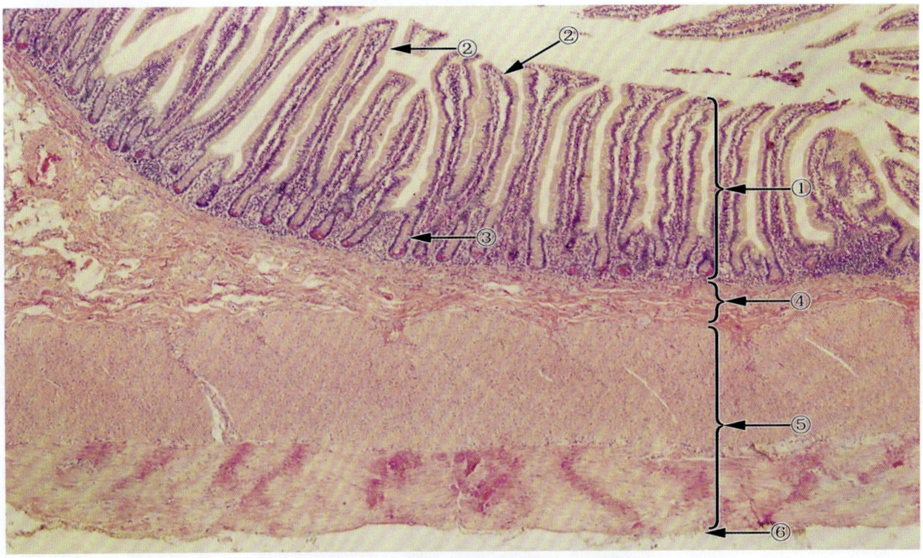

图9-15 小肠壁纵断面（40×）
①黏膜 ②小肠绒毛 ③肠腺 ④黏膜下层 ⑤肌层 ⑥浆膜

高倍光镜观察

1．小肠绒毛：为指状的黏膜突起，突向管腔。覆盖绒毛表面的是单层柱状上皮，柱状的吸收细胞（图9-16箭头①）之间夹杂有杯状细胞（图9-16箭头②）。吸收细胞顶端有明显的纹状缘（图9-16箭头③）。绒毛中轴是固有层，其中央有时可见中央乳糜管；此外，还可见毛细血管、平滑肌纤维、淋巴细胞等。分散的平滑肌纤维沿绒毛中轴纵行排列，它们与绒毛的运动有关。

2．肠腺：为单管状腺，由相邻绒毛根部之间的上皮下陷到固有层而形成，选择一断面观察肠腺的细胞（注意：若肠腺被横断，其结构为：上皮围绕腺腔，而固有层位于上皮外周（图9-17箭头①）；但若小肠绒毛被横断，其结构为固有层位于

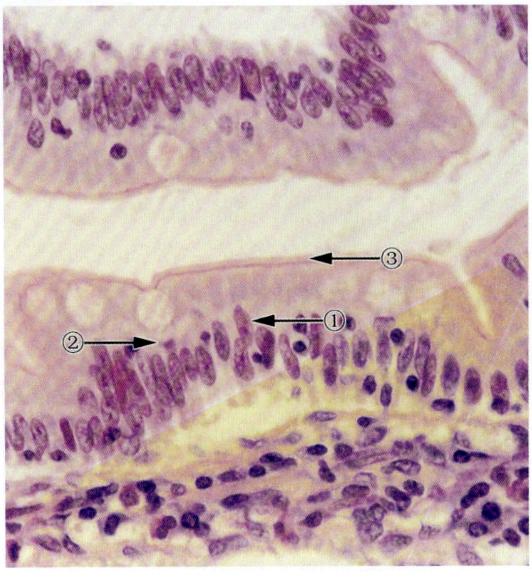

图9-16 小肠黏膜（400×）
①吸收细胞 ②杯状细胞 ③纹状缘

心 脏

目的

1．掌握心（heart）壁的组织结构。

2．比较心脏与血管的构造。

3．在心外膜中观察小动、静脉的构造。

材料与方法

人心壁，Susa液固定，石蜡包埋，切片，H·E染色。

肉眼观察

标本凹凸不平、着浅粉色的一面是心内膜，可见心瓣膜，中间很厚、着红色的是心肌膜；其外是心外膜（图6-14）。

标本　心脏
来源　人
方法　H·E

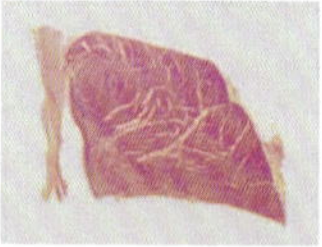

图6-14　心脏（1×）

低倍光镜结合高倍光镜观察

心壁分三层，由内向外观察：

1．心内膜（endocardium）：分为三层。

（1）内皮：较薄，表面为扁圆形的内皮细胞核（图6-14箭头①），与血管内皮相似。

（2）内皮下层（subendothelial layer）（图6-15箭头②）：其薄层结缔组织中含有少量平滑肌纤维。

（3）心内膜下层（subendocardial layer）（图6-15箭头③）：紧靠心肌膜，为结缔组织，内含浦肯野纤维（图6-16箭头②），其直径较一般心肌纤维粗，染色较浅，肌浆丰富，肌原纤维少，横纹不太明显。

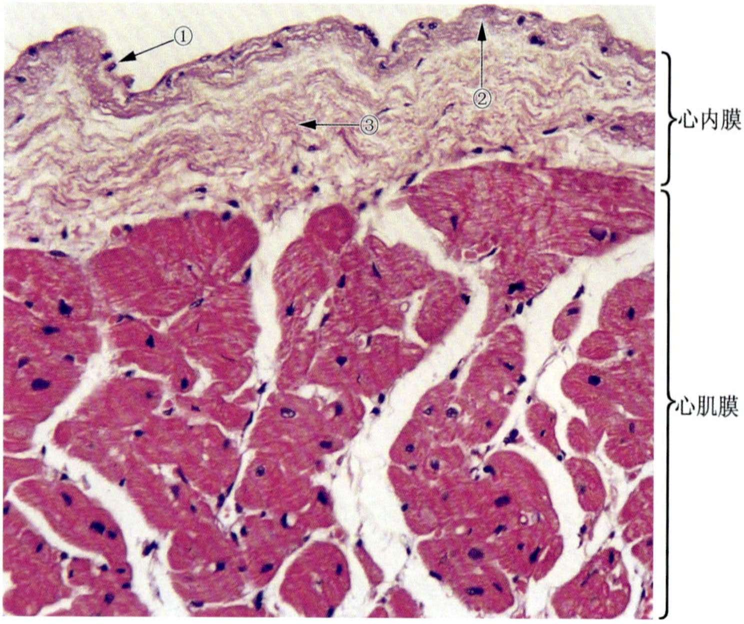

图6-15　心壁心内膜和心肌膜（200×）
①内皮细胞核　②内皮下层　③心内膜下层

2．心肌膜（myocardium）：最厚，占心壁的绝大部分，主要由心肌纤维组成，其间可见丰富的毛细血管和少量结缔组织。心肌纤维呈螺旋状排列，可分内纵、中环、外斜各层，故在切片中能见到各种心肌纤维的断面（图6-16）。

3．心外膜（epicardium）：为薄层结缔组织，其中可见小动脉：管壁厚，管腔小而规则；小静脉：管壁薄，管腔大而不规则（图6-17箭头①）；还可见毛细血管、神经及脂肪组织。其外表面被覆一层间皮（mesothelium）和结缔组织构成的浆膜（serous membrane）（图6-17箭头②）。

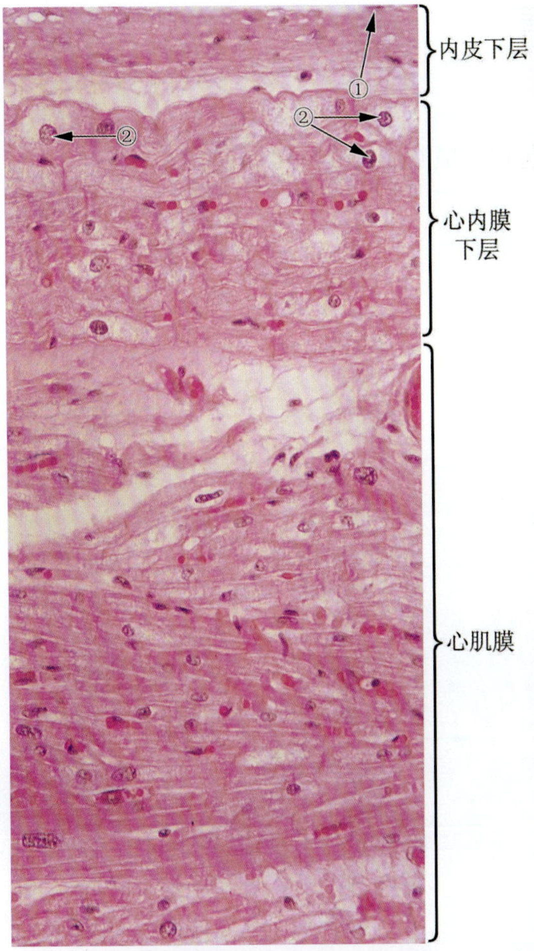

图6-16 心壁心内膜和心肌膜（200×）
①内皮细胞核 ②浦肯野纤维细胞核

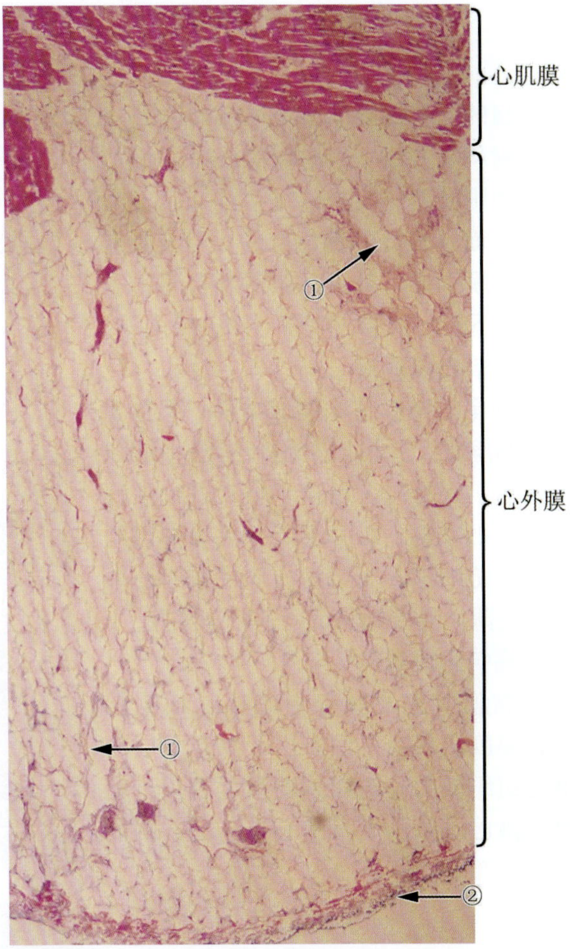

图6-17 心壁心外膜（40×）
①小静脉 ②间皮

示教1 牛心之浦肯野纤维

目的 比较心肌中浦肯野纤维（Purkinije fiber）与普通心肌纤维的形态差异。

材料与方法 牛心脏的心内膜及心肌膜之一部分，Susa液固定，石蜡包埋，切片，H·E染色。

低倍光镜结合高倍光镜观察

在心内膜下层结缔组织内有粗大着浅粉色的肌纤维，即浦肯野纤维。这种肌纤维较普通心肌纤维粗大，肌浆丰富，肌纤维内有成对的细胞核。高倍光镜下可见浦肯野纤维（图6-18箭头）内有少量染色较红的肌原纤维，多分布在肌纤维之边缘，肌原纤维上也有明暗相间的横纹。在肌原纤维之间则是大量着色浅的肌浆。

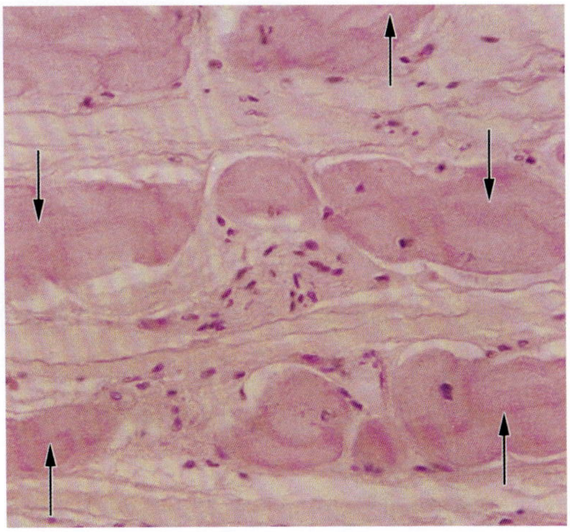

图6-18 浦肯野纤维（20×3.3×3）

阑 尾

目的 掌握阑尾（appendix）的一般结构。

材料与方法 人的阑尾，Susa液固定，石蜡包埋，横断面切片，H·E染色。

肉眼观察

腔面不整齐的紫色层是黏膜及近黏膜的黏膜下层，外面环绕的粉红色部分为黏膜下层、肌层、浆膜（图9-20）。

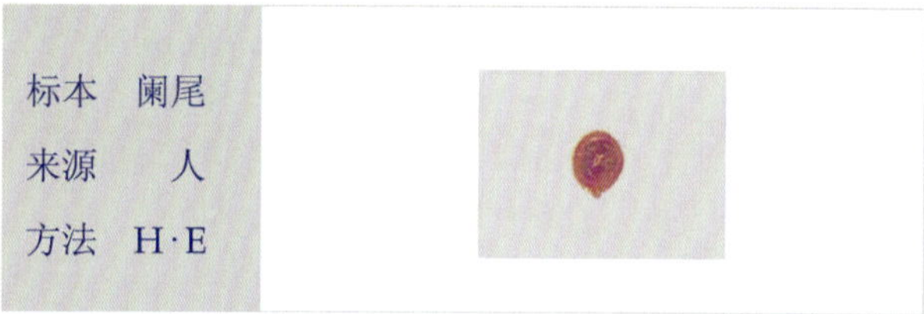

图9-20 阑尾（1×）

低倍光镜观察

阑尾的黏膜结构类似结肠，但固有层内肠腺很少，淋巴细胞和淋巴小结则很发达，有时侵入黏膜下层，以致黏膜肌层很不完整。黏膜下层含大量淋巴组织及脂肪细胞。肌层的内环层较厚，外纵层较薄，没有结肠带。外膜为浆膜。

高倍光镜观察

黏膜上皮及肠腺中的杯状细胞较少，黏膜肌层由于固有层及黏膜下层的淋巴组织较为发达以致断断续续很不完整。淋巴小结的生发中心及暗区、明区及帽部都很明显。

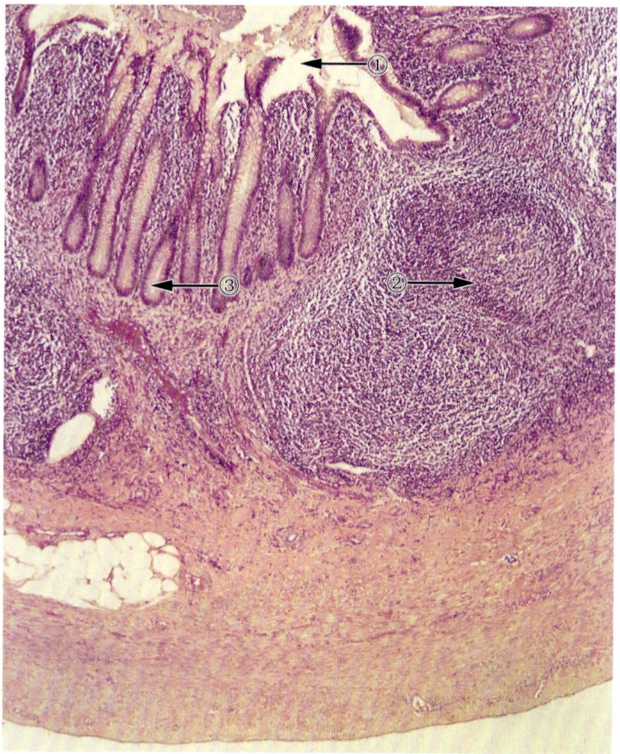

图9-21 阑尾（40×）
①阑尾腔 ②淋巴小结 ③肠腺

示教1 中央乳糜管

目的 重点观察小肠绒毛的中央乳糜管（central lacteal）。

材料与方法 用生猪油喂豚鼠，然后取其小肠，AOB液（3%重铬酸钾8ml，2%锇酸2ml，冰醋酸一滴）固定，石蜡包埋切片。

高倍光镜观察

本方法可将脂滴染成黑色。喂豚鼠油脂后，经肠道中的胰脂肪酶水解油脂，水解后的产物被小肠吸收细胞吸收，并在终未网以下的细胞质中重新合成脂肪，而后经过固有层输入中央乳糜管。故借染脂肪而将中央乳糜管和吸收细胞游离端的纹状缘(电镜下为微绒毛)及细胞质内的脂滴显示出来。

1．小肠上皮吸收细胞游离端的细胞质内有许多大小不等脂滴（图9-22箭头③）。

2．中央乳糜管（图9-22箭头②）位于小肠绒毛（图9-22箭头①）中轴的结缔组织内，乳糜管被纵切，管壁的结构不能显示。腔内充满了被染成黑色的脂肪滴。

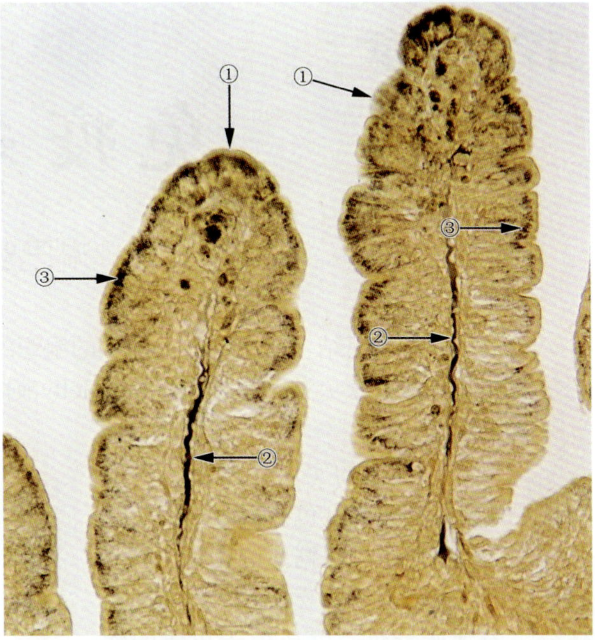

图9-22　中央乳糜管（200×）
①小肠绒毛　②中央乳糜管　③脂滴

示教2　肠嗜银细胞

目的　观察小肠上皮的嗜银细胞（内分泌细胞）。

材料与方法　人小肠，福尔马林液固定，石蜡包埋切片，Gnime Liccs法银液浸染。

低倍光镜观察

选择小肠绒毛或肠腺，在其上皮中找到含有深棕黑色颗粒的细胞，换高倍光镜进一步观察。

高倍光镜观察

细胞呈柱状或锥体形，细胞质中含许多粗大深棕黑色的嗜银颗粒（图9-23箭头），多位于

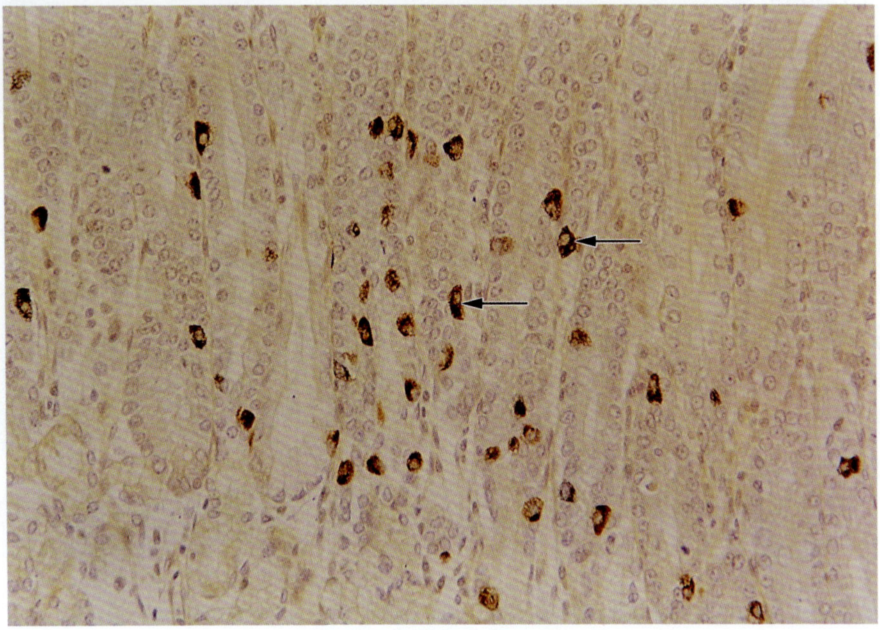

图9-23　肠嗜银细胞（200×）

第7章

免疫系统

淋巴结

目的 掌握淋巴结（lymphoid node）的组织结构。

材料与方法 家兔淋巴结，Susa液或Helly液固定，石蜡包埋，切片，H·E染色。

肉眼观察

淋巴结是豆形的实质性器官。表面有薄层被膜，染成粉红色。内部是实质，分为皮质和髓质，可根据部位和染色的不同来区分。皮质位于被膜下、实质的周边部分，着深蓝紫色；髓质位于皮质的深方、实质的中央部分，着浅蓝紫色。有的标本在淋巴结的一侧有凹陷而无皮质结构，该处为淋巴结门（图7-1）。

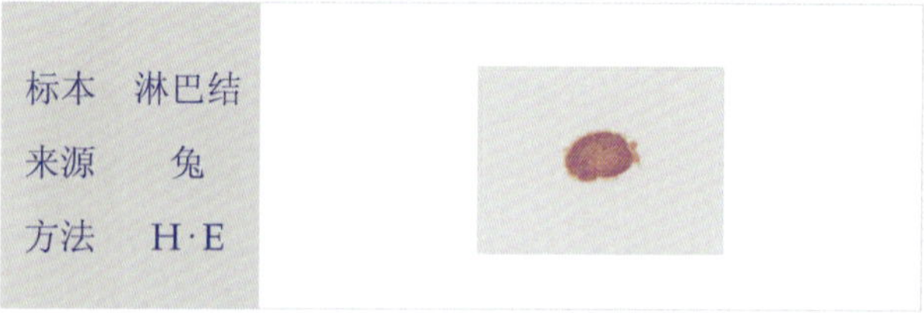

图7-1 淋巴结（1×）

低倍光镜观察

1．被膜：被膜（图7-2箭头①）由较致密的结缔组织组成。可见粉红色索状结缔组织自被膜伸到实质内，形成小梁（图7-2箭头②），它们构成实质的粗的网架结构。小梁粗细不等，在切片中可被切成长条形、圆形、椭圆形或分支状。小梁内可见血管断面。

2．皮质（cortex）：

（1）淋巴小结（lymphoid nodule）：位于浅层皮质，是由密集的B细胞构成的球形结构（图7-2箭头③），多呈单层分布。小结中央着色较浅，称为生发中心（germinal center），其内侧份为暗区（dark zone），外侧份

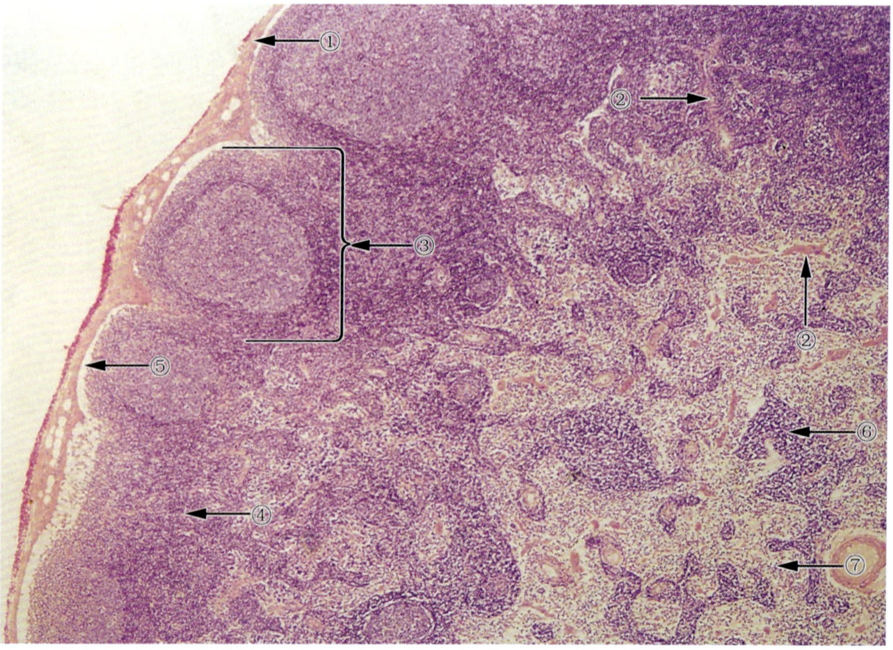

图7-2 淋巴结（40×）
①被膜 ②小梁 ③淋巴小结 ④胸腺依赖区 ⑤被膜下淋巴窦 ⑥淋巴索 ⑦髓质淋巴窦

为明区（light zone）。明区顶端覆盖有一半月形小淋巴细胞层，染色深，称为小结帽。

（2）胸腺依赖区（thymus dependent area）：又称为副皮质区（paracortical zone）（图7-2箭头④）。为分布于淋巴小结之间和皮质深层的弥散淋巴组织，以小淋巴细胞为主，呈弥散分布。

（3）皮质淋巴窦（皮窦）：分布于被膜与淋巴组织之间（被膜下淋巴窦）（图7-2箭头⑤）和小梁与淋巴组织之间（小梁周窦）。

3．髓质（medullary）：

（1）淋巴索（lymphoid cord）（髓索）（图7-2箭头⑥）：是由密集的淋巴组织构成的条索状结构，彼此相连。在切片中，淋巴索着深蓝紫色，粗细不等，形状不规则，可呈长条形或分支状。淋巴索内亦可见血管断面。

（2）髓质淋巴窦（图7-2箭头⑦）：或称髓窦（medullary sinus），明显可见，为走行于淋巴索之间和淋巴索与小梁之间的浅色区域，其形状迂曲，窦腔较宽，并且分支吻合成网。

高倍光镜观察

1．皮质：

（1）淋巴小结（图7-3箭头①）：小结帽的细胞为小淋巴细胞，细胞核小，呈圆形或肾形；核膜及染色质清楚，但核仁小而不明显；细胞质很窄且着色浅，因而细胞轮廓不易看清。在生发中心，主要是体积较大的、圆形的大淋巴细胞和中等淋巴细胞，它们的细胞核大，呈圆形或卵圆形，而且核仁明显；细胞质较宽，嗜碱性强。

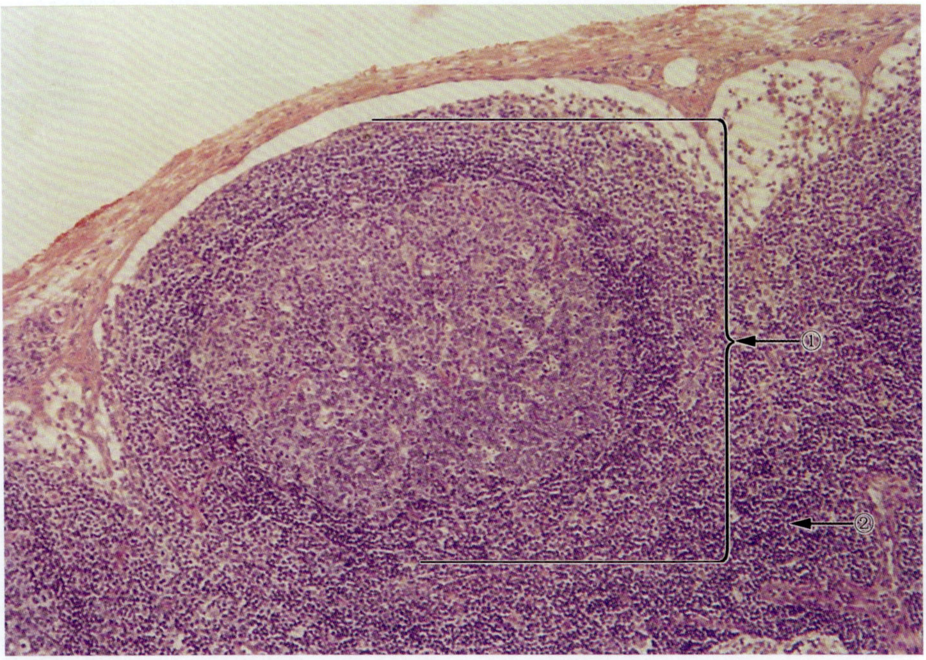

图7-3　淋巴结皮质（100×）　①淋巴小结　②胸腺依赖区

（2）胸腺依赖区（图7-3箭头②）：以小淋巴细胞为主，呈弥散分布。此区可见毛细血管后微静脉（图7-4箭头），其内皮较高，呈立方形，细胞核椭圆形，偶可见淋巴细胞穿过内皮。

示教5 口 唇

目的 了解口唇的组织结构。

材料与方法 人口唇，Susa液固定，石蜡切片，H·E染色。

肉眼观察 可见标本（图9-27）的三面均由染成蓝紫色的上皮覆盖，一侧的上皮较厚，为口唇的口腔面黏膜上皮；另一侧的皮肤较薄，基底部不平整，为口唇外面皮肤的表皮。口唇中央红染者为口轮匝肌。

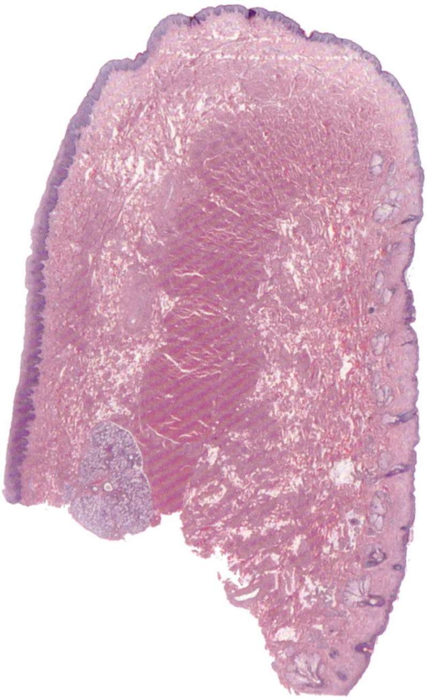

图9-27 口唇（2×）

低倍光镜观察

由黏膜侧开始，可分为黏膜、黏膜下层、肌层、皮肤四层（图9-28）。

1．黏膜：由未角化的复层鳞状上皮和固有层组成。固有层向上皮深面形成许多圆锥形突起，称为固有层乳头（图9-28a）。

2．黏膜下层：为疏松结缔组织，内含血管、神经和唇腺。唇腺为小型混合腺（图9-28b）。

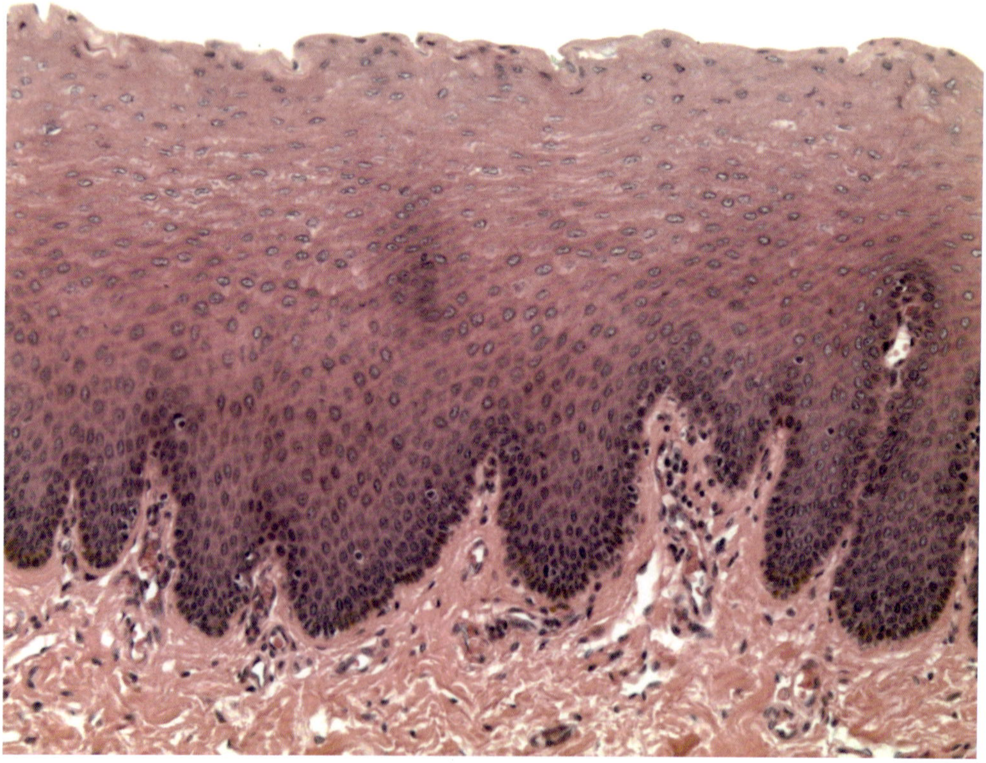

图9-28a 口唇黏膜（40×）

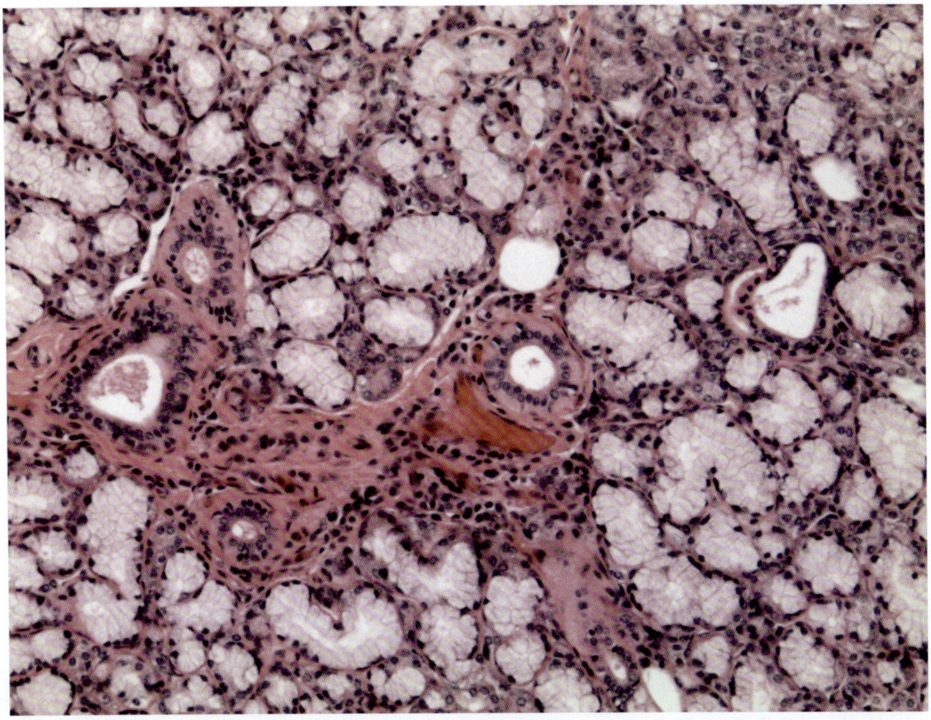

图9-28b　人唇腺（100×）

3．肌层：较厚，为骨骼肌，主要为环形的口轮匝肌（图9-28c）。

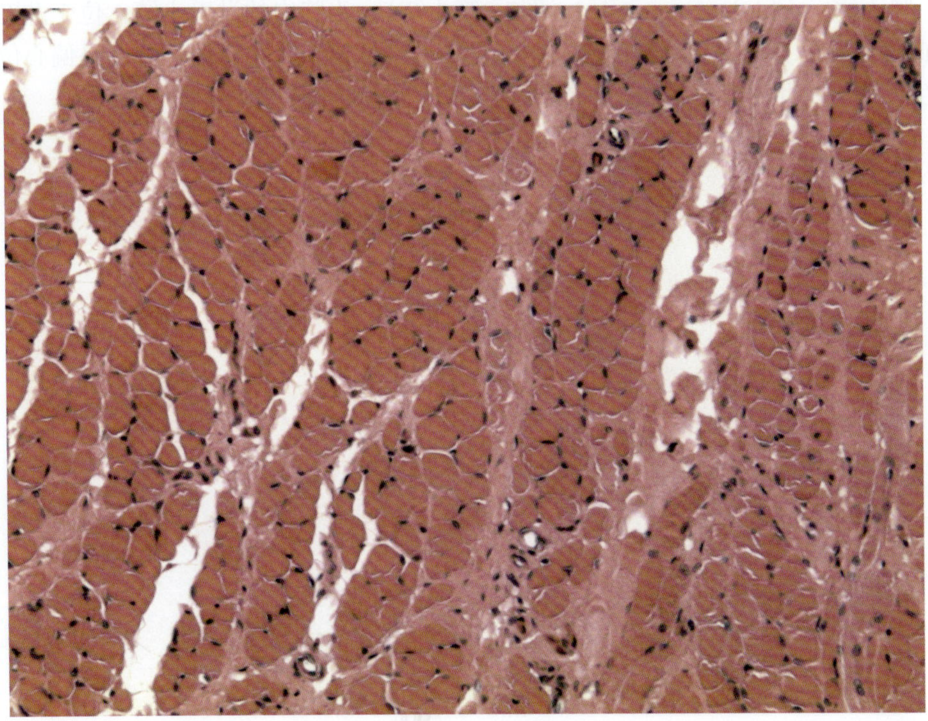

图9-28c　口轮匝肌横断面（100×）

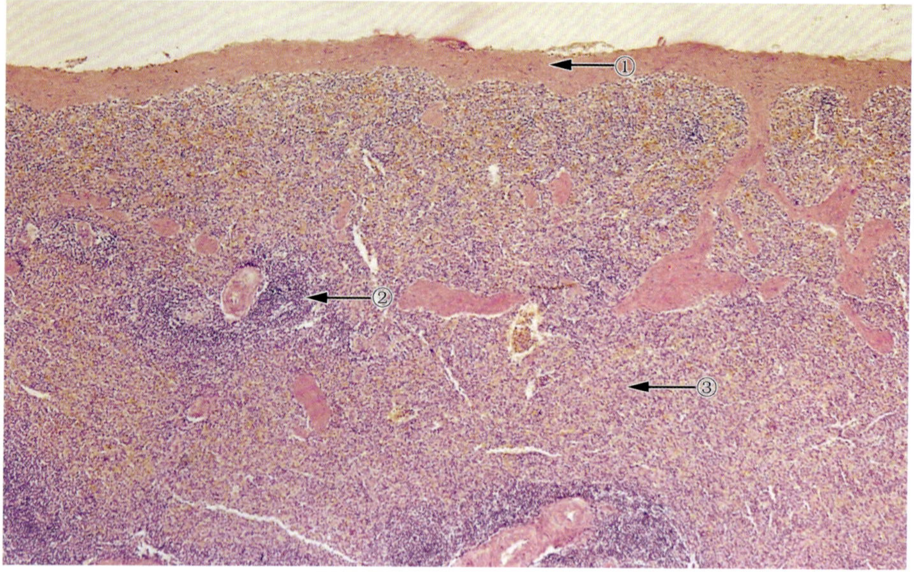

图7-8 脾（40×） ①被膜 ②白髓 ③红髓

2．实质：

（1）白髓（white pulp）（图7-8箭头②）：散在分布在红髓内，染成深蓝色，主要由密集的淋巴组织构成。可分为两部分。

1）动脉周围淋巴鞘（periarterial lymphatic sheath）（图7-9箭头①、图7-11箭头①）：由紧包在中央动脉周围的密集的淋巴组织组成。由于动脉走行方向不一，可见淋巴鞘的横、斜断面及有分支的断面，偶见纵断面。断面中央为中央动脉。

2）脾小体（splenic corpuscle）（图7-9箭头②）：为脾内的淋巴小结，位于淋巴鞘的一侧，故此处白髓的直径大于单纯的淋巴鞘，且中央动脉位于脾小体的一侧而呈偏心位。脾小体常有生发中心，此处着色较浅，淋巴细胞较大，特点与淋巴结的淋巴小结相似。

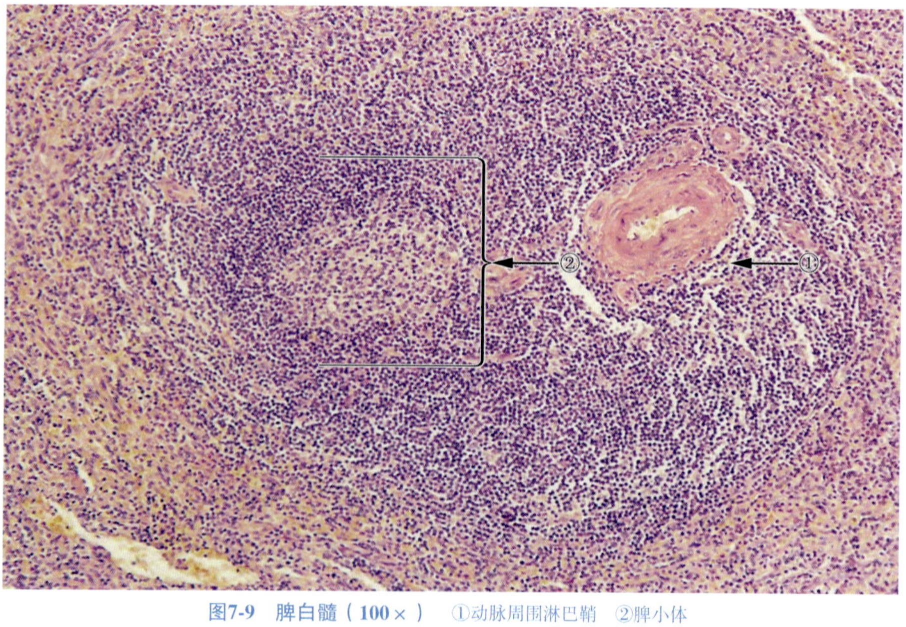

图7-9 脾白髓（100×） ①动脉周围淋巴鞘 ②脾小体

（2）红髓（red pulp）（图7-8箭头③）：范围广，分布于白髓之间及白髓与脾小梁之间。分为两部分。

1）脾窦（splenic sinusoid）（即血窦）（图7-10箭头①）：走行迂曲，窦腔大小视血液充盈程度而异。窦腔内，有的空虚，有的含血细胞，以红细胞居多。窦壁邻接脾索，当窦腔空虚时较易辨认。

2）脾索（splenic cord）（图7-10箭头②）：位于相邻的脾窦之间，呈分支条索状，主要由网状组织构成。

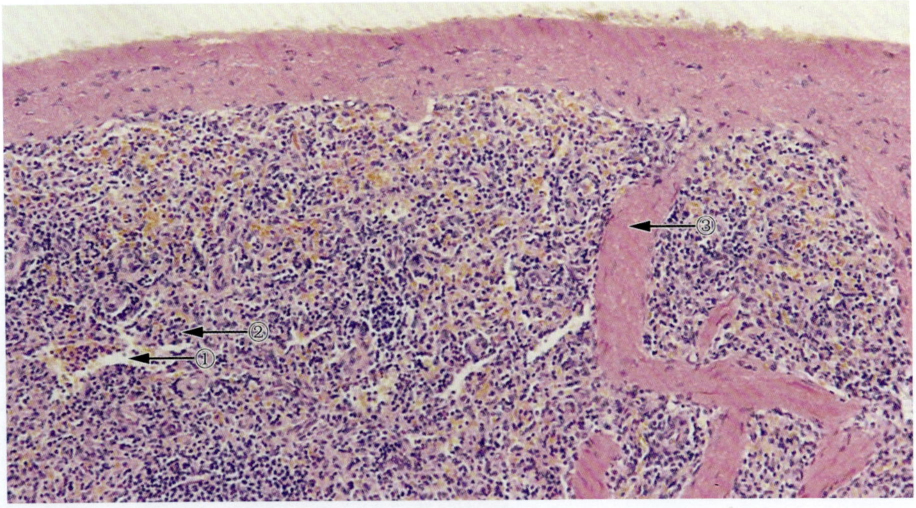

图7-10　脾红髓（100×）　①脾窦　②脾索　③小梁

（3）边缘区（marginal zone）：位于白髓和红髓之间，组织较疏松，可见巨噬细胞。

在红髓中有小梁（图7-10箭头③）穿行。小梁被染成粉红色，因切面而呈长条状、分支状或圆形，其结构与被膜结缔组织相同。小梁内有小梁动、静脉。

高倍光镜观察

在低倍光镜观察的基础上，转换高倍光镜重点观察以下结构。

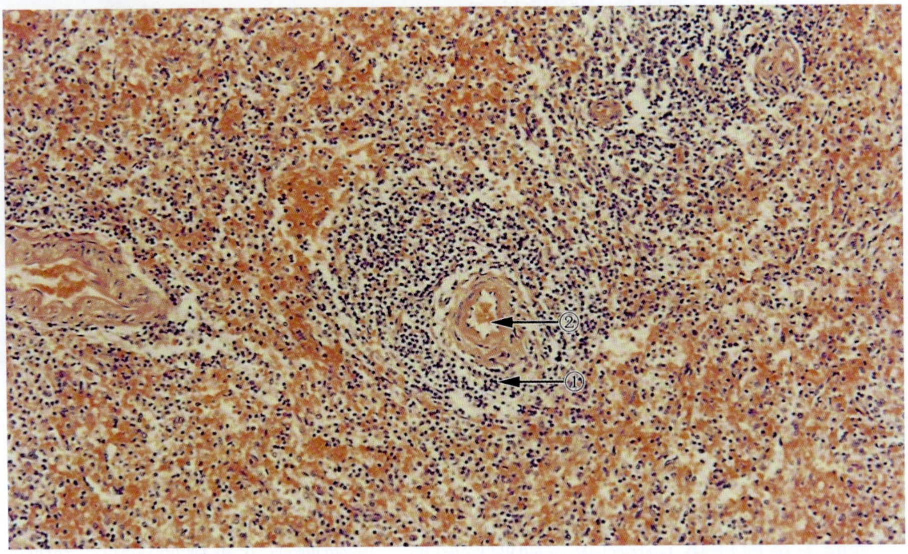

图7-11　脾白髓（100×）　①动脉周围淋巴鞘　②中央动脉

二、消化腺

腮　腺

目的　了解腮腺（parotid gland）结构，辨认纯浆液性腺泡、闰管和分泌管。

材料与方法　人的腮腺，Susa液固定，石蜡包埋，切片，H·E染色。

肉眼观察

可见标本的一侧被有薄层红色被膜，腺体实质被粉红色的结缔组织分隔成许多小区，即小叶（图9-31）。

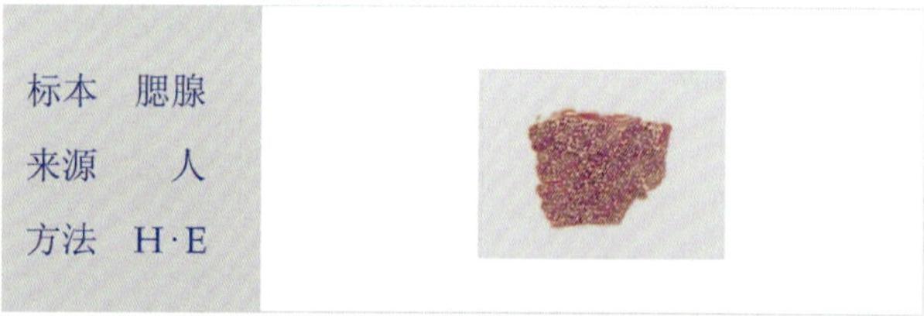

图9-31　腮腺（1×）

低倍光镜观察

1．小叶由被膜伸入的结缔组织分隔而成，其内充满腺泡和导管。腺泡是浆液性腺泡（图9-32箭头①），导管位于腺泡之间，分泌管（图9-32箭头②）较粗而腔大、红染，闰管（图9-32箭头③）较细而腔窄。

2．在小叶之间为结缔组织，称为小叶间隔，其中有大的导管，即小叶间导管（图9-32箭头④）。

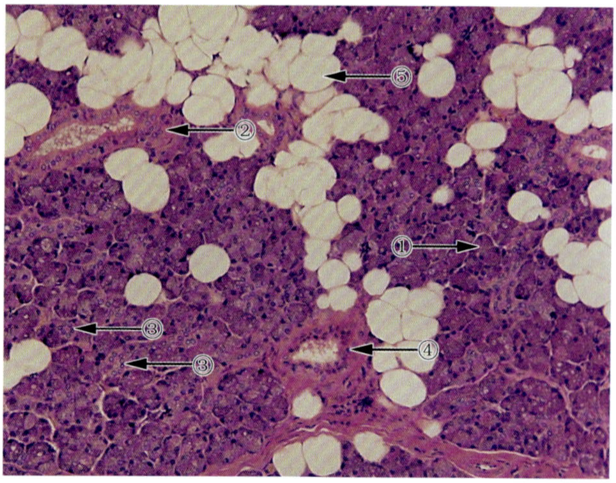

图9-32　腮腺（100×）

①浆液性腺泡　②分泌管　③闰管　④小叶间导管　⑤脂肪细胞

高倍光镜观察

1．浆液性腺泡（serous acinus）：呈圆形或椭圆形，由锥体形或柱状的浆液性细胞（图9-33箭头①）围成，中央有一小的腺泡腔；浆液性细胞的细胞核呈圆形，位于细胞基部；顶部细胞质常含有嗜酸性的红色颗粒，即酶原颗粒；细胞基部含有呈纵纹状排列的嗜碱性物质。此外，在腺泡上皮与基膜之间有肌上皮细胞（篮细胞）（图9-33箭头②），其细胞核细长而深染，细胞质不易见到（此细胞可不必寻找）。

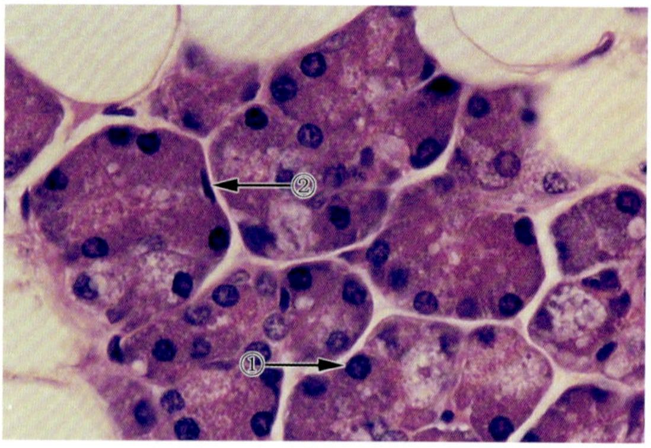

图9-33　腮腺（400×）

①浆液性细胞　②肌上皮细胞

2．闰管（intercalated duct）（图9-34a箭头①）：为管腔细窄的小导管。管径较腺泡小。管壁由单层矮立方或扁平上皮细胞组成。细胞质着色浅红，管腔内或可见红色分泌物。

3．分泌管（secretory duct）又称纹状管（striated duct）（图9-34a箭头②）：管径、管腔较闰管大，管壁由单层柱状上皮构成。细胞核圆形，居细胞中央或稍偏顶端。细胞质嗜酸性强，着鲜红色，在细胞的基部有垂直于基底面的红色纵纹（图9-34b箭头）。

4．小叶间导管（图9-32箭头④）：由单层或假复层柱状上皮围成。

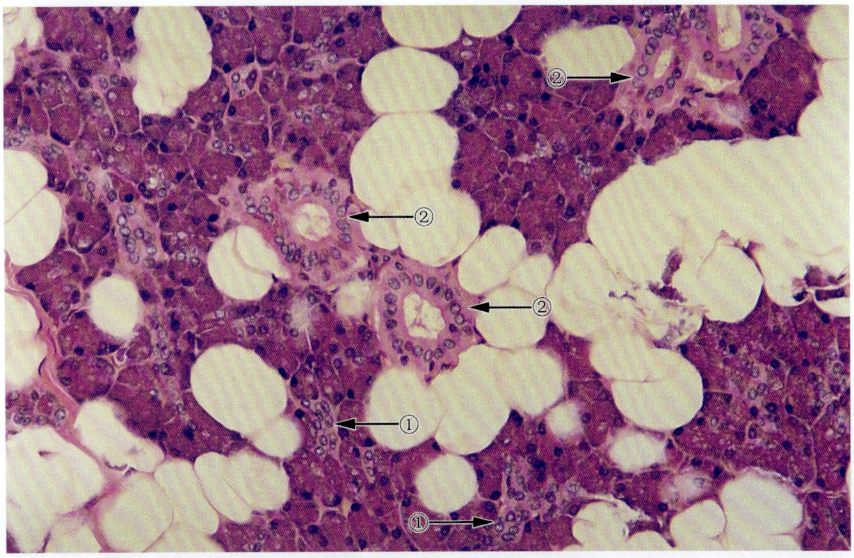

图9-34a　腮腺（200×）　①闰管　②分泌管

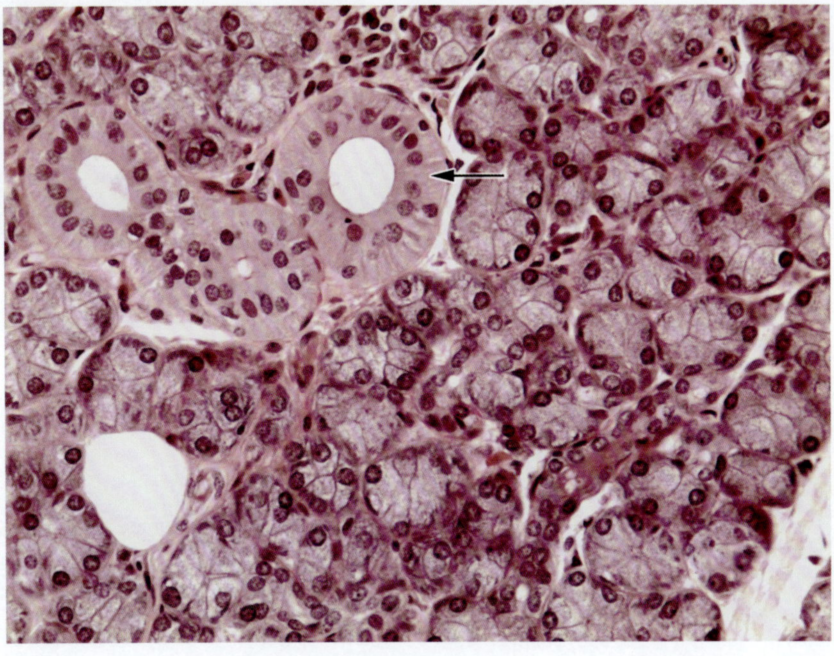

图9-34b　腮腺（400×）

（fibroblast）的细胞核。

2．皮质（图7-16箭头①、图7-17箭头①）：位于小叶的周边，相邻小叶的皮质之间有小叶间隔（图7-16箭头②、图7-17箭头②）。皮质（图7-16箭头③、图7-17箭头③）主要由扁平的被膜下上皮细胞、星状的胸腺上皮细胞和淋巴细胞组成，淋巴细胞多而密集，故皮质着色较深(胸腺皮质有无淋巴小结和淋巴窦？)。

3．髓质（图7-16箭头④、图7-17箭头④）：位于小叶的深部，相邻小叶的髓质彼此相连。髓质也主要由星状的胸腺上皮细胞和淋巴细胞组成，但由于前者较多而后者较少并且稀疏，故髓质着色较浅。髓质上皮细胞的体积较大，呈圆形或多边形；细胞质较宽，着浅粉色；细胞核呈圆形，着色浅；淋巴细胞呈圆形，细胞核染色较深，细胞质少而着色不明显。

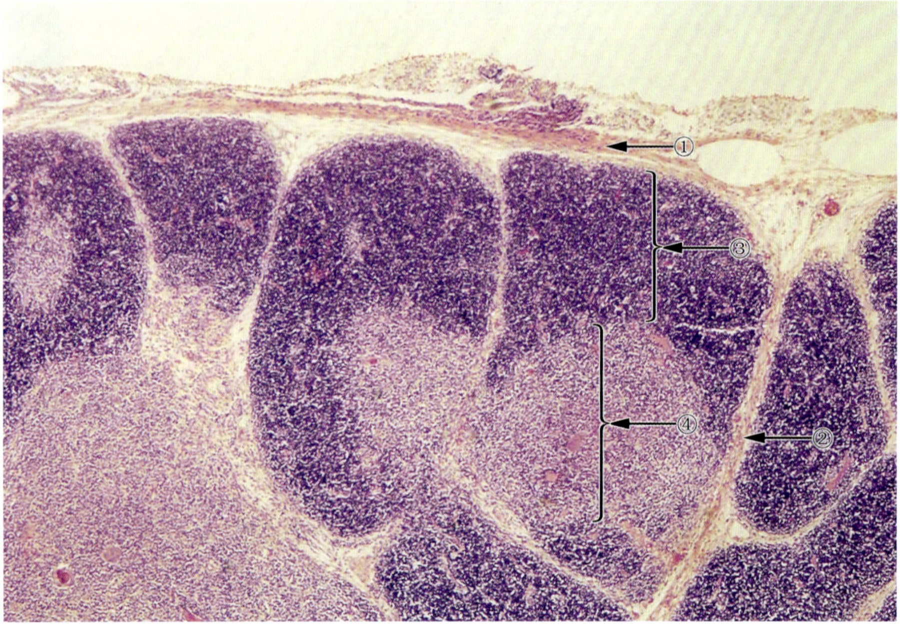

图7-16 胸腺（40×） ①被膜 ②小叶间隔 ③皮质 ④髓质

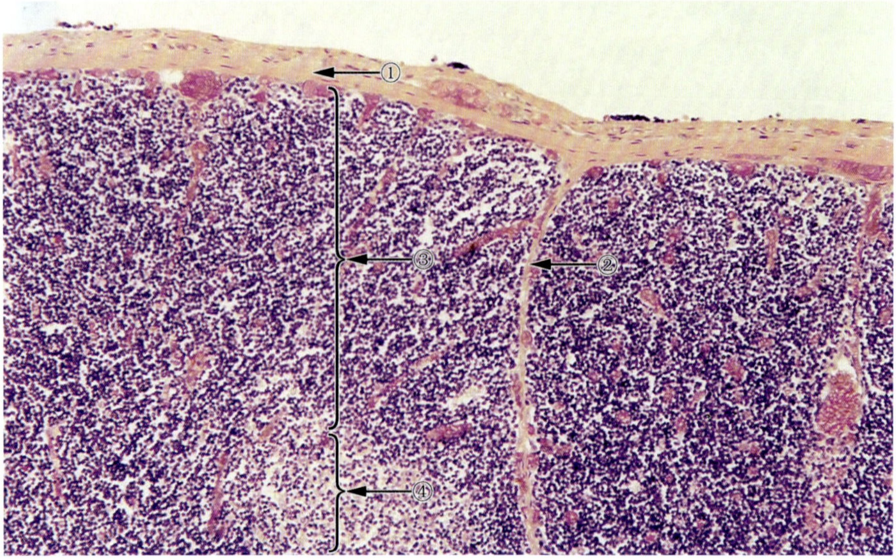

图7-17 胸腺（100×） ①被膜 ②小叶间隔 ③皮质 ④髓质

胸腺小体（thymic corpuscle）：散在分布于髓质内（图7-18箭头），多呈圆形，大小不一，由数层扁平的胸腺小体上皮细胞同心环抱形成（细胞层数不易分辨）。小体外层的细胞有细胞核，呈新月状，小体中心的细胞可完全角化，嗜酸性较强。低倍观察后换高倍进一步观察。

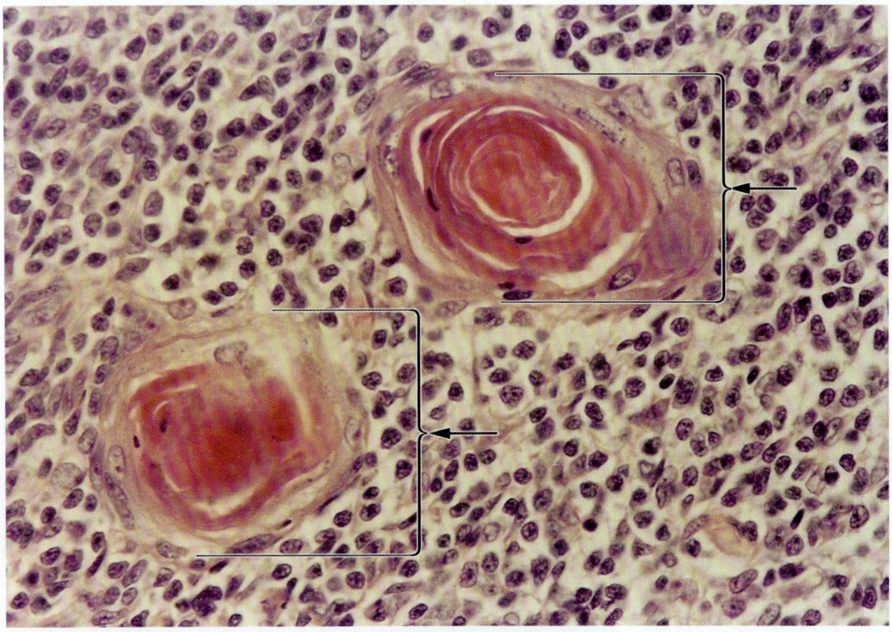

图7-18　胸腺小体（400×）

腭扁桃体

目的　了解腭扁桃体（palatine tonsil）的组织结构，会辨认腭扁桃体标本。

材料与方法　人的腭扁桃体，Susa液固定，石蜡包埋，切片，H·E染色。

肉眼观察

标本的一侧是扁桃体的表面（游离面），可见一层紫红色的黏膜上皮及上皮下的薄层粉红色的固有层。标本的另一侧是扁桃体的底面，可见由粉红色的被膜包裹。沿黏膜上皮观察，可见上皮向扁桃体内部的结缔组织中凹陷，形成隐窝。在隐窝周围及固有层深侧可见着蓝紫色的结构，为重点观察的淋巴组织（图7-19）。

标本	扁桃体
来源	人
方法	H·E

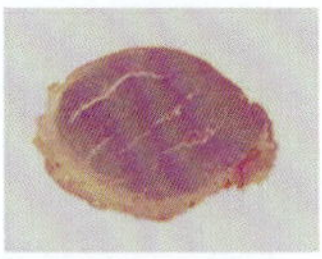

图7-19　腭扁桃体（1×）

低倍光镜观察

1．黏膜上皮和隐窝：在扁桃体的外表面被覆着黏膜上皮（图7-20箭头①），它是由复层扁平上皮构成。沿黏膜上皮推移标本，可见1～2个由上皮陷入扁桃体内所形成的隐窝（图7-20箭头②）。隐窝的上皮也是复层扁平上皮，上皮内可见侵入的淋巴细胞。

2．淋巴组织（图7-20箭头③）：在隐窝周围和黏膜上皮深部，可见密集分布的淋巴小结和弥散淋巴组织，淋巴小结可有生发中心。弥散淋巴组织中可见高内皮毛细血管后微静脉。

见半月（图9-38箭头④）。腺泡细胞与基膜之间亦有肌上皮细胞。小叶内闰管的断面较少，但可见许多红染的分泌管（图9-38箭头⑤）的切面。

2．小叶间隔：同上述其他唾液腺。

猪　肝

目的　观察猪肝的组织结构，并与人肝做比较。

材料与方法　猪的肝，Helly液固定，石蜡包埋，切片，H·E染色。

肉眼观察

可见标本被分成许多小的区域，即为肝小叶（图9-39）。

标本　肝
来源　猪
方法　H·E

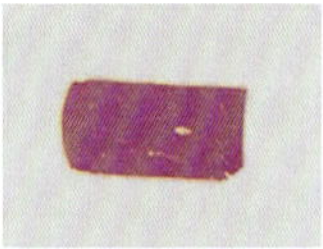

图9-39　猪肝（1×）

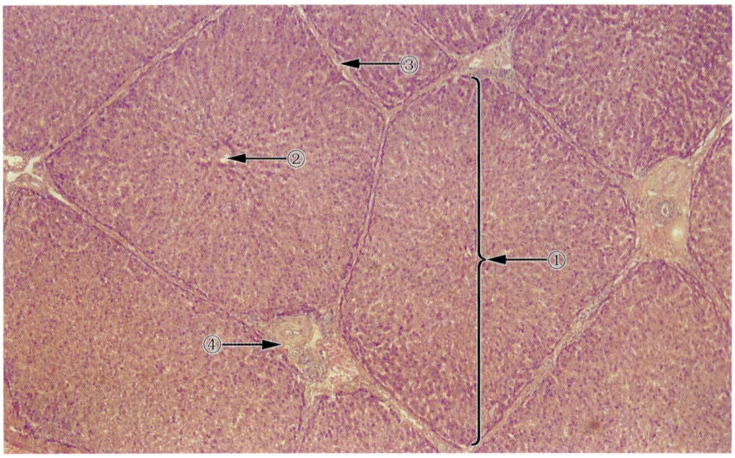

图9-40　猪肝（40×）
①肝小叶　②中央静脉　③小叶间结缔组织　④门管区

低倍光镜观察

1．被膜：仅在一侧可见由结缔组织组成的少许被膜。

2．肝小叶（hepatic lobule）（图9-40箭头①）：呈多边形或不规则形，小叶周边结缔组织（图9-40箭头③）比人肝为多，故肝小叶界限清楚。中央静脉（图9-40箭头②）位于肝小叶内，但并非完全位于中央，且有的肝小叶中找不到中央静脉（与肝小叶的切面有关）。肝板及肝血窦均比较清楚。

3．门管区（portal area）（图9-40箭头④）：位于肝小叶的周边。在此标本中，三种管道显示的不太清楚，需认真辨认。

人　肝

目的　重点观察并掌握肝小叶的结构和门管区的组成。

材料与方法　人的肝脏，Zenker液固定，石蜡包埋，切片，H·E染色。

肉眼观察

在切片边缘可见一粉红色的细线，即为被膜的切面，实质中可见许多小腔多为肝内血管断面（图9-41）。

标本　肝
来源　人
方法　H·E

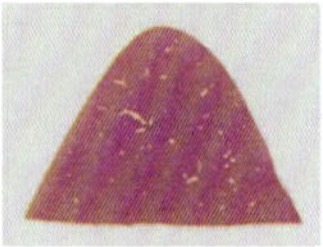

图9-41　人肝（1×）

低倍光镜观察

1．被膜：由致密结缔组织组成。

2．肝小叶：呈多边形或不规则形。相邻肝小叶之间结缔组织极少，因而使得肝小叶之间分界不清。各肝小叶的切面不全相同。横断肝小叶，其内有一条中央静脉（图9-42箭头①）的横切面。肝细胞以此为中轴呈索状（或板状）向四周略呈放射状排列，称为肝板或肝索（图9-42箭头②；图9-43箭头①）。肝板之间的腔隙为肝血窦。

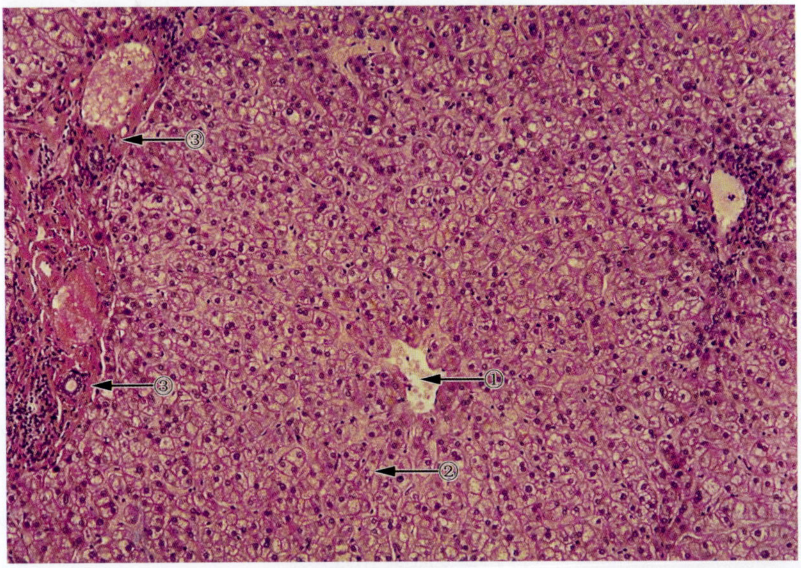

图9-42　人肝（100×）
①中央静脉　②肝细胞索　③门管区

3．门管区（图9-42箭头③）：在相邻肝小叶之间结缔组织较多的地方，其内含有小叶间动脉、小叶间静脉和小叶间胆管的断面。

4．小叶下静脉（图9-44箭头）：也位于肝小叶之间，是一条单独走行的小静脉，管径比中央静脉粗大，管壁较厚而且完整。

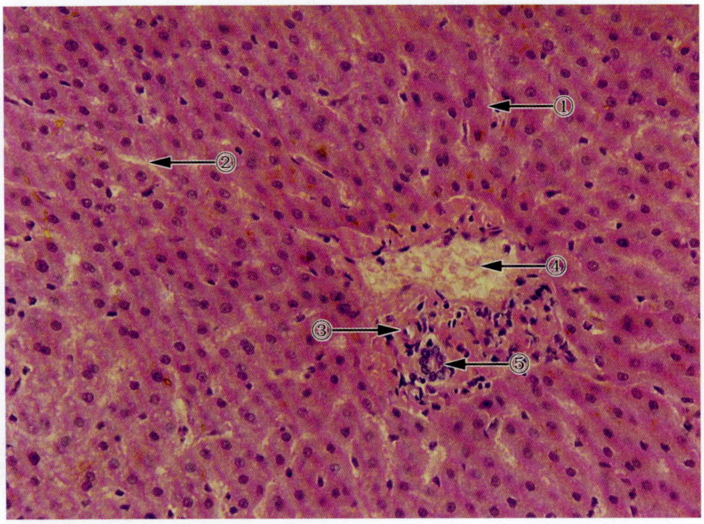

图9-43a　肝门管区（200×）
①肝板　②肝血窦　③小叶间动脉　④小叶间静脉　⑤小叶间胆管

高倍光镜观察

1．肝索（hepatic cord）（或肝板hepatic plate）（图9-43箭头①）：由一行或两行肝细胞组成肝板（图9-43b箭头①）。肝细胞的体积较大，呈多边形；细胞核呈圆形，位于中央，可见双核或多倍体核，可见核仁；细胞质呈粉红色。相邻肝细胞之间本应有胆小管存在，但在此标本中不能显示出来（见本章示教1）。

2．肝血窦（图9-43箭头②）：为肝板之间的空隙，窦壁衬以内皮。内皮细胞核呈扁圆形，突入血窦腔内。在血窦腔内有许多体积较大、形状不规则的、具有吞噬能力的星形细胞，为肝巨噬细胞（即库普否细胞，在此标本中较难分辨）。血窦与中央静脉相通连。

3．门管区：在邻近几个肝小叶之间的结缔组织内，常见下列三种伴行的管道：

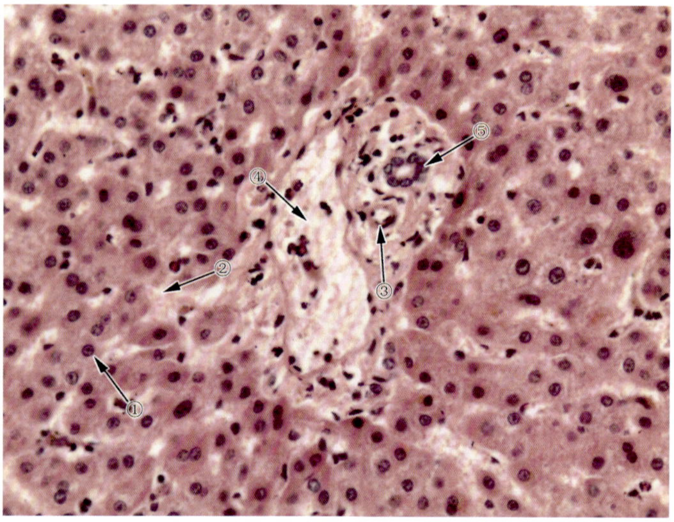

图9-43b　肝门管区（400×）
①肝板　②肝血窦　③小叶间动脉　④小叶间静脉　⑤小叶间胆管

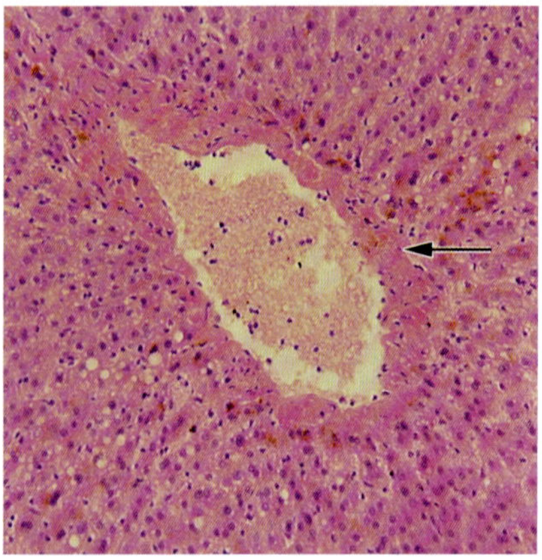
图9-44　肝的小叶下静脉（100×）

（1）小叶间动脉（图9-43箭头③）：腔小壁厚，可见中膜环行平滑肌。

（2）小叶间静脉（图9-43箭头④）：腔大壁薄，有时可见与血窦相连续。

（3）小叶间胆管（图9-43箭头⑤）：管径较小，管壁衬以单层立方上皮，细胞呈立方形，细胞质清明，细胞核呈圆形，着色较深。

鼠　肝

目的　重点了解肝巨噬细胞在肝内的分布。

材料与方法　给大鼠腹腔内注射台盘蓝染液，隔日一次，共两次，次日取材，Susa液固定，石蜡包埋，切片，偶氮卡红染色。

低倍光镜观察

大鼠肝的一般结构与人肝相似，在肝板之间的血窦中可见有许多细胞质内含蓝色颗粒的细胞即肝巨噬细胞，细胞核

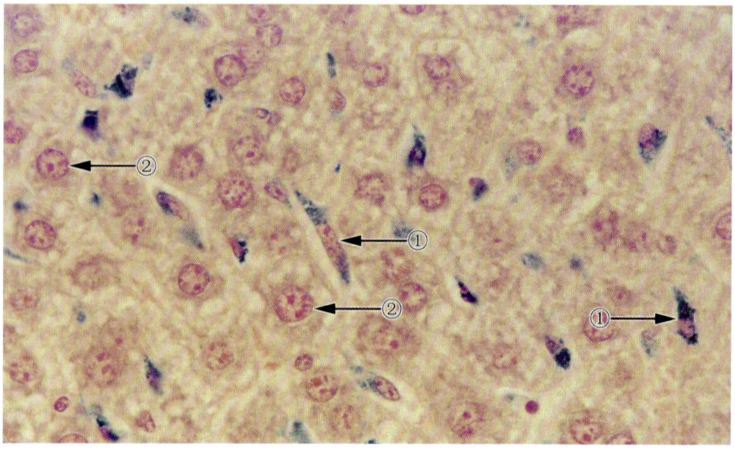

图9-45　鼠肝（400×）　①肝巨噬细胞　②肝细胞

被染成红色。

高倍光镜观察

肝巨噬细胞（也称为库普否细胞）(图9-45箭头①）为不规则形，位于肝血窦内，细胞质内有许多蓝色的颗粒，即是该细胞所吞噬的台盘蓝，细胞核被染成红色。

肝细胞（图9-45箭头②）为多边形，界限较清楚，细胞体较大，细胞质及细胞核均红染，核仁较清楚。

胆　囊

目的　了解胆囊壁的结构。

材料与方法　兔的胆囊（gall bladder)，Susa液固定，石蜡包埋，切片，H·E染色。

肉眼观察

一面起伏不平、染成紫色的为胆囊的腔面。另一面平直，染成粉红色的为胆囊壁的其他各层（图9-46）。

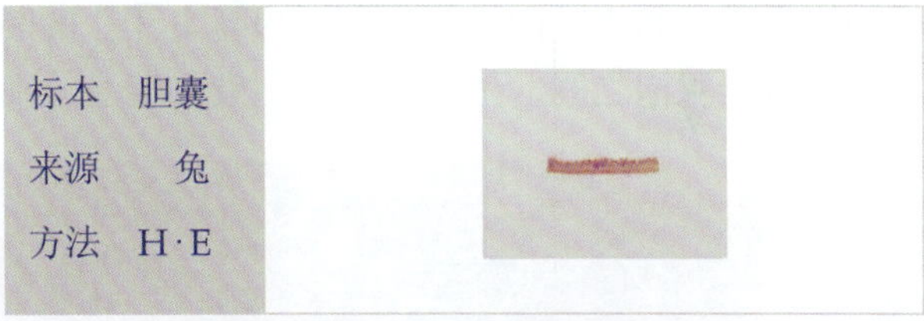

图9-46　胆囊（1×）

低倍光镜观察

1．黏膜（图9-47箭头①)：可见许多高矮不等且有分支的皱襞。皱襞间上皮下陷而成黏膜窦（图9-47箭头④)，在断面上有时可呈封闭的腔，类似黏液腺。上皮是单层柱状上皮，固有层为薄层结缔组织，其内含有丰富的血管等。

2．肌层（图9-47箭头②)：由平滑肌组成。平滑肌纤维排列较稀疏，且不太规则，染色浅，大致可分为内环、外纵两层。

3．外膜：除与肝附着处为纤维膜外，其他部分皆为浆膜（图9-47箭头③)。

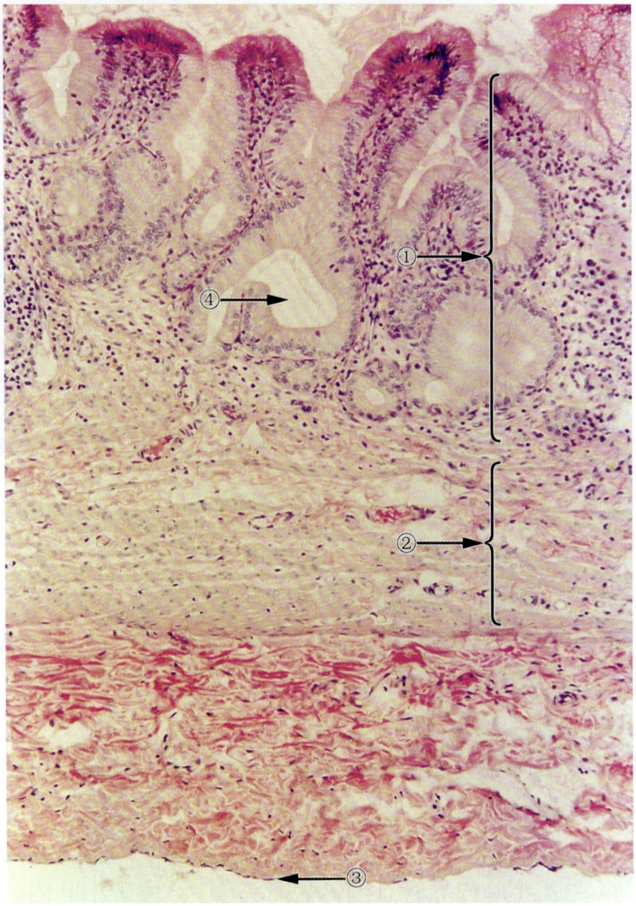

图9-47　胆囊（100×）
①黏膜　②肌层　③浆膜　④黏膜窦

胰

目的 掌握胰腺外分泌部及内分泌部（胰岛）的结构。

材料与方法 人的胰腺（pancreas），Helly液固定，石蜡包埋，切片， H·E染色。

肉眼观察

标本外形不规则,实质内大小不等的小区域，即为胰腺小叶（图9-48）。

标本 胰
来源 人
方法 H·E

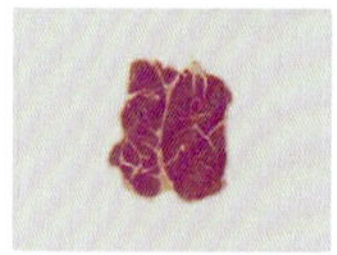

图9-48 胰（1×）

低倍光镜观察

一侧可见到少量疏松结缔组织构成的被膜。小叶间结缔组织少，使小叶分隔并不明显，其内有单层矮柱状上皮所构成的小叶间导管（图9-49箭头④）。小叶内有腺泡（图9-49箭头①）和小叶内导管（图9-49箭头③）的断面。胰岛（pancreatic islet）（图9-49箭头②）分散于腺泡之间，是大小不等、染色较浅的细胞团。

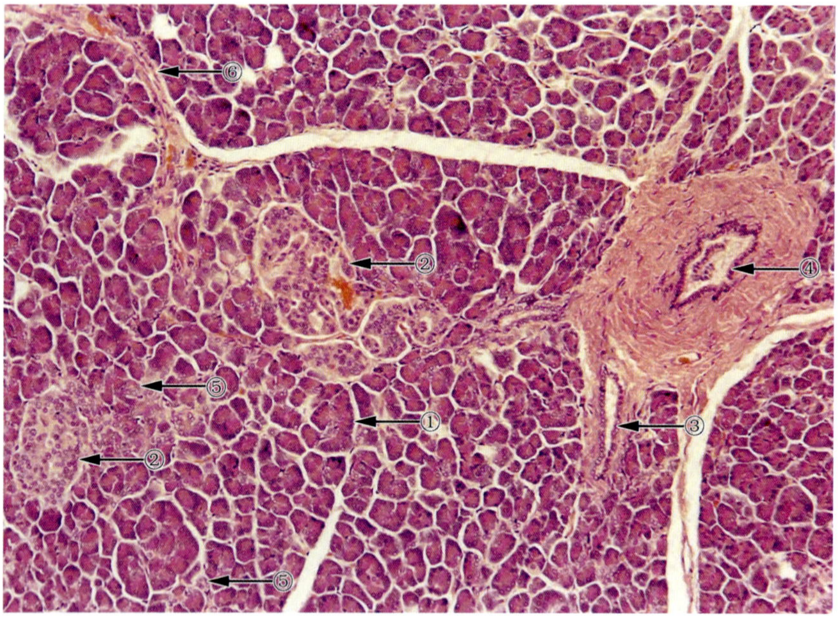

图9-49 胰（100×）

①浆液性腺泡 ②胰岛 ③小叶内导管 ④小叶间导管 ⑤闰管 ⑥血管

高倍光镜观察

1．腺泡：为纯浆液性腺泡。腺泡细胞呈锥体形；细胞核圆形，着紫色，位于基底部；细胞质基部呈强嗜碱性，着色较深，远端细胞质含酶原颗粒，呈嗜酸性，着色较红。在腺泡腔中央常见有泡心细胞（图9-50a箭头①，图9-50b箭头①），其细胞核呈扁圆形，位置贴附在腔面，细胞质着色很浅。

2．闰管（图9-50箭头②）：管径甚小，由单层扁平上皮或单层立方上皮围成，周围有薄层结缔组织，有时可见闰管与泡心细胞相连续。由于闰管较长，故切片内闰管的纵、横断面较多。

3．小叶内导管（图9-49箭头③）：位于小叶内，管腔稍大，为单层立方上皮，周围结缔组织渐增多。

4．小叶间导管（图9-49箭头④）：位于小叶之间，管腔较大，上皮变为矮柱状细胞，周围结缔组织更多。

5．胰岛（图9-49箭头②、图9-50箭头④）：为散在分布于外分泌部腺泡之间的染色较浅、大小不等、形状不定的细胞团，周围被覆少量结缔组织，与腺泡相分隔。胰岛细胞呈圆形、椭圆形或多边形，排列成索状或团状；细胞核呈圆形，位于细胞中央（图9-50c箭头①）。在H·E染色标本上，胰岛细胞的细胞质一般呈粉红色，不易区分。有时可见：细胞质深粉红的是A细胞，它的数目较少，多位于胰岛周围部；细胞质浅粉红是B细胞，其数目较多，多居于胰岛中部。在细胞团、索之间有丰富的毛细血网。

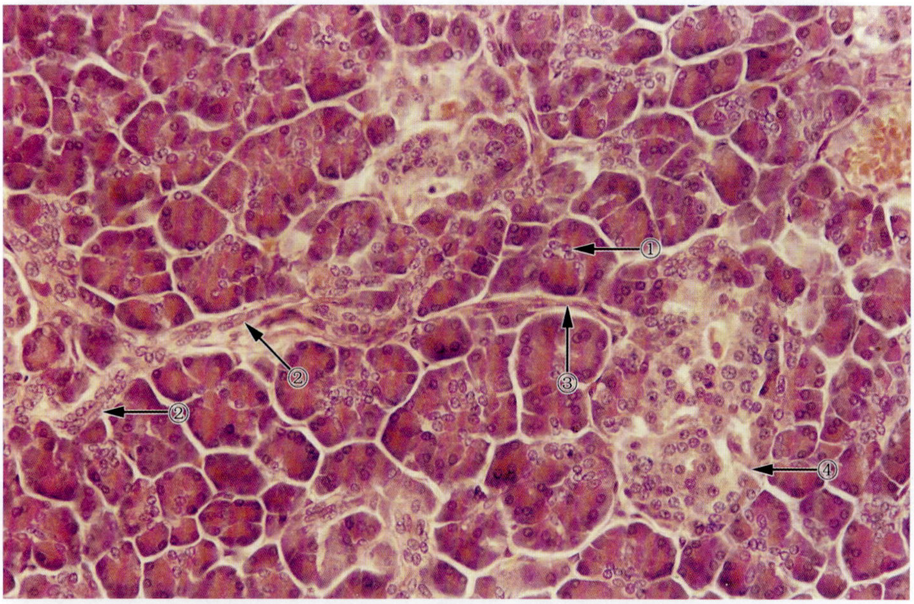

图9-50a　胰（200×）　①泡心细胞　②闰管　③血管　④胰岛

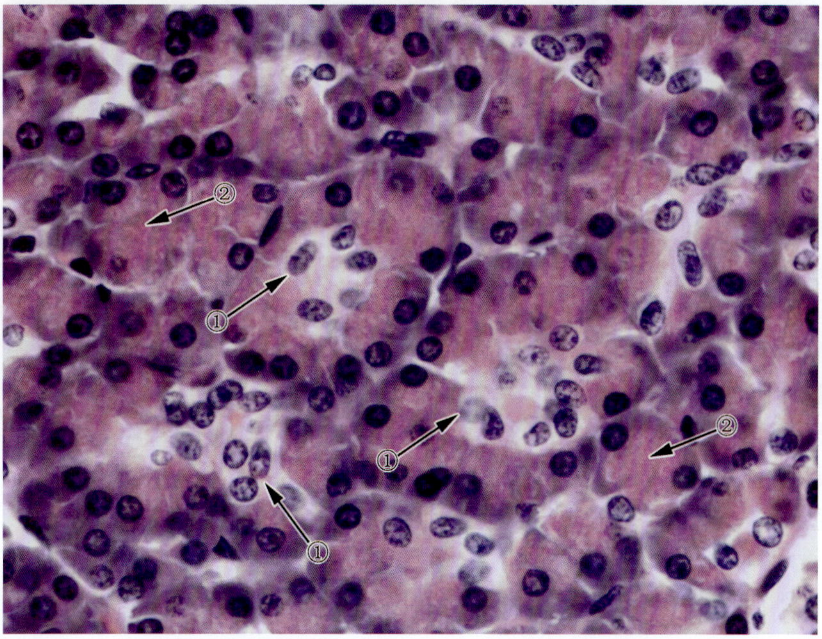

图9-50b　胰腺泡心细胞（400×）　①细胞核　②浆液性细胞

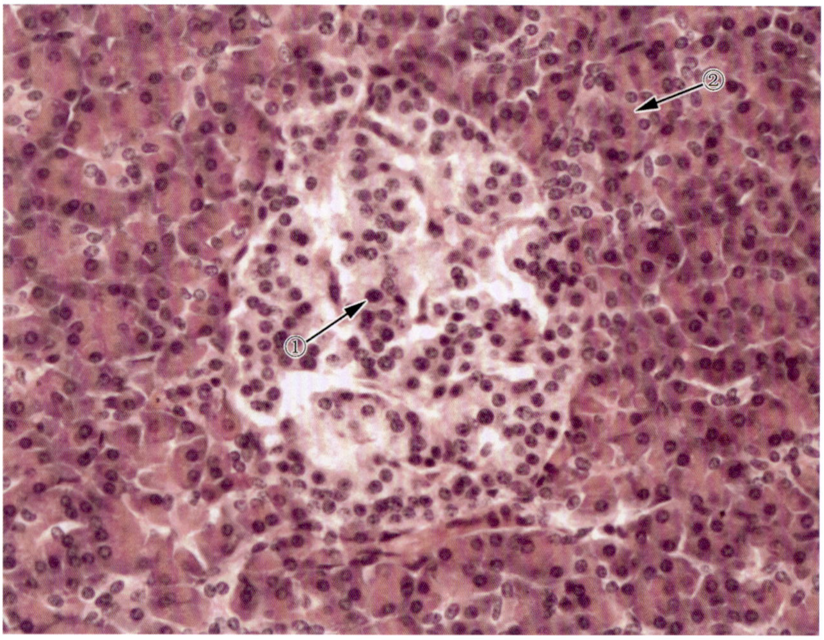

图9-50c　胰腺胰岛（200×）　①胰岛　②外分泌部

示教1　胆小管

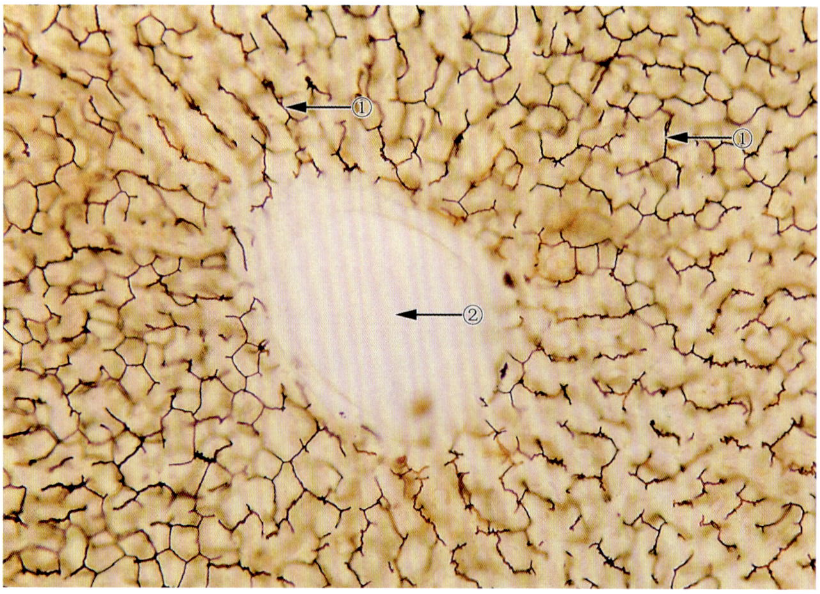

图9-51　胆小管（200×）　①胆小管　②中央静脉

目的　了解胆小管（bile canaliculi）的位置及与肝细胞的关系。

材料与方法　取小块兔肝脏，按Kopsch法制备标本，以3%重铬酸钾80ml加40%福尔马林20ml混合液固定，入3%硝酸银液浸染，火棉胶包埋，切厚片(30μm)。

低倍光镜观察

肝细胞的细胞质及细胞核均显淡黄色，肝血窦也不甚清楚。胆小管呈棕黑色线条，相互连接呈网状。

高倍光镜观察

肝细胞的细胞质稍显淡黄色。胆小管（图9-51箭头①）位于肝细胞间的间隙处，是由相邻肝细胞膜凹陷形成的微细管道，被染成棕黑色，呈细线状相互连接成网，管壁即为肝细胞的细胞膜。

示教2　肝糖原

目的　了解肝糖原的分布。

材料与方法　取小块大鼠肝脏，Carnoy液固定，石蜡包埋，切片，PAS反应。

低倍光镜观察

紫红色的颗粒即为肝糖原，位于肝细胞的细胞质中。细胞核的反应为阴性。肝糖原在肝小叶内的分布特点为：中央带肝细胞的糖原含量较少，周缘带肝细胞的糖原含量较多。

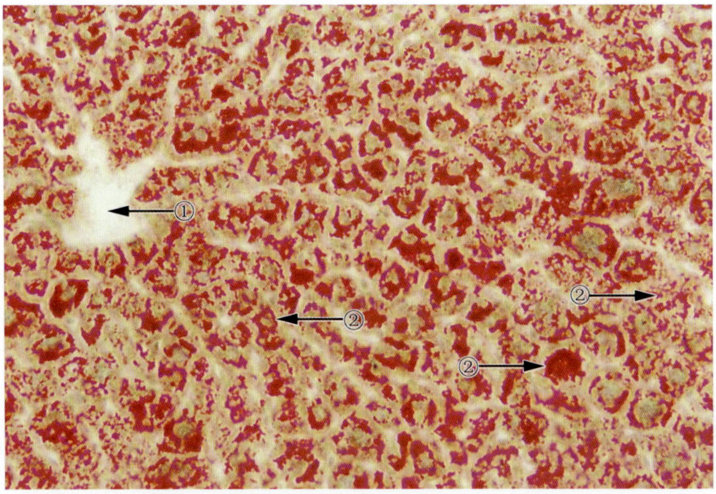

图9-52　肝糖原（200×）　①中央静脉　②糖原颗粒

高倍光镜观察

肝细胞内紫红色的糖原颗粒大小不等、形状不一，有的聚积成块（图9-52箭头②）。细胞内的糖原含量各不相等。

示教3　胰岛

目的　主要观察胰岛A细胞和B细胞的形态与分布。

材料与方法　取猴的胰，Bouin液固定，石蜡包埋，切片，醛品红-橘黄G-亮绿染色。

高倍光镜观察

1．A细胞（图9-53箭头①）：细胞质颗粒为橙黄色，细胞体较大，数目较少。

2．B细胞（图9-53箭头②）：细胞质颗粒为紫色，细胞体较小，数目较多，排列较密。

3．胰岛中结缔组织纤维呈绿色。

4．血窦中的红细胞呈红色。

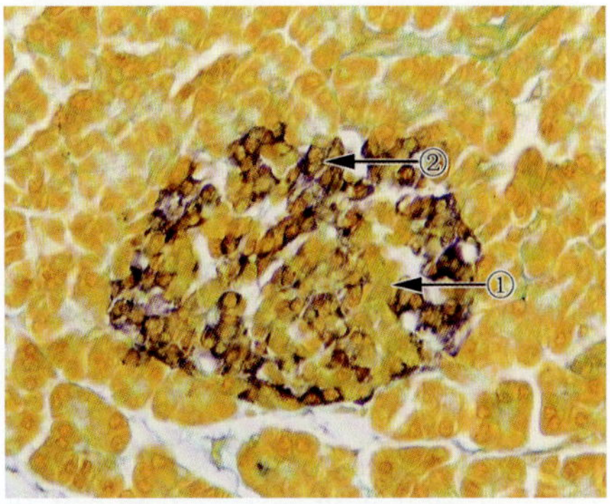

图9-53　胰岛（200×）
①A细胞　②B细胞

复习思考题：

1. 试比较腮腺和胰腺的光镜下组织结构特点。
2. 试述肝小叶光镜下的结构特点。

（徐　健　迟晓春）

第10章

呼吸系统

气　管

目的　重点观察呼吸管道三层膜结构。

材料与方法　人或猫的气管（trachea），Susa液固定，石蜡包埋，横断切片，H·E染色。

肉眼观察

标本中蓝色半环形结构为猫气管软骨环，缺口侧为气管壁背侧，与食管相邻（图10-1）。

标本　气管
来源　猫
方法　H·E

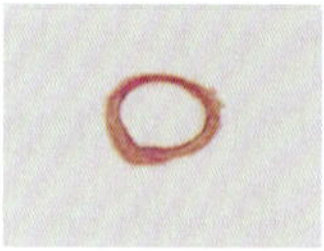

图10-1　猫气管（1×）

低倍光镜观察

由腔面向外分清气管三层膜结构。

1．黏膜（图10-2箭头①）：

（1）上皮为假复层纤毛柱状上皮，基膜很明显（其详细结构见上皮组织）。

（2）固有层由结缔组织组成，内有弥散的淋巴组织，并有气管腺导管的断面。

2．黏膜下层（图10-2箭头②）：由疏松结缔组织组成，其中含有混合性腺体构成的气管腺（图10-2箭头④）、血管及神经等。

3．外膜（图10-2箭头③）：由透明软骨（图10-2箭头⑤）和疏松结缔组织组成。在软骨环缺口处（图10-3）可见平滑肌纤维束（图10-3箭头①），大部分为纵切面，小部分为横断面，注意与致密结缔组织（图10-3箭头②）相区别。此处也可见到气管腺（图10-3箭头③）。

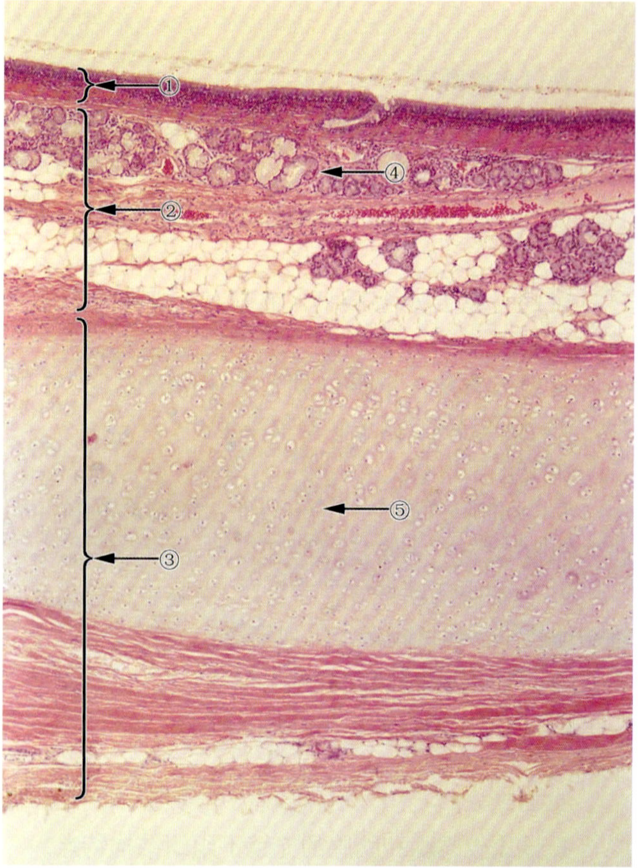

图10-2　猫气管壁（40×）
①黏膜　②黏膜下层　③外膜　④气管腺　⑤透明软骨

高倍光镜观察

1．假复层纤毛柱状上皮内的柱状细胞（图10-4箭头①）、杯状细胞（图10-4箭头②）、梭形细胞（图10-4箭头③）、锥形细胞（图10-4箭头④）和柱状细胞游离面的纤毛（图10-4箭头⑤）清楚可见。

2．在固有层与黏膜下层交界处可见有红染的、呈小亮点状、横断的弹性纤维层，此层属于黏膜层，可作为固有层与黏膜下层的分界。

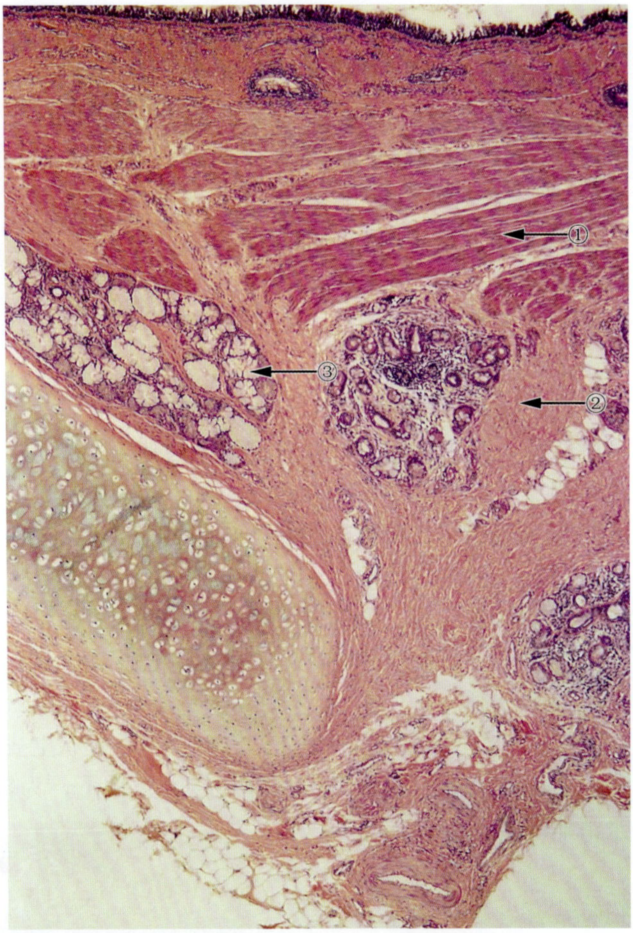

图10-3　猫气管壁（40×）
示"C"形软骨环缺口处
①平滑肌纤维束　②致密结缔组织　③气管腺

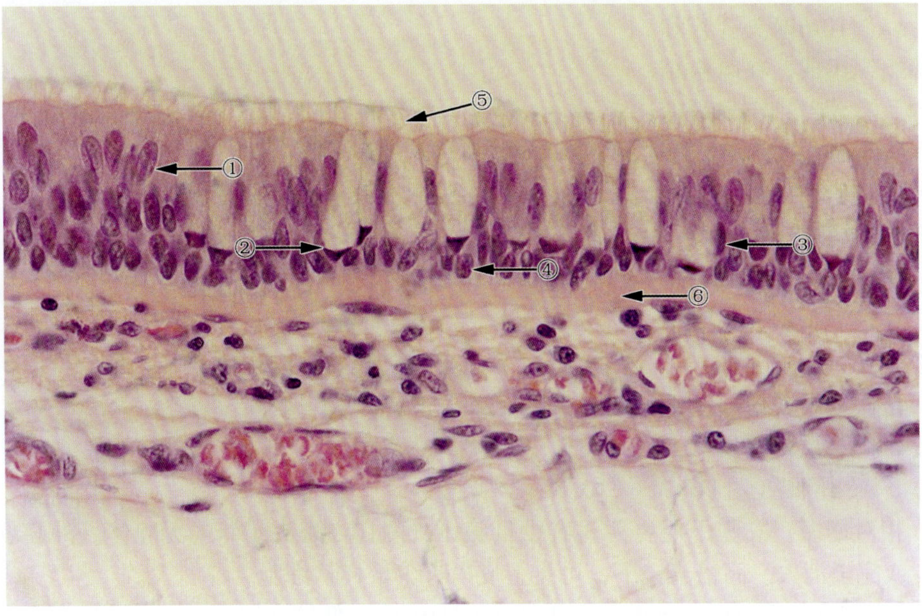

图10-4　猫气管黏膜层（400×）
①柱状细胞　②杯状细胞　③梭形细胞　④锥形细胞　⑤纤毛　⑥基膜

肺

目的

1．辨认肺内导气部各段结构特点及其移行变化的规律。

2．掌握肺呼吸部的组织结构。

材料与方法 取狗的肺（lung），先灌入Susa液，再将肺组织放入Susa液中继续固定，石蜡包埋，切片，H·E染色。

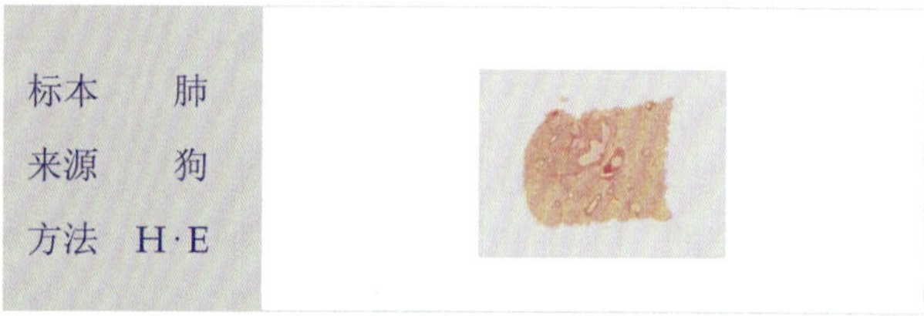

图10-5 肺（1×）

肉眼观察

为一小块海绵样组织，大部分是肺的呼吸部，其内有大小不等的腔隙，是肺内各级支气管或动、静脉的断面（图10-5）。

低倍光镜结合高倍光镜观察

（一）肺内导气部

包括小支气管、细支气管和终末细支气管。

1．小支气管（图10-6）：为标本中管腔最大者。

（1）黏膜：

1）上皮（图10-6箭头①）：假复层纤毛柱状上皮。

2）固有层（图10-6箭头②）：位于上皮下，为较薄且较致密的结缔组织。在固有层外有平滑肌纤维。

（2）黏膜下层：较疏松，含有少量腺体。

（3）外膜：由散在的透明软骨片（图10-6箭头③）和疏松结缔组织组成。在疏松结缔组织内，有营养小支气管的小动、静脉断面。

在小支气管壁的外侧，可见到伴行的肺动脉分支。

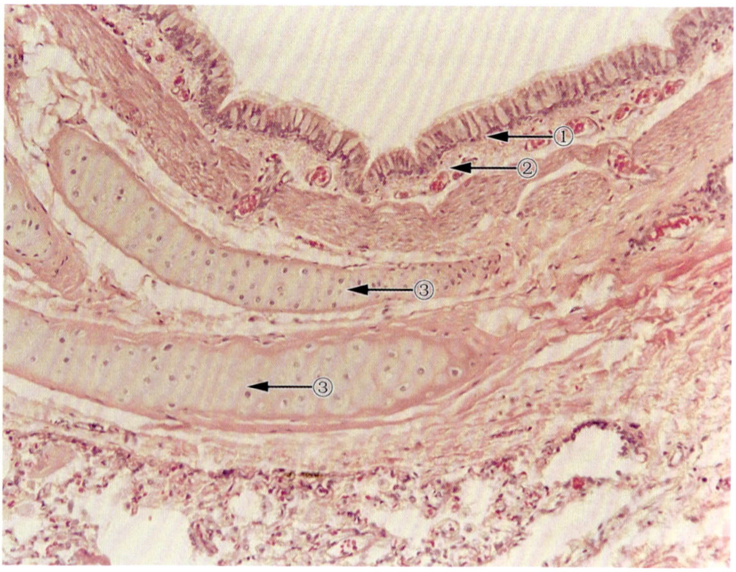

图10-6 肺 示小支气管壁（100×）
①假复层纤毛柱状上皮 ②固有层 ③外膜透明软骨片

2．细支气管（bronchiole）（图10-7）：低倍光镜下，可见管腔较小，上皮（图10-7箭头①）是假复层或单层纤毛柱状上皮，固有层薄（图10-7箭头②），平滑肌（图10-7箭头③）相对增多。黏膜下层更薄，有少量腺体（图10-7箭头④）或无腺体。外膜软骨片变小、减少或完全消失。高倍光镜下，可见上皮内有少量杯状细胞。

3．终末细支气管（terminal broncliole）（图10-8）：低倍光镜下，可见管腔更小，腔面起伏不平。上皮为单层纤毛柱状上皮，没有杯状细胞。平滑肌环绕成层。无腺体及软骨片。

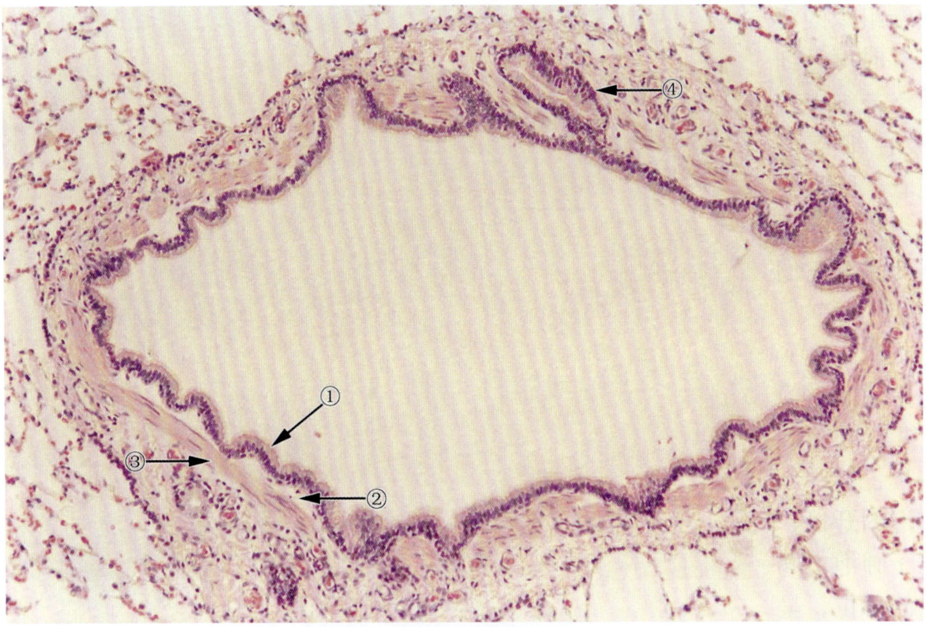

图10-7　肺　示细支气管（100×）
①上皮　②固有层　③平滑肌　④腺体

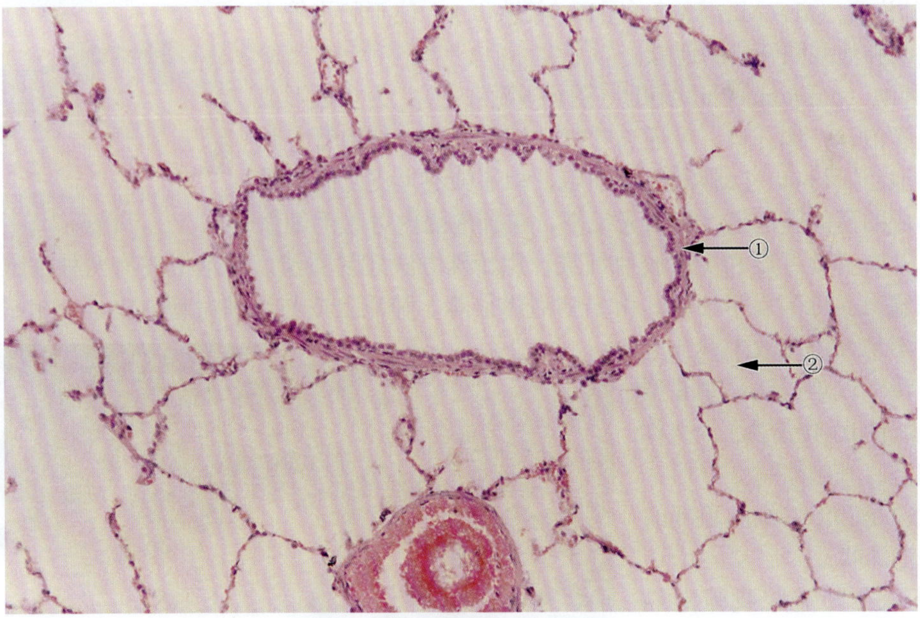

图10-8　肺　终末细支气管（100×）
①终末细支气管　②肺泡腔

（二）呼吸部

包括呼吸性细支气管、肺泡管、肺泡囊和肺泡，充满在肺的导气部之间，因其各段均有能够进行气体交换的肺泡故称为呼吸部。先用低倍光镜观察，再换高倍光镜观察。

1．呼吸性细支气管（respiratory bronchiole）（图10-9箭头①）：因有肺泡通连，故管壁不完整。其上皮不一致，有单层纤毛柱状上皮、单层柱状上皮、单层立方上皮。仅有少量平滑肌和结缔组织围绕其周围。有时可见细支气管、终末细支气管、呼吸性细支气管、肺泡管、肺泡囊和肺泡因纵切而相通连，可据此了解它们的过渡变化。

2．肺泡管（alveolar duct）（图10-9箭头②）：纵断时管腔较大、较长，管壁上有很多肺泡的开口，其管壁位于肺泡之间突向管腔的部位，呈结节状膨大，主要由一小束横断的平滑肌纤维及被覆在其表面的单层立方上皮组成。

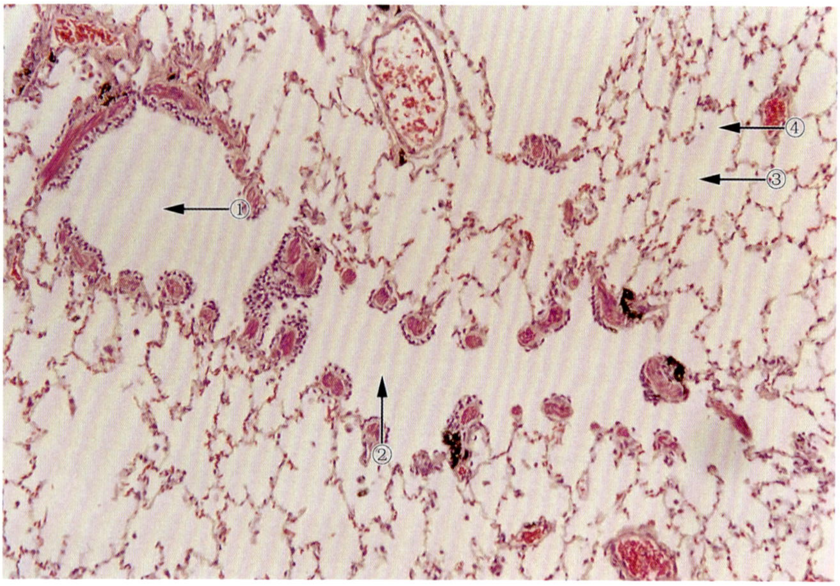

图10-9　肺的呼吸部（100×）
①呼吸性细支气管　②肺泡管　③肺泡囊　④肺泡

3．肺泡囊（alveolar sac）（图10-9箭头③）：位于肺泡管末端，为数个肺泡共同开口的地方。

4．肺泡（pulmonary alveoli）（图10-9箭头④）：为多边形或圆形薄壁囊泡，一侧开口，可通连呼吸性细支气管、肺泡管、肺泡囊。肺泡腔面衬有一层肺泡上皮细胞，相邻肺泡上皮之间为结缔组织形成的薄的肺泡隔。高倍光镜下，在肺泡隔内可见毛细血管断面，并有弹性纤维和少量胶原纤维，用特殊方法才易看清。肺泡上皮有两种细胞：①Ⅰ型肺泡细胞，又称为扁平细胞。由于肺泡隔很薄，肺泡上皮与毛细血管内皮紧密相贴，两者的细胞核不易分辨，故Ⅰ型肺泡细胞在光镜下较难辨认；②Ⅱ型肺泡细胞（图10-10箭头），又称为分泌细胞。细胞略呈立方形，细胞核大、呈圆形，细胞顶部的细胞质呈泡沫状。

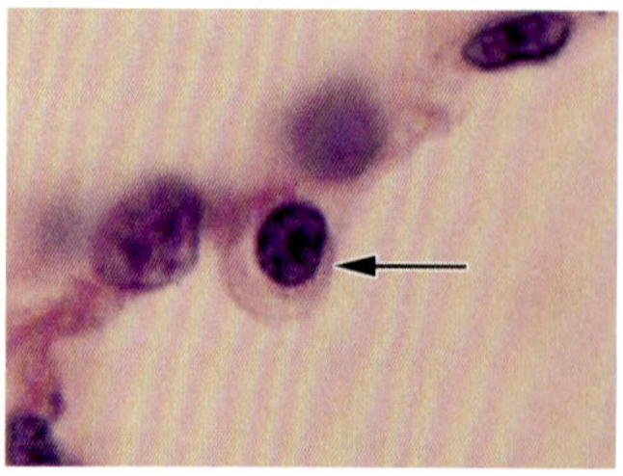
图10-10　Ⅱ型肺泡细胞（1000×）

此外，在肺泡腔或肺泡隔内，还可见到尘细胞（图10-11箭头），为含尘埃颗粒的巨噬细胞，细胞呈椭圆形或不规则形，细胞质内含有大量棕黑色颗粒，即为所吞噬的尘埃颗粒，细胞核有时被颗粒遮盖以致不能看到。

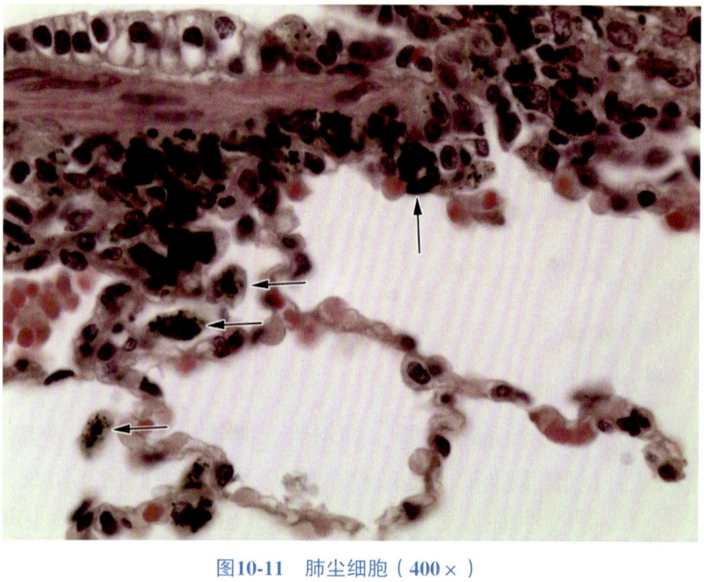
图10-11　肺尘细胞（400×）

示教1　肺血管墨汁注射标本

目的　观察肺血循环管道的分布。

材料与方法　将墨汁注射到家兔肺血管内，以显示血管分布。其步骤概括为

1．麻醉动物，固定在枷板上。

2．自颈动脉、胸主动脉或心脏向血管内注射37℃～40℃的生理盐水，冲洗血管内血液。待流出的液体无血色时，便注射墨汁。

3．取出肺组织用Susa液固定，石蜡包埋，切片，制成厚度12～15μm的切片。

低倍光镜观察

由于肺的血管内已注射墨汁，故充满均匀黑色部位为血管所在。组织用蕃红花红复染，各种细胞的细胞核均呈红色，细胞质浅红色。

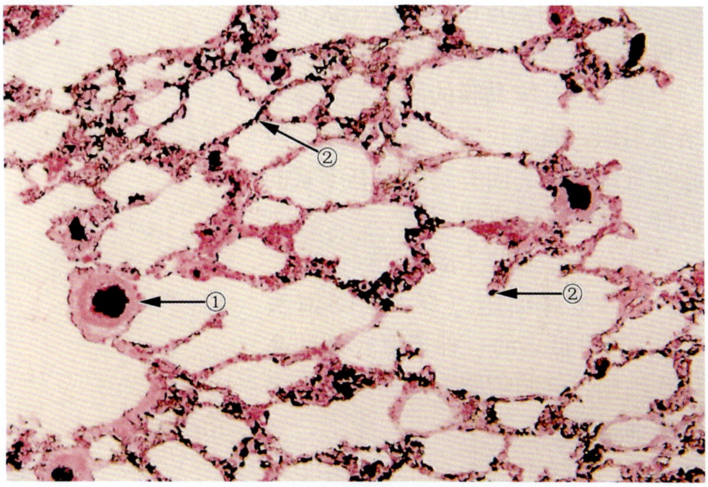

图10-12　肺血管墨汁注射标本（100×）
①小动脉　②肺泡壁毛细血管

示教2　肺弹性纤维

目的　观察肺泡壁内的弹性纤维。

材料与方法　处死家兔，将Susa固定液自气管注射入肺内，并浸泡在Susa液内固定。石蜡包埋，切12μm厚的切片。用地衣素染弹性纤维。

低倍光镜观察

在此切片中可见褐色弹性纤维围绕在肺泡周围，错综排列在肺泡隔内。

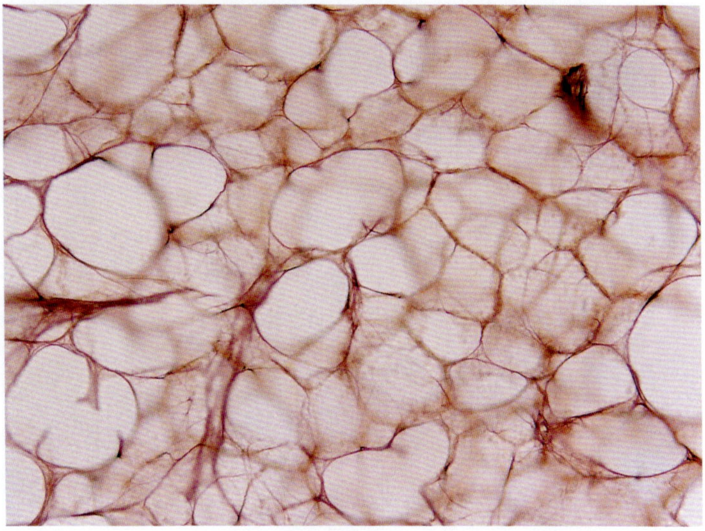

图10-13　肺泡壁弹性纤维（100×）

示教3　嗅黏膜

目的　了解嗅黏膜的组织结构

材料与方法　犬的嗅黏膜，Susa液固定，石蜡包埋，切片，H·E染色。

低倍光镜观察

嗅黏膜的上皮由假复层柱状上皮构成，含嗅细胞、支持细胞和基细胞（图10-14）。嗅黏膜的固有层为薄层结缔组织，内含较多浆液性嗅腺，嗅腺导管细而短。固有层内含有丰富的血管、淋巴管和神经。

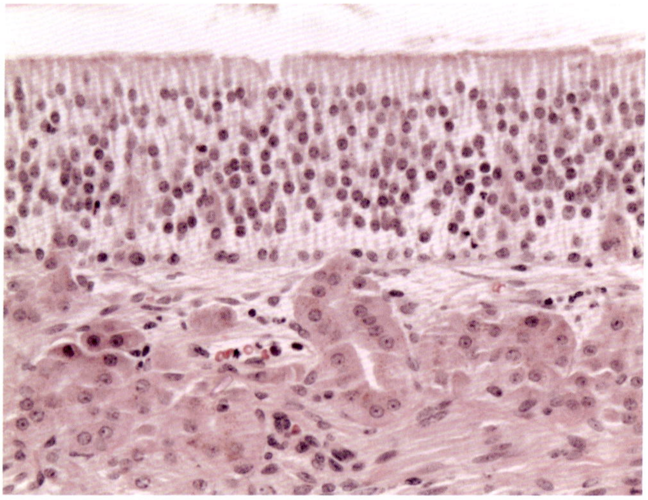

图10-14　嗅黏膜（60×）

高倍光镜观察（图10-15）：

1．支持细胞（图10-15箭头①）：数目最多的一种顶宽底细的高柱状细胞。细胞核圆形或卵圆形，多位于细胞上部。

2．嗅细胞（图10-15箭头②）即双极神经元，位于支持细胞之间。细胞核居中，细胞质染色较浅。树突细长，伸到上皮游离面，末端膨大成球状，称为嗅泡。嗅泡发出嗅毛，是一种静纤毛。

3．基细胞：位于上皮基底部，细胞呈圆形或锥体形（图10-15箭头③）。

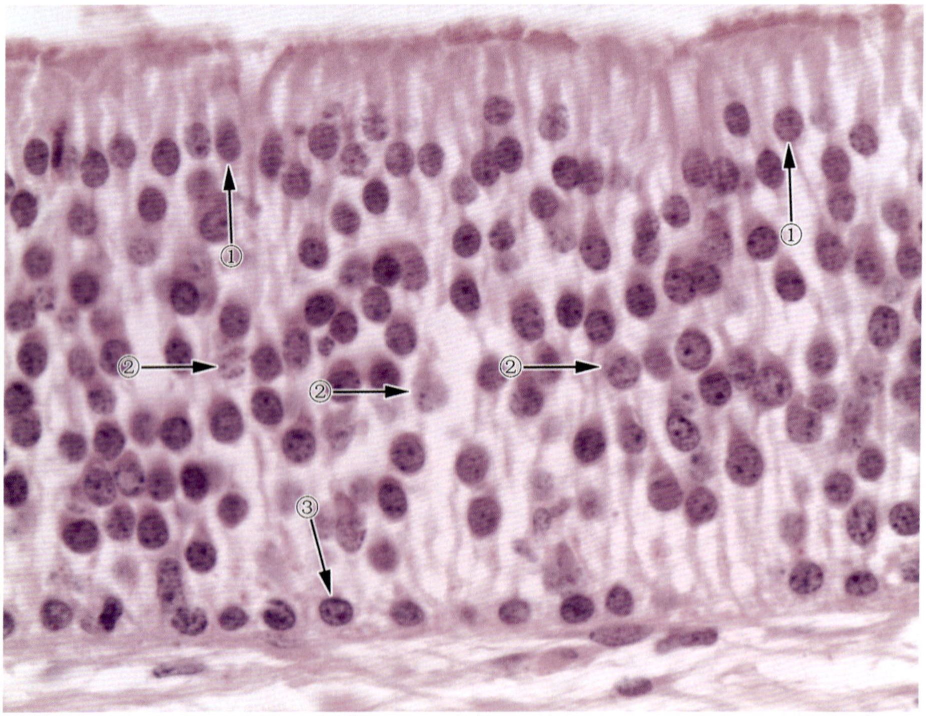

图10-15　嗅黏膜（200×）　①支持细胞　②嗅细胞　③基细胞

示教4　喉

目的　了解喉的组织结构

材料与方法　人的喉组织，Susa液固定，石蜡包埋，切片，H·E染色。

低倍光镜结合高倍光镜观察

喉的侧壁黏膜形成上下两对皱襞，即室襞（图10-16箭头①）和声襞（图10-16箭头②），上下皱襞之间为喉室（图10-16）。室襞黏膜上皮为假复层纤毛柱状上皮（图10-16箭头①），内有杯状细胞（图10-17）；固有层为结缔组织；黏膜下层的结缔组织中含有较多混合腺（图10-16箭头③）和淋巴组织。

声襞即声带，分膜部和软骨部。膜部为声带的游离缘，其上皮为复层扁平上皮（图10-18箭头①，箭头②），固有层浅层疏松，深层致密，含大量弹性纤维。固有层下方的骨骼肌即为声带肌（图10-16箭头④）。

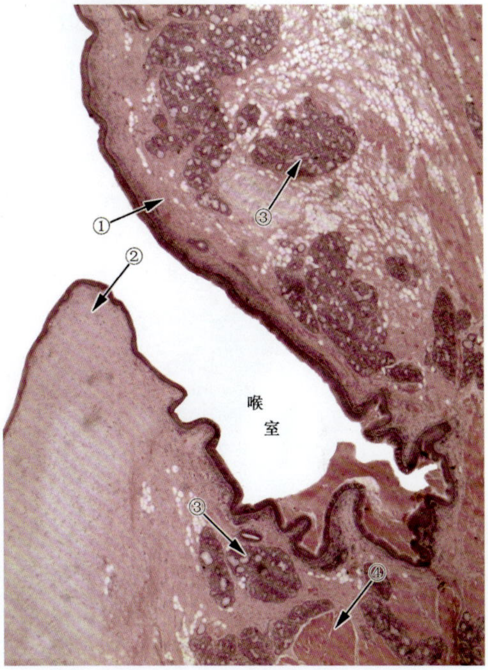

图10-16　喉（10×）
①室襞　②声襞　③混合腺　④声带肌

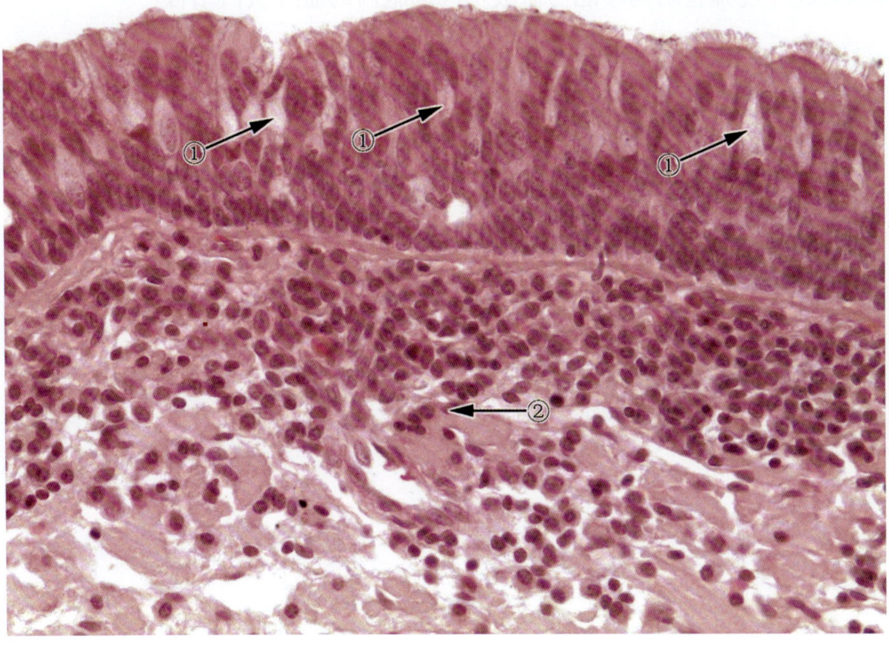

图10-17　喉室襞杯状细胞（200×）　①杯状细胞　②固有层

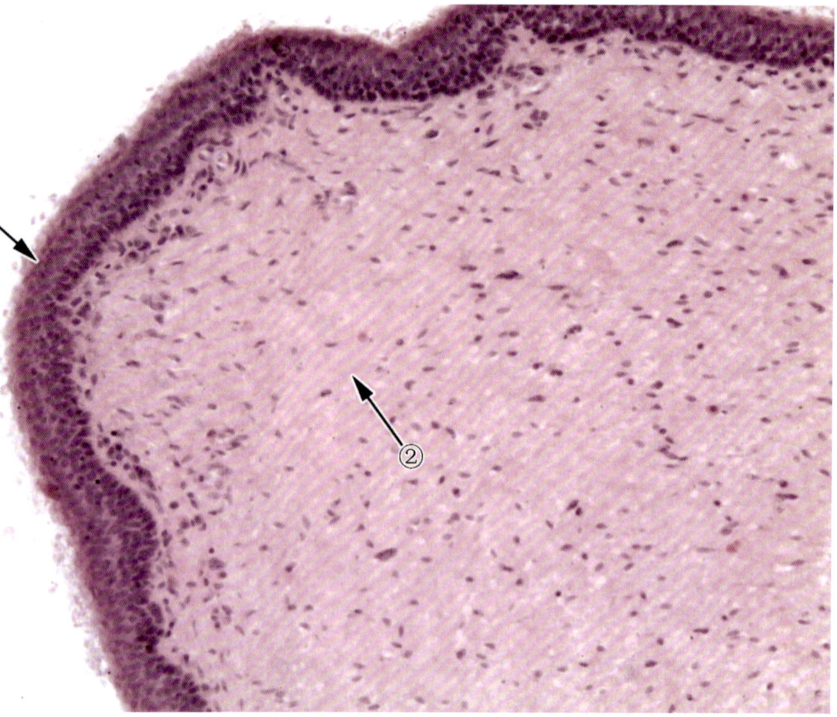

图10-18　声带上皮（60×）　①声带上皮　②声带膜部

复习思考题：

1．比较肺内支气管及其各级分支管壁组织结构的变化。

2．吸入的O_2经过哪些结构才能与血液中红细胞内的血红蛋白结合？

（徐　健　迟晓春）

第11章

泌尿系统

肾

目的 观察肾(kidney)的结构，掌握肾小体、肾小管各段、集合小管的形态特征及其相互关系。

材料与方法 人或狗的肾，Helly液固定，石蜡包埋，切片，H·E染色。

标本	肾
来源	狗
方法	H·E

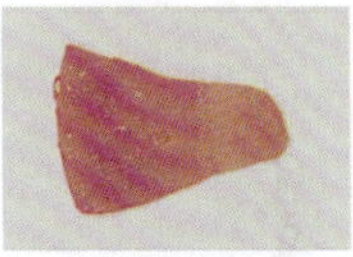

图11-1 肾（1×）

肉眼观察

切片的染色深浅不同，染色较深的边缘部为肾皮质，其深部染色较浅者为肾锥体。有的标本在肾锥体旁可见染色深的肾柱，为伸入锥体之间的肾皮质部分（图11-1）。

低倍光镜观察

1．被膜（图11-2箭头①）：被覆在肾的表面，是由致密结缔组织构成的纤维膜。

2．肾皮质：在被膜以下，可见大小不等、形状不一的小管断面和分布在其中的呈球形的肾小体（renal corpuscle）（图11-2箭头②）。

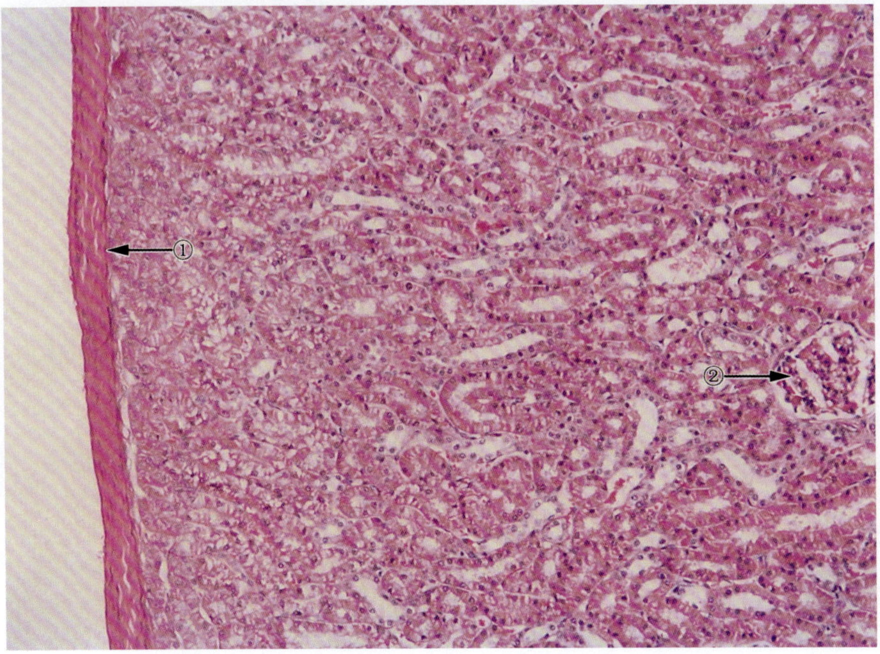

图11-2 肾被膜及被膜下皮质（40×）①被膜 ②肾小体

肾皮质分为：皮质迷路和髓放线（图11-3）。

（1）肾皮质迷路：由肾小体（图11-4）和肾近端小管曲部（proximal convoluted tubule）（图11-4箭头①）、远端小管曲部（distal convoluted tubule）（图11-4箭头②）构成。肾小体呈圆球状，由血管球（glomerulus）（毛细血管网）（图11-4箭头③）和肾小囊（renal capsule）（图11-4箭头④）（由单层上皮构成的盲囊）组成。肾小体的周围为肾小管的断面，呈圆形、弧形等形状。

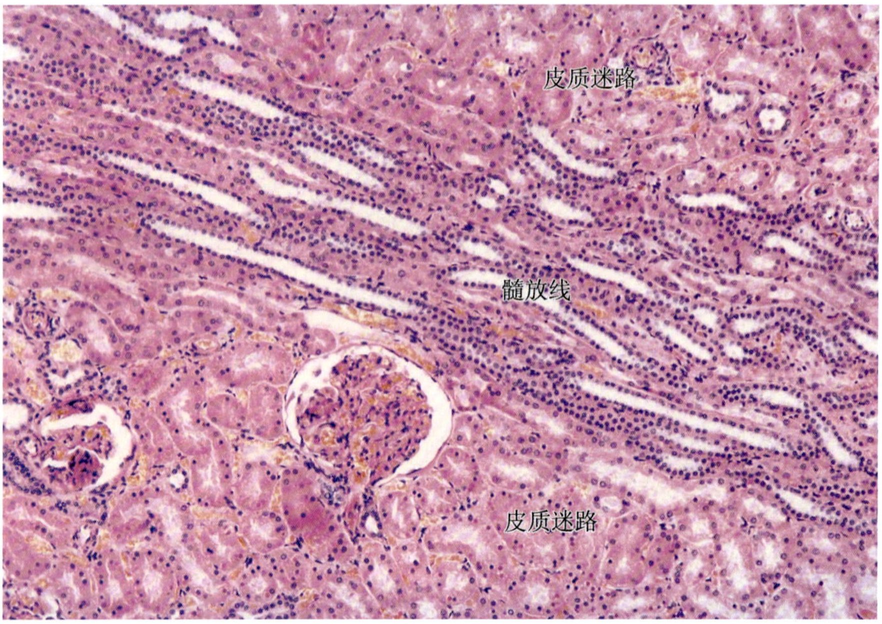

图11-3　肾皮质迷路和髓放线（100×）

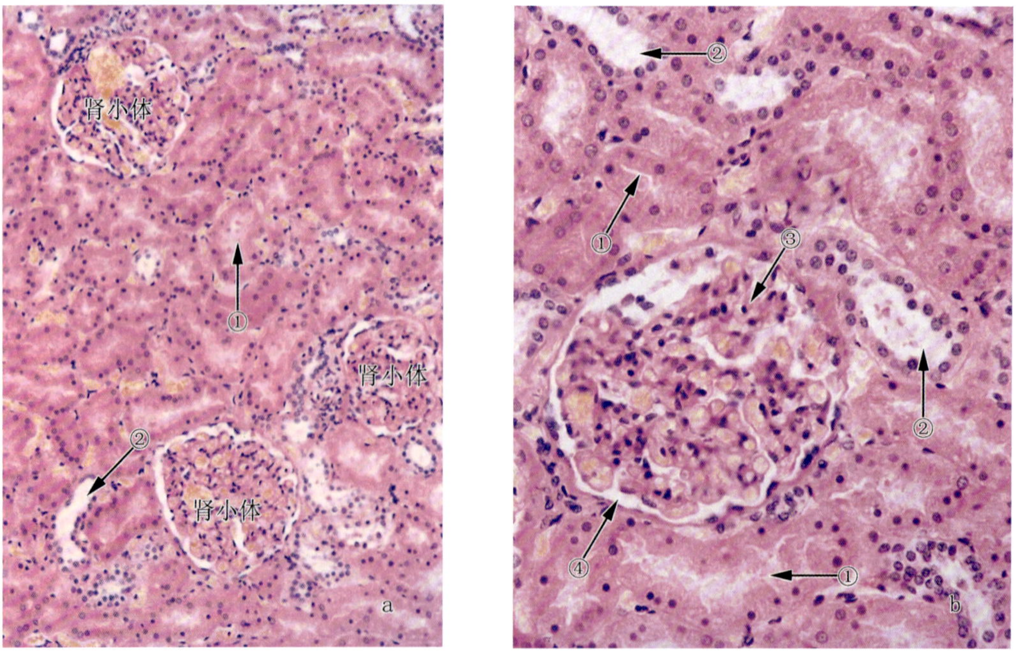

图11-4　肾皮质迷路 a：（100×）　b：（200×）
①近端小管曲部　②远端小管曲部　③血管球　④肾小囊

（2）髓放线（medullary ray）：由一些平行排列的直管聚集而成，位于皮质迷路之间，包括肾近端小管直部（图11-5箭头①）、远端小管直部（图11-5箭头②）和集合小管（图11-5箭头③），向外不达皮质表面，向内伸入髓质并构成肾锥体。

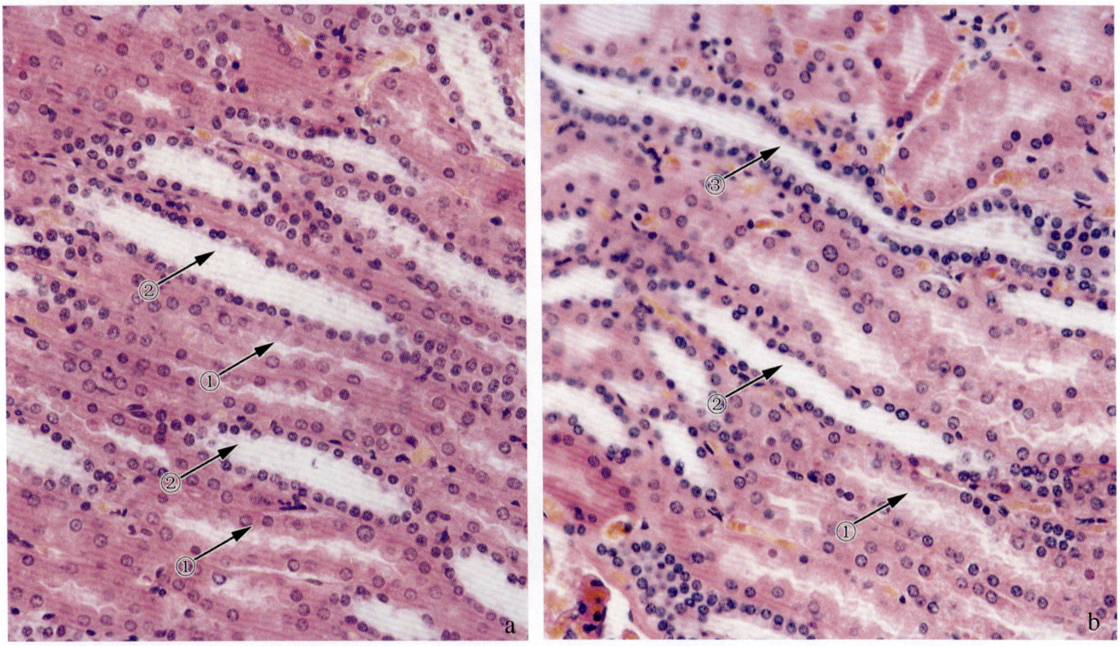

图11-5　肾髓放线（200×）　①近端小管直部　②远端小管直部　③集合小管

在皮质内有小动、静脉的断面。低倍光镜下可见肾皮质和肾髓质的交界处（图11-6）。

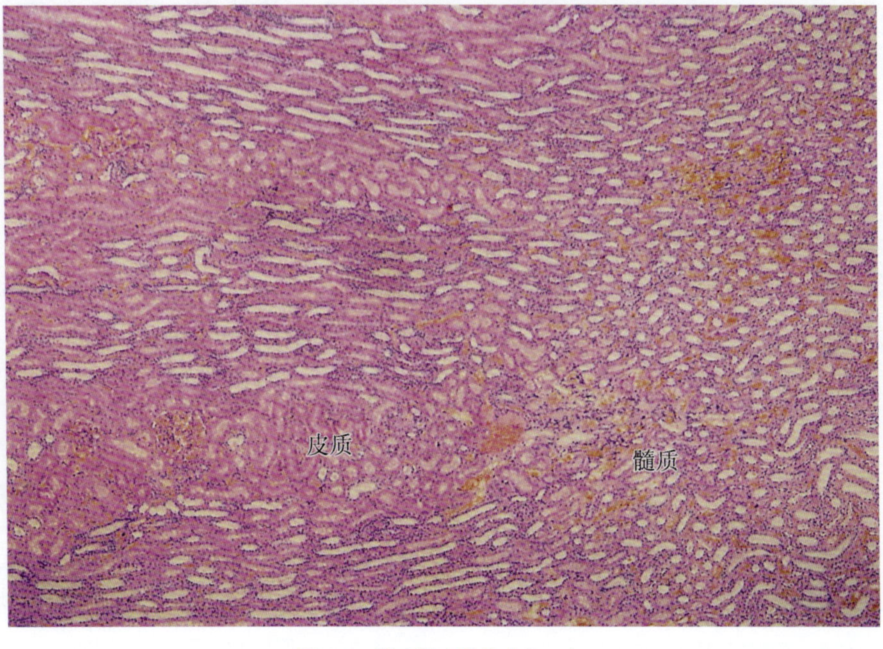

图11-6　肾皮髓交界处（40×）

3．肾髓质：主要由肾锥体（图11-7）组成，可见平行的直管自肾锥体底部伸向肾乳头，肾乳头突向肾小盏（图11-8）内。肾髓质包括髓袢和集合小管。细段之间有细小的血管为直小血管（图11-7箭头）。

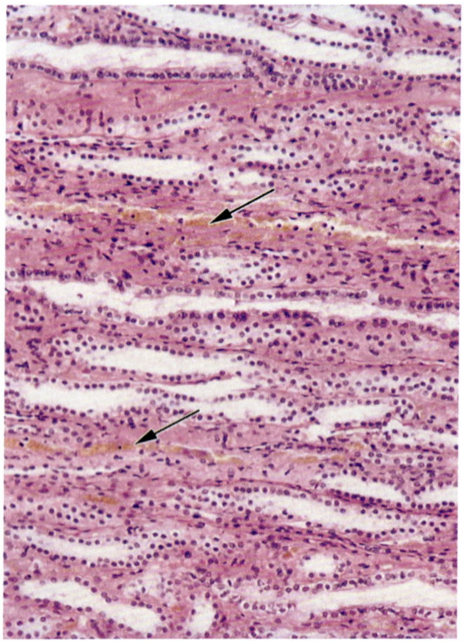

图11-7　肾锥体（100×）

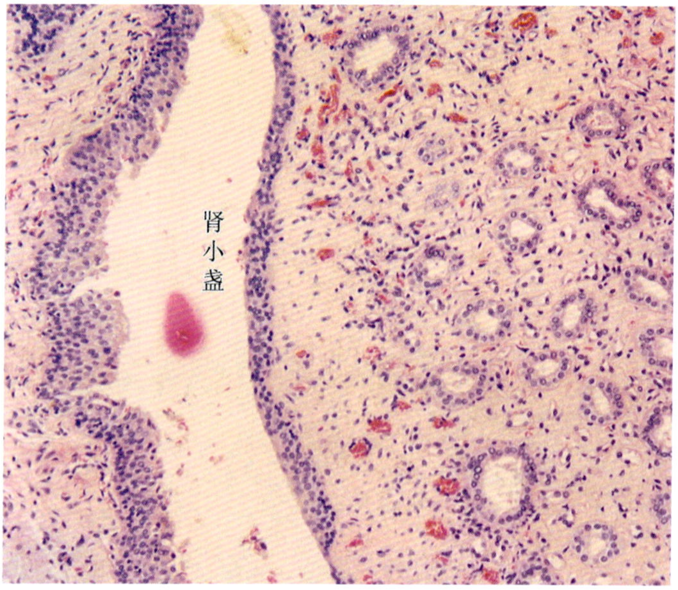

图11-8　肾乳头突向肾小盏内（100×）

若标本切到肾锥体之间的肾柱（图11-9），则构造与肾皮质相同。

在肾皮质与肾锥体之间可见较大的血管为弓形血管的断面（图11-10箭头）。

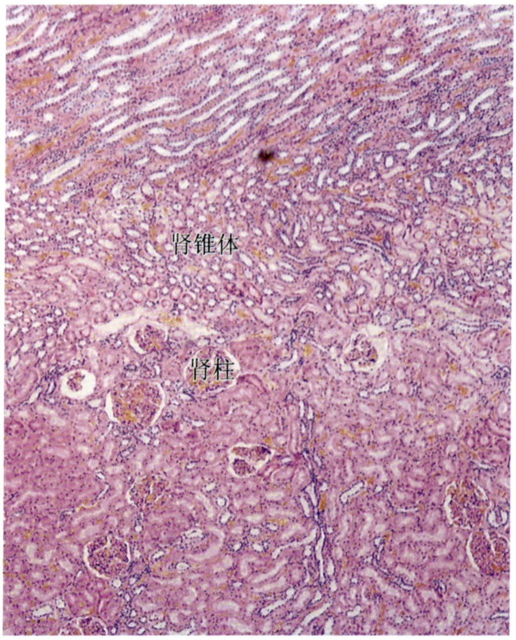

图11-9　肾锥体与肾柱（40×）

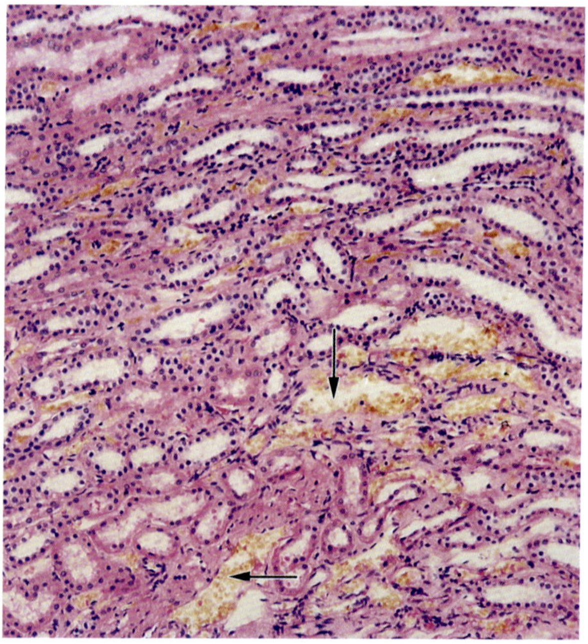

图11-10　弓形血管（100×）

高倍光镜观察

1．肾皮质迷路

（1）肾小体（renal corpuscle）：断面呈圆形，由血管球和肾小囊组成。偶见有入球微动脉和出球微动脉出入的血管极（图11-11箭头①）或与近端小管曲部相连的尿极（图11-11箭头②）。

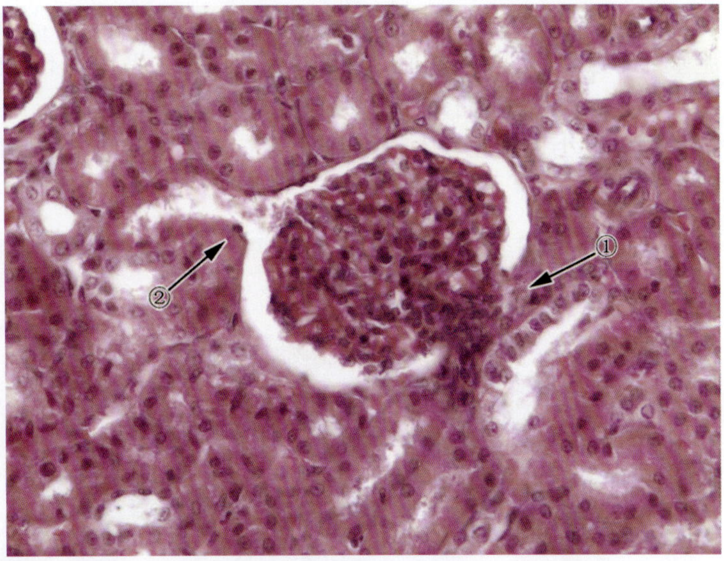

图11-11　肾皮质迷路（200×）
①血管极 ②尿极

1）血管球（glomerulus）（图11-12）：为一团毛细血管网。内皮、肾小囊脏层及球内系膜细胞不易分辨。

2）肾小囊（renal capsule）：分壁层和脏层。壁层（图11-12箭头①）为单层扁平上皮。脏层紧贴在血管球的毛细血管外面，为足细胞，与内皮细胞不易区分。脏、壁两层细胞之间为一腔隙，即肾小囊腔（图11-12箭头②），容纳滤过的原尿。在肾小体附近，有时可见到入球微动脉（图11-12箭头③）或出球微动脉（图 11-12箭头④）的断面。

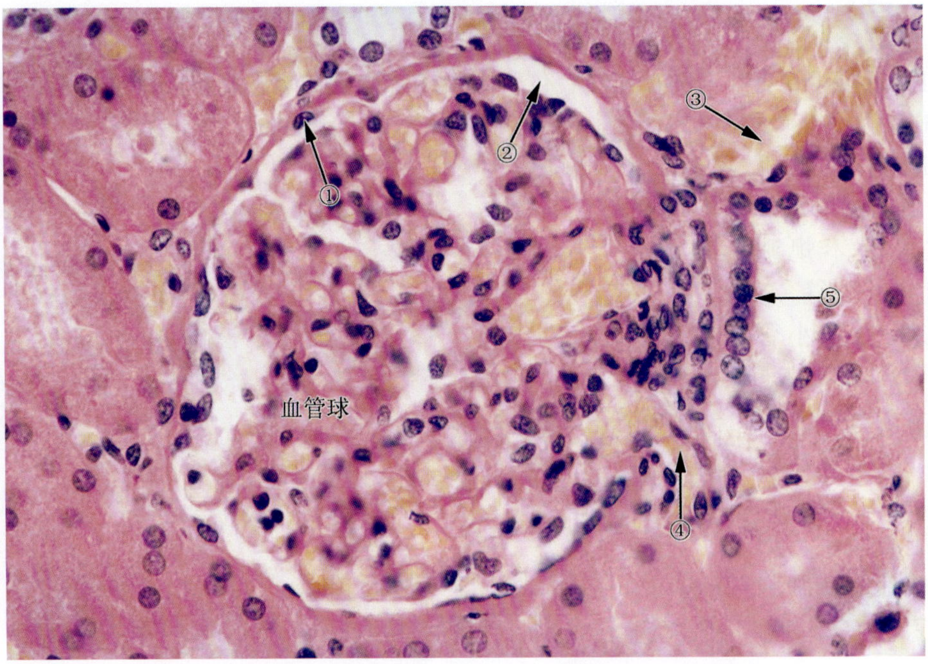

图11-12　肾皮质迷路（400×）
①肾小囊壁层 ②肾小囊腔 ③入球微动脉 ④出球微动脉 ⑤致密斑

（2）近端小管曲部（图11-13）：又称为近曲小管，其断面数目较多，管径较粗，管腔较小，腔面凹凸不平。上皮细胞呈锥体形，细胞界限不清，细胞核圆形，细胞质嗜酸性强，细胞基部有纵纹，细胞游离面有刷状缘（因制片关系往往不易看清）。

（3）远端小管曲部（图11-13）：又称为远曲小管，与近曲小管相比较，其断面数目较少，管径较小，管腔较大，细胞较矮，细胞核圆形，细胞质嗜酸性较弱，细胞基部也有纵纹，但无刷状缘。

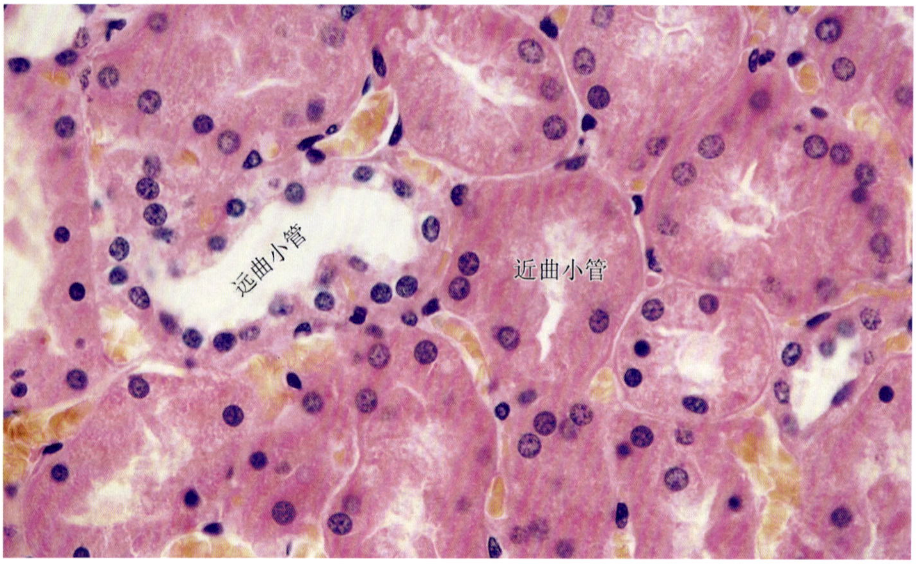

图11-13　肾皮质迷路（400×）

2．髓放线

（1）近端小管直部（图11-14）：位于髓放线者为髓袢降支之粗段，结构与近曲小管相似。细胞界限不清楚，细胞呈立方或锥体形，细胞质嗜酸性。腔面呈不规则状，有时呈一窄缝。

（2）远端小管直部（图11-14）：位于髓放线者为髓袢升支之粗段，与近端小管直部相比较，管腔较大，细胞较矮小，细胞质嗜酸性弱，细胞核靠近腔面。

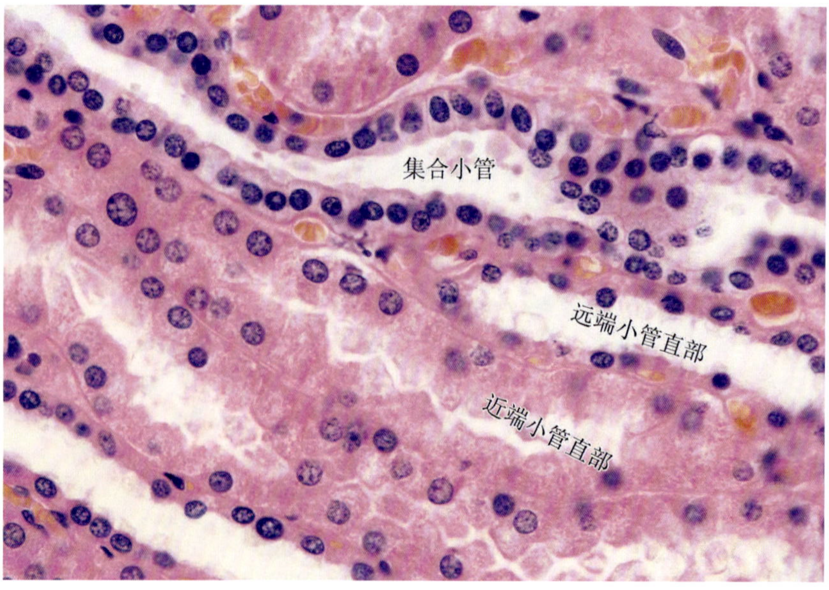

图11-14　肾髓放线（400×）

(3) 集合小管（图11-14）：细胞立方形或柱状，细胞核位于中央，细胞界限清楚，细胞质清明。

3．致密斑（macula densa）(图11-12箭头⑤)：在肾皮质迷路寻找有血管极的肾小体，在此处可见靠近入球微动脉（图11-12箭头③）或出球微动脉（图11-12箭头④）的远端小管，其靠近血管极一侧的上皮细胞变高、变窄，排列整齐，细胞核密集，且靠近腔面，即为致密斑。

4．肾锥体：由近端小管直部、细段、远端小管直部和集合小管组成。

(1) 细段（图11-15～图11-16箭头①)：细段大部分位于髓袢降支，少部分位于髓袢升支。选择靠近肾乳头部的细段，更易观察。细段管径小，管壁为单层扁平上皮，细胞核突向管腔，细胞质染色浅，无刷状缘，细胞界限不清。观察时应注意与毛细血管（图11-15～图11-16箭头②）区别。

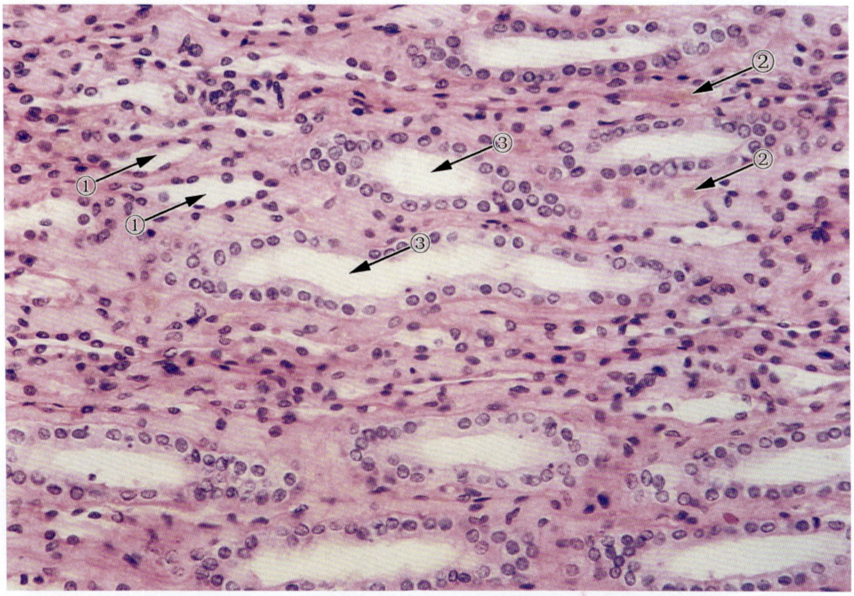

图11-15　肾锥体（200×）　①细段　②毛细血管　③集合小管

(2) 近端小管直部及远端小管直部：与髓放线中所见相同。

(3) 集合小管（图11-15箭头③)：上皮细胞由立方形变为柱状，至肾乳头时细胞呈高柱状称为乳头管（图11-16箭头③)，开口于肾锥体顶端，与被覆在肾乳头表面的变移上皮相连（图11-8)。

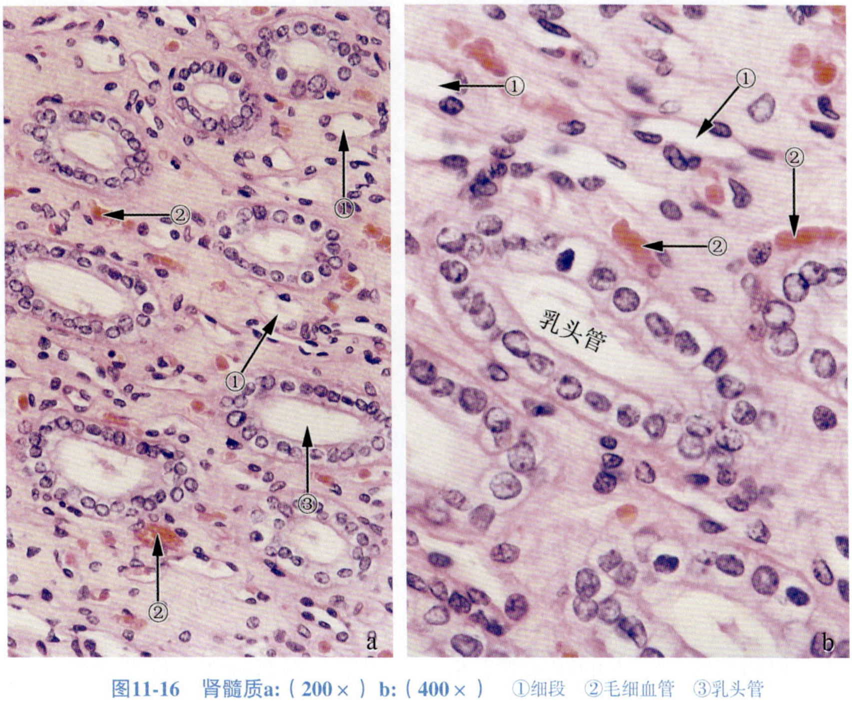

图11-16　肾髓质a:（200×） b:（400×）　①细段　②毛细血管　③乳头管

膀　胱

目的　了解膀胱（urinary bladder）的组织结构。

材料与方法　兔收缩及扩张状态的膀胱，Helly液固定，石蜡包埋，切片，H·E染色。

肉眼观察

可见收缩和扩张状态膀胱各一块（图11-17），两者如何区别？

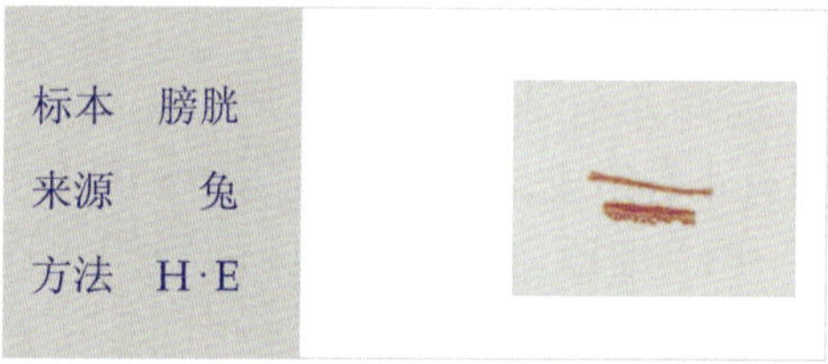

图11-17　膀胱（1×）

低倍光镜观察

1．扩张状态下的膀胱（图11-18a）：

（1）黏膜：由变移上皮和固有层组成。变移上皮较薄，较平。

（2）肌层：由平滑肌组成，分为内纵、中环、外纵三层。

（3）外膜：大部分为纤维膜，由结缔组织组成。在膀胱顶部为浆膜，即在结缔组织外面被覆一层间皮。

2．收缩状态下的膀胱（图11-18b）：与扩张状态的比较，黏膜有皱襞，上皮较厚。肌层变厚，肌纤维方向不清楚，不易分辨出三层，只有外纵平滑肌比较清楚。

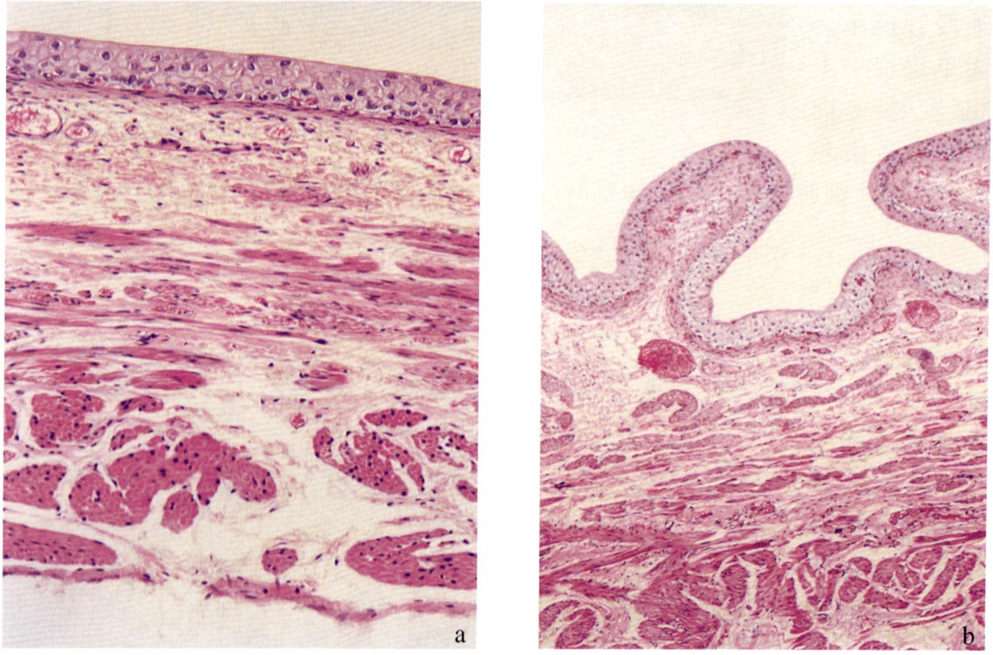

图11-18　膀胱（100×）　a:扩张状态　b:收缩状态

输　尿　管

目的　了解输尿管（ureter）的组织结构。

材料与方法　人的输尿管，Susa液固定，石蜡包埋，横断面切片，H·E染色。

标本 输尿管

来源 人

方法 H·E

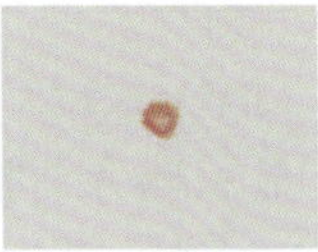

图11-19 输尿管（1×）

肉眼观察

呈圆形，腔小壁厚，腔面不平整（图11-19）。

低倍光镜观察（图11-20）

1．黏膜：上皮为变移上皮。上皮下面是较为致密的结缔组织形成的固有层，内含有许多血管。

2．肌层：由平滑肌组成，标本若取自输尿管上1/3，呈内纵、外环；若取自下2/3，呈内纵、中环、外纵。

3．外膜：由结缔组织组成的纤维膜。

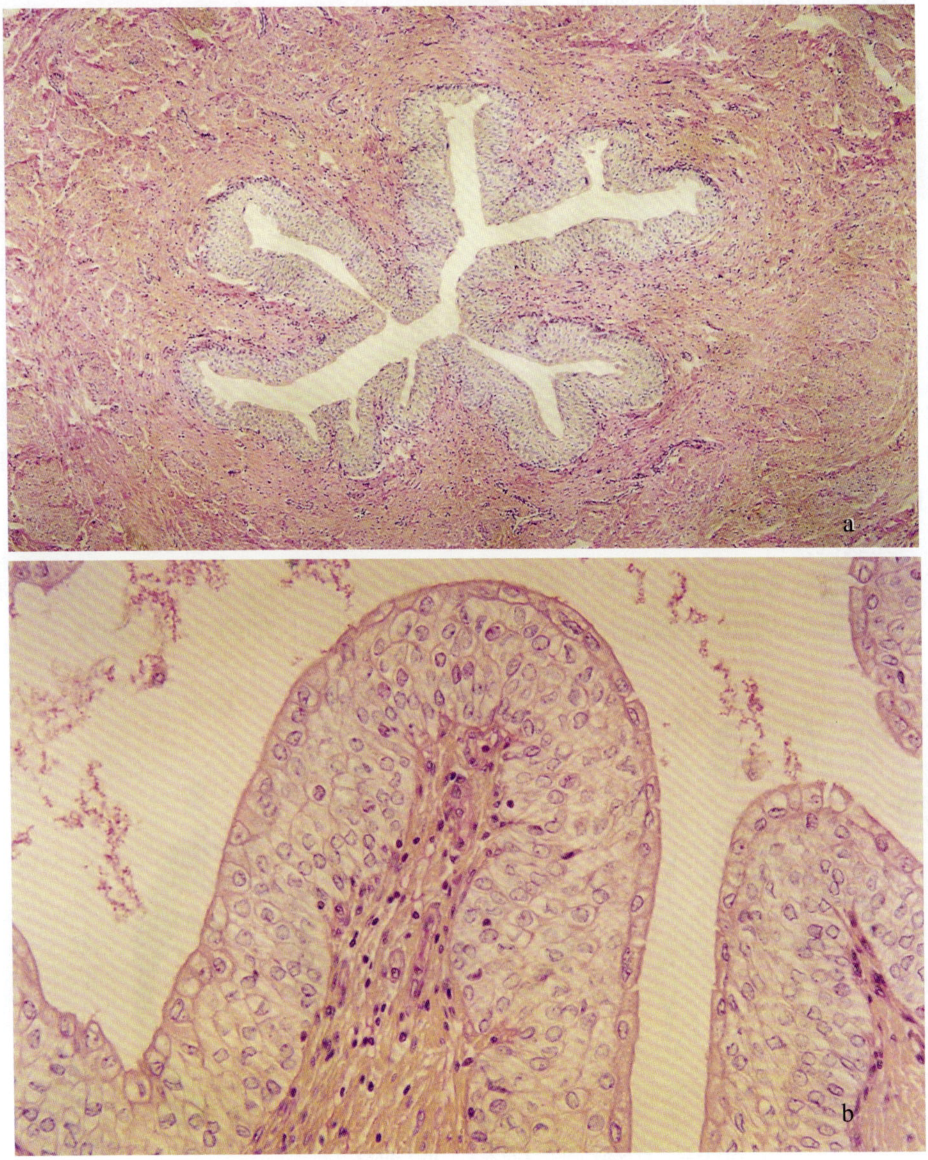

图11-20 输尿管 a:（40×） b:（200×）

示教1 球旁细胞

目的 显示球旁细胞的位置及内含物。

材料与方法 小白鼠肾脏，Helly液固定，以Bowie法染色。

高倍光镜观察

入球微动脉在靠近血管球处，其中膜平滑肌细胞特化成上皮样细胞，即球旁细胞（图11-21箭头）。该细胞胞核呈圆形或椭圆形。细胞质较多，内含大量蓝紫色颗粒（颗粒内含什么物质，起什么作用?）。

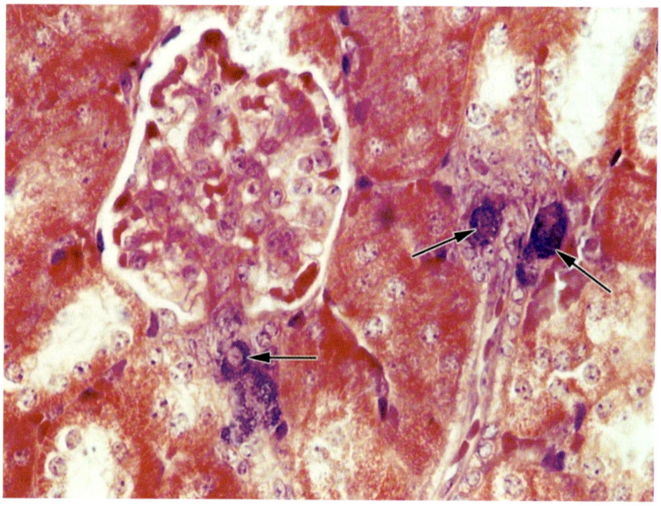

图11-21 肾皮质迷路（200×）

示教2 肾血管墨汁注射标本

目的 观察肾的血液循环。

材料与方法 大鼠肾，经肾动脉向肾内灌注蓝色的普鲁士蓝染料或墨汁，然后取下肾做成厚切片。

低倍光镜观察

可见肾的血管腔内均充以墨汁，据此可了解肾的血管分布。血管球为一团丝球状的毛细血管，与入球微动脉（图11-22b箭头①）和出球微动脉（图11-22b箭头②）相连。

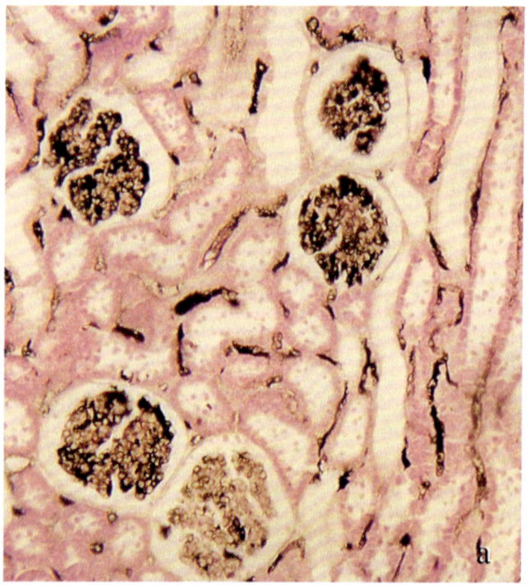

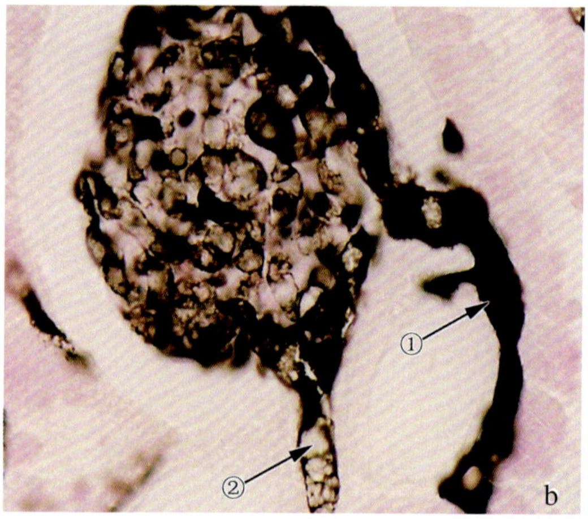

图11-22 肾皮质 a:（100×） b:（400×）
①入球微动脉 ②出球微动脉

复习思考题：

1．光镜下如何区别近曲小管和远曲小管？

2．光镜下如何辨认致密斑？

（吴　俊）

第12章 内分泌系统

垂 体

目的

1．掌握垂体（hypophysis，pituitary gland）各部的位置关系和结构特点。

2．掌握垂体远侧部三种细胞的形态特点。

材料与方法 人垂体，Helly液固定，石蜡包埋，矢状面切片，曼氏（Mann’s）染色。Mann’s染液：1%甲基蓝水溶液35ml，1%伊红水溶液45ml，蒸馏水100ml，混合后使用。

标本	垂体
来源	人
方法	曼氏

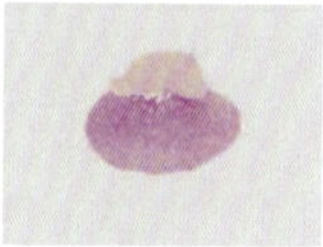

图12-1 垂体（1×）

肉眼观察

染色深的部位呈椭圆形，为垂体远侧部，染色浅的部分为神经部，二者之间为中间部（图12-1）。多数标本未切到结节部。

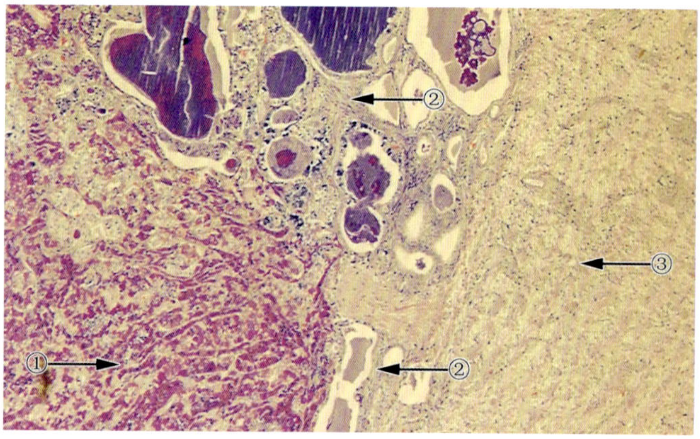

图12-2 垂体（40×） ①远侧部 ②中间部 ③神经部

低倍光镜观察

被膜位于垂体的表面，由结缔组织组成，分别观察各部结构。

1．远侧部（pars distalis）（图12-2箭头①）：细胞排列呈团、索状，互相连接成网。网眼之间有丰富的毛细血管（图12-3箭头④）。根据细胞质的染色不同将细胞分成三种：

（1）嗜酸性细胞（acidophil）（图12-3箭头①）：细胞质呈红色，体积较大。

（2）嗜碱性细胞（basophil）（图12-3箭头②）：细胞质呈紫蓝色，体积最大。

（3）嫌色细胞（chromophobe cell）（图12-3箭头③）：数量多，体积小，染色浅。

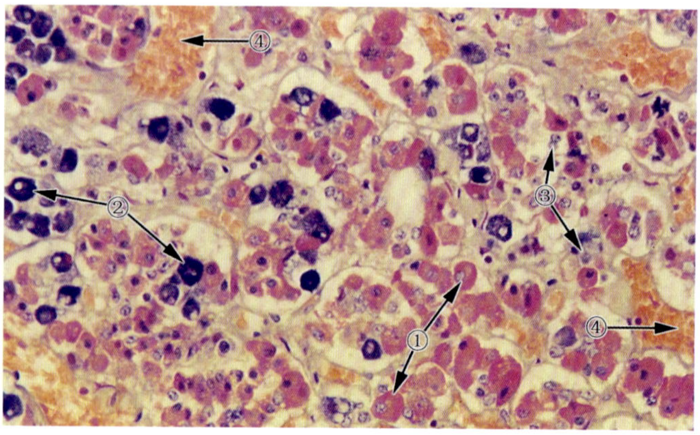

图12-3 垂体远侧部细胞（200×）
①嗜酸性细胞 ②嗜碱性细胞 ③嫌色细胞 ④毛细血管

2．神经部（图12-2箭头③）：可见大量浅粉红色的纤维为无髓神经纤维（图12-6箭头①），其间较多的圆形或椭圆形的细胞核为神经胶质细胞核。还可见较丰富的毛细血管。

3．中间部（pars intermedia）（图12-2箭头②）：位于神经部和远侧部之间。细胞排列成滤泡状，滤泡腔中含有红色或蓝紫色胶状物。此外也有一些排列成团或成索的细胞。

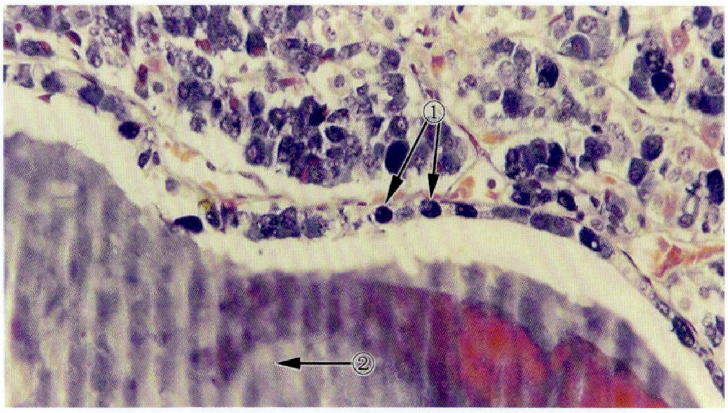

图12-4　垂体中间部（200×）
①滤泡壁上的嗜碱性细胞　②滤泡腔及胶状物

高倍光镜观察

1．远侧部：

（1）嗜酸性细胞（图12-5箭头①）：体积较大，数目较多。细胞质内含有粗大的嗜酸性颗粒（在光镜稍暗视野下可清楚显示颗粒），细胞核呈圆形或椭圆形，位于一侧，染色浅或不着色。

（2）嗜碱性细胞（图12-5箭头②）：体积最大，数目较少。细胞质内含有嗜碱性颗粒（颗粒分界不清）。细胞核呈圆形或椭圆形，位于一侧，染色浅或不着色。

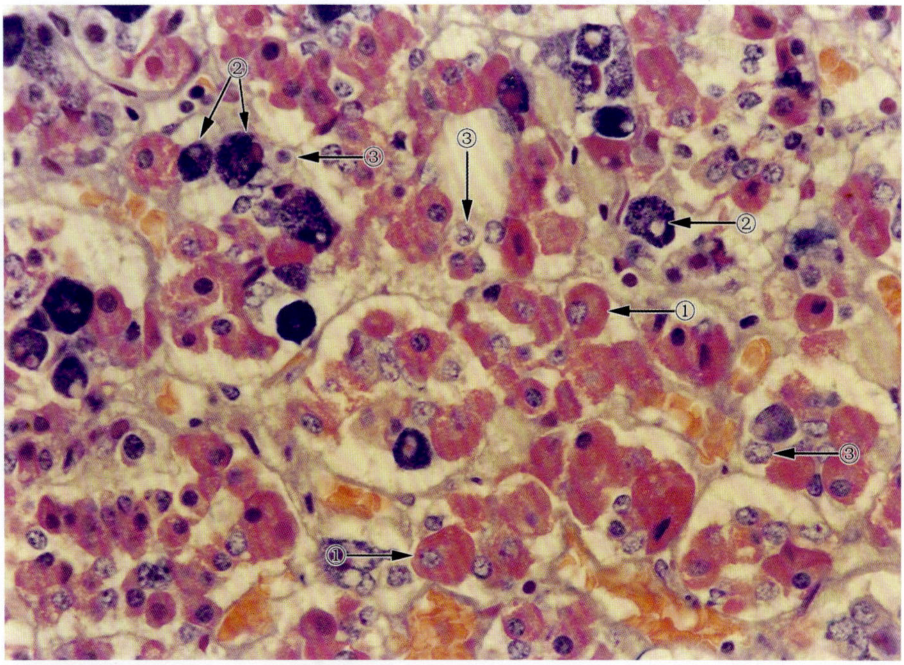

图12-5　垂体远侧部三种细胞（400×）
①嗜酸性细胞　②嗜碱性细胞　③嫌色细胞

（3）嫌色细胞（图12-5箭头③）：体积最小，数目最多。细胞排列成团，细胞界限不明显，细胞核呈圆形，细胞质中无特殊颗粒，故着色浅或不着色。

2．神经部：除见到无髓神经纤维（图12-6箭头①）外，还可见到垂体细胞（pituicyte）（图12-6箭头②），它是神经垂体中的主要细胞。垂体细胞呈梭形或多突状，细胞核圆形或椭圆形。有的细胞的细胞质内可见棕黄色色素颗粒（图12-6箭头②）。此外，还可见到一种圆形或椭圆形的、大小不一的、粉红色的匀质团块，即赫林体（Herring body）（图12-7箭头）。

3．中间部：主要由滤泡构成。滤泡壁主要由嗜碱性细胞（图12-4箭头①）构成，之间夹有少量嗜酸性细胞和嫌色细胞；滤泡腔内含有红色或蓝紫色胶质（图12-4箭头②）。

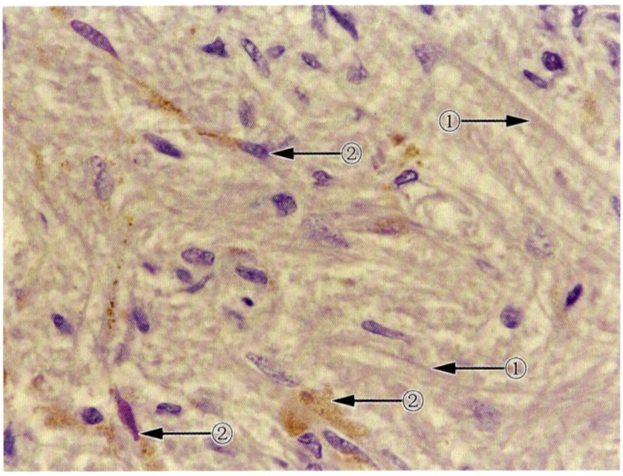

图12-6　垂体神经部（400×）
①无髓神经纤维　②垂体细胞

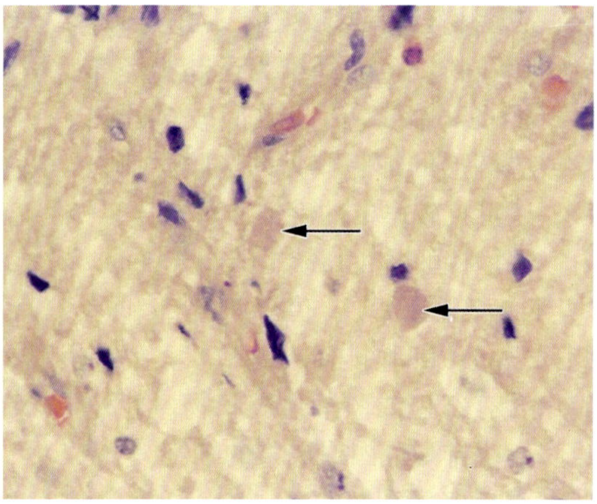

图12-7　垂体神经部赫林体（400×）

甲状腺和甲状旁腺

目的

1．掌握甲状腺（thyroid gland）的组织结构。

2．掌握甲状旁腺（parathyroid gland）的组织结构，并注意与淋巴器官的区别。

材料与方法　狗或猴的甲状腺和甲状旁腺，Helly液固定，石蜡包埋，切片，H·E染色。

肉眼观察

大块染成粉红色的为甲状腺；小块染成蓝紫色的为甲状旁腺（图12-8）。

标本	甲状腺及甲状旁腺
来源	猴
方法	H·E

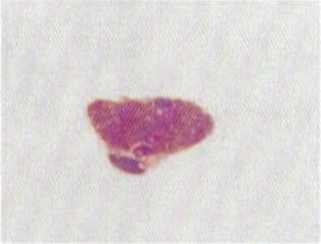

图12-8　甲状腺及甲状旁腺（1×）

一、甲状腺

低倍光镜观察

1．被膜（图12-9箭头①）：由薄层结缔组织组成。

2．实质（图12-9箭头②）：由许多大小不等的滤泡（follicle）构成。滤泡壁（图12-10箭头①）由单层立方上皮细胞构成，滤泡腔内充满粉红色匀质状胶质（图12-10箭头②），滤泡之间的结缔组织内有丰富的毛细血管。

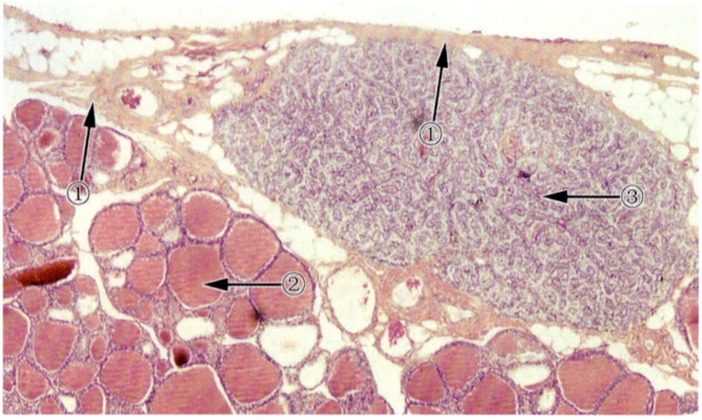

图12-9　甲状腺及甲状旁腺（40×）
①被膜　②甲状腺实质　③甲状旁腺实质

高倍光镜观察

1．滤泡：滤泡壁（图12-11箭头①）为单层滤泡上皮细胞（follicular epithelial cell），一般呈低柱状或立方状（可随功能状态而发生形态变化），细胞质着浅色，细胞核呈圆形。滤泡腔内充满了粉红色匀质状胶质（图12-11箭头②），是一种碘化的糖蛋白（iodinated thynoglolulin）（甲状腺球蛋白）。

2．滤泡旁细胞（parafollicular cell）：该细胞体积较大，呈圆形或椭圆形；细胞核较大呈圆形，着色较浅，细胞质染色也较浅。细胞或嵌于滤泡壁内（图12-11箭头③）或成团分布于滤泡之间的结缔组织（图12-11箭头④）中。

3．间质：由结缔组织组成，位于滤泡之间。内含丰富的毛细血管及三五成群的滤泡旁细胞。

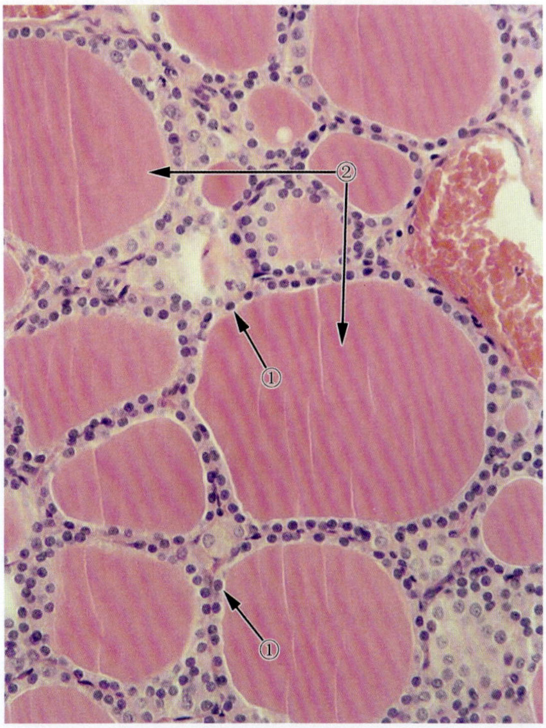

图12-10　甲状腺滤泡（200×）
①滤泡壁　②滤泡腔及胶质

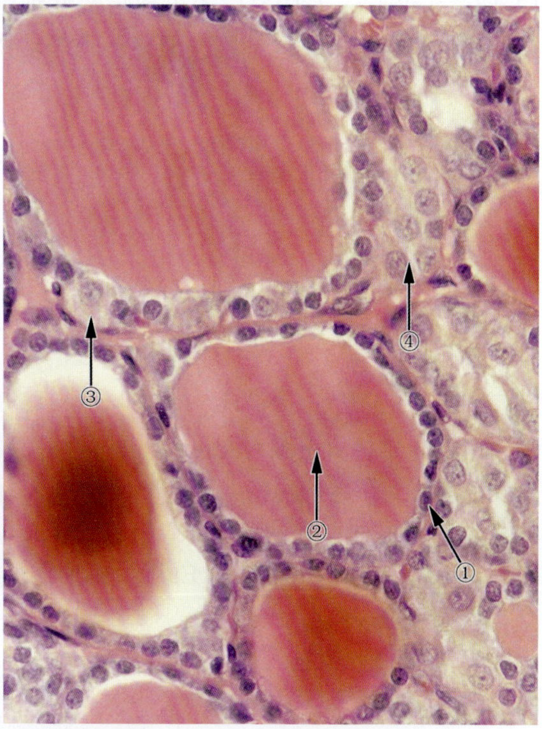

图12-11　甲状腺滤泡旁细胞（400×）
①滤泡壁　②滤泡腔及胶质　③嵌在滤泡壁上的滤泡旁细胞
④滤泡间的滤泡旁细胞

二、甲状旁腺（parathyroid gland）

低倍光镜观察

1．被膜（图12-9箭头①）：由薄层结缔组织组成。

2．实质（图12-9箭头③）：腺细胞排列成团、索状（图12-12）。团、索之间的少量结缔组织内有丰富的毛细血管（图12-12箭头）。

高倍光镜观察

甲状旁腺有两种细胞：

1．主细胞（chief cell）（图12-13箭头①）：占绝大多数。细胞呈多边

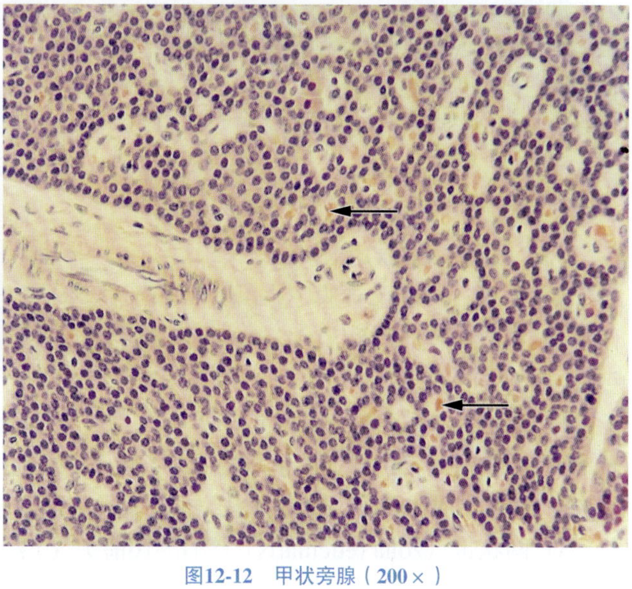

图12-12　甲状旁腺（200×）

形，界限不易分清；细胞核呈圆形，染色质细密；细胞质染色较浅。

2．嗜酸性细胞（oxyphil cell）：较少，单个或数个细胞散在于主细胞之间，细胞为多边形，体积较大，细胞核浓缩，细胞质强嗜酸性（图12-13箭头②）。人10岁后才出现嗜酸性细胞，猴的甲状旁腺中可见此细胞，但猫、狗等动物中无。

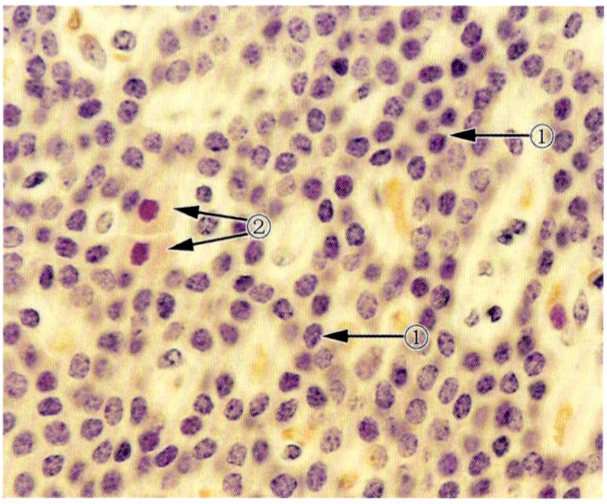

图12-13 甲状旁腺（400×）
①主细胞 ②嗜酸性细胞

肾 上 腺

目的 掌握肾上腺（adrenal gland）皮质和髓质组织结构的特点。

材料与方法 猴的肾上腺，Helly液固定，石蜡包埋，切片，H·E染色。

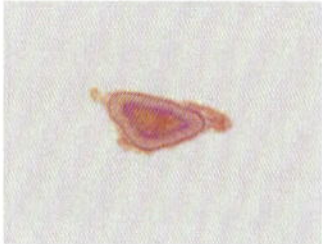

标本 肾上腺
来源 猴
方法 H·E

图12-14 肾上腺（1×）

肉眼观察

肾上腺外形呈三角形，中间三角区域呈深色的部分为髓质，其周边色浅区域为皮质。

低倍光镜观察

1．被膜（图12-15箭头①）：位于表面，由结缔组织组成。被膜外附带有少量脂肪组织。

2．实质：

（1）皮质（cortex）（图12-15箭头②）：位于被膜下方，由于细胞排列和染色不同依次分为三带：

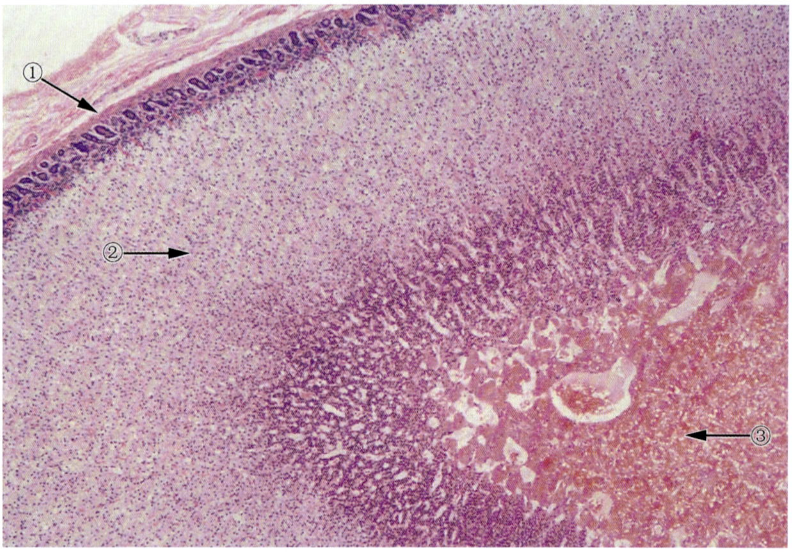

图12-15 肾上腺（40×） ①被膜 ②皮质 ③髓质

1）球状带（zona glomerulosa）（图12-16箭头①）：位于被膜下方，较薄，细胞排列成球团状。

2）束状带（zona fasciculata）（图12-16箭头②）：位于球状带的内方，最厚，细胞排列成条索状。

3）网状带（zona reticularis）（图12-16箭头③）：紧靠髓质，较薄，细胞排列呈网状。

（2）髓质（medulla）：位于腺体中央，较薄，主要细胞成分为染色成浅棕黄色的嗜铬细胞（chromaffin cell）（图12-17箭头①），细胞排列成团、索状，在髓质中央还可见到中央静脉（图12-17箭头②）及少量交感神经节细胞（图12-17箭头③）。

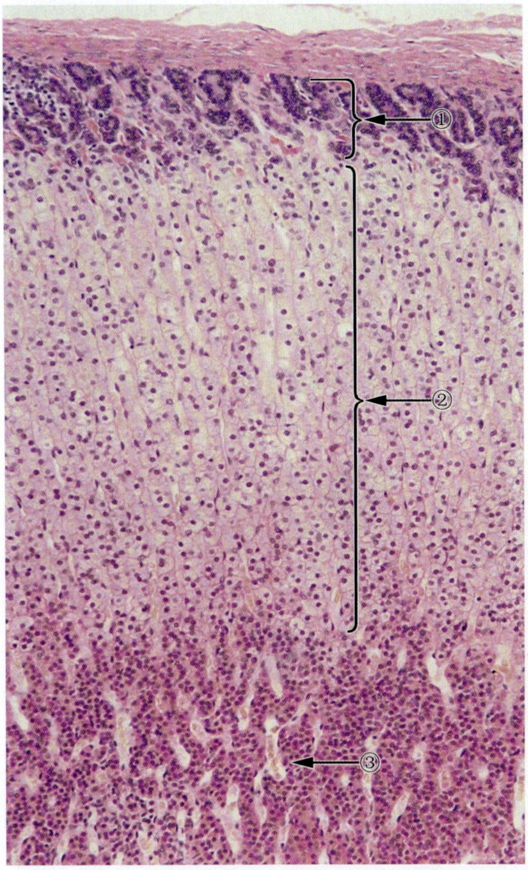

图12-16　肾上腺皮质（100×）
①球状带　②束状带　③网状带

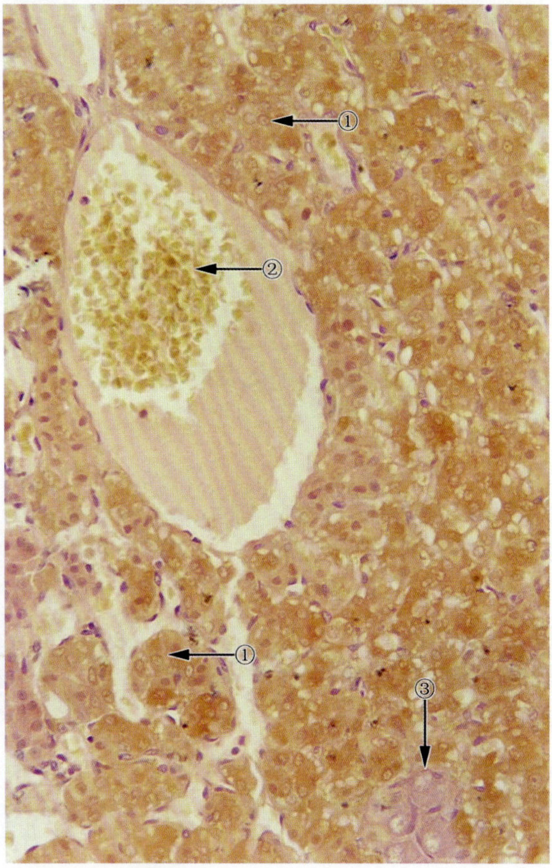

图12-17　肾上腺髓质（200×）
①嗜铬细胞　②中央静脉　③交感神经节细胞

高倍光镜观察

1．皮质：

（1）球状带细胞（zona glomerulosa cell）（图12-18箭头①）：体积较小，呈矮柱状或立方形，细胞核圆形着色深，细胞质弱嗜碱性或弱嗜酸性，含少量空泡（脂滴被溶解所致）。在细胞团之间有窦样（状）毛细血管及少量结缔组织（图12-18箭头②）。

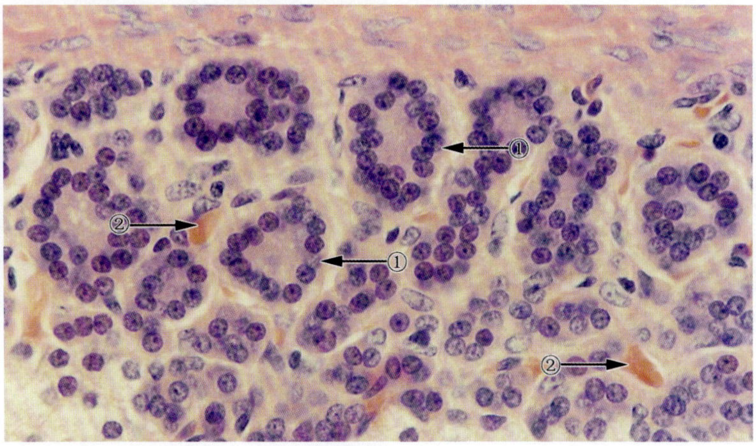

图12-18　肾上腺皮质球状带细胞（400×）
①球状带细胞　②窦样（状）毛细血管

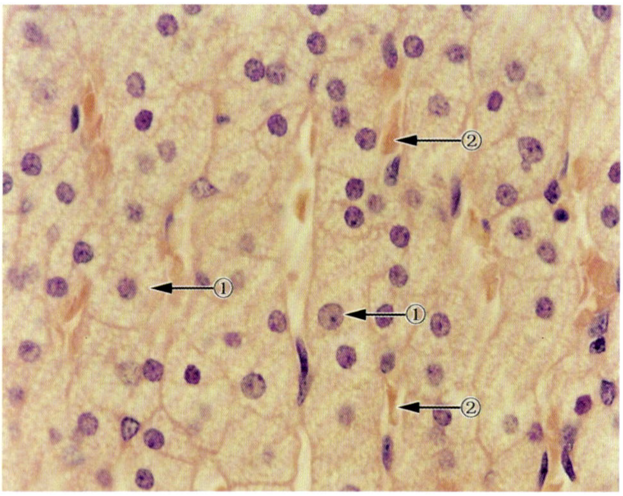

图12-19 肾上腺皮质束状带细胞（400×）
①束状带细胞 ②窦样毛细血管

（2）束状带细胞（zona fasciculata cell）（图12-19箭头①）：体积较大，呈多边形或立方形，细胞核圆形，较大，色浅位于中央，可见双核；细胞质弱嗜酸性，着色浅，含有大量空泡（脂滴被溶解所致）。在细胞束之间有窦样毛细血管（图12-19箭头②）及少量结缔组织。

（3）网状带细胞（zona reticularis cell）（图12-20箭头①）：体积较束状带细胞小，呈圆形或立方形，有些细胞核固缩，染色较深，细胞质中含有少量脂滴和脂褐素（lipofuscin）颗粒，细胞索吻合成网状，网眼中有窦样毛细血管（图12-20箭头②）和少量结缔组织。

2．髓质：

（1）嗜铬细胞（图12-21箭头①）：体积较大，呈多边形，细胞界限不清；细胞核圆形，较大，染色浅；细胞质中含有棕黄色嗜铬颗粒（chromaffin granule）。细胞成团、索状排列，其间夹有少量结缔组织及窦样毛细血管。

（2）交感神经节细胞（图12-21箭头②）：如在合适的切片部位，可见散在或3~5成团的交感神经节细胞，体积较大，细胞质内含有细颗粒状的尼氏体，细胞核大、圆形、呈泡状，核仁清楚。

（3）中央静脉（图12-21箭头③）：管壁厚薄不匀，在较厚处可见纵行的平滑肌束。

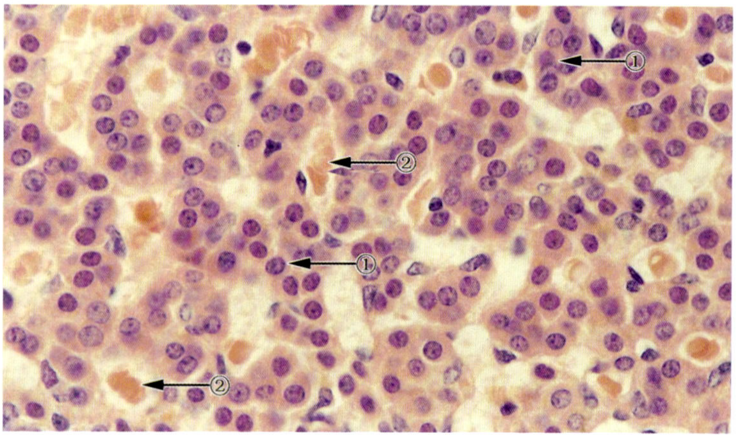

图12-20 肾上腺皮质网状带细胞（400×）
①网状带细胞 ②窦样毛细血管

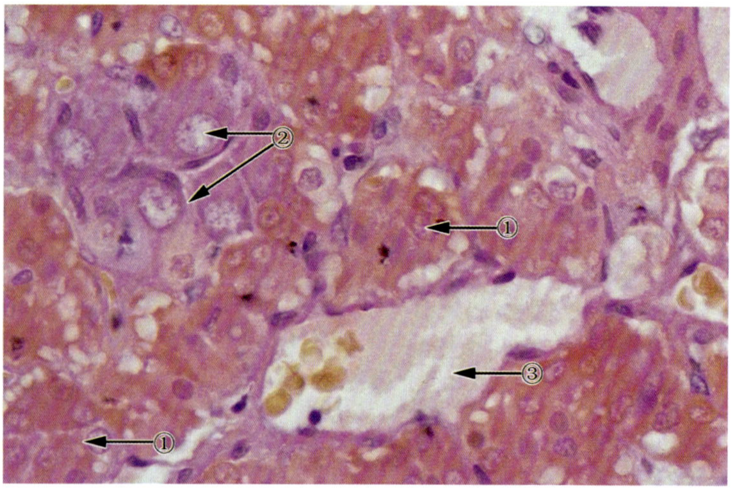

图12-21 肾上腺髓质交感神经节细胞（400×）
①嗜铬细胞 ②交感神经节细胞 ③中央静脉

示教1　甲状腺滤泡旁细胞

目的　观察甲状腺滤泡旁细胞的分布。

材料与方法　小狗（出生后6个月内）甲状腺。Buoin固定，石蜡切片，4μm，Grimelius镀银法：

1．0.03%硝酸银液，60℃，2～3小时；

2．Bodian液还原，45℃，1分钟（Bodian液配制：间苯二酚1g；无水亚硫酸钠5g；蒸馏水100ml）；

3．Mayer苏木精复染；

4．脱水、透明、封固。

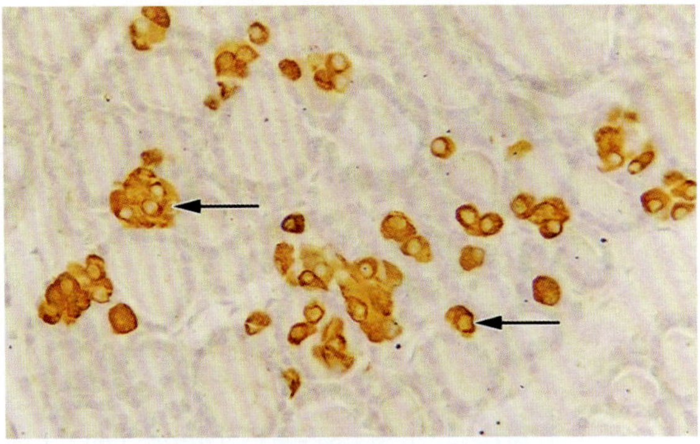

图12-22　甲状腺滤泡旁细胞（200×）

低倍光镜观察

甲状腺滤泡上皮细胞核被染成浅蓝色，滤泡旁细胞（图12-22箭头）呈棕黄色或棕黑色，位于甲状腺滤泡上皮细胞之间或三五成群分散在滤泡之间。

高倍光镜观察

甲状腺滤泡旁细胞呈椭圆形，细胞质中含有粗大棕黄色或棕黑色嗜银颗粒，中央呈浅蓝色的圆形区域为细胞核。

示教2　丘脑下部神经内分泌核团

目的　观察视上核或室旁核神经内分泌细胞。

材料与方法　兔丘脑下部，甲醛或Baker液固定，石蜡，切片，8～10μm，过甲酸-醛品红

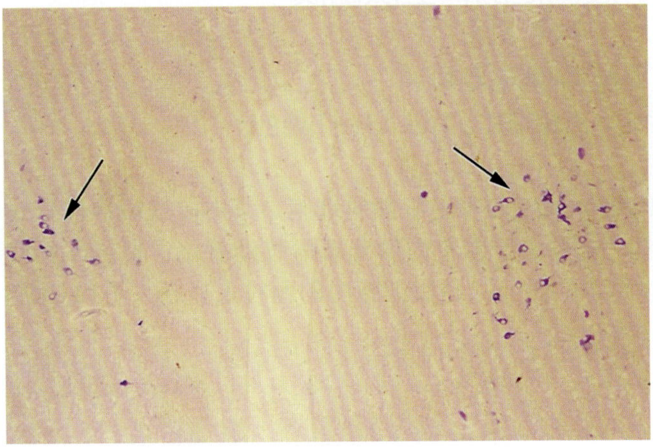

图12-23　丘脑下部神经内分泌细胞（40×）

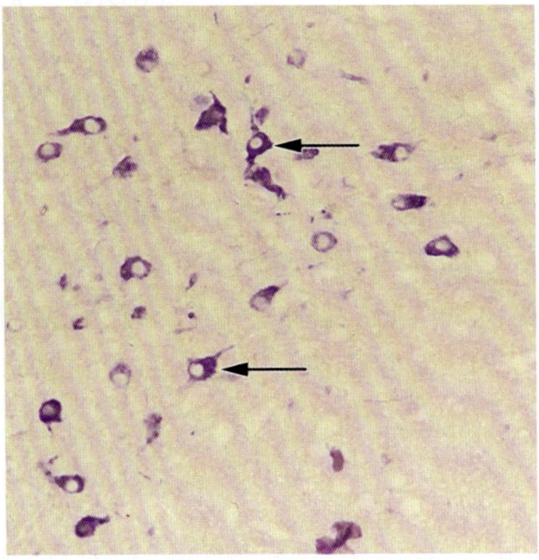

图12-24　丘脑下部神经内分泌细胞（100×）

染色。（染色步骤：①过甲酸氧化30分钟；②醛品红染1小时；③70%~95%乙醇分色；④脱

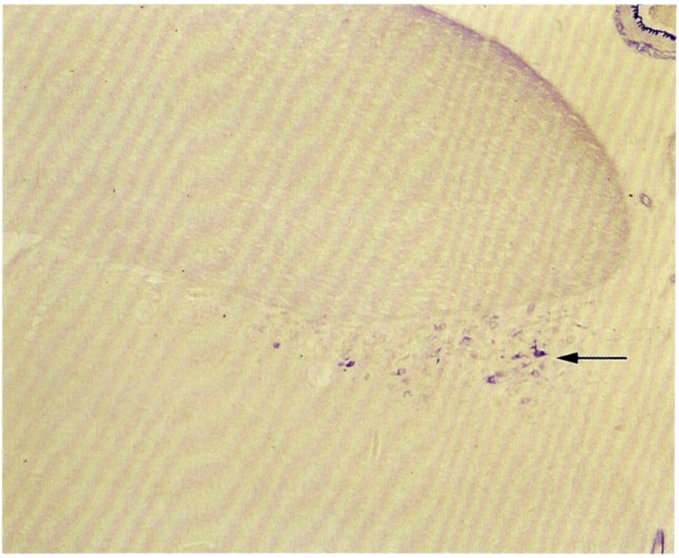

图12-25　丘脑下部神经内分泌细胞（40×）

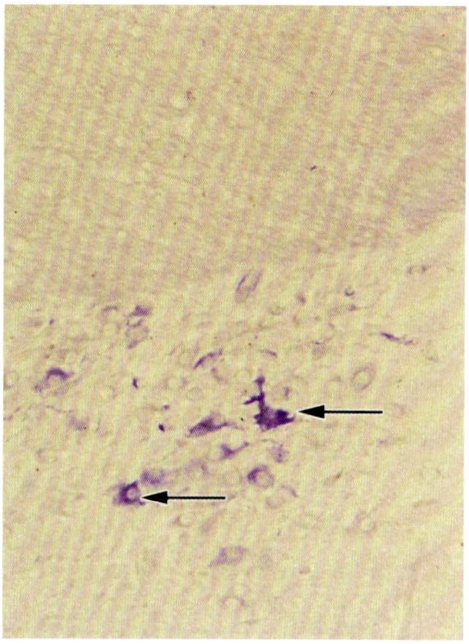

图12-26　丘脑下部神经内分泌细胞（100×）

水、透明、封固。）

低倍光镜观察

在丘脑下部室旁核（paraventricular nucleus，PVN）（图12-23箭头）和视上核（supraoptic nucleus，SON）（图12-25箭头）区域中可见染成紫色（龙胆紫色）的细胞群为神经核团。

高倍光镜观察

神经元的细胞体及突起内均充满了紫色（龙胆紫色）的分泌颗粒，细胞体中央未着色圆形区为细胞核（图12-24箭头、图12-26箭头）。

示教3　Helly液固定的肾上腺髓质

目的　观察不同固定液处理的肾上腺髓质的形态结构

材料与方法　兔肾上腺，Helly液固定，石蜡切片，7μm，H·E染色。

低倍光镜结合高倍光镜观察

经含重铬酸盐成分的固定液（Helly液）固定的肾上腺髓质细胞，其内的嗜铬颗粒呈棕黄色（图12-27箭头①），属于嗜铬反应，这是由于颗粒内的儿茶酚胺经氧化、聚合作用的结果。而非重铬酸盐成分的Susa固定液固定的肾上腺髓质细胞内的颗粒未显现（图12-28箭头①）。

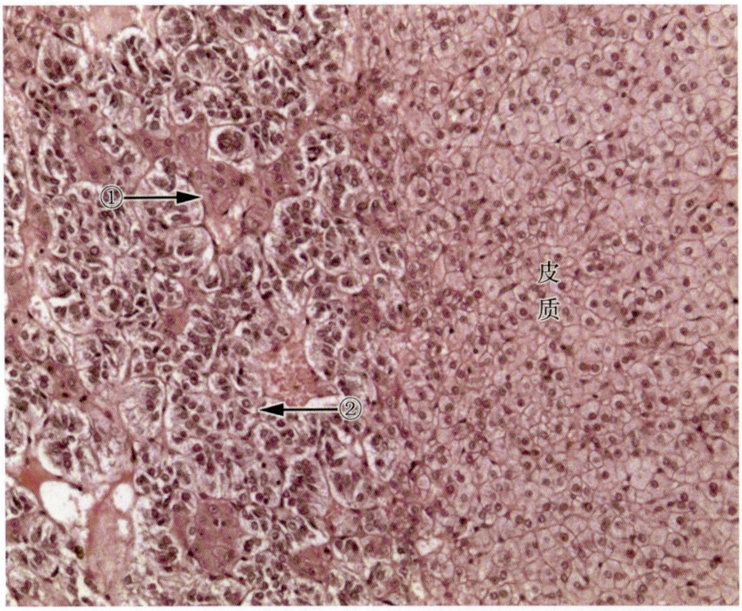

图12-27　肾上腺皮质和髓质交界（200×）
①网状带细胞　②嗜铬细胞

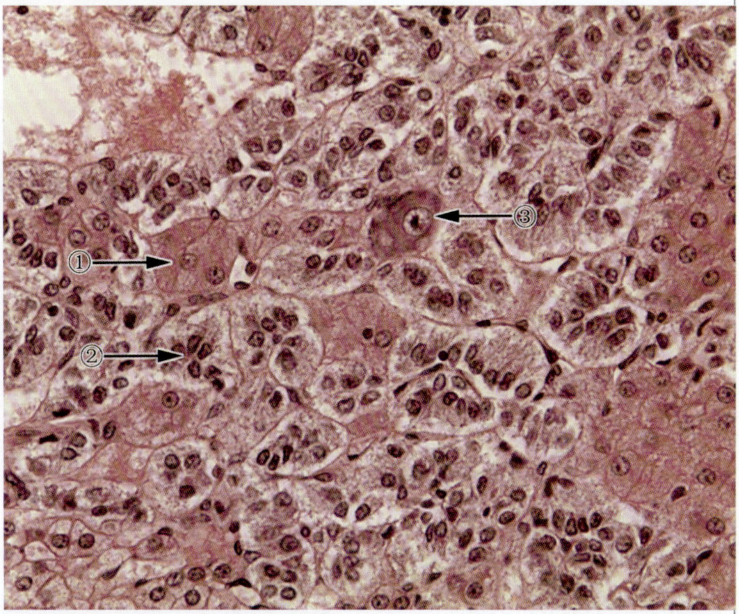

图12-28　肾上腺髓质（400×）
①网状带细胞　②嗜铬细胞　③交感神经节细胞

示教4　松果体

目的　了解松果体（pineal）的组织结构特点。

材料与方法　人松果体，10%福尔马林或Susa液固定，石蜡切片，H·E染色。

低倍光镜结合高倍光镜观察

松果体为富含毛细血管的实质性神经内分泌器官，外形呈圆锥形，分间质和实质两部分，其表面包被结缔组织被膜。被膜结缔组织分出若干小隔伸入实质，将其分割成若干不规则小叶，薄壁血管和无髓神经纤维行于其间。间质的结缔组织中含较多的网状纤维和胶原纤维，可见成纤维细胞、淋巴细胞、浆细胞、巨噬细胞、肥大细胞及黑色素细胞等（图12-29，图12-30）。小叶内主要含有以下几种结构：

1．松果体细胞（pinealocyte）：占全部实质细胞的90%。细胞呈圆形或不规则形，细胞质少，弱碱性；细胞核较大，着色浅，核仁明显。

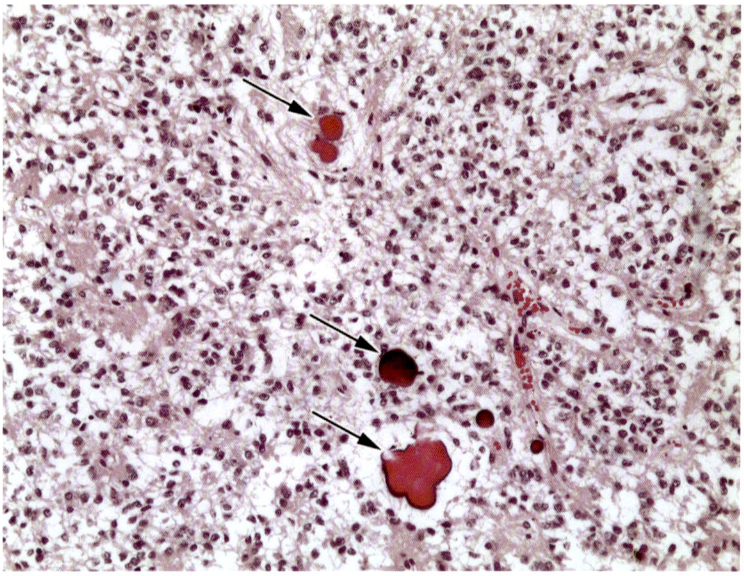

图12-29　松果体（40×）
箭头示脑砂

2．脑砂（brain sand, corpora arenacea）：为圆形，较大者呈同心圆板状结构，较小者多呈葡萄状聚集（图12-29箭头，图12-30箭头）。

3．神经胶质细胞（glial cell）：细胞核为长椭圆形，着色深，细胞质嗜碱性。

复习思考题：

1．肾上腺皮质三带的光镜结构特点及所分泌的激素。

2．垂体远侧部三种细胞的光镜结构特点。

3．甲状腺滤泡上皮细胞的结构特点和功能。

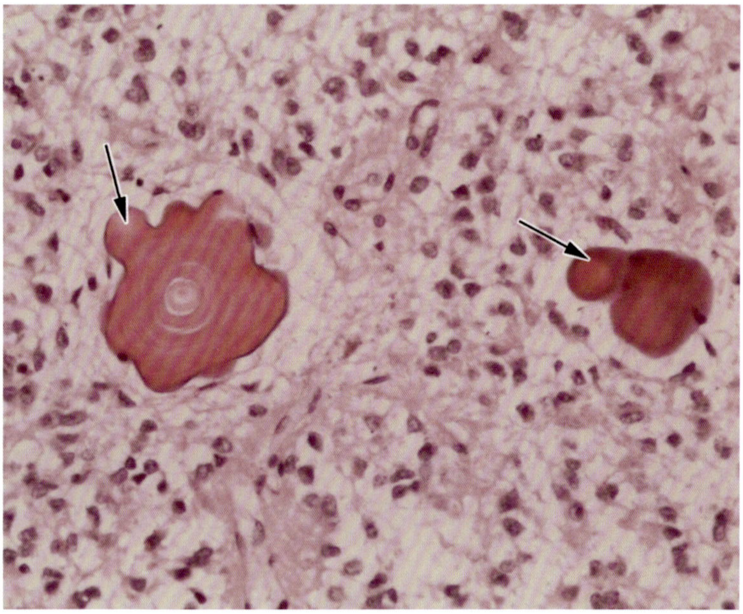

图12-30　松果体（100×）
箭头示脑砂

（赵　荧　唐军民）

第13章 男性生殖系统

睾丸及附睾

目的

1．掌握睾丸（testis）的组织结构和精子发生、睾丸间质细胞的形态特点。

2．了解附睾（epididymis）的组织结构。

材料与方法　人的睾丸和附睾，Susa液固定，石蜡包埋，横断面切片，H·E染色。

肉眼观察

可见一个大的半圆形断面，是睾丸的一部分切片（图13-1）；在其一侧另有一小的圆形断面，是附睾的切片。睾丸外表面包有一层染成红色的白膜。如切片的部位适宜，则可见此膜在睾丸与附睾相接部位增厚，为纵隔。纵隔内可见一些不规则的细长裂隙即睾丸网。在附睾附近或许见到单独的小圆形管道断面，为输精管。

标本	睾丸及附睾
来源	人
方法	H·E

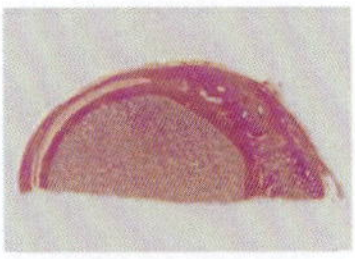

图13-1　睾丸（1×）

低倍光镜观察

（一）睾丸

1．睾丸的被膜：由外向内可见。

（1）鞘膜（图13-2箭头）：由单层扁平上皮和少量结缔组织组成。

（2）白膜（图13-2）：很厚，由致密结缔组织组成，其内侧含有血管。白膜下可见大量生精小管断面。部分标本可见鞘膜腔（图13-2）。

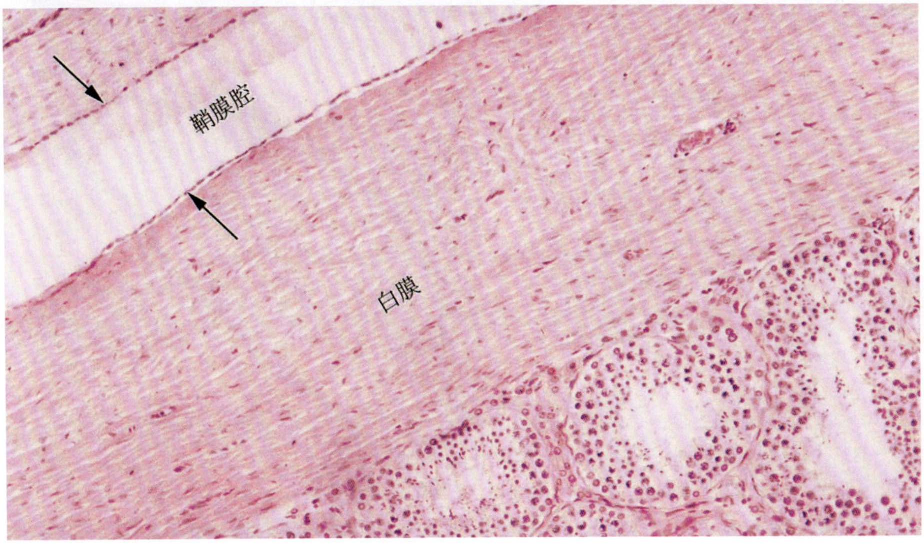

图13-2　睾丸被膜（100×）

2．睾丸的实质：小叶与小叶间隔不易辨出，可见随小叶间隔进到实质内的较大血管和许多生精小管（seminiferous tubule）（图13-3）的断面。生精小管的基部为一层粉红色的基膜（图13-3箭头①），基膜以内为数层大小不等的细胞。紧贴基膜外的梭形细胞，即肌样细胞（myoid cell）（图13-3箭头②）。在生精小管之间有结缔组织。在睾丸纵隔（图13-4）内可见睾丸网（图13-5），为一些大小不等、形状不规则的腔隙断面。

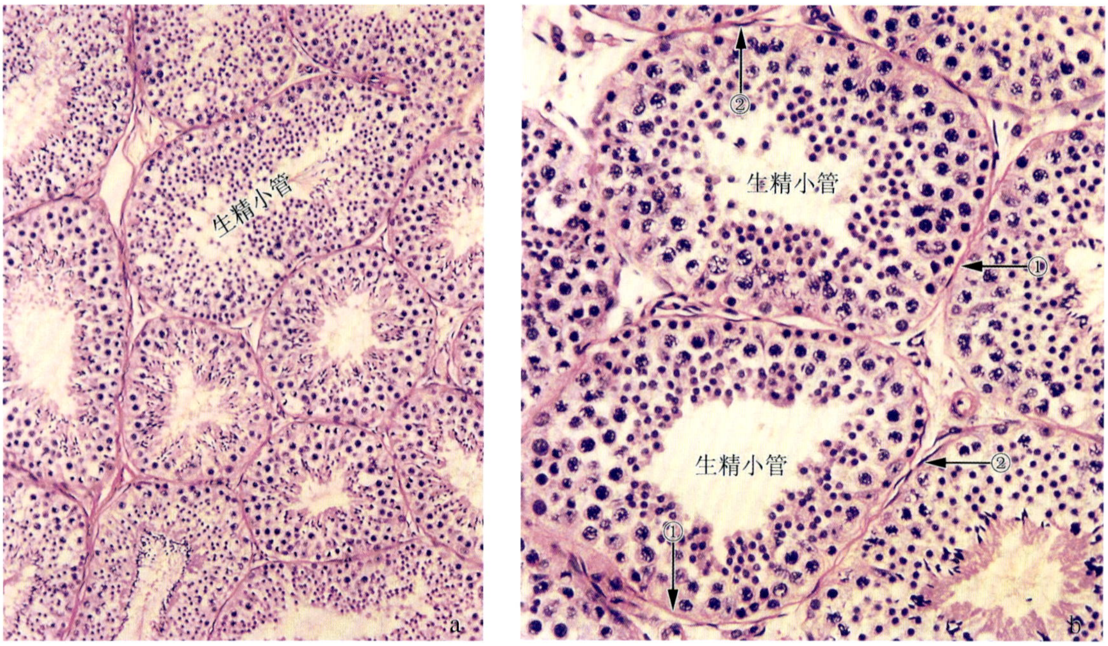

图13-3　睾丸实质 a:（100×） b:（20×） ①基膜 ②肌样细胞

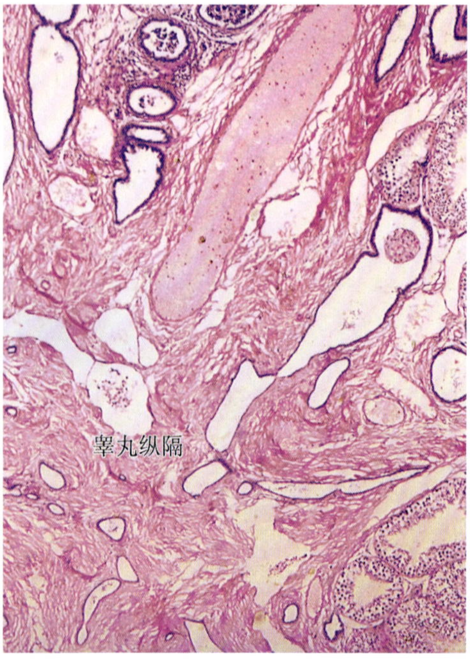

图13-4　睾丸纵隔（40×）

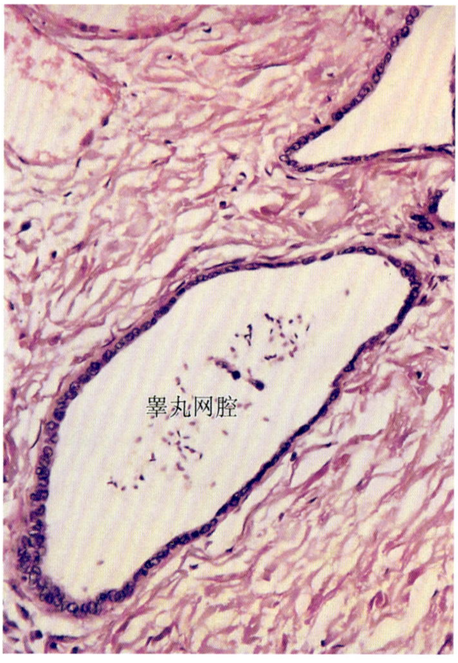

图13-5　睾丸网（200×）

高倍光镜观察

1．生精小管：

（1）生精细胞（spermatogenic cell）：从外向内可见：

1）精原细胞（spermatogonium）（图13-6箭头①、图13-7箭头①）：位于基膜上，体积较小，呈立方形或椭圆形；细胞核呈圆形，着色稍深。有时可见丝状分裂。

2）初级精母细胞（primary spermatocyte）（图13-6箭头②、图13-7箭头②）：有数层细胞，体积较大，呈圆形；细胞核也较大，呈圆形，细胞核内粗大的染色体交织呈球状。

3）次级精母细胞（secondary spermatocyte）（图13-6箭头③）：细胞较小，呈圆形；细胞核也较小，呈圆形，染色较深。由于其存在时间较短，在切片中不易见到。

4）精子细胞（spermatid）（图13-6箭头④、图13-7箭头④）：靠近管腔，有多层细胞，体积较小，细胞核圆而小，着色很深。

5）精子（spermatozoon）（图13-6箭头⑤、图13-7箭头⑤）：可见变态中的各期精子。在切片中可分出头和尾部。精子头呈芝麻粒形，位于管腔的表面，附于支持细胞的顶端。

(2)支持细胞（Sertoli cell）：位于生精细胞之间，其基底部位于基膜上，游离面至腔面，但形态不易看清。该细胞的细胞核(图13-6箭头⑥、图13-7箭头⑥）较大，形状不规则，多呈三角形，其长轴与基膜

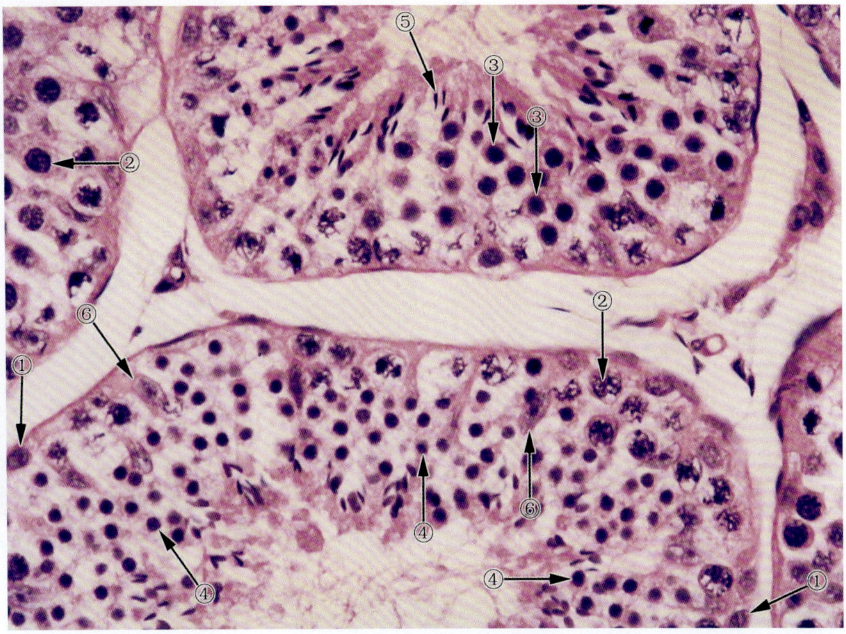

图13-6　生精小管（400×）

①精原细胞　②初级精母细胞　③次级精母细胞　④精子细胞　⑤精子　⑥支持细胞

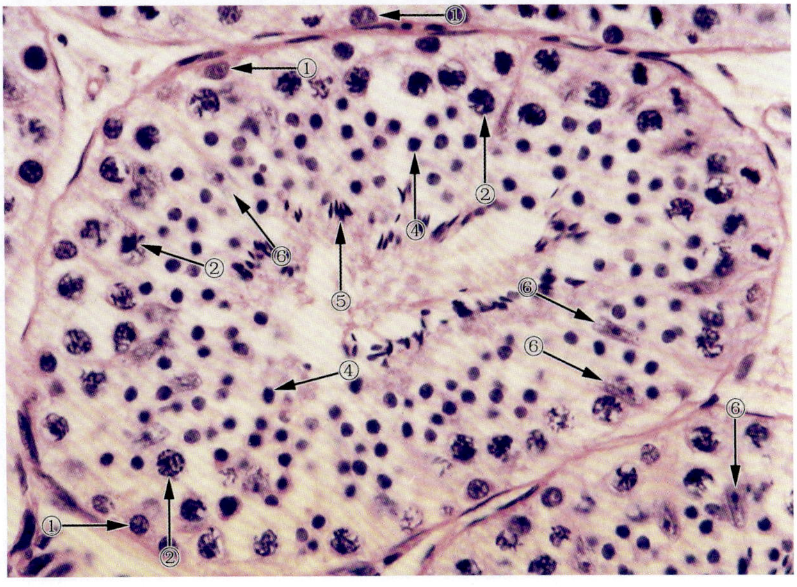

图13-7　生精小管（400×）

①精原细胞　②初级精母细胞　④精子细胞　⑤精子　⑥支持细胞

垂直，细胞核内染色质着色浅，而核仁很明显。

2．间质细胞（Leydig cell）：位于生精小管间的结缔组织内，常三五成群（图13-8箭头），细胞体积较大，呈圆形或椭圆形。细胞核圆形，多偏于一侧，着色浅，核仁明显，亦偏于一侧；细胞质内含有类脂颗粒（不易见到）和棕黄色的脂褐素颗粒。

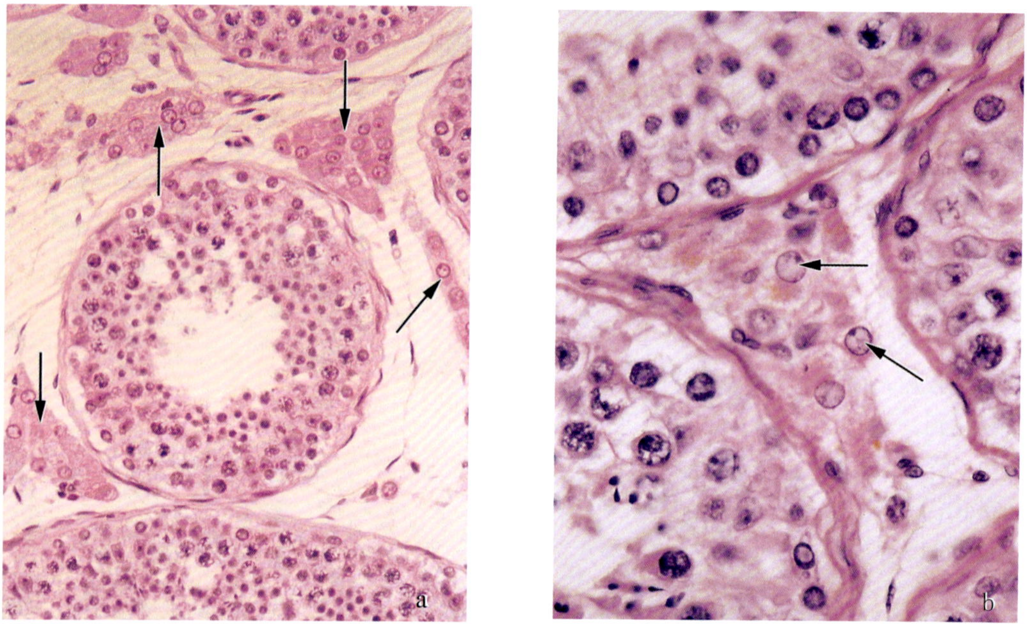

图13-8　睾丸间质　a:（200×）　b:（400×）

3．直精小管：位于小叶与纵隔交界处、生精小管和睾丸网之间。管壁被覆单层柱状或

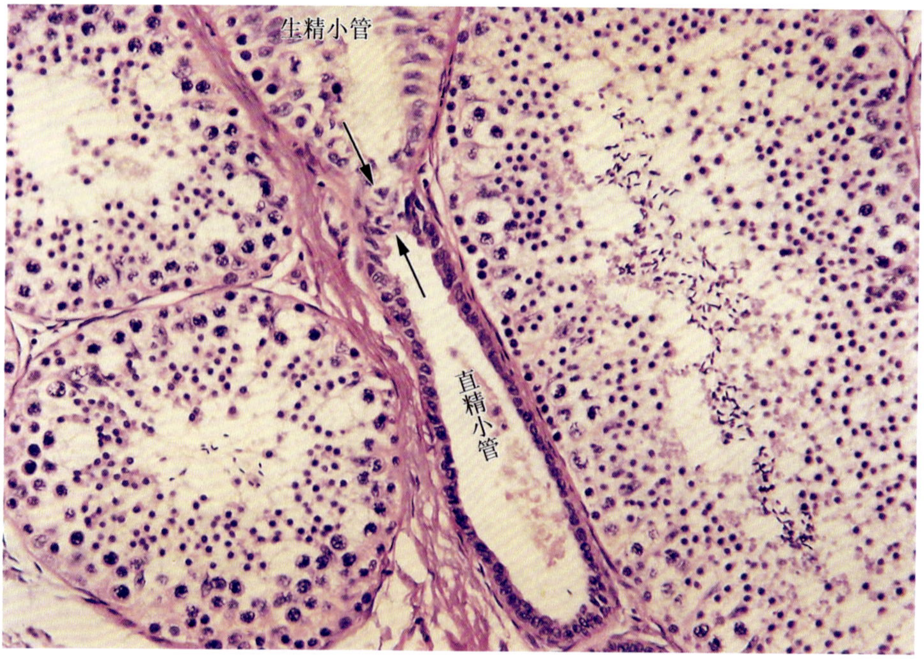

图13-9　睾丸实质（100×）

单层立方上皮。偶或可见生精小管和直精小管（图13-9箭头）相连处，上皮则由复层变为单层。

（二）附睾

低倍光镜观察

若切片为附睾尾部，则可见许多附睾管（图13-10）的断面（为何？），其特点为管腔平整，管壁被覆假复层柱状上皮，上皮细胞表面有整齐排列的静纤毛（图13-10箭头），上皮外面为结缔组织固有层，其中含有血管和薄层平滑肌。

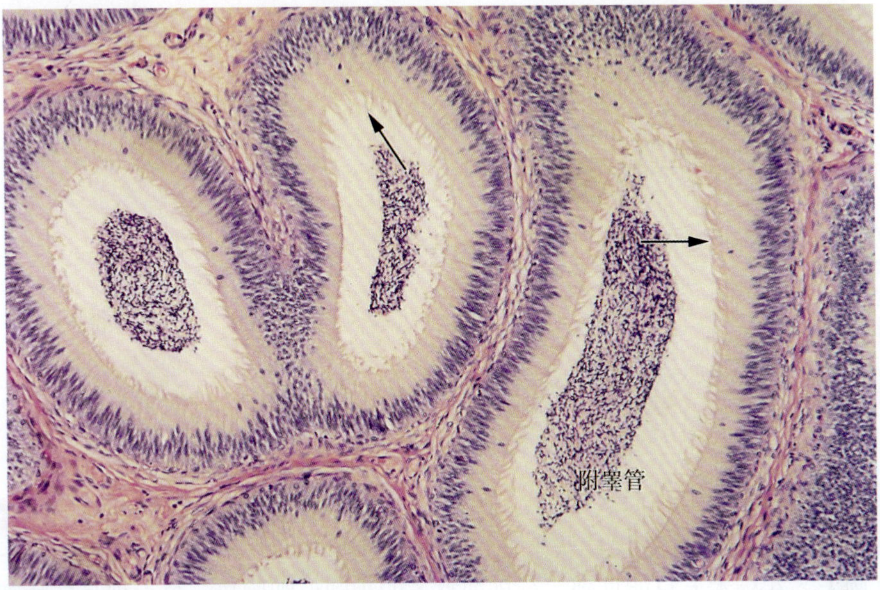

图13-10　附睾（100×）

若切片为附睾头部，则可见到睾丸输出小管（图13-11）的断面，管壁亦被覆假复层柱状上皮，但高柱状纤毛细胞群和低柱状无纤毛细胞群相间排列，以致腔面起伏不平。

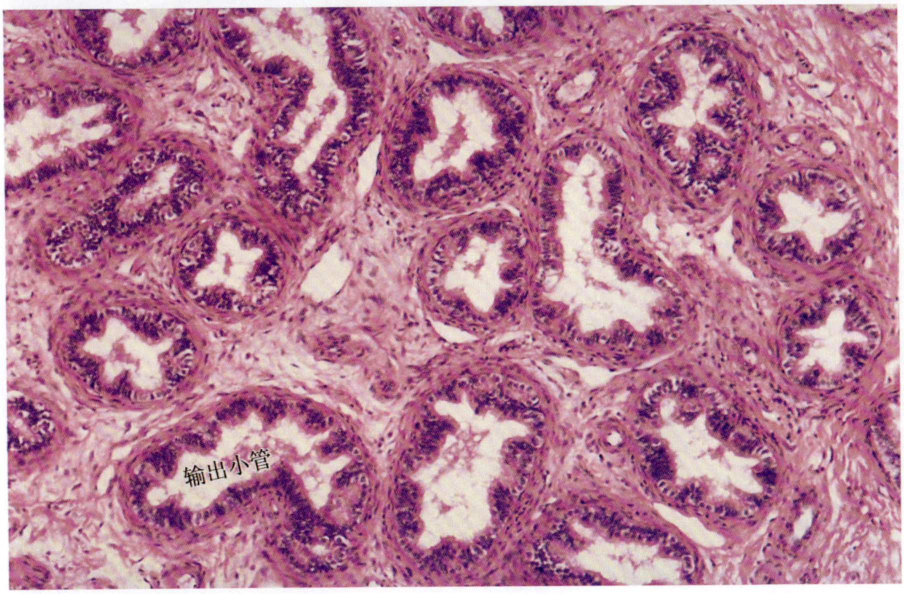

图13-11　输出小管（100×）

注意：须把输出小管与输精管的起始端（图13-12）相区分，后者腔大，上皮外平滑肌（图13-12）较厚，由于取材的原因，此两种管道一般不会同时出现在标本中。

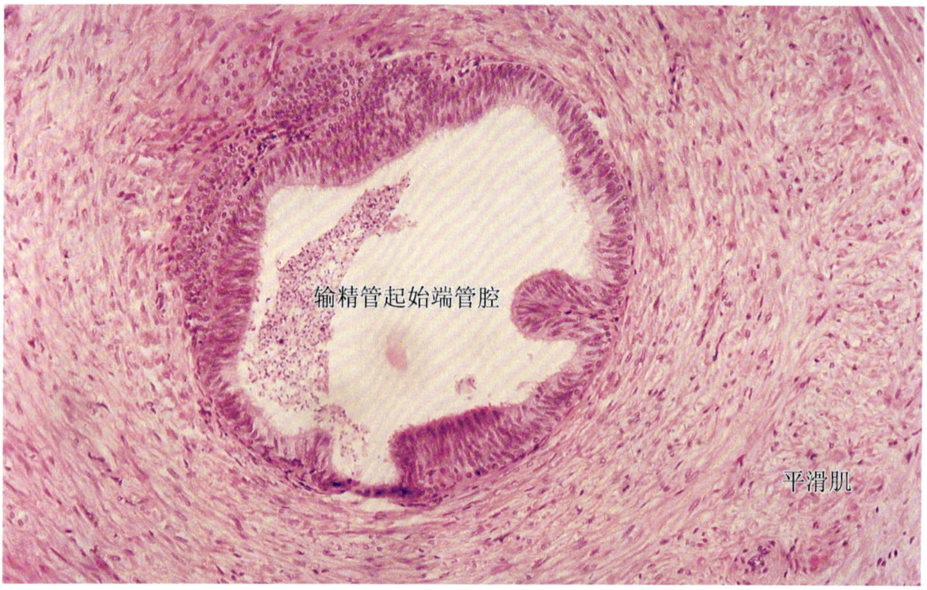

图13-12 输精管起始端（100×）

高倍光镜观察

1．附睾管：管壁被覆假复层柱状上皮，由两种细胞组成：一为基细胞（图13-13箭头①），位于基膜上，在标本上只能见到一行排列整齐的小圆形细胞核；另一种是柱状细胞（图13-13箭头②），呈高柱状，细胞核呈椭圆形，色浅，位于基底，细胞顶端有排列整齐的静纤毛。附睾管腔中含有其分泌物及大量精子（图13-13箭头③）。

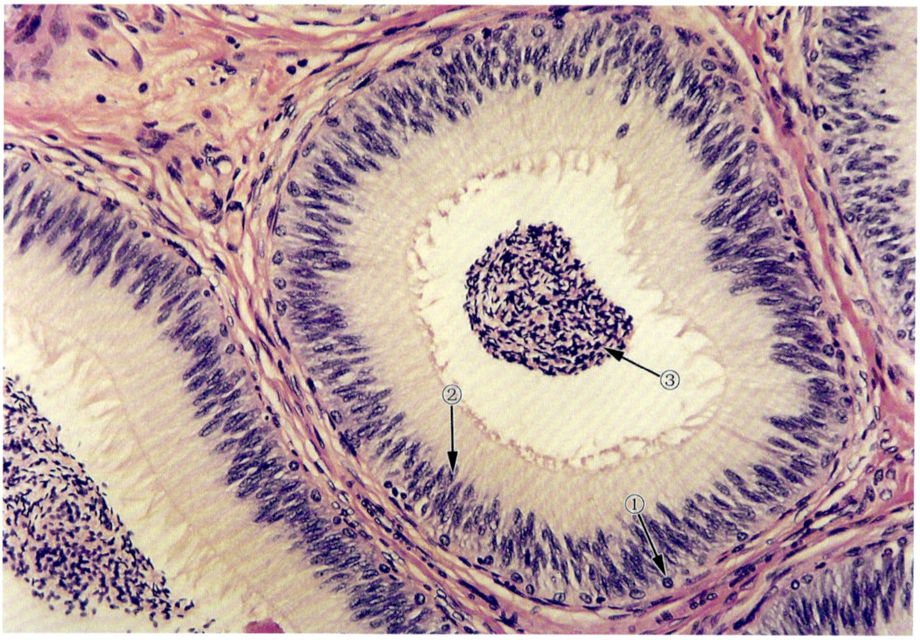

图13-13 附睾管（200×） ①基细胞 ②柱状细胞 ③附睾管腔中精子

2．输出小管：管壁亦被覆假复层柱状上皮。由两种细胞组成：一为低柱状无纤毛细胞（图13-14箭头①），一为高柱状纤毛细胞（图13-14箭头②），前者细胞顶端可见泡状分泌物，后者可见纤毛。两种细胞群相间排列，使腔面起伏不平。

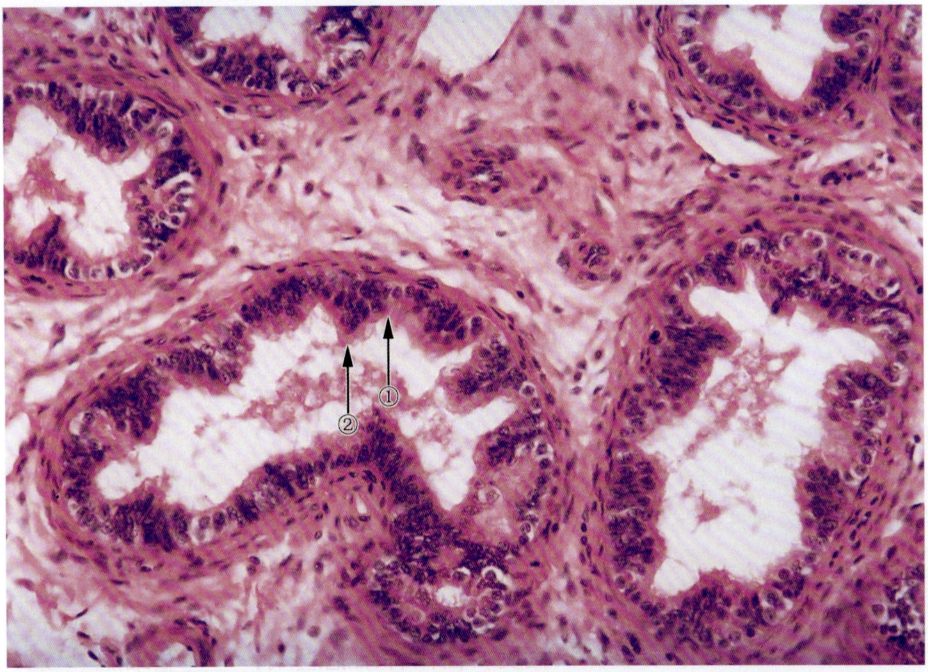

图13-14　输出小管（200×）　①低柱状无纤毛细胞　②高柱状纤毛细胞

输精管

目的　了解输精管（deferens）的构造特点，能区别输精管和输尿管。

材料与方法　人输精管，Helly液固定，石蜡包埋，横断面切片，H·E染色。

肉眼观察

为一圆形断面。管壁甚厚，中央有窄腔，腔面蓝色部分为黏膜上皮（图13-15）。

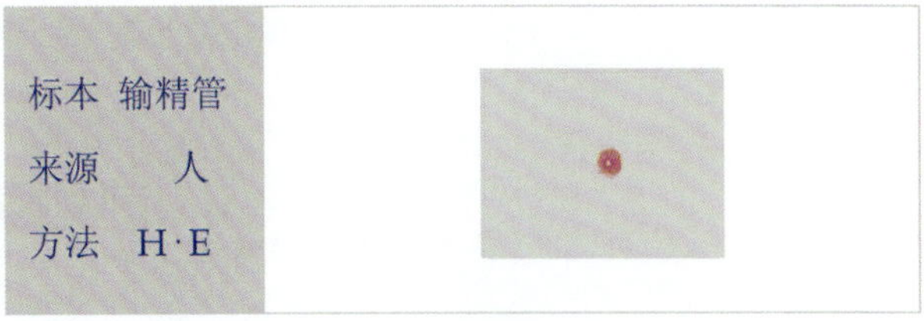

图13-15　输精管（1×）

低倍光镜观察

1．黏膜（图13-16箭头①）：若切片是壶腹部，则皱襞很多。若切片为盆腔部，则皱襞较少。表面被覆假复层柱状上皮。固有层很薄。

2．肌层（图13-16）：很厚，占管壁厚度的大部分。平滑肌纤维排成三层：内、外纵行较薄，中层环行很厚，是其特点。

3．外膜（图13-16箭头②）：由疏松结缔组织组成，其内有较多血管。

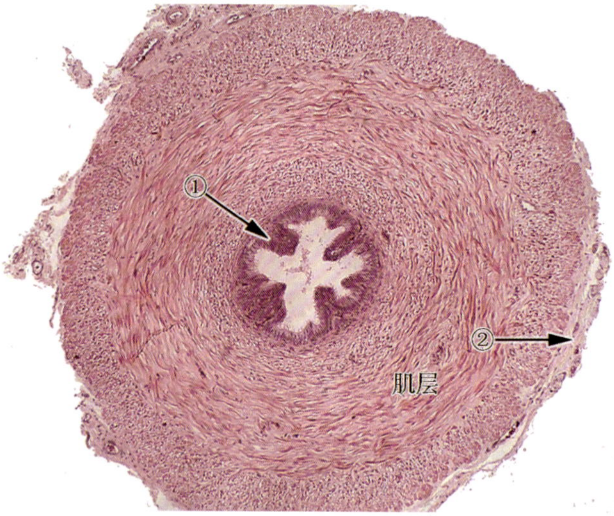

图13-16　输精管（40×）　①黏膜　②外膜

高倍光镜观察

表面被覆假复层柱状上皮（图13-17箭头），较附睾上皮为矮，细胞表面静止纤毛或有或无。固有层中有较多弹性纤维和血管。

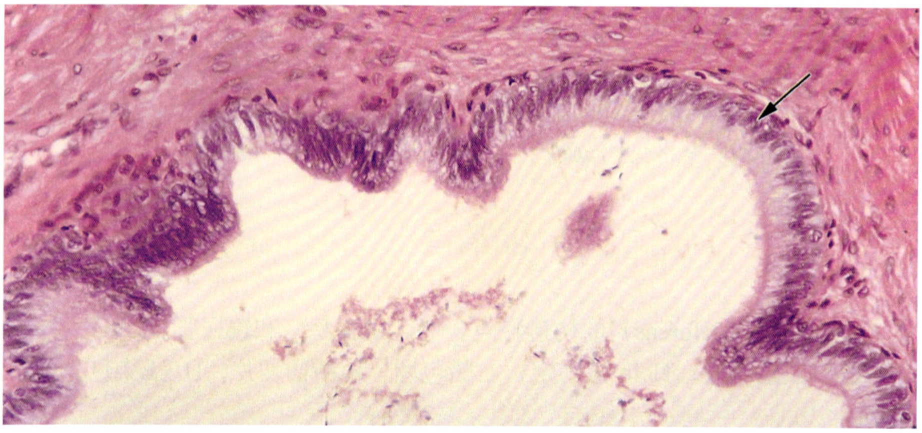

图13-17　输精管（200×）

前列腺

目的　了解前列腺（prostate）的组织结构特点。

材料与方法　人前列腺，Susa液固定，石蜡切包埋，H·E染色。

肉眼观察

切片中央可见“<”形裂隙为尿道前列腺部之横断面。其右方有一裂隙是前列腺囊，囊之两侧还可见色深的射精管断面。这些管道周围见有大小不等，形状不

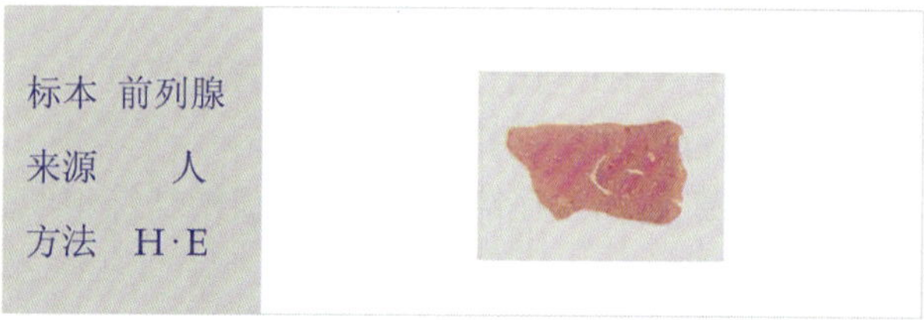

图13-18　前列腺（1×）

一的许多小腔隙，即前列腺腺泡，其余红色部位是结缔组织和平滑肌，统称为隔（图13-18）。

低倍光镜观察

腺泡腔较大，可见上皮及结缔组织呈许多皱襞（图13-19箭头①）伸入腔内，致使腔面起伏不平。上皮形态不一，可为假复层柱状上皮、单层柱状或单层立方上皮。有些腺泡内含有前列腺凝固体（图13-19箭头②），为染成红色的圆形物质，呈同心圆排列。腺泡之间的隔，由结缔组织和平滑肌组成，平滑肌走行不一，含量丰富。

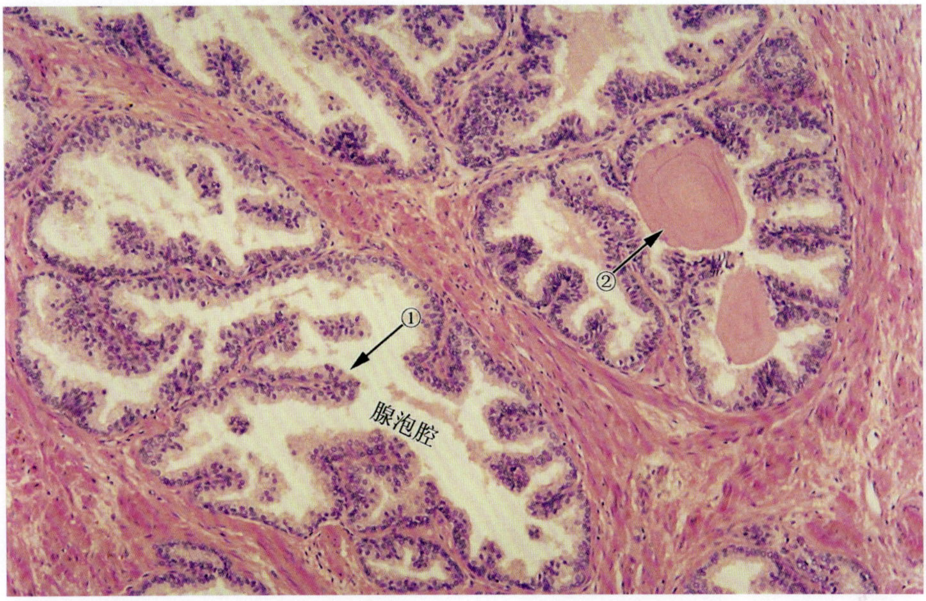

图13-19　前列腺（200×）　①皱襞　②前列腺凝固体

高倍光镜观察

可见腺上皮细胞的细胞质游离端有染成红色的分泌小滴（图13-20箭头）。

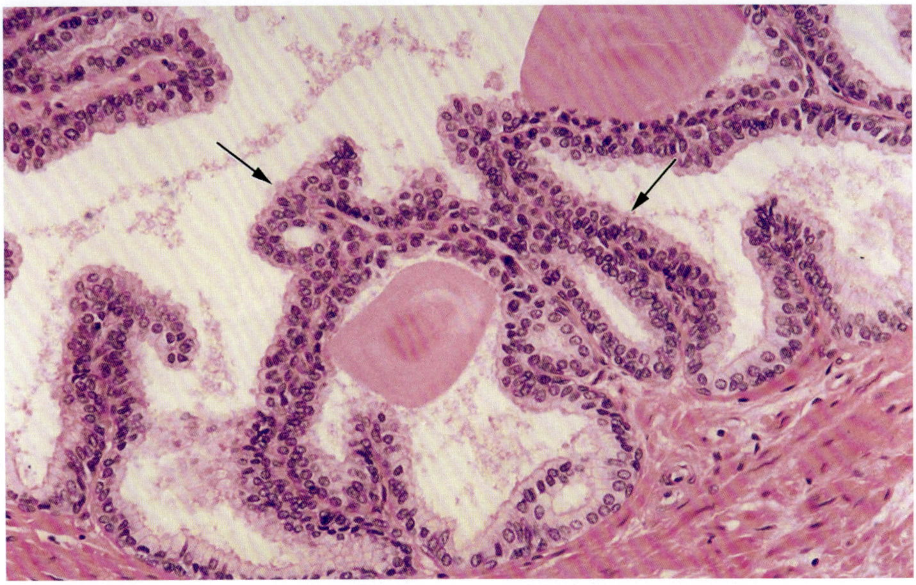

图13-20　前列腺（400×）

示教1　人精液涂片

目的　了解人精子形态结构。

材料与方法　取人精液涂成薄片，沼氏染色。

高倍光镜及油镜观察

精子头部呈椭圆形，芝麻粒状，染为蓝紫色，顶体部色稍浅；尾部细长，呈蓝色，占精子全长的大部分（图13-21）。

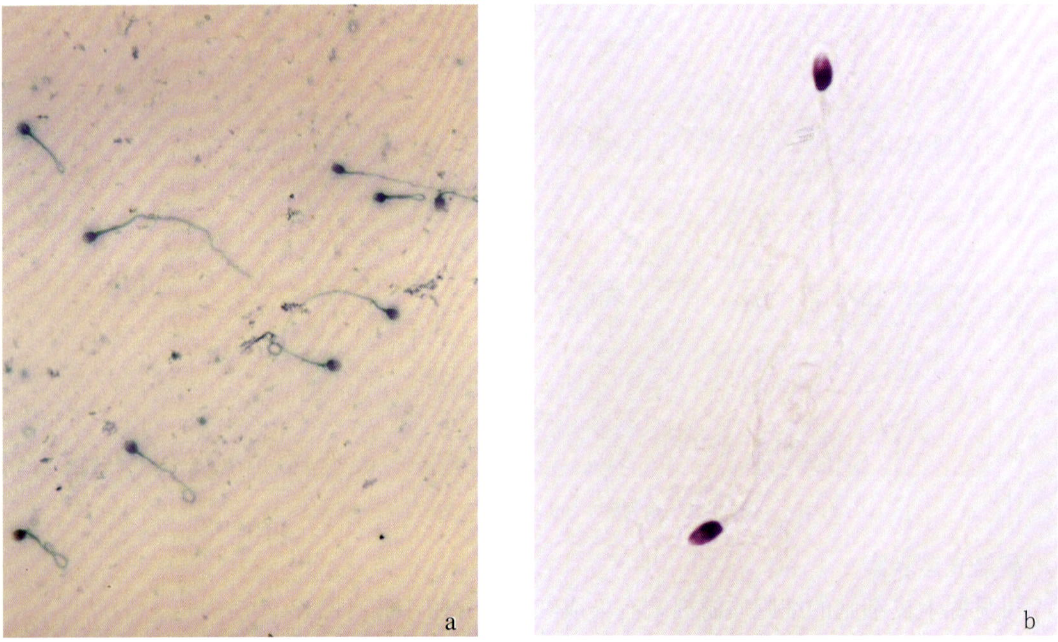

图13-21　人精子　a：沼氏染色（400×）　b：H·E染色（1000×）

示教2　精　囊

目的　了解精囊（seminal vesiclel）的组织结构特点。

材料与方法　人精囊，10%福尔马林或Susa液固定，石蜡切片，H·E染色。

低倍光镜结合高倍光镜观察

精囊是一对蟠曲的囊状器官。管壁由内向外分黏膜、肌层和外膜三层（图13-22）。黏膜向腔内突起形成高大的皱襞，皱襞又彼此融合，将囊腔分隔为许多彼此通连的小腔，使之呈蜂窝状，大大增加了黏膜的分泌表面积。黏膜上皮为单层柱状或假复层柱状上皮，固有层为结缔组织；肌层为平滑肌，内层为环行肌与斜行肌交织而成，外层为纵行肌；外膜为薄层结缔组织（图13-23）。

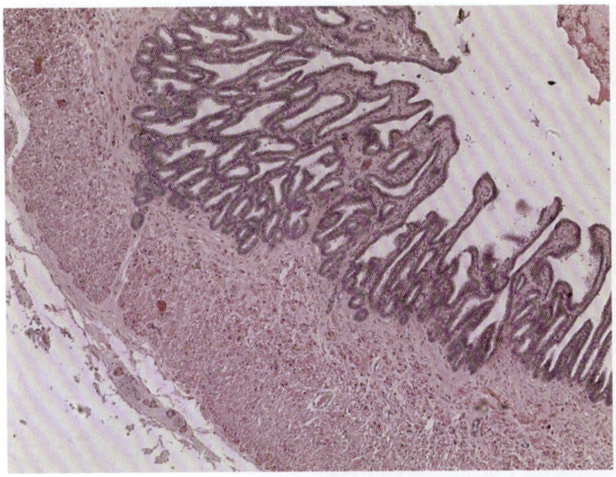

图13-22　精囊（40×）

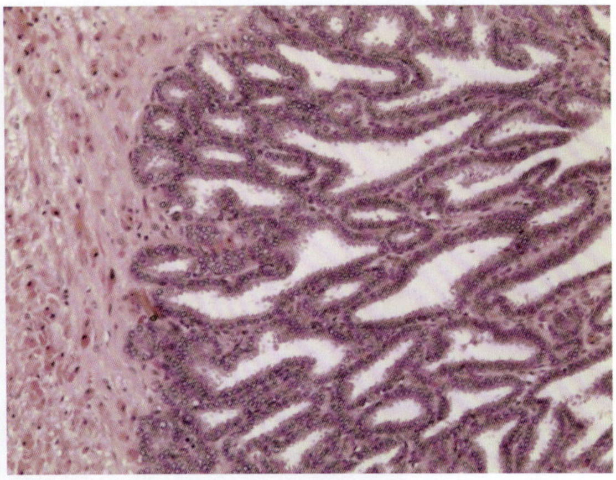

图13-23　精囊（100×）

示教3　小鼠活精子

目的　了解高等动物活精子之游动情况。

材料与方法　杀死小鼠，取其附睾，在生理盐水中剪碎，置于凹心玻璃中。将光阑关闭，光镜下观察。

高倍光镜观察　可见活精子游动如同蝌蚪，随时间延长，活动力逐渐减弱，失去活动能力，最后死亡。

示教4　阴茎

目的　了解阴茎（penis）的组织结构特点。

材料与方法　人阴茎，10%福尔马林或Susa液固定，石蜡切片，H·E染色。

低倍光镜结合高倍光镜观察

阴茎呈圆柱状，由三个长柱状海绵体及表面皮肤组成。背侧两个较大的为阴茎海绵体；腹侧一个较小的为尿道海绵体，尿道行于尿道海绵体内（图13-24）。海绵体即为勃起组织，含有大量不规则的血窦，血窦彼此沟通，并与血管通连；血窦之间是富含平滑肌纤维、弹性纤维及血管的结缔组织小梁（图13-25）。海绵体外包以致密结缔组织构成的坚韧白膜，白膜外为疏松结缔组织构成的被膜，被膜外是表面皮肤，皮肤真皮中含有散在的环行及纵行平滑肌束。

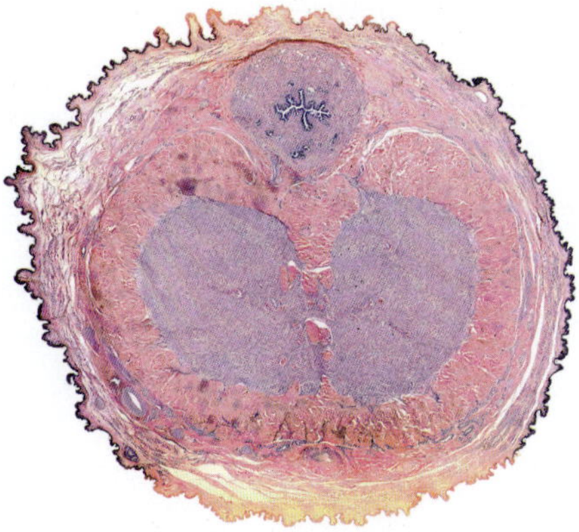

图13-24　阴茎（2×）

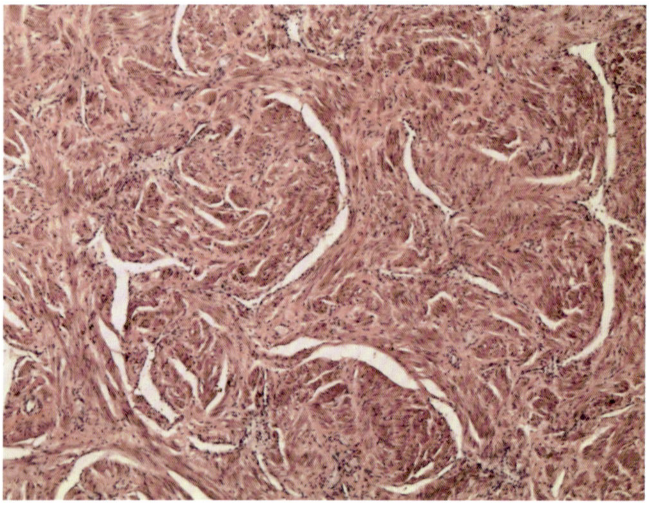

图13-25　阴茎（40×）

复习思考题：

1. 光镜下如何区别输尿管、输精管和输卵管？
2. 光镜下如何区别前列腺、甲状腺和乳腺？

（吴　俊）

第14章

女性生殖系统

卵　巢

目的　掌握卵巢（ovary）的结构和卵泡发育过程的结构变化。

材料与方法　猫的卵巢，Susa液固定，石蜡包埋，横断面切片，H·E染色。

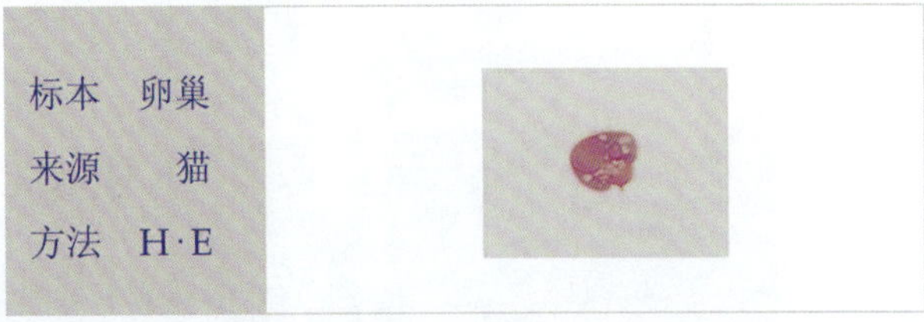

图14-1　卵巢（1×）

肉眼观察

切片略近卵圆形（图14-1）。

1．皮质：为卵巢周围着色较深的宽部分，其内可见大小不等的空泡，是发育中卵泡的切面。此外，在有的卵巢标本中可见到体积较大染成浅红色的圆形结构是妊娠黄体的切面。

2．髓质：为卵巢中央着色较浅的狭窄部分。切片一侧与卵巢系膜相连处为卵巢门。

低倍光镜观察（必要时可结合高倍光镜观察）。

1．被膜：包围在皮质的外面，从外向内：

（1）上皮（图14-2箭头①）：单层扁平上皮。

（2）白膜（图14-2箭头②）：由薄层致密结缔组织组成，细胞多，纤维少，梭形细胞较整齐地平行排列于卵巢表面。

2．皮质：占卵巢结构的大部分，由各期发育的卵泡、黄体和富于细胞的结缔组织组成。

先重点观察各期发育的卵泡：

（1）原始卵泡

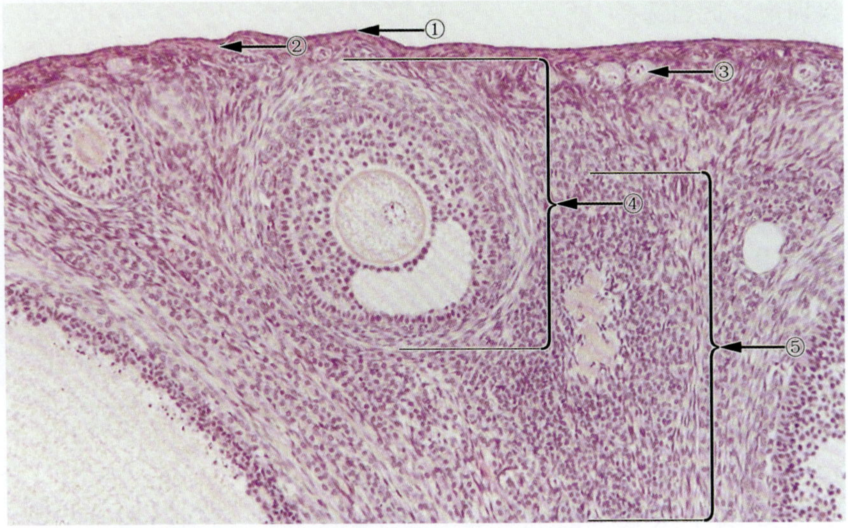

图14-2　卵巢（100×）

①上皮　②白膜　③原始卵泡　④生长卵泡　⑤闭锁卵泡

（primordial follicle）：在靠近被膜下的皮质部分，有大量的原始卵泡（图14-2箭头③，图14-3箭头①），由一个圆形的初级卵母细胞（primary oocyte）（图14-3箭头②）和一层扁平的卵泡细胞（图14-3箭头③）组成。初级卵母细胞体积大；细胞核大，圆形，呈空泡状，核仁明显；细胞质内有卵黄颗粒（因制片的原因，此不易颗粒分辨）。卵泡细胞呈扁平形，包绕在初级卵母细胞周围，细胞的界限不易分清，只能见到染色较深的扁圆形细胞核。

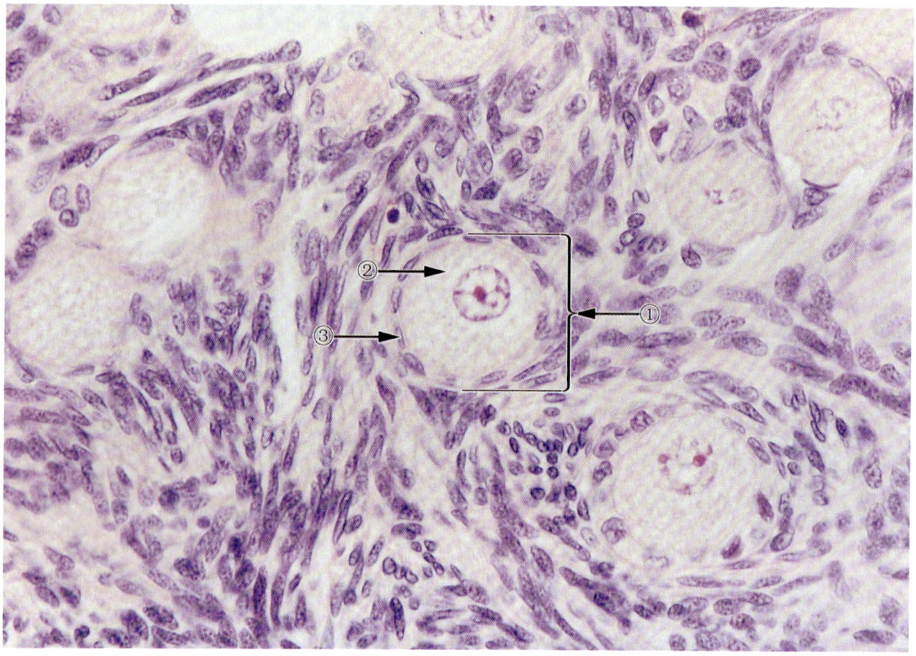

图14-3　原始卵泡（400×）　①原始卵泡　②初级卵母细胞　③卵泡细胞

（2）生长卵泡（growing follicle）：位于原始卵泡的下方(皮质稍深处)，体积增大，可分为初级卵泡和次级卵泡，适当选择发育不同时期的卵泡观察。

A．初级卵泡（primary follicle）：较早期的初级卵泡，其体积较原始卵泡稍大。初级卵母细胞（图14-4箭头①）开始增大；卵泡细胞（图14-4箭头②）呈单层立方或单层柱状；透明带（zona

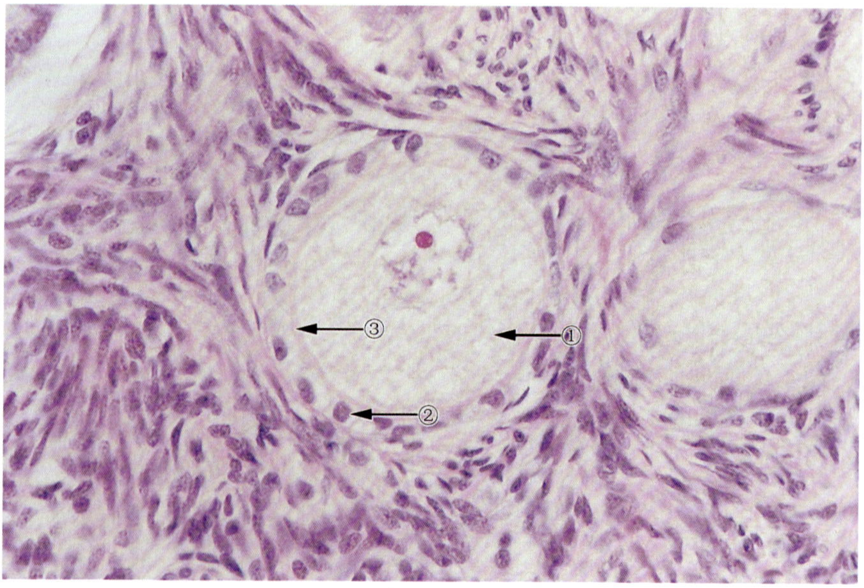

图14-4　生长卵泡（400×）　①初级卵母细胞　②卵泡细胞　③透明带

pellucida)（图14-4箭头③）逐渐形成。

稍后期的初级卵泡，其体积增大，初级卵母细胞增大，卵泡细胞呈多层立方细胞，透明带明显。梭形基质细胞围绕卵泡形成卵泡膜。

B．次级卵泡（secondary follicle）：寻找一个含有卵丘和卵细胞的次级卵泡进行观察。

1）初级卵母细胞（primary oocyte）：体积稍增大。包在初级卵母细胞（图14-5箭头①）周围的是透明带（zona pellucida）(图14-5箭头②)，为一层较厚的嗜酸性膜。再外是放射冠（图14-5箭头③），它是一层柱状的卵泡细胞，有细突呈辐射状伸达透明带。

2）卵泡细胞(follicular cell)：分裂繁殖成多层，细胞界限不清，只见到密集排列的圆形细胞核，又称为颗粒细胞。卵泡细胞之间出现大小、数目不等的腔，并由许多小腔融合成一个大腔，即卵泡腔（图14-5箭头④），其内充满卵泡液。卵泡细胞也被分为两部分，形成放射冠（corona radiata）的卵泡细胞，它们包围在初级卵母细胞周围，并与之共同突入卵泡腔，形成小丘状的卵丘（cumulus oophorus）。包围在卵泡腔内表面的数层卵泡细胞称为颗粒层（图14-5箭头⑤）。

3）卵泡膜(theca folliculi)（图14-5箭头⑥）：开始由卵泡周围的结缔组织细胞组成，以后逐渐分化为两层。内膜层位于颗粒层周围，由较大的多边形或梭形细胞组成，细胞核呈圆形

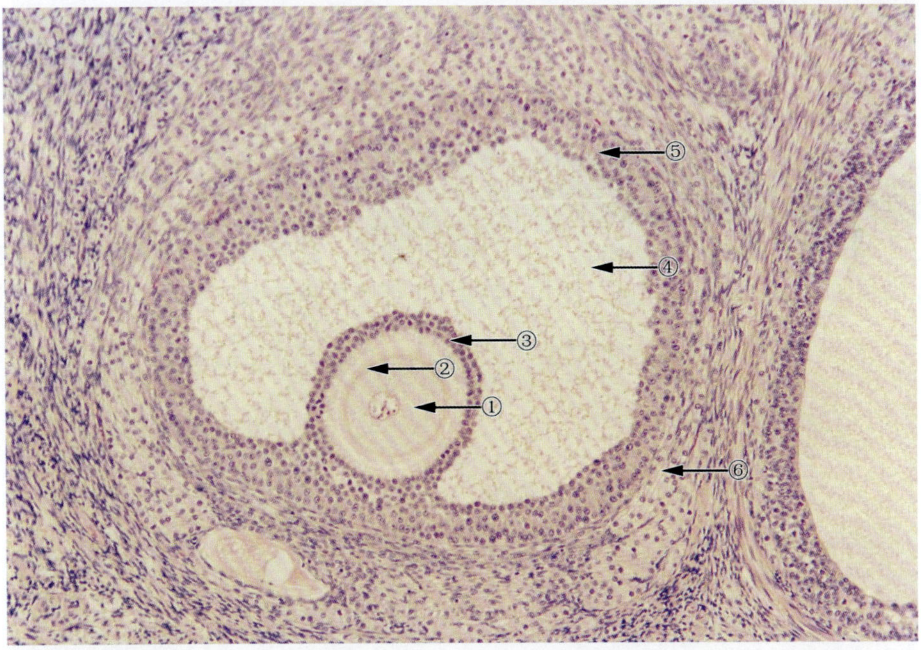

图14-5 卵巢次级卵泡（100×）
①初级卵母细胞 ②透明带 ③放射冠 ④卵泡腔 ⑤颗粒层 ⑥卵泡膜

或卵圆形，其间有较多毛细血管。外膜层位于内膜层之外，仍由梭形基质细胞构成。

（3）成熟卵泡（mature follicle）：体积更大，位于卵巢表面。可见卵泡腔增大，腔内充满卵泡液，在固定切片上呈粉色的细小颗粒。初级卵母细胞及卵丘被挤到卵泡的一端。透明带和放射冠更明显。卵泡膜发育充分，内膜层细胞内充满小脂滴，毛细血管丰富。

再观察以下结构：

(1) 闭锁卵泡（atretic follicle）：可发生在发育各期的卵泡，若发生在初级卵泡，则初级卵母细胞萎缩，细胞失去圆形，细胞核也变形；卵泡细胞也发生萎缩。若发生在次级卵泡

（图14-2箭头⑤，图14-6箭头），初级卵母细胞发生萎缩，而周围的透明带则凹陷成一嗜酸性物质，卵泡腔缩小；颗粒细胞分散，细胞核固缩，其外有时可见着色浅、体积较大的细胞环

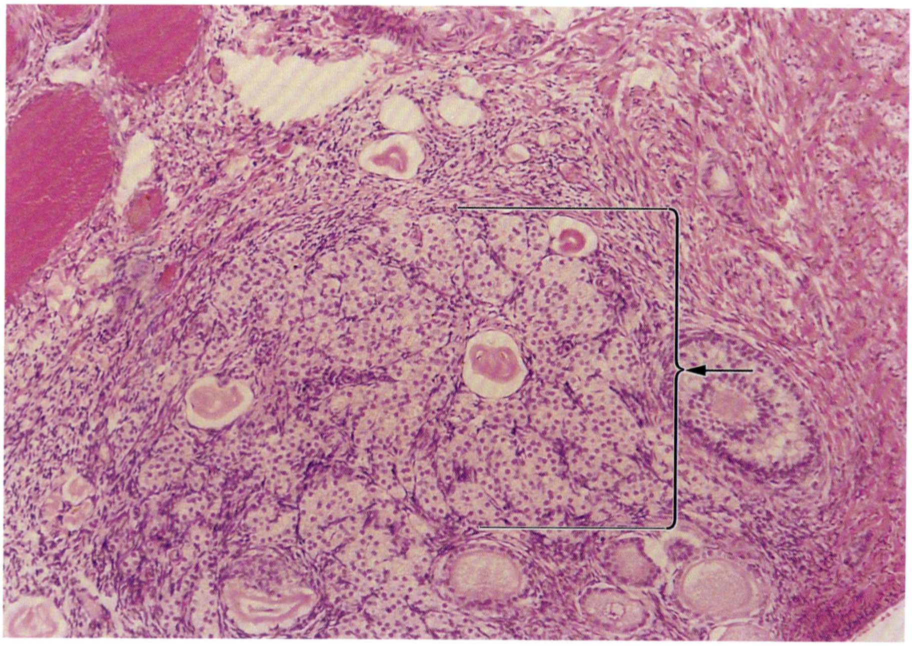

图14-6　闭锁卵泡（100×）

绕周围，是肥大的卵泡膜内层细胞。

（2）间质腺（interstitial gland）：生长卵泡退化后，其周围肥大的卵泡膜内层细胞成团地分散在结缔组织中，称为间质腺（图14-7箭头）。细胞体积较大，多边形，细胞核圆形，细

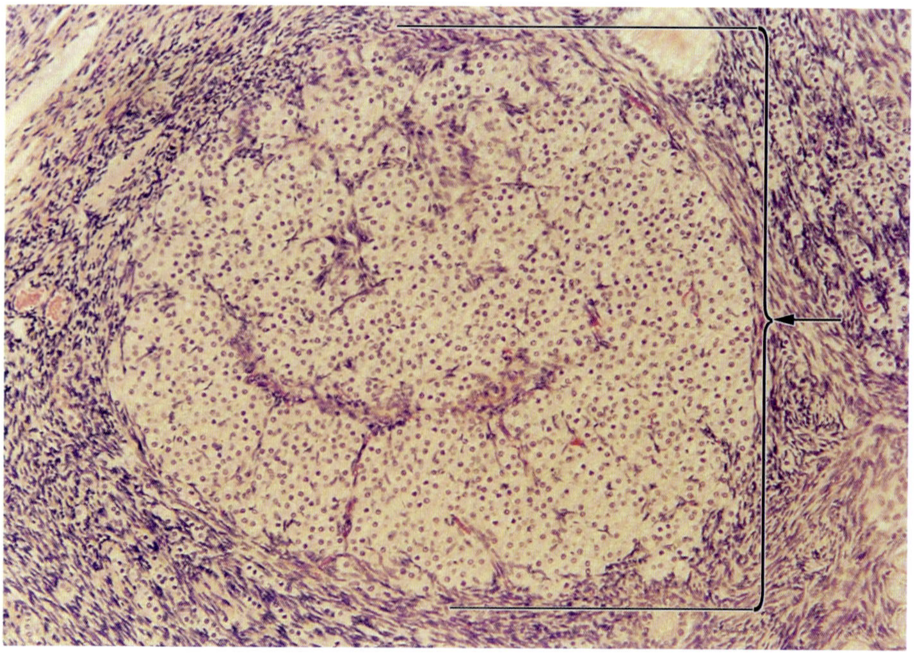

图14-7　卵巢间质腺（100×）

胞质呈空泡状，着色较浅。

（3）妊娠黄体（corpus luteum of pregnancy）（图14-8箭头）：体积很大，其外有结缔组织被膜，与周围组织分界清楚，其内黄体细胞（图14-9箭头）的体积也大，细胞质着色较深，含有黄色的脂色素。细胞之间有丰富的毛细血管。

3．髓质：由疏松结缔组织组成，内有许多大小不等的血管，在卵巢门的附近有一些平滑肌。

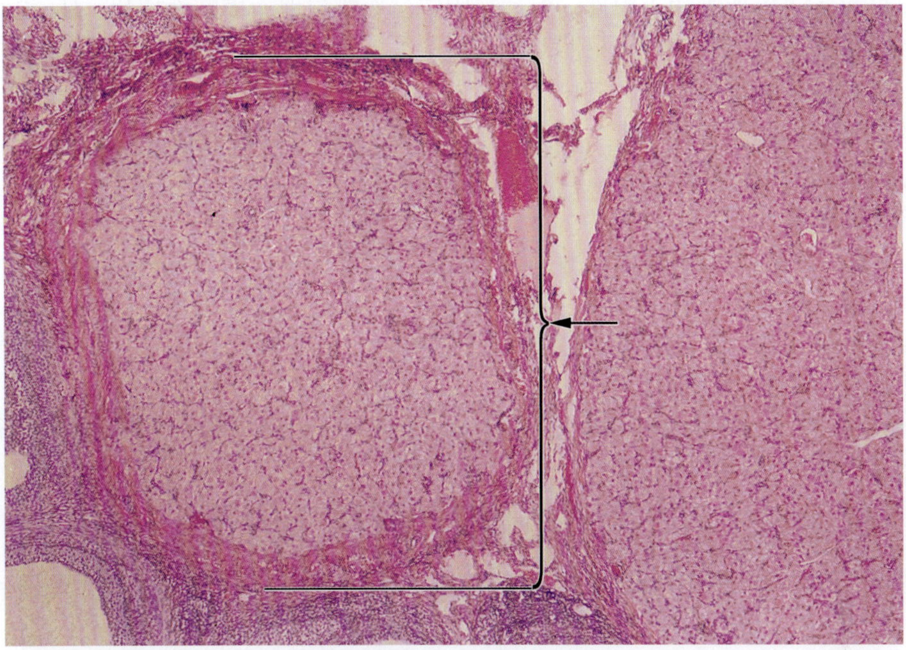

图14-8　卵巢妊娠黄体（40×）

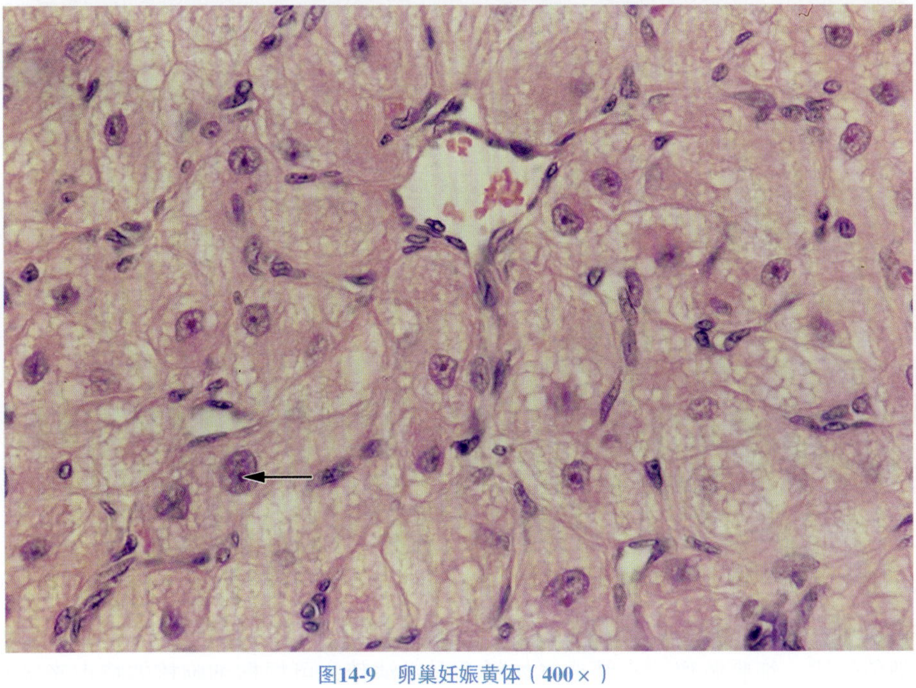

图14-9　卵巢妊娠黄体（400×）

输卵管

目的

1．了解输卵管（oviduct）的组织结构。

2．与输精管、输尿管相鉴别。

材料与方法 人输卵管的壶腹部，Susa液固定，石蜡包埋，横断面切片，H·E染色。

肉眼观察

输卵管的横切面略呈圆形，其中染色较深的是黏膜，此外与输卵管一侧相连的结构是输卵管系膜（图14-10）。

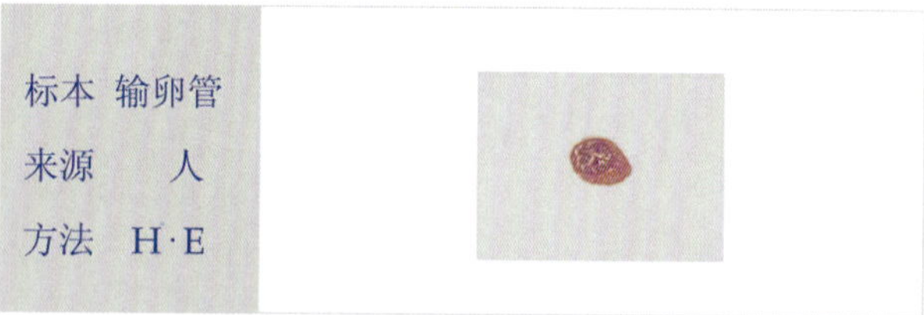

图14-10 输卵管（1×）

低倍光镜观察

1．黏膜（图14-11箭头①）：皱襞很多，管腔几乎被分支的皱襞充满，只留一裂隙。黏膜上皮是单层柱状。上皮下面是固有膜，由结缔组织组成，其中含有较多的血管，可见到固有膜伸入皱襞内。

2．肌层（图14-11箭头②）：由平滑肌组成，内层环行，外层纵行。纵行肌排列很分散，其周围充满大量的结缔组织和血管。

3．浆膜：单层扁平上皮被覆在输卵管最外面，其下为少量结缔组织。

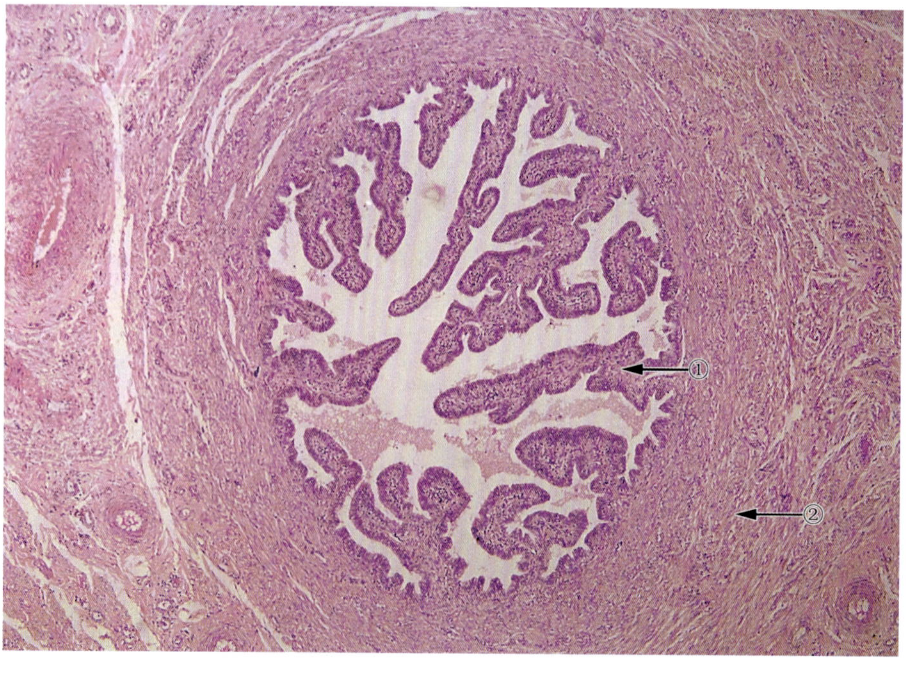

图14-11 输卵管（40×） ①黏膜 ②肌层

高倍光镜观察

输卵管的柱状上皮由两种细胞组成：一种是纤毛细胞（图14-12箭头①），细胞核呈圆形或椭圆形，染色较浅，细胞游离面有纤毛（如纤毛看不清楚，可根据细胞核的特点来区别）；另一种是分泌细胞（图14-12箭头②），位于纤毛细胞之间，着色较深，游离面没有纤毛，细胞核呈长圆形，染色也较深。

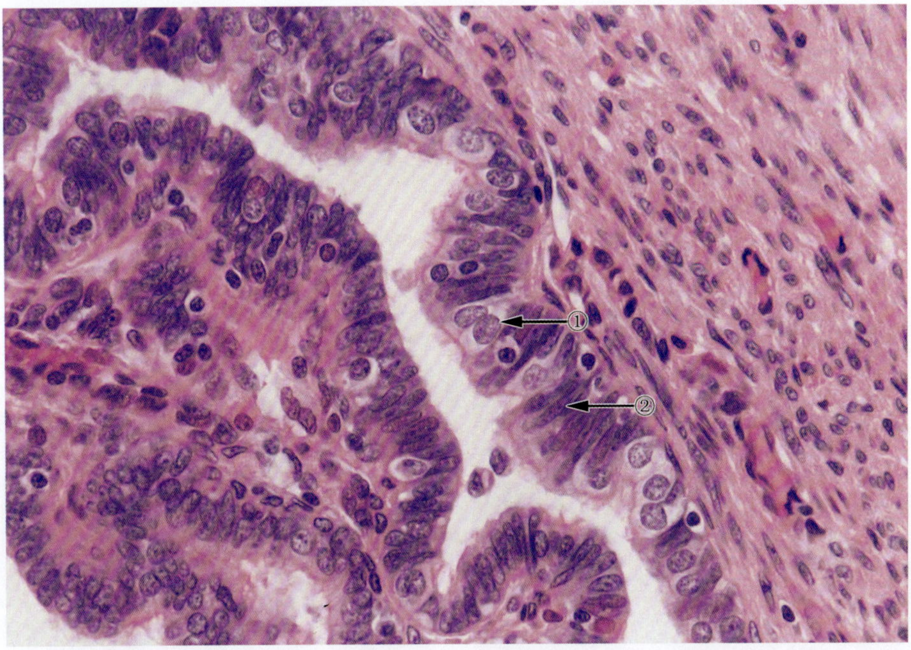

图14-12 输卵管（400×） ①纤毛细胞 ②分泌细胞

子宫（增生期）

目的 掌握子宫（uterus）的结构及增生期的子宫内膜的组织结构。

材料与方法 人的子宫，Susa液固定，石蜡包埋，横断面切片，H·E染色。

肉眼观察

表面染成紫色的一层是黏膜，染成粉红色很厚的部分是肌层（图14-13）。

标本 子宫
来源 人
方法 H·E

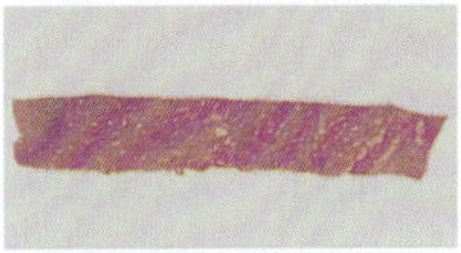

图14-13 子宫内膜增生期（1×）

低倍光镜观察

1．子宫内膜：

（1）单层柱状上皮：由分泌细胞和少量纤毛细胞组成(但纤毛很难看清)。

（2）固有层：含子宫腺（图14-14箭头①），是管状腺，腺底部稍弯曲。固有层内含大量基质细胞（图14-15箭头），呈梭形或星形，细胞核卵圆形；固有层内也含有较多血管。增生期子宫的固有膜不太厚，血管不多，也未充血；腺体较小、较直，腔内未见分泌物。

仔细观察，可将固有层分为界限不明显的两层：功能层靠腔面，较厚，腺体的断面较少，多数是纵切面，基质细胞较分散，着色稍浅；基底层靠肌层，较薄，腺体的断面较多，多是横断或斜断面，基质细胞较密集，着色较深。

2．子宫肌层（图14-14箭头②）：很厚，由成束的平滑肌组成，肌束之间有少量结缔组织。肌束走向较乱，互相交织，肌层分层不明显。由内向外大致分为三层：黏膜下层、中间层和浆膜下层。

（1）黏膜下层和浆膜下层：较薄，主要为纵行的平滑肌束。

（2）中间层：较厚，以环行为主的平滑肌束，有较大的血管穿行其间。

3．子宫外膜：在子宫底部和体部，为浆膜，其余部位为纤维膜。

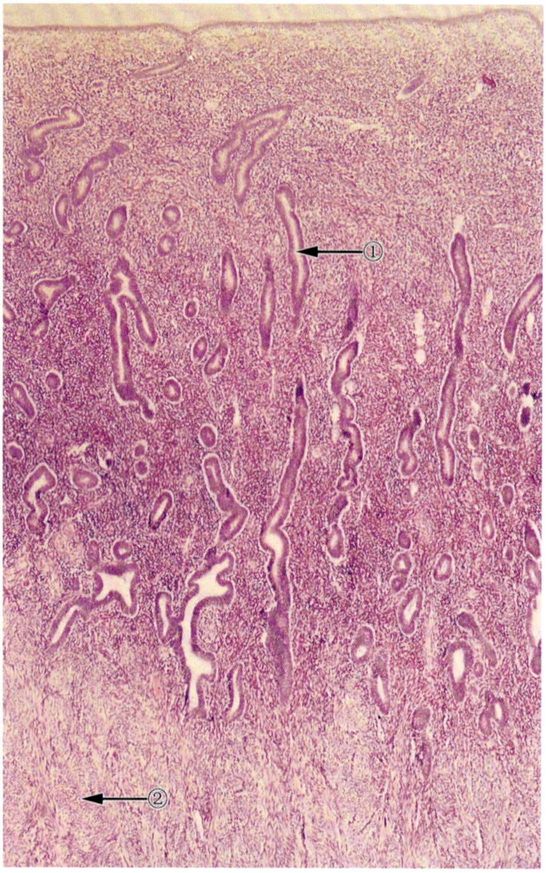

图14-14　子宫内膜增生期（40×）
①子宫腺　②子宫肌层

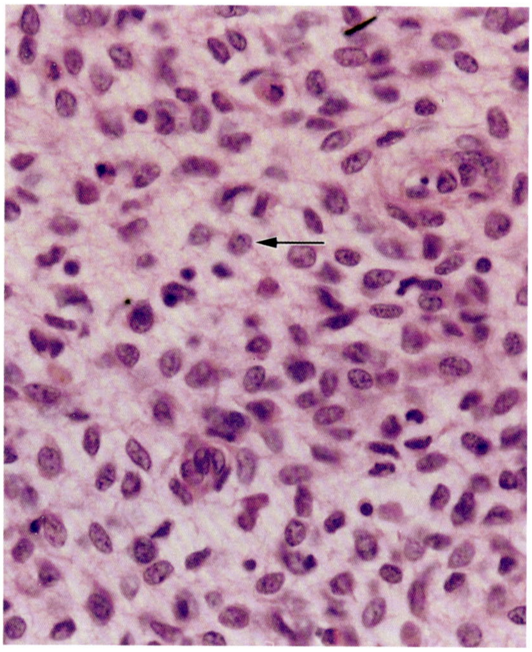

图14-15　子宫内膜增生期（400×）

子宫（分泌期）

目的　掌握分泌期子宫内膜的结构特点，并与增生期进行比较，从而加深对子宫内膜周期变化的理解。

材料与方法　人子宫，Susa液固定，石蜡包埋，切片，H·E染色。

低倍光镜观察

分泌期子宫内膜厚度增加，间质水肿，螺旋小动脉增多（图14-16、图14-17）。

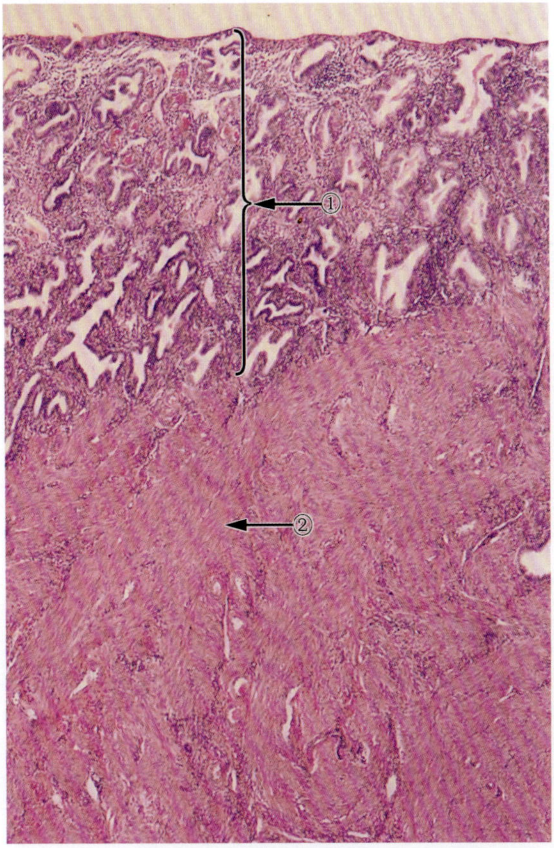

图14-16　子宫内膜分泌期（40×）
①内膜　②肌层

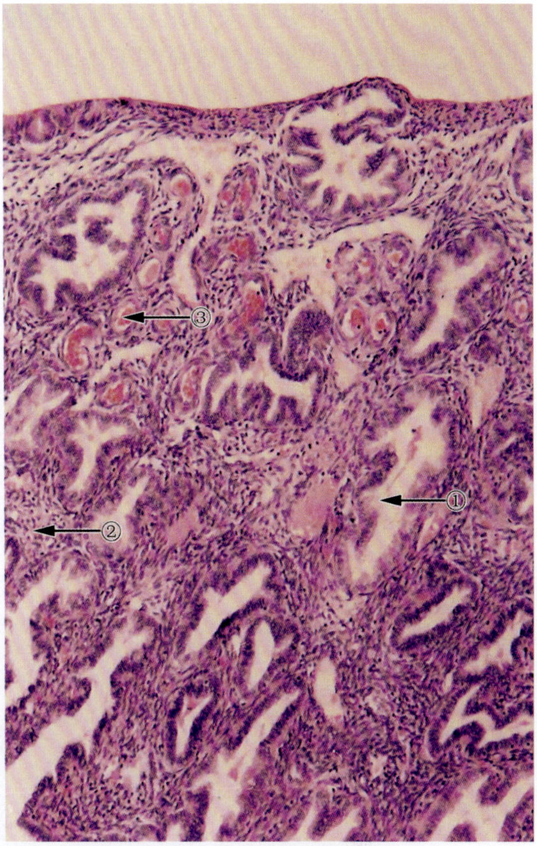

图14-17　子宫内膜分泌期（100×）
①子宫腺　②基质细胞　③螺旋动脉

子宫颈阴道部

目的　掌握子宫颈的结构。

材料与方法　人的子宫颈阴道部（ectocervix），Susa液固定。石蜡包埋，纵断面切片，H·E染色。

肉眼观察

切片上平整的一端是子宫颈的切缘；另一端呈分叉形，其较宽的部分是子宫颈伸入阴道的部分。一侧较平整，是子宫颈管的腔面，另一侧凹陷处是阴道穹窿，与它连续的是阴道壁（图14-18）。

标本 子宫颈 来源 人 方法 H·E	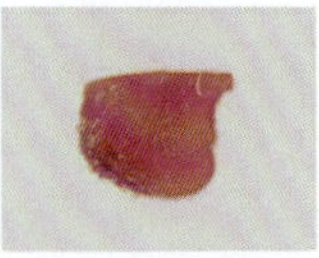

图14-18　子宫阴道部（1×）

低倍光镜观察

1．子宫颈的结构：子宫颈（图14-19箭头①，图14-20箭头①）的黏膜有许多深皱襞，切面上常误以为是管状腺。上皮细胞呈高柱状，大部分是分泌黏液的细胞。在子宫颈外口处上皮突然由单层柱状上皮变为复层鳞状上皮，并与阴道（图14-19箭头②，图14-20箭头②）的上皮相连续。

2．子宫颈的结构由三层膜组成。

（1）黏膜：上皮是未角化复层鳞状上皮，固有层纤维排列致密，近肌层则变疏松。
（2）肌层：平滑肌纤维排列不规则，大致为内环行、外纵行。
（3）外膜：与一般纤维膜相同。

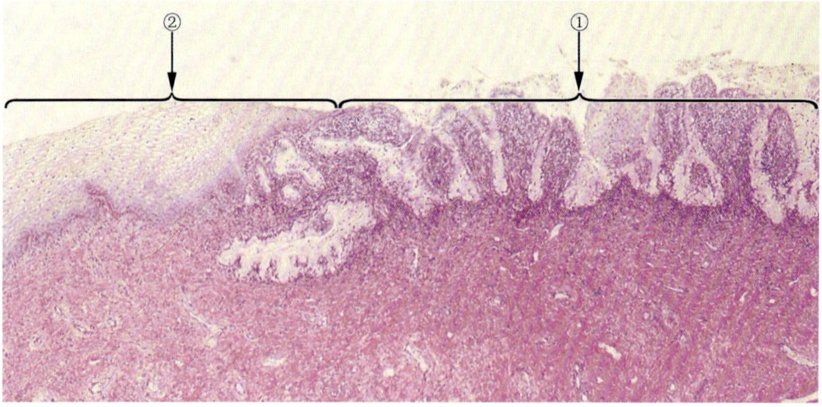

图14-19　子宫阴道部（40×）①子宫颈　②阴道

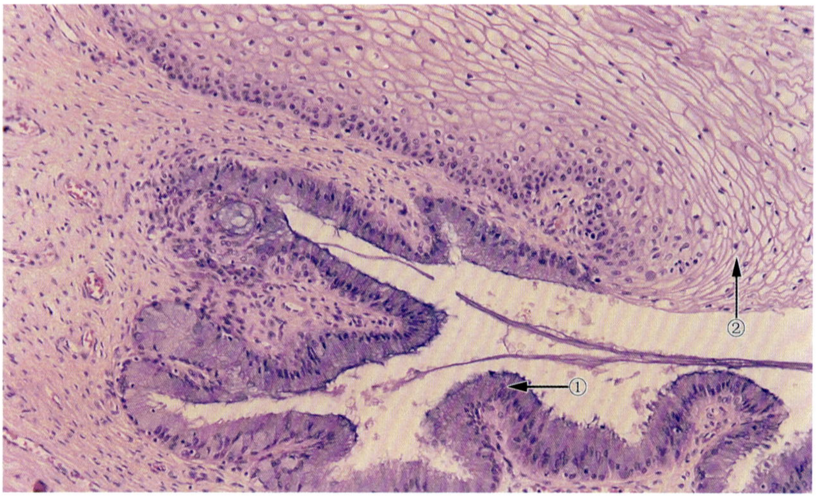

图14-20　子宫阴道部（100×）①子宫颈的黏膜　②阴道的上皮

乳　腺

目的

1．了解妊娠后期乳腺（mammary gland）的结构特点。

2．了解乳腺从静止期转变为妊娠期的主要形态变化。

材料与方法　兔妊娠后期的乳腺，Susa液固定，石蜡包埋，切片，H·E染色。

低倍光镜观察

妊娠后期的乳腺，小叶间结缔组织很少。小叶内腺泡很多，腺泡腔内还可见染成紫红色的乳汁。在小叶间有较大的导管。

高倍光镜观察

1．腺泡（图14-21箭头）为单层柱状上皮（图14-22箭头②），细胞核呈椭圆形，近游离端细胞质内常出现空泡（是脂滴被溶解所致）。上皮细胞与基膜之间有肌上皮细胞（标本上不易辨认）。腔内含有乳汁，染成红色的是乳汁中的蛋白质成分，空泡是乳汁中的脂滴溶解而形成。

2．小叶间的导管（图14-22箭头①）：管腔比腺泡腔大得多，管壁由一层或两层柱状上皮细胞组成，腔内也可见到乳汁。

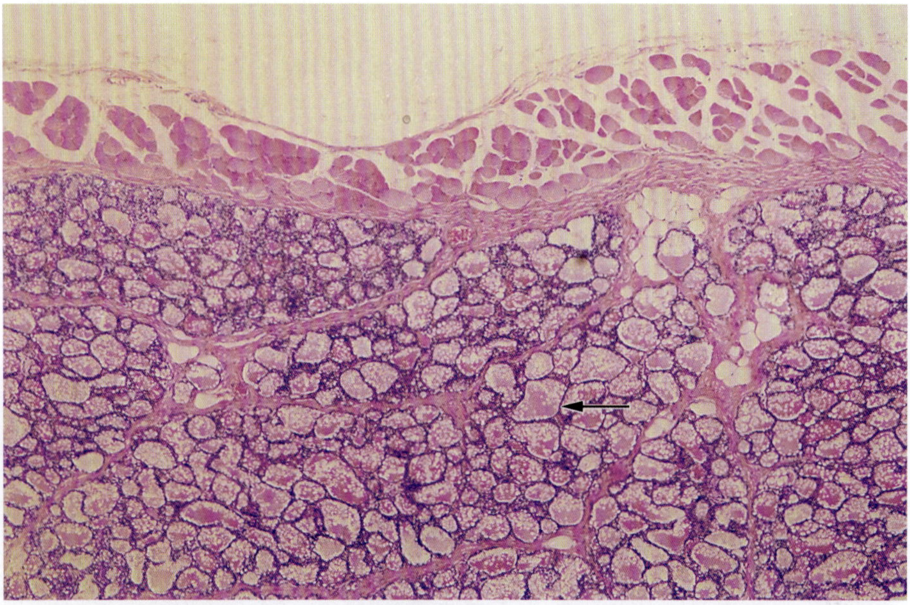

图14-21　乳腺（40×）

乳腺各小叶的分泌情况是轮替的，故各小叶腺泡细胞的形态不完全一致。

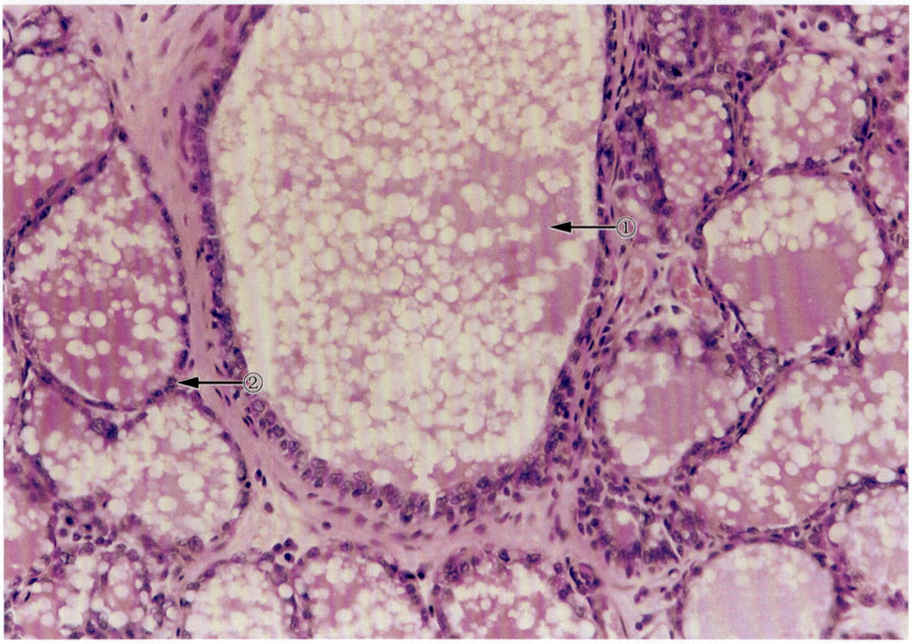

图14-22　乳腺（200×）　①小叶间的导管　②乳腺单层柱状上皮细胞

示教1　乳腺（静止期）

目的　了解静止期乳腺的组织结构特点。

材料与方法　人的乳腺，10%福尔马林固定，石蜡包埋，垂直于乳头的切片，H·E染色。

低倍光镜观察

静止期乳腺的结构大部分是结缔组织，胶原纤维相当粗大，其中也见血管的断面和脂肪细胞。乳腺小叶（图14-23箭头）较分散。小叶是由腺泡、导管和较多的结缔组织组成，但腺泡和导管不易区分。导管的腔较大，而腺泡则是腔小或没有腔的一团细胞。

在靠近皮肤处见数条纵断面的管道，管壁被覆复层鳞状上皮，有时能见到此管开口于皮肤表面，是输乳管。

乳头的皮肤在表皮的基底层中有许多棕色的色素。表皮下结缔组织中有大量平滑肌束，肌束走向不一。

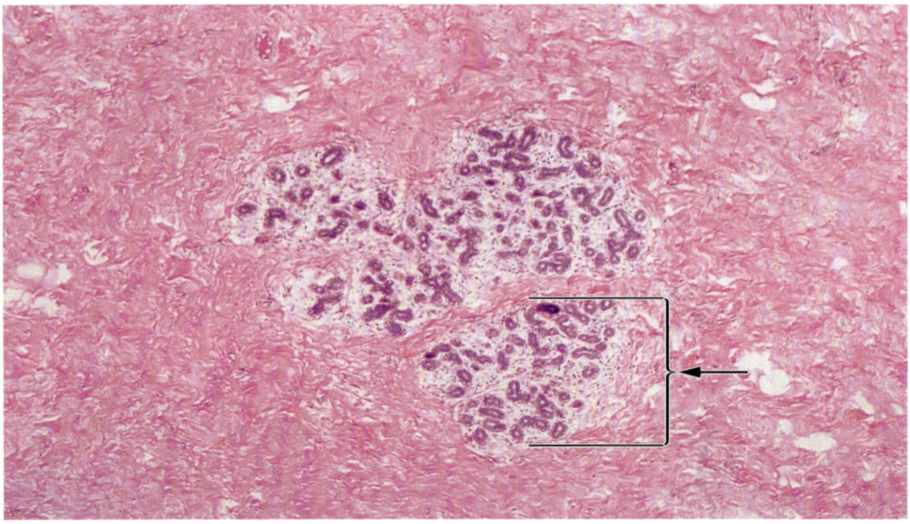

图14-23　乳腺静止期（40×）

示教2　妊娠黄体

目的　了解妊娠黄体（corpus luteum of pregnancy）的组织结构。

材料与方法　人的卵巢（含妊娠黄体），Helly液固定，石蜡包埋，横断面切片，H·E染色。

低倍光镜观察

整个黄体的表面包裹着结缔组织的被膜，结缔组织伸入黄体内将黄体分割成一些小区。其内绝大多数细胞着色较浅的是粒黄体细胞；另外可见着色较深的是膜黄体细胞，位于靠近结缔组织隔的部位。黄体中央的腔内充满着浆液性含纤维的液体和血液，表明此黄体处于妊娠的较早期阶段。选择一合适部位观察两种黄体细胞。

高倍光镜观察

1．粒黄体细胞（granulosa lutein cell）（图14-24箭头①）：较大，呈多边形；细胞核圆形，核仁清楚；细胞质着粉红色，有的有空泡（是制片时脂滴被溶解所致）。

2．膜黄体细胞（theca lutein cell）（图14-24箭头②）：较小，形态不规则；细胞核与细胞质染色均较颗粒黄体细胞深。

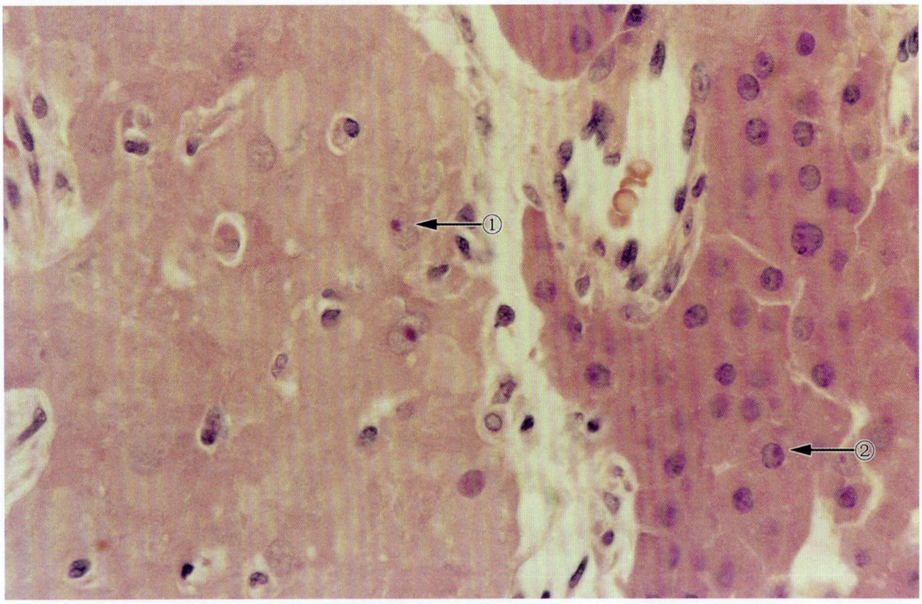

图14-24　卵巢（400×）　①粒黄体细胞　②膜黄体细胞

示教3　白体

目的　了解白体（corpus albicans）的组织结构。

材料与方法　人的卵巢（含白体），Helly液固定，石蜡包埋，横断切片，H·E染色。

低倍光镜观察

整个白体的表面包裹着结缔组织的被膜，结缔组织伸入白体内将白体分割成一些小区。小区周边的结缔组织细胞（图14-25箭头①、图14-26箭头②）着色浅；另外，在大的白体附近尚可见较小的白体切面（图14-25箭头②）。选择一合适部位进一步观察白体的微细结构。

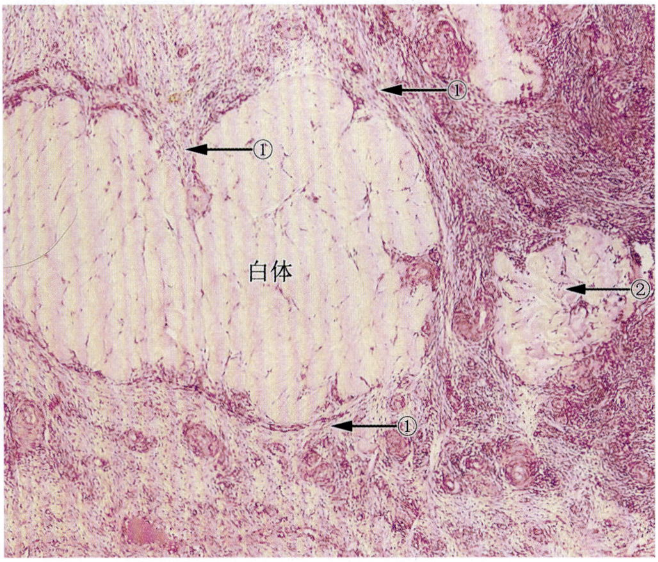

图14-25　人卵巢白体（40×）①结缔组织细胞 ②较小的白体切面

高倍光镜观察

白体细胞体积较大，细胞边界不清，细胞质染色较浅，细胞核呈圆形（图14-26箭头①），在白体细胞周围有大量纤维细胞，可见纤维细胞典型的长梭形细胞核（图14-26箭头②）。

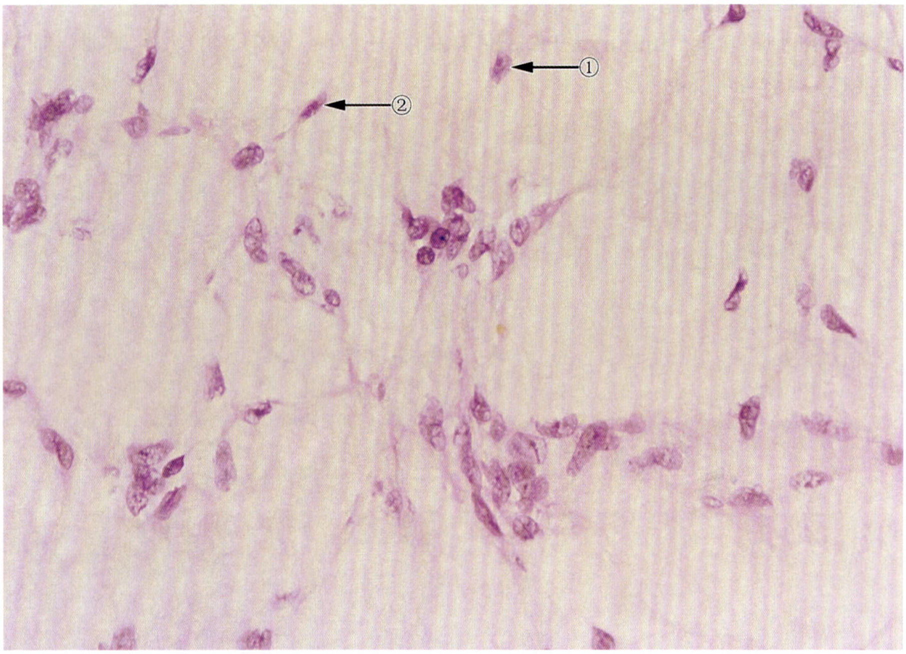

图14-26 人卵巢白体（400×）
①白体细胞 ②纤维细胞

示教4 宫颈阴道部

目的 了解宫颈阴道部的结构特点。

材料与方法 胎儿的宫颈阴道部，10%福尔马林固定，石蜡包埋，纵断面切片，H·E染色。

低倍光镜观察

胎儿子宫及阴道较完整，可见子宫阴道穹窿，子宫颈伸入到阴道内，反折处为宫颈阴道交接部位，此处上皮发生变化。

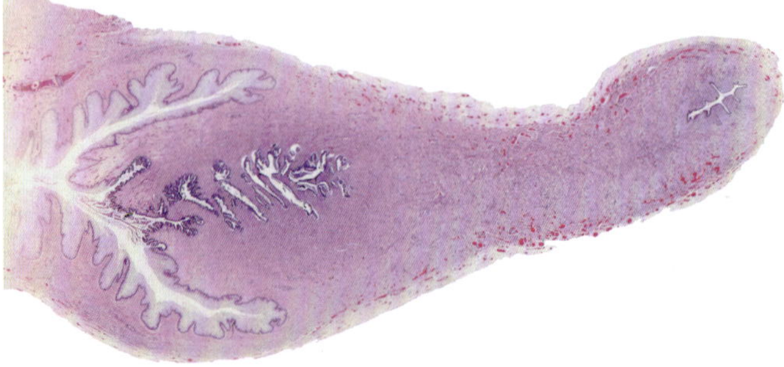

图14-27 宫颈阴道部（1×）

高倍光镜观察

子宫颈口处，上皮由单层柱状上皮突然变成复层鳞状上皮（图14-28箭头）。

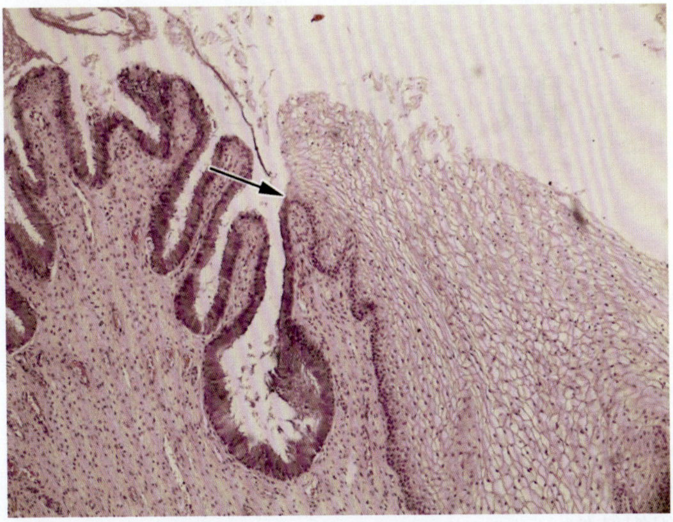

图14-28　子宫颈阴道部上皮（100×）
箭头示上皮移行部

复习思考题：

1．试述卵巢生长卵泡的结构组成。
2．子宫增生期和分泌期的比较

（梅　芳　唐军民）

第15章

眼 和 耳

眼 球

目的

1．掌握眼球壁的组织结构（重点为角膜、虹膜、睫状体及视网膜）。

2．了解导光体，特别是晶状体的结构与功能。

3．了解房水产生及循环途径。

4．了解眼睑的组织结构。

5．了解螺旋器的组织结构。

材料与方法 人眼球，Szent-Gyorgyi液固定，火棉胶包埋，平行于眼轴的切片，H·E染色。

肉眼观察

眼球（eye ball）为一个球形器官，前部稍向前凸起，后部有视神经。从外向内眼球壁由三层膜组成（图15-1）。

标本 眼球

来源 人

方法 H·E

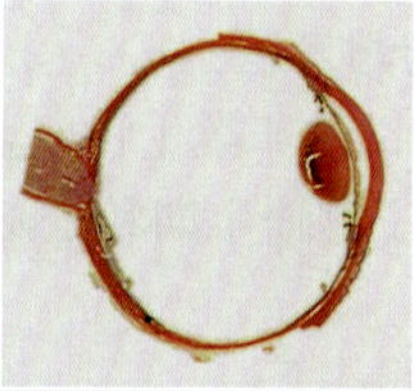

图15-1 眼球（1×）

1．纤维膜（fibrous tunica）：位于眼球最外面，染成红色。

2．血管膜（vascular tunica）：位于纤维膜内面，呈棕黑色的膜。

3．视网膜（retina）：位于血管膜内面。

低倍光镜观察（必要时可结合高倍光镜观察）

（一）眼球壁

1．纤维膜：分为两部分：

（1）角膜（cornea）：位于眼球前部，稍向前凸起（图15-2箭头①）。

（2）巩膜（sclera）：位于眼球后部（图15-2箭头②），其前部表面被覆有球结膜（图15-2箭头③）。二者移行处称为角膜缘（图15-2箭头④）。

2．血管膜：分为三部分：

（1）脉络膜（choroid）：位于眼球后部，紧贴巩膜内面（图15-2箭头⑤）。

（2）睫状体（ciliary body）：为脉络膜向前增厚的部分（图15-2箭头⑥）。

（3）虹膜（iris）：由睫状体再向前，游离于角膜之后、晶状体之前的薄膜（图15-2箭头⑦），其中央空隙是瞳孔。

3．视网膜：分为两部分：

（1）视网膜视部：位于脉络膜内面（图15-2 箭头⑧）。

(2) 视网膜盲部：紧贴于睫状体与虹膜内面。

（二）导光体

由角膜、房水、晶状体和玻璃体组成（图15-2）：

1．前房和后房：前房是指角膜之后、虹膜与晶状体之前的空隙。后房是指虹膜之后、玻璃体之前及睫状体与晶状体之间的空隙。

2．晶状体（lens）（图15-2）：位于虹膜和瞳孔之后、玻璃体之前，为染成红色的椭圆体。

3．玻璃体（vitreous body）（图15-2）：位于晶状体与视网膜之间（标本中不易分辨）。

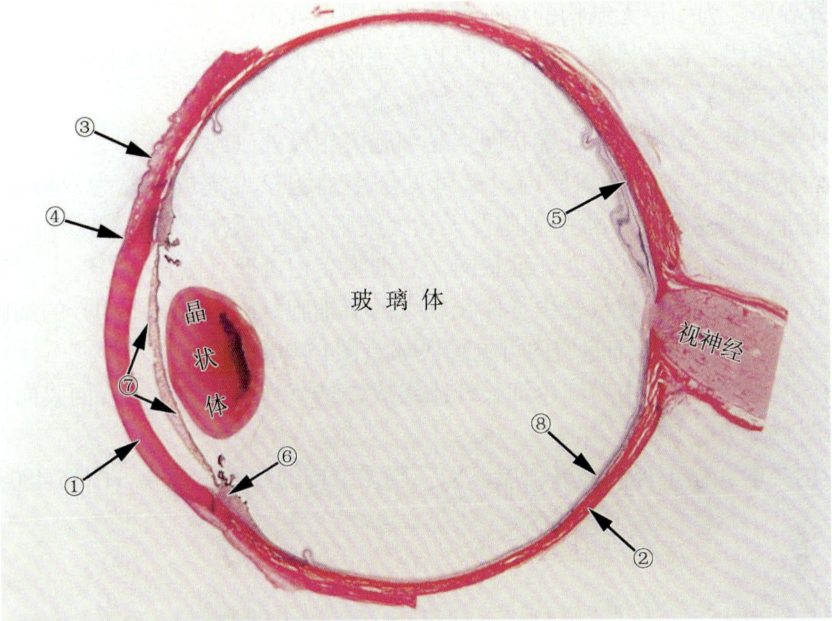

图15-2 眼球（40×）

①角膜 ②巩膜 ③球结膜 ④角膜缘 ⑤脉络膜 ⑥睫状体 ⑦虹膜 ⑧视网膜视部

（三）眼球后部

由外向内观察（图15-3）。

1．巩膜：由致密结缔组织组成，纤维束之间可见成纤维细胞及少量色素细胞。

2．脉络膜：在巩膜内面，是富有大量色素细胞及血管的疏松结缔组织。在脉络膜与视网膜相接处为一层均匀一致染成粉红色的薄膜，称为玻璃膜。

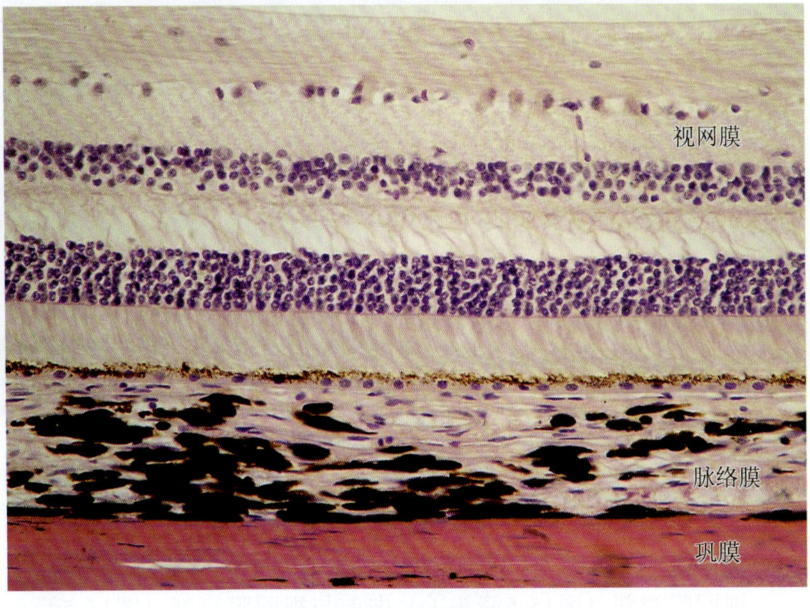

图15-3 眼球后部（200×）

3．视网膜视部：

即通常所指的视网膜。在脉络膜内面，由四层细胞组成。从外向内依次为：色素上皮层、视细胞层、双极细胞层和节细胞层。但在普通染色标本上不易观察各层细胞的完整形态，只可辨认10层结构。

（1）色素上皮层：位于视网膜最外层，为一层含有黑色素的立方或矮柱状上皮（图15-4①）。

（2）视杆视锥层：由染成粉红色的许多纤维状和锥状突起组成，它们是视杆细胞（rod cell）和视锥细胞（cone cell）的外侧细胞突（图15-4②）。

（3）外界膜：为一层无结构的粉红色薄膜（图15-4③）。

（4）外胞核层：在外界膜之内，可见许多细胞核聚集成层，为视杆细胞和视锥细胞的细胞体所在（图15-4④）。

（5）外网织层：为粉染之纤维状网，是细胞突相接处（图15-4⑤）。

（6）内胞核层：在外网织层内，又可见许多细胞核聚集成层，为双极细胞（bipolar cell）、支持细胞及联络细胞（水平细胞及无长突细胞）的细胞核（图15-4⑥）。

（7）内网织层：呈粉红色之纤维状网，为细胞突相接处（图15-4⑦）。

（8）节细胞层：可见数目较少、体积较大的节细胞（ganglion cell）的细胞体，内含大而圆的泡状核，核仁明显，细胞质内可见尼氏体（图15-4⑧）。

（9）视神经纤维层：由粉红色细长纤维组成，是节细胞的轴突沿视网膜向视神经乳头集中而形成（图15-4⑨）。

（10）内界膜：位于视网膜最内层，为一层无结构的粉红色薄膜（图15-4⑩）。

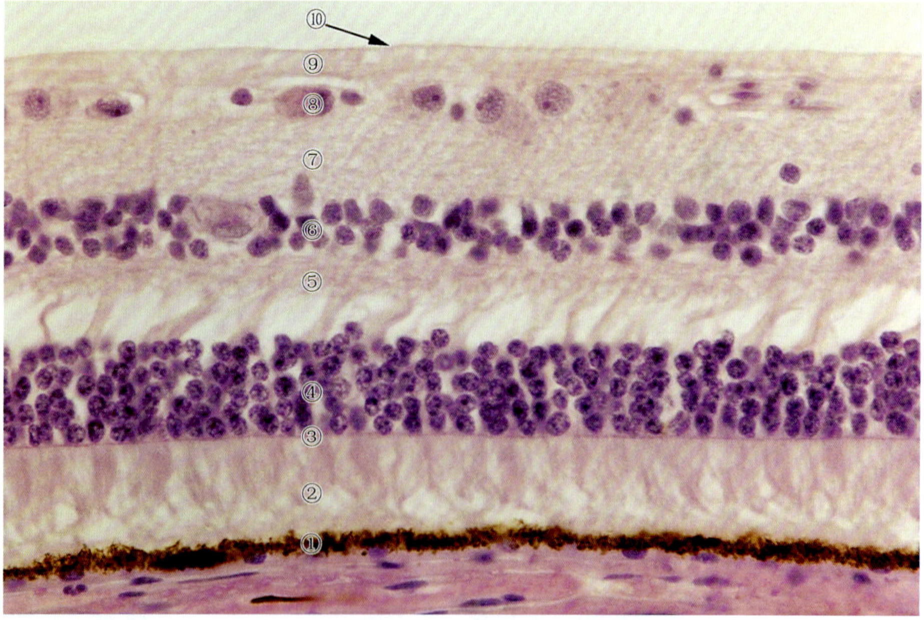

图15-4　视网膜10层结构模式图（400×）

①色素上皮层　②视杆视锥层　③外界膜　④外胞核层　⑤外网织层　⑥内胞核层　⑦内网织层　⑧节细胞层　⑨视神经纤维层　⑩内界膜

锯齿缘

视网膜视部（图15-5箭头①）向前与视网膜盲部（图15-5箭头②）相连，二者交界处参差不齐，称为锯齿缘（图15-5箭头③）。此处视网膜常因制作标本时有剥脱而呈隆起状。

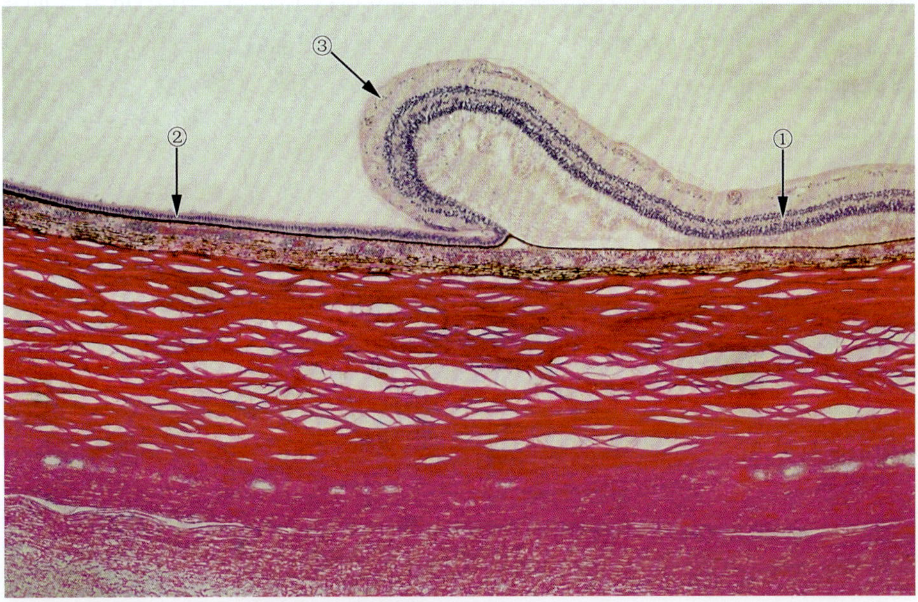

图15-5 视网膜盲部与视部交界处（40×）

①视网膜视部 ②视网膜盲部 ③锯齿缘

视神经乳头

为视神经纤维集中走出视网膜处。此乳头边缘突起，中央凹陷（图15-6箭头①）。视神经纤维穿行处的巩膜称为筛板。经此视神经纤维结合成束离开眼球，组成视神经（图15-6②），外有数层结缔组织膜包裹，各与脑之软膜、蛛网膜、硬膜及眼球之巩膜相连续。在视神经中央见到的动、静脉是视网膜中央动（图15-6箭头③）、静脉（图15-6箭头④）。

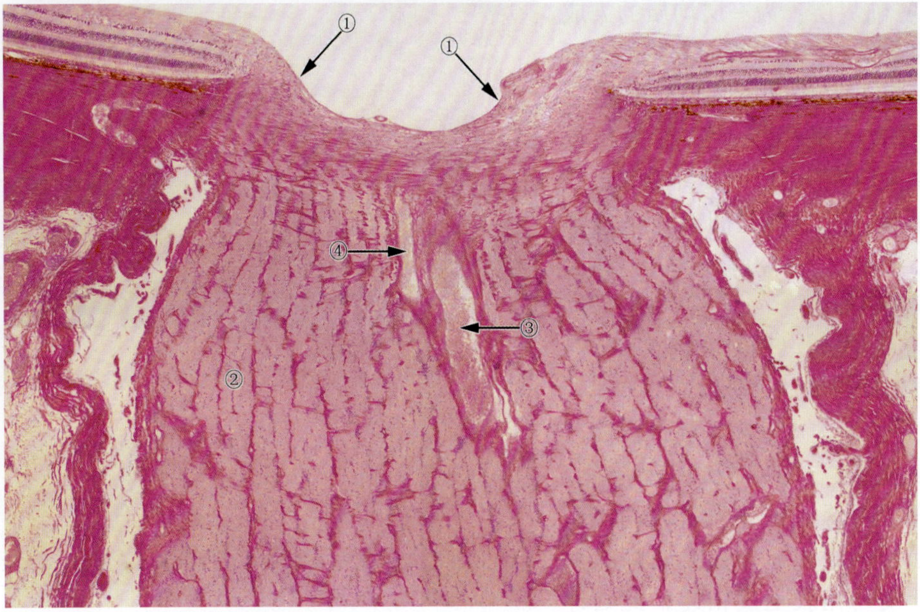

图15-6 视神经乳头（40×）

①视神经乳头中央凹陷 ②视神经 ③中央动脉 ④中央静脉

黄斑

在眼球的后极，有一淡黄色区域，称为黄斑（macula lutea）。其中央有一凹称中央凹（central fovea），位于眼球后极附近，该处视网膜的厚度逐渐减薄而形成凹陷，主要含有色素上皮和视锥细胞。此处无血管（图15-7）。

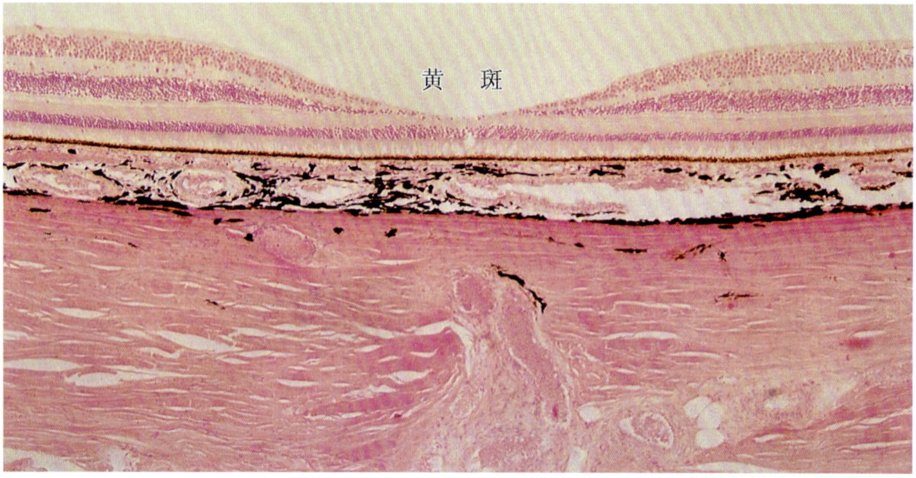

图15-7　黄斑与中央凹（100×）

（四）眼球前部

1．角膜：由前向后分为五层。

（1）角膜上皮：为复层扁平（鳞状）上皮，其特点为基部平整，表面不角化，不含色素（图15-8箭头①）。

（2）前界层：为一层均质的染成粉红色的薄膜（图15-8箭头②）。

（3）角膜基质（图15-8箭头③）：由大量与表面平行排列的胶原板层（图15-9箭头①）组成，其纤维与巩膜纤维相延续。胶原板层间有少量扁平的成纤维细胞（图15-9箭头②）。此层内无血管为其特点。

（4）后界层（图15-8箭头④）：也是一层匀质粉染的薄膜。

（5）角膜内皮：在角膜最内面，为一层扁平上皮（图15-8箭头⑤）。

在角膜外缘，可见巩膜表面出现一层疏松结缔组织，外被复层鳞状上皮，该上皮与角膜上皮相连，此处即为球结膜（图15- 2 箭头③）。

图15-8　角膜（200×）

①角膜上皮　②前界膜　③角膜基质　④后界膜　⑤角膜内皮

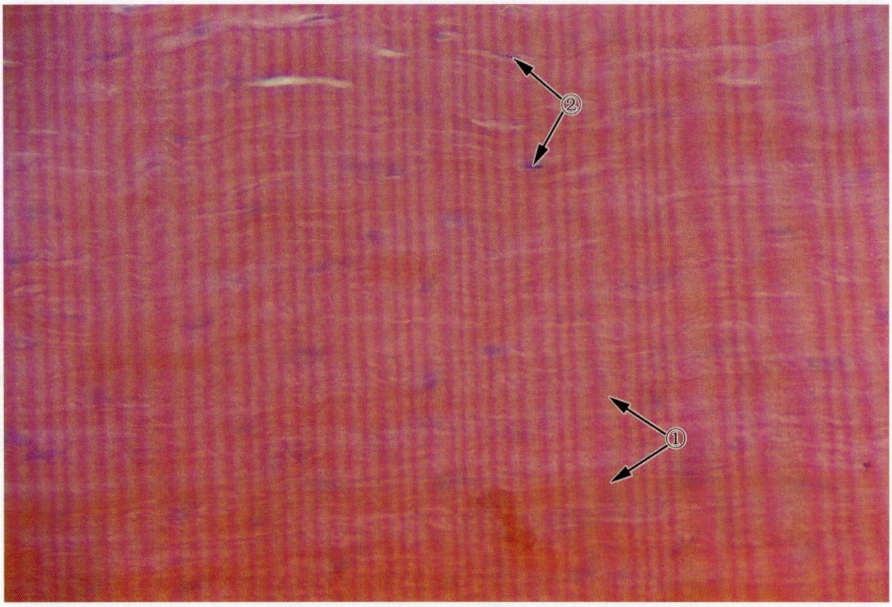

图15-9 角膜基质（400×） ①胶原板层 ②成纤维细胞

前房角：为角膜（图15-10箭头①）与虹膜（图15-10箭头②）的夹角（图15-10箭头③，图15-11箭头②）。可见角膜基质的纤维、后界层和角膜内皮延续展开成小梁网（即梳状韧带）（图15-10箭头④，图15-11箭头③），网间裂隙称为方氏（Fontana）间隙（小梁间隙），其壁附有内皮，并与角膜内皮、虹膜内皮相连。在巩膜与角膜交界处的内侧，小梁网的外侧有一窄长腔隙，为环行的巩膜静脉窦（即Schlemm管）的横断面（图15-10箭头⑤、图15-11箭头④），腔面衬有内皮。该窦后方，巩膜内缘向前突出一嵴称为巩膜距（图15-10箭头⑥、图15-11箭头⑤）。

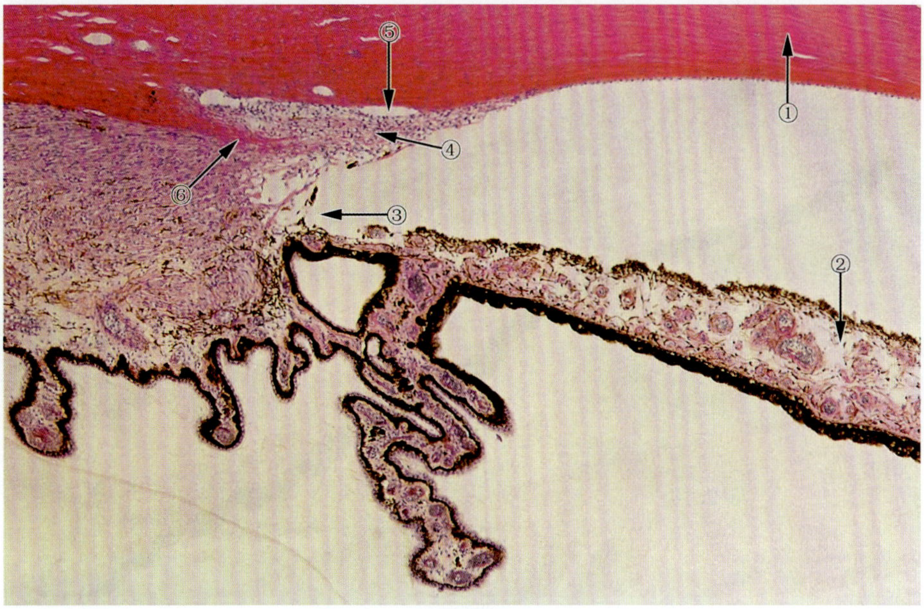

图15-10 眼球前部（40×）
①角膜 ②虹膜 ③前房角 ④小梁网 ⑤巩膜静脉窦 ⑥巩膜距

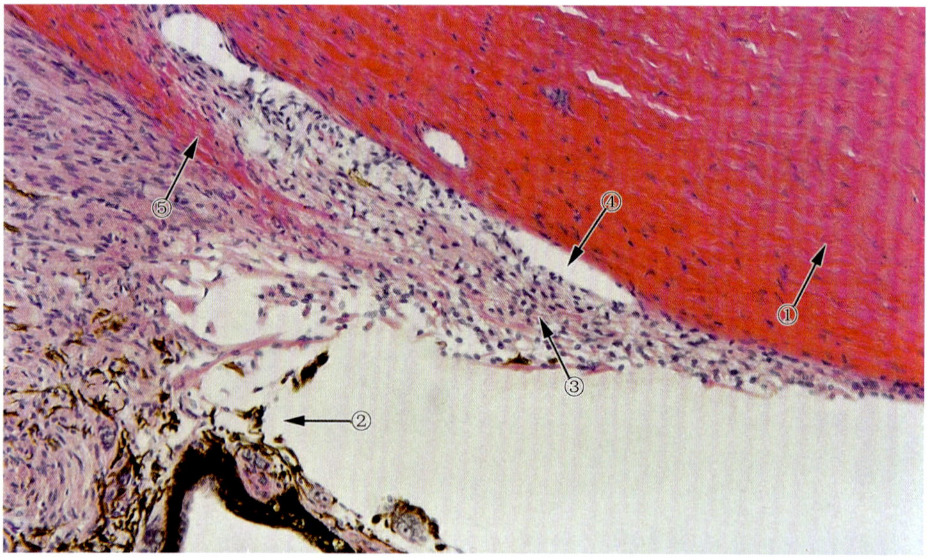

图15-11 眼球前部（100×） ①角膜 ②前房角 ③小梁网 ④巩膜静脉窦 ⑤巩膜距

2．虹膜：为富含色素细胞的环状的薄膜，自前向后分为三层。

（1）前缘层：由成纤维细胞和色素细胞形成不连续的一层（图15-12箭头①）。

（2）虹膜基质：由结缔组织、色素细胞和血管组成（图15-12箭头②）。

（3）虹膜上皮层：位于后面，由两层色素细胞组成：

1）前层细胞呈梭形，含有少量黑素颗粒，由此细胞分化出一层放射状的瞳孔开大肌（图15-12箭头③、图15-13箭头①），因含有肌原纤维，镜下可见到一层紧贴该层细胞前面的粉红色薄膜。在虹膜游离缘，还分化出环行的瞳孔括约肌（图15-12箭头④），为成束的平滑肌。

2）后层细胞较大，呈立方形，细胞质内充满粗大的黑素颗粒（图15-12箭头⑤、图15-13箭头②）。

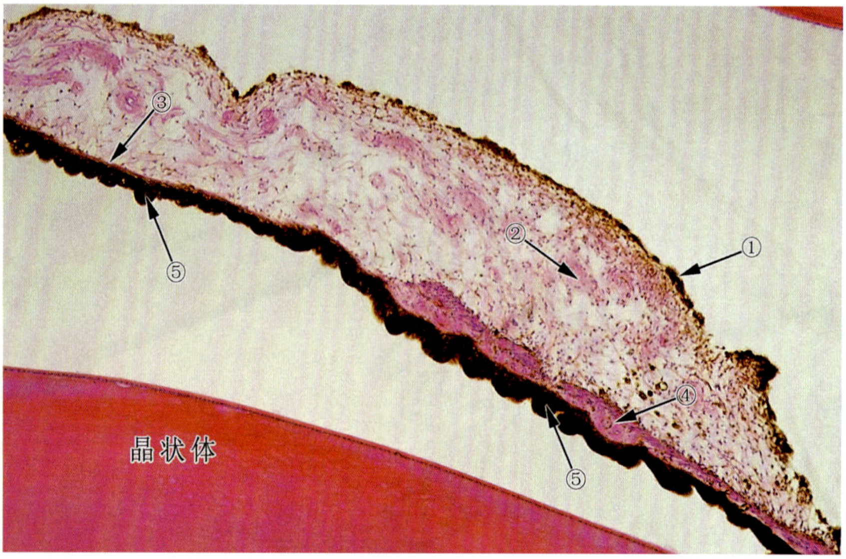

图15-12 虹膜（40×）
①前缘层 ②虹膜基质 ③瞳孔开大肌 ④瞳孔括约肌 ⑤后层色素细胞

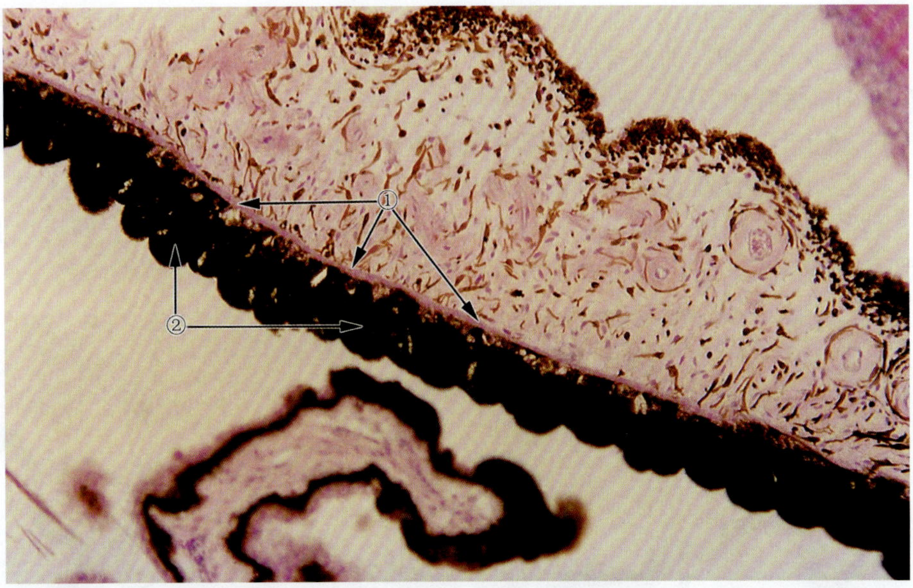

图15-13　虹膜上皮层（100×）①瞳孔开大肌　②后层色素细胞

3．睫状体：位于虹膜后外侧，前与虹膜（图15-14箭头①）相连，后与脉络膜相接，内表面贴附有视网膜盲部。睫状体切面呈三角形，内侧有许多突起，即睫状突（图15-14箭头②）。隐约可见睫状小带（图15-14箭头③）。

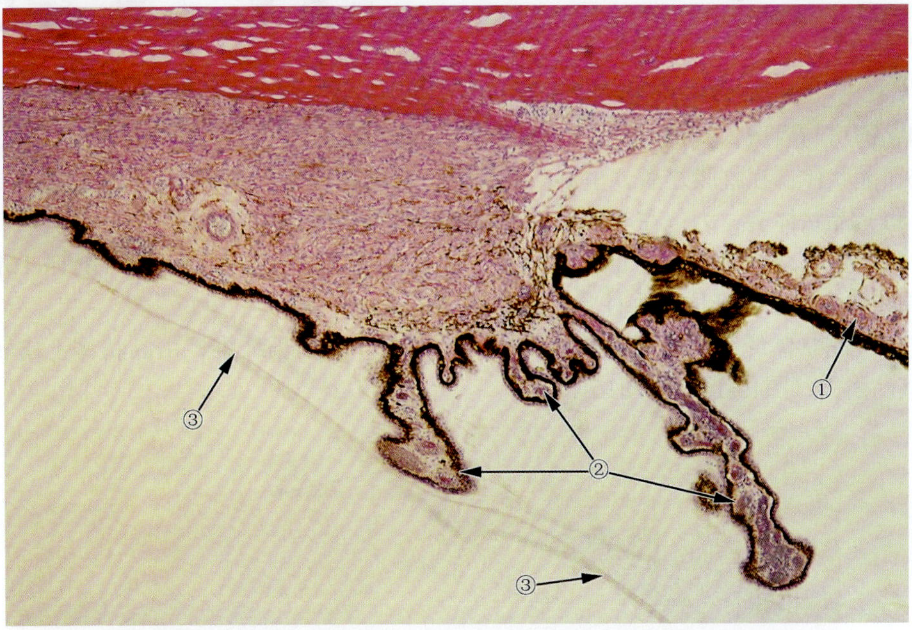

图15-14　睫状体（40×）①虹膜　②睫状突　③睫状小带

睫状体自外向内分为三层：

（1）睫状肌层：为脉络膜延续之膨大部，主要含睫状肌和肌间结缔组织。睫状肌为平滑肌，附于巩膜距上。肌纤维排列方向为：外侧为纵行的径线纤维，中间为放射状纤维，内侧为环行纤维。肌纤维之间的结缔组织中含有弹性纤维和少量色素细胞（图15-15箭头①）。

（2）睫状体基质：即血管层，是富含血管的结缔组织，后部较薄，前部较厚，可见色素细胞（图15-15箭头②）。

（3）睫状上皮层：为视网膜盲部的睫状体部。由两层立方细胞组成：外层为含有色素的立方上皮（图15-15箭头③），内层为细胞质清明的立方上皮（图15-15箭头④）。睫状突（图15-14箭头②、图15-15箭头⑤）与晶状体之间有许多细长纤维相连，即睫状小带（又称悬韧带）（图15-14箭头③、图15-15箭头⑥）。

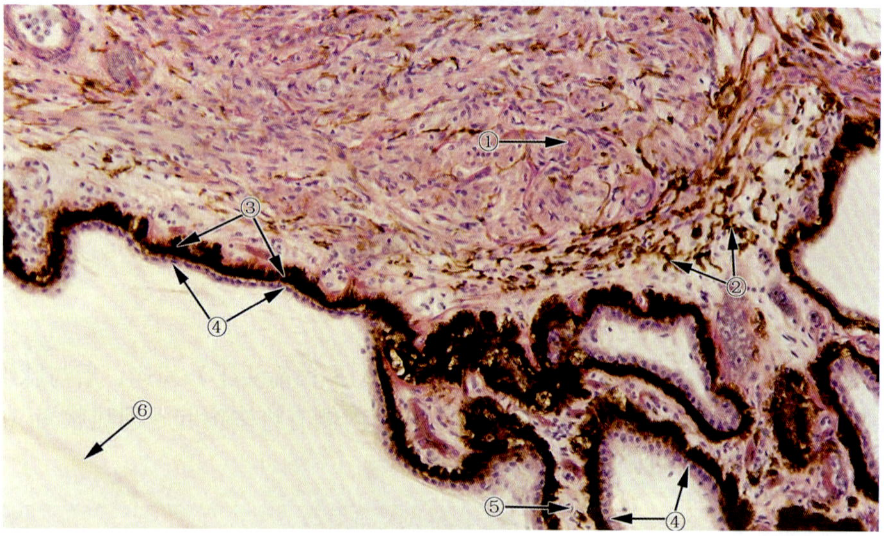

图15-15　睫状体（100×）
①睫状肌　②睫状体基质　③色素上皮　④立方上皮　⑤睫状突　⑥睫状小带

4．前房与后房：其位置关系与低倍光镜观察相同。

5．晶状体：在虹膜之后，呈双凸椭圆形，其结构包括：

（1）晶状体囊：为包在晶状体外表的红染薄膜（图15-17箭头①）。

（2）晶状体上皮：位于晶状体前面、晶状体囊下的一层立方上皮（图15-16箭头①），接近晶状体赤道部逐渐增高为柱状（图15-17箭头②）。

（3）晶状体纤维：组成晶状体实质的大部分，为细长纤维，由晶状体上皮转变而成。细胞核已消失（图15-16②、图15-17③）。

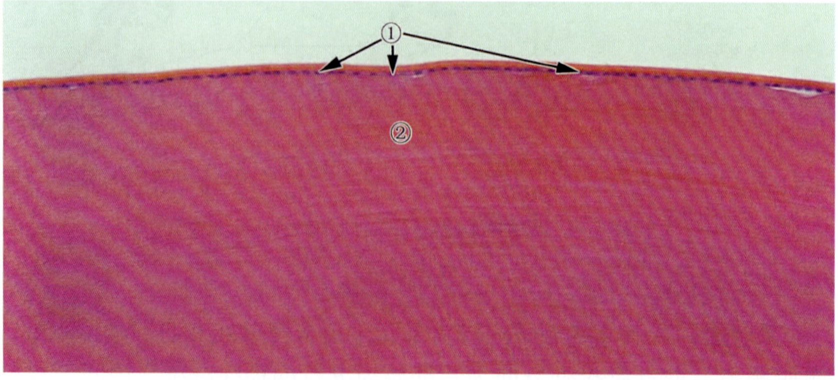

图15-16　晶状体前部（40×）①晶状体上皮　②晶状体纤维

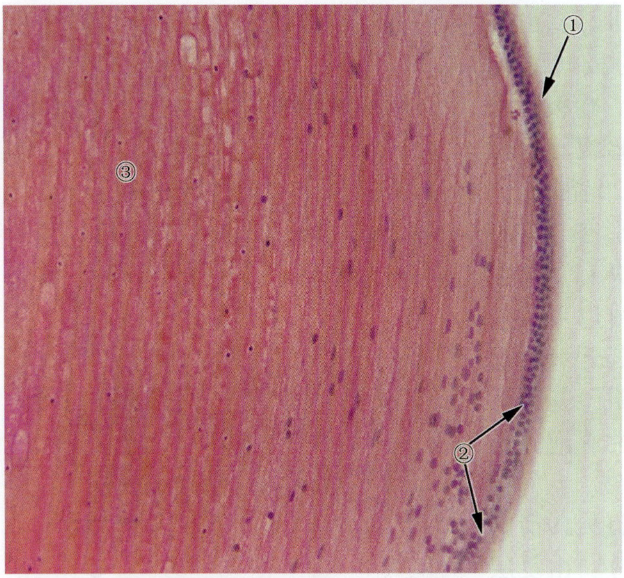

图15-17 晶状体赤道部（100×）
①晶状体囊 ②晶状体上皮 ③晶状体纤维

6．玻璃体：充填于晶状体与视网膜之间（图15-2）。其表面有一层染成浅粉色的薄膜，即玻璃体膜。膜内为透明无结构的胶状物，含有少量多突细胞。因制作标本时高度收缩，故不易见到。

眼 睑

目的 了解眼睑的组织结构。

材料与方法 人的上眼睑，Helly液固定，石蜡包埋，矢状断面切片，H·E染色。

肉眼观察

眼睑（eyelid）断面呈长方形，稍弯曲，边缘染成蓝紫色；稍凹侧蓝色边缘为睑结膜，稍凸侧蓝色边缘为皮肤；二者相接处为睑缘。睑缘对侧为眼睑基部（图15-18）。

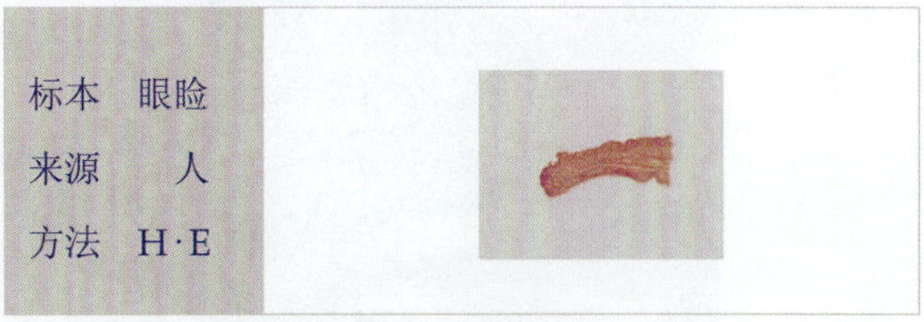

图15-18 眼睑（1×）

低倍光镜观察

由前向后分清以下各层：

1．皮肤：较薄，真皮乳头浅，有毛囊、皮脂腺和汗腺（图15-19箭头①）。睑缘处有几列粗大的毛即睫毛（图15-20箭头①），无立毛肌。皮脂腺很小，称为蔡斯（Zeis）腺或睑缘腺（图15-20箭头②）。其附近有大汗腺，腺腔很大，上皮为单层立方或柱状，即莫尔（Moll）腺或睫状腺（图15-20箭头③）。

2．皮下组织（图15-19箭头②）：由薄层结缔组织组成，黄种人可见脂肪组织。

3．肌层（图15-19箭头③，图15-20箭头④）：主要为眼轮匝肌，环行，切片上呈横断之骨骼肌纤维。基部纵行骨骼肌为提上睑肌，在睫毛毛囊之间有散在骨骼肌纤维，即睫毛肌（图15-20箭头⑤）。眼睑基部还可见有平滑肌，称为眼睑肌。

4．睑板（tarsus）：由致密结缔组织组成的板状结构（图15-19箭头④）。睑板内可见几乎与之等长的睑板腺（图15-19箭头⑤、图15-20箭头⑥、图15-21箭头①），形态与皮脂腺相同，睑板腺中央有一长且直的腺导管，腔面衬以复层鳞状上皮，有时可见其开口于睑缘。在睑板之上、眼睑基部有时可见到一团浆液性腺泡，是副泪腺。

5．睑结膜（图15-19箭头⑥、图15-21箭头②）：由复层柱状上皮和薄层结缔组织（固有层）组成。上皮细胞之间夹杂有少量杯状细胞。近眼睑根部，结膜具有皱襞，是穹窿部。固有层及上皮内可见多数淋巴细胞浸润。

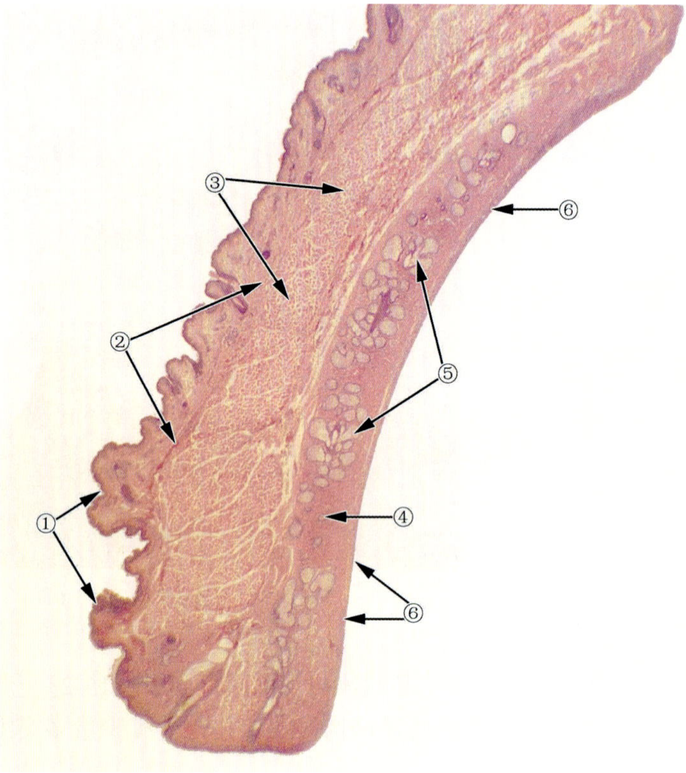

图15-19　眼睑（20×）
①皮肤　②皮下组织　③肌层　④睑板　⑤睑板腺　⑥睑结膜

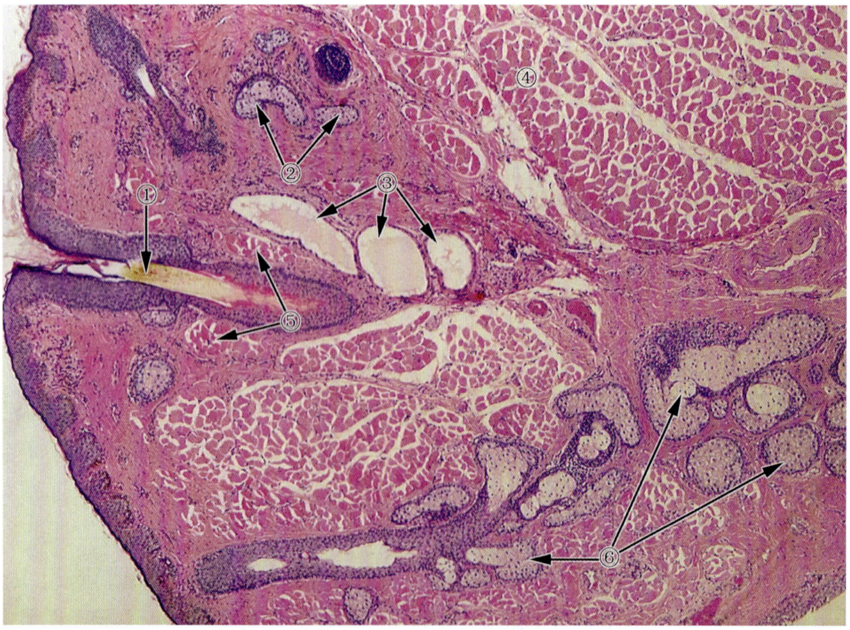

图15-20　眼睑（100×）
①睑睫毛　②睑缘腺　③睫状腺　④肌层　⑤睫毛肌　⑥睑板腺

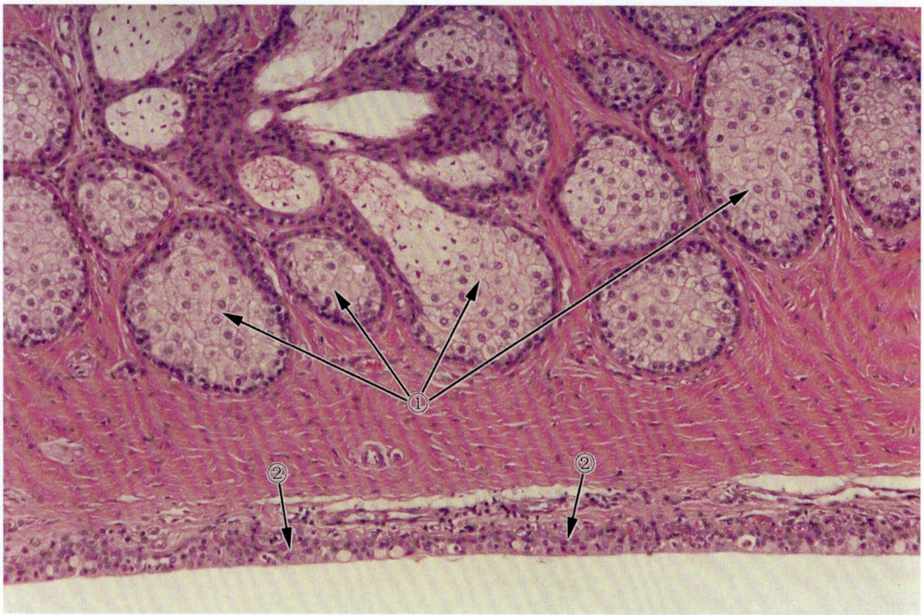

图15-21 眼睑（100×） ①睑板腺 ②睑结膜

内 耳

目的 了解蜗管在耳蜗内的位置关系，重点了解螺旋器的组织结构及其机能意义。

材料与方法 豚鼠内耳，Susa液灌注固定，5%～10%硝酸浸泡以去掉骨盐，火棉胶包埋，平行于蜗轴的切片，H·E染色。

肉眼观察

标本呈不规则形状断面。近切片中央为耳蜗（图15-22箭头），断面呈锥体状。

在耳蜗断面的四周染成红色部分，为颞骨的断面以及半规管、前庭所在部位。

标本 内耳
来源 豚鼠
方法 H·E

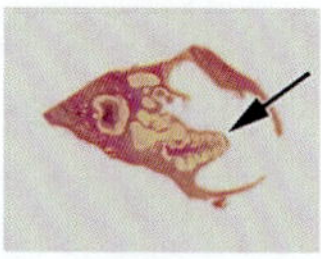

图15-22 豚鼠内耳（1×）

（一）耳蜗

低倍光镜观察

1．蜗轴：耳蜗（cochlea）中央是由海绵骨构成的蜗轴（图15-23），其底大顶小，内有血管和耳蜗神经穿行。蜗轴海绵骨突入蜗管内侧形成骨螺旋板（图15-23箭头①），在基部（近蜗轴处）有成群的神经元，即螺旋神经节（图15-23箭头②）。节细胞为双极神经元，其树突分布于螺旋器的听觉细胞上，其轴突组成耳蜗神经。

2．耳蜗：为重点观察内容。蜗轴两侧各有三四个圆形断面即耳蜗切面。每个耳蜗断面都被螺旋板（图15-23箭头③）分为上下两部分：上为前庭阶（图15-23④），下为鼓室阶（图15-23⑤）。

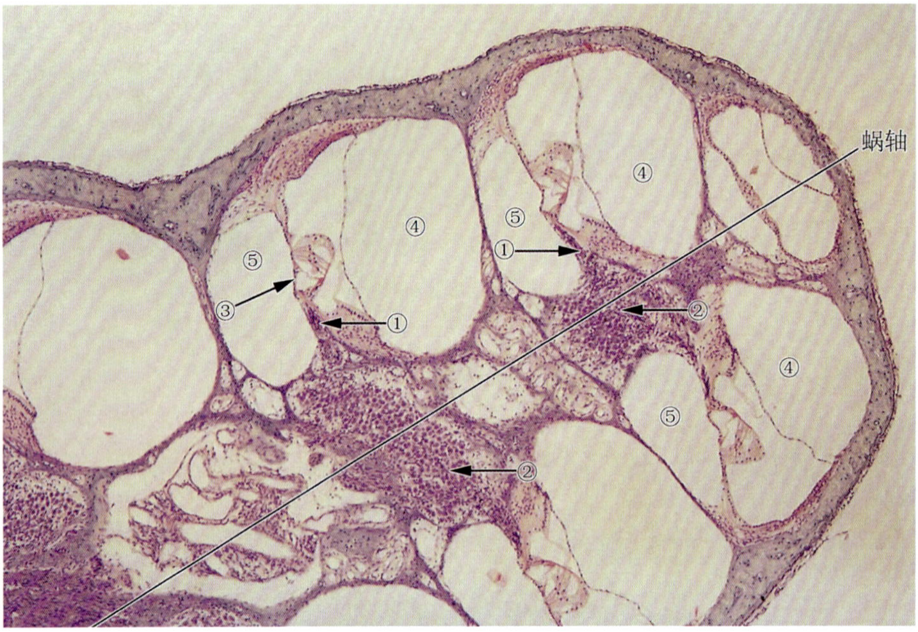

图15-23 豚鼠内耳（40×）
①骨螺旋板 ②螺旋神经节 ③螺旋板 ④前庭阶 ⑤鼓室阶

选择一结构完整的耳蜗断面观察，靠近蜗轴部分为内侧，远离蜗轴部分为外侧。由蜗轴突出的骨螺旋板（图15-24①）和外侧的膜螺旋板（图15-24②）共同形成一个隔。由骨螺旋板斜向外上至耳蜗外侧壁有一薄膜是前庭膜（图15-24箭头③）。这样耳蜗被分成三部分，在螺旋板上外侧的三角形腔，即膜蜗管（图15-24）。

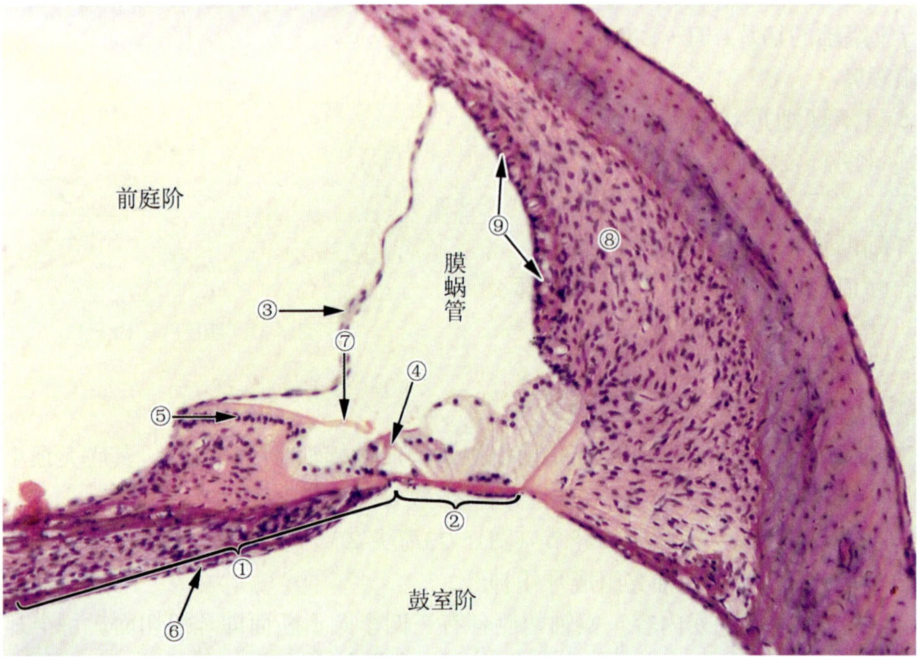

图15-24 耳蜗（100×）
①骨螺旋板 ②膜螺旋板 ③前庭膜 ④螺旋器 ⑤前庭唇 ⑥鼓室唇 ⑦盖膜 ⑧螺旋韧带 ⑨血管纹

膜蜗管的上面为前庭阶（图15-24），下面是鼓室阶（图15-24）。前庭阶和鼓室阶属于骨迷路，膜蜗管属于膜迷路。前庭阶和鼓室阶的腔面皆被覆以单层扁平上皮。膜蜗管由上、外及下三个壁所组成：

（1）上壁：是前庭膜（图15-24箭头③），膜的两面各为一层扁平细胞所被覆，细胞界限不清楚，只可见到椭圆形细胞核。两层上皮之间有少量结缔组织。

（2）外壁：即耳蜗外壁之一部分。此处骨膜增厚，形成螺旋韧带（图15-24⑧）。螺旋韧带表面被覆有假复层或复层柱状上皮。

（3）下壁：由骨螺旋板（图15-24箭头①）和膜螺旋板（图15-24箭头②）组成。在膜螺旋板上有螺旋器（spiral organ）（图15-24箭头④）［即听器，或Corti器（organ of Corti）］。骨螺旋板外缘伸出上下两突，上面的突向前庭阶叫前庭唇（图15-24箭头⑤），下面的突向鼓室阶称为鼓室唇（图15-24箭头⑥）。由前庭唇向外伸出一个匀质红染的膜，即盖膜（tectorial membrane）（图15-24箭头⑦）。生活时盖膜与下面螺旋器的毛细胞接触，标本中的盖膜因固定收缩而卷折弯曲，远离螺旋器。

高倍光镜观察

选择一结构典型的蜗管断面，观察下列结构：

1．上壁：即前庭膜，与低倍镜下所见相同。

2．外壁：螺旋韧带内层纤维较疏松，内含血管。螺旋韧带表面的复层柱状上皮内含有毛细血管，故该处上皮又名血管纹（图15-24箭头⑨）。

3．下壁：骨螺旋板内有平行纤维穿行，染色较深的是螺旋神经节细胞的树突，并由骨螺旋板基部进入螺旋器，分布至感觉细胞。膜螺旋板与骨螺旋板相连，分为基底膜、蜗管面和鼓室阶面（图15-25）：

（1）基底膜：位于中间，又称固有层，其中有从蜗轴向外呈放射状走行的胶原纤维，染成红色，即听弦（auditory string）（图15-25箭头①）。

（2）鼓室阶面：位于基底膜下，表面被覆一层内皮细胞，细胞界限不清，只可见细胞核（图15-25箭头②）。

（3）蜗管面：位于基底膜上，由各种细胞组成螺旋器（图15-25）。须重点观察：

1）柱细胞：在盖膜（图15-25箭头③）下面，有两排呈

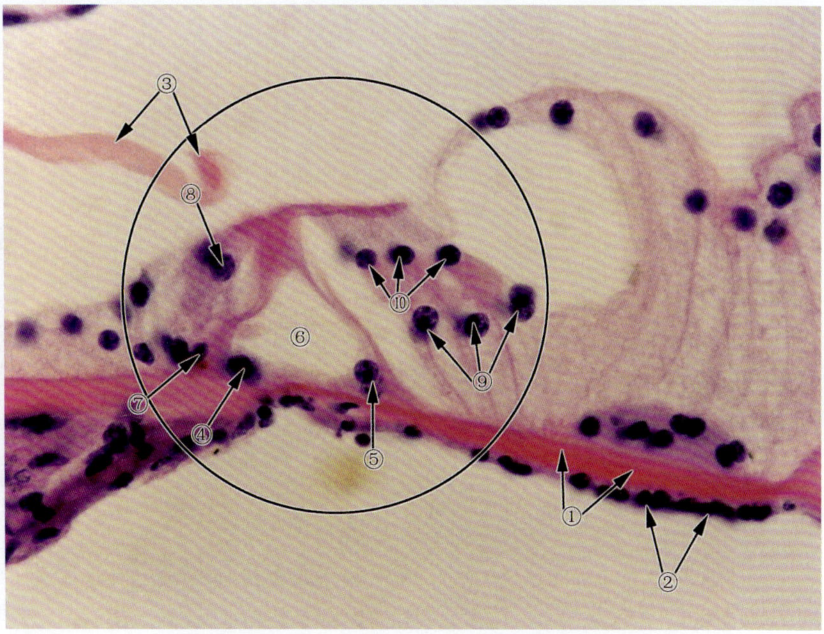

图15-25　螺旋板及螺旋器（400×）

①基底膜（听弦）　②鼓室阶面细胞核　③盖膜　④内柱细胞　⑤外柱细胞　⑥内隧道　⑦内指细胞　⑧内毛细胞　⑨外指细胞　⑩外毛细胞

乙字形的细胞；内侧者称内柱细胞（图15-25箭头④），外侧者称外柱细胞（图15-25箭头⑤）。其基部较宽，含有圆形的细胞核。因细胞质内含有成束微管，故染色很深。此两排细胞上、下端相嵌合，中间分离而形成三角形腔道称为内隧道（图15-25⑥）。有时见有神经纤维穿过。

2）内指细胞（图15-25箭头⑦）：为内柱细胞内侧的一行细胞。位于基膜上，细胞核位于细胞中部。

3）内毛细胞（图15-25箭头⑧）：位于内指细胞上方，呈烧瓶状，着色较深，顶端有排列整齐的听毛（不易看清）。

4）外指细胞（图15-25箭头⑨）：在外柱细胞外侧，位于基膜之上，排成3～5列。细胞呈柱状，细胞核位于中部。

5）外毛细胞（图15-25箭头⑩）：位于外指细胞上方，染色稍深，细胞呈柱状，细核圆居细胞中部。顶端也有排列整齐的听毛。

在内、外指细胞的内、外侧还有许多其他种类的细胞，兹不赘述。

（二）半规管、椭圆囊和球囊

低倍光镜观察

1．半规管：

（1）骨性半规管：为颞骨内的圆形小腔，有外淋巴间隙。

（2）膜性半规管：位于骨性半规管内之一侧，为膜性小管，由立方上皮和固有层组成，上皮细胞界限不清，细胞核呈圆形。上皮外侧呈纤维网状物即固有层的结缔组织。

2．椭圆囊和球囊：构造与半规管相同，但断面口径较大。

3．位觉斑（图15-26）和壶腹嵴（图15-27）：位觉斑包括椭圆囊斑（macula utriculi）和球囊斑（macula sacculi）。壶腹嵴（crista ampullaris）和它们一样，均为椭圆囊、球状囊或膜半规管的黏膜增厚部分，呈小丘状。

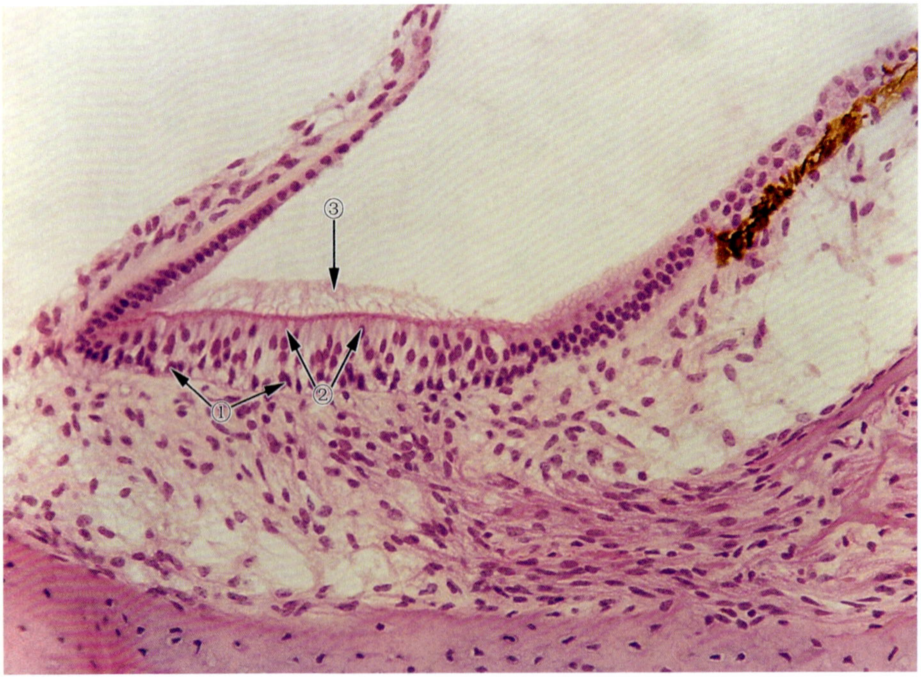

图15-26 位觉斑（20×） ①支持细胞 ②毛细胞 ③位砂

高倍光镜观察

可见椭圆囊斑或球囊斑、壶腹嵴处黏膜增厚，其固有层的纤维结缔组织特别增厚。上皮细胞可分为两种：

1．支持细胞（图15-26箭头①、图15-27箭头①）细胞底宽顶窄，位于基膜上，细胞核呈卵圆形，位于基部。

2．毛细胞（图15-26箭头②、图15-27箭头②）为感觉细胞，夹于支持细胞之间，细胞上宽下窄，呈烧瓶状，细胞核为圆形，细胞游离端有突出的静纤毛。壶腹嵴的静纤毛更长，胶状物将毛包埋成圆锥状，称壶腹帽（图15-27箭头③）。椭圆囊斑、球囊斑的构造与壶腹嵴大致相似，只是毛短形成位砂膜，表面有红染的颗粒，称为位砂（图15-26箭头③）。其黏膜隆起也不及壶腹嵴高。

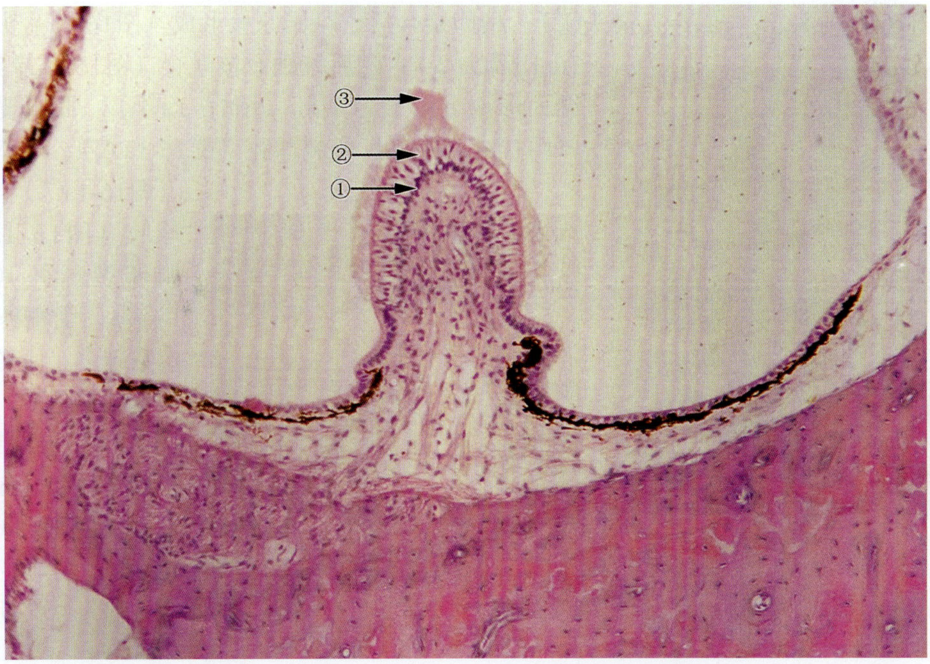

图15-27　壶腹嵴（100×）　①支持细胞　②毛细胞　③壶腹帽

复习思考题：

1．光镜下角膜的5层组织结构是什么？
2．光镜下视网膜主要是由哪4层细胞构成？
3．光镜下Corti器由哪些细胞组成？
4．壶腹嵴、位觉斑的光镜组织结构与功能？

（李　英　任彩霞）

第16章

人体胚胎学总论

一、卵裂、胚泡形成

目的 了解人胚卵裂的特点和胚泡的结构。

卵裂模型

该模型是依据猴的卵裂（cleavage）过程制作（图16-1a）。模型上受精卵外的厚膜为透明带（图16-1a箭头①、图16-1b箭头①）。精卵结合后，雌雄原核形成（图16-1a箭头②、图16-1b箭头②）；随后雌雄原核融合（图16-1a箭头③），继而形成Ⅱ卵裂球期胚（图16-1a④），Ⅲ卵裂球期胚（图16-1a⑤），Ⅳ卵裂球胚（图16-1a⑥），Ⅴ卵裂球胚（图16-1a⑦），Ⅵ卵裂球胚（图16-1a⑧），Ⅷ卵裂球胚（图16-1a⑨），受精卵分裂的次数越多，所形成的卵裂球数目越多，而体积越小，在透明带内逐渐形成桑葚胚（morula）（图16-1a⑩）。图16-1b为相差显微镜下所见的人原核期胚。

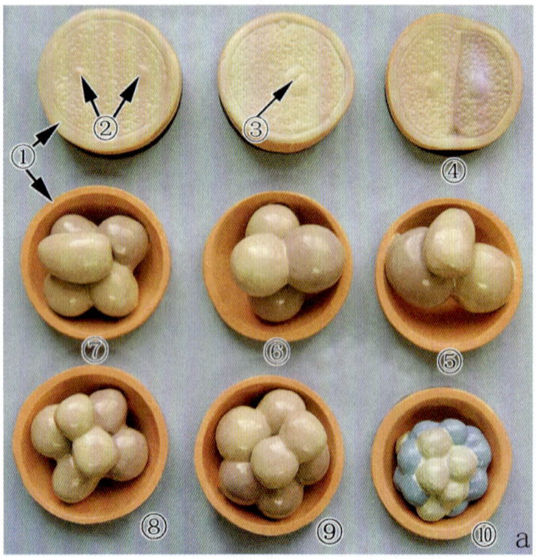

图16-1a 卵裂

①透明带 ②雌雄原核形成 ③雌雄原核融合 ④Ⅱ卵裂球胚 ⑤Ⅲ卵裂球胚 ⑥Ⅳ卵裂球胚 ⑦Ⅴ卵裂球胚 ⑧Ⅵ卵裂球胚 ⑨Ⅷ卵裂球胚 ⑩桑葚胚

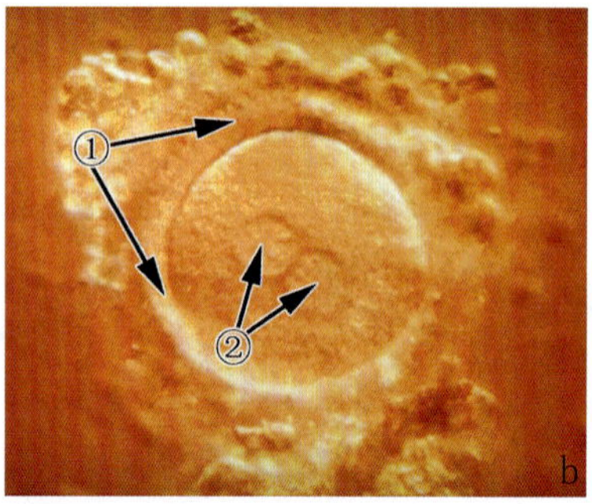

图16-1b 人原核期胚

①透明带 ②雌雄原核

198

胚泡模型

胚泡（blastocyst）外周一层扁平的细胞为滋养层（trophoblast）（图16-2a箭头①），中央有一大的胚泡腔（blastocoele）（图16-2a）。在滋养层的一端有一团细胞附着，称为内细胞群或称内细胞团（inner cell mass）（图16-2a箭头②）。内细胞团附着侧的滋养层称

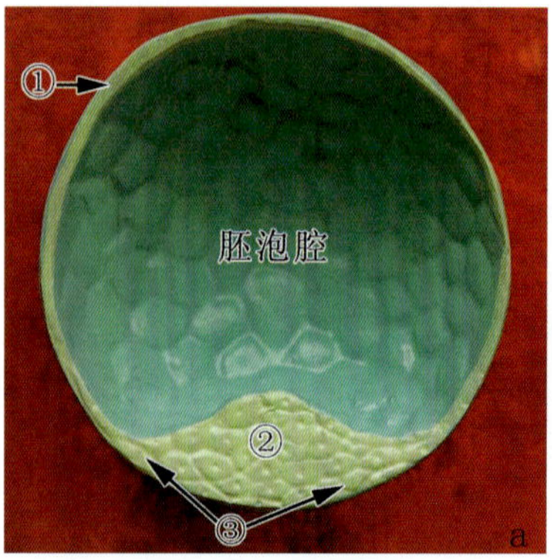

图16-2a 胚泡形成

①滋养层 ②内细胞群 ③极端滋养层

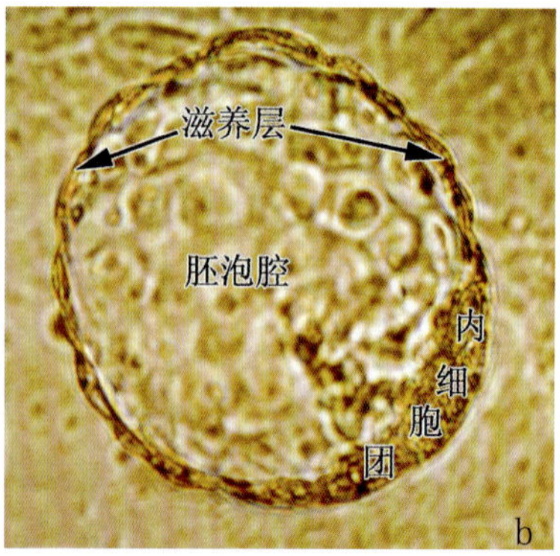

图16-2b 相差显微镜下所见人胚泡

为极端滋养层(图16-2a箭头③)。右侧为相差显微镜下观察的人胚泡结构（图16-2b）。

二、植入及胚盘形成

目的　了解植入及两个胚层形成过程中，胚泡与子宫内膜的变化。

模型　下面五个模型说明排卵、受精（fertilization）、植入（implantation）的部位以及植入过程中胚泡与子宫内膜的关系。

模型Ⅰ

排卵与植入模型为一冠状剖开的子宫（图16-3①）及部分剖开的卵巢（图16-3②）；输卵管（图16-3箭头③）及输卵管伞（图16-3④）是完整的，子宫阔韧带（图16-3⑤）大部被切除。在子宫体部向腔面的小突起表示一个已经完全植入子宫内膜的胚泡（图16-3⑥）。

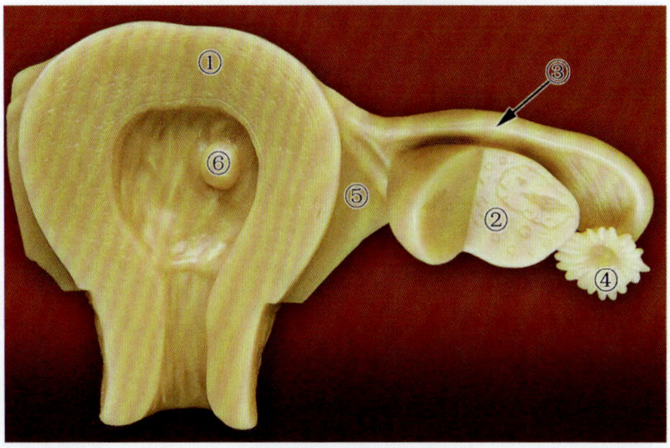

图16-3　胚泡植入过程Ⅰ
①子宫　②卵巢　③输卵管　④输卵管伞　⑤子宫阔韧带
⑥已完全植入子宫内膜的胚泡

模型Ⅱ～Ⅴ　为植入部位切下后之放大（图16-4～图16-7）。

模型Ⅱ

约在受精后第7天，胚泡开始侵入子宫内膜。整个方形粉红色结构为子宫蜕膜（图16-4），附有正在植入的胚泡(图16-4)上面为子宫的腔面，许多小孔是子宫腺的开口（图16-4b箭头），较大的腔穴为子宫腺的腺腔（图16-4a）。

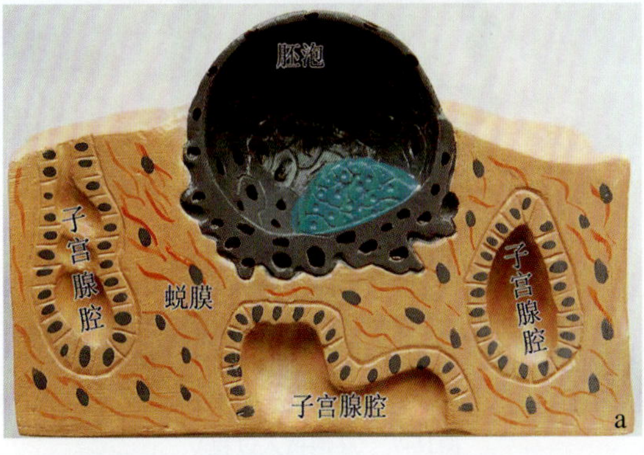

图16-4a　胚泡植入过程Ⅱ　子宫与胚泡剖面

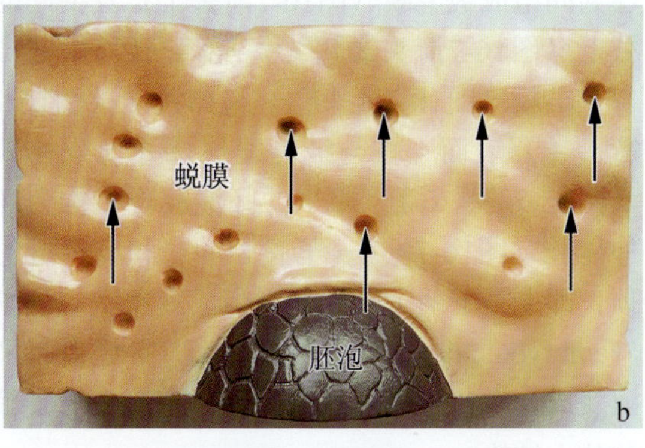

图16-4b　胚泡植入过程Ⅱ　子宫腔面

模型Ⅲ

胚泡即将全部植入子宫蜕膜（图16-5①），可见子宫腺腔（图16-5箭头②）与血管（图16-5箭头③）。植入部位的滋养层细胞(灰蓝色)已迅速繁殖增厚。内细胞群中出现下胚层（hypoblast）(黄色，图16-5箭头④)和上胚层（epiblast）（天蓝色，图16-5箭头⑤），此时羊膜腔（amniotic cavity）（图16-5箭头⑥）已形成。

模型Ⅳ

约在受精后第11～12天，胚泡已全部埋入子宫蜕膜（图16-6）内(蜕膜分为几部分？)，子宫表面之上皮已经愈合(此处形成蜕膜的哪一部分？)，滋养层明显地分化为两层：合体滋养层

（syncytiotrophoblast）（图16-6）与细胞滋养层（cytotrophoblast）（图16-6箭头①），胚泡腔内蓝灰色的网状结构即胚外中胚层（图16-6箭头②），羊膜腔（图16-6箭头③）扩大，腔底面蓝色的细胞为上胚层（图16-6箭头④），此时下胚层（图16-6箭头⑤）也繁殖增多，将继续生长围成卵黄囊（yolk sac）（图16-6箭头⑥）。

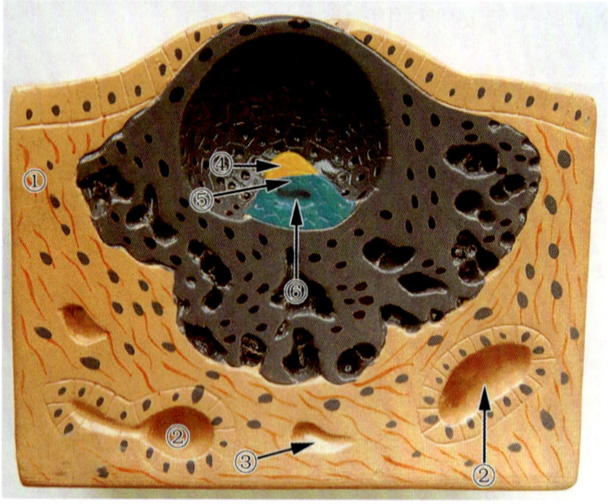

图16-5　胚泡植入过程Ⅲ
①子宫蜕膜　②子宫腺　③血管　④下胚层
⑤上胚层　⑥羊膜腔

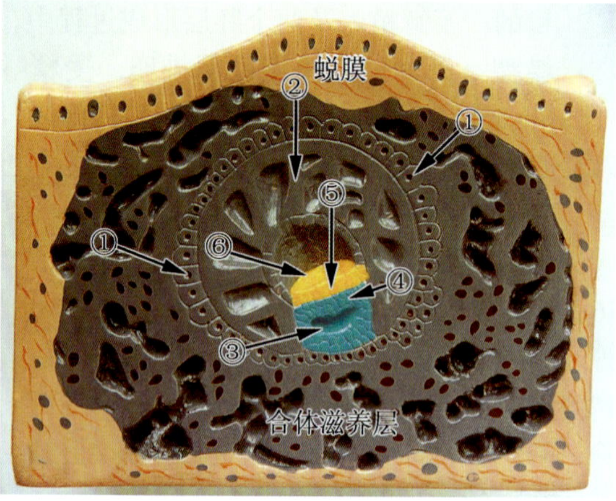

图16-6　胚泡植入过程Ⅳ
①细胞滋养层　②胚外中胚层　③羊膜腔
④上胚层　⑤下胚层　⑥卵黄囊

模型Ⅴ

约在受精后第14～15天，胚泡着床部位的子宫蜕膜已向腔面突起，滋养层与胚外中胚层共同组成绒毛膜（图16-7箭头①）及突起的绒毛（图16-7箭头②），另一部分胚外中胚层包在羊膜（图16-7箭头③）与卵黄囊（图16-7箭头④）表面，在与绒毛膜连接处形成体蒂（图16-7箭头⑤）。原来的胚泡腔现在称为胚外体腔（图16-7⑥）。羊膜腔的底和卵黄囊的顶，即上、下两个胚层共同组成扁盘状的胚盘（embryonic disc）（图16-7箭头⑦）。胚盘将来演变成什么？胚盘以外的部分又将演变成胚胎的什么结构？

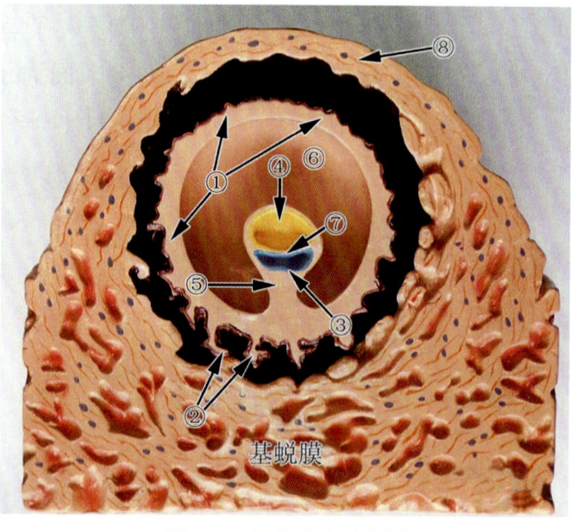

图16-7　胚泡植入过程Ⅴ
①绒毛膜　②绒毛　③羊膜　④卵黄囊
⑤体蒂　⑥胚外体腔　⑦胚盘　⑧包蜕膜

三、中胚层的形成和中轴器官的建立

目的　了解人胚中胚层形成和中轴器官的建立过程。

模型

18天人胚模型

模型乃将大部分绒毛膜切除，只在体蒂（body stalk）（图16-8a）部连有小部分绒毛膜

（图16-8a箭头①）与绒毛（褐色突起，图16-8a箭头②）。移去上方的羊膜（图16-8a），可见胚盘（图16-8b）稍突向羊膜腔。胚盘尾端中线上有原条（primitive streak）（图16-8b箭头③）及原结（primitive node）（图16-8b箭头④），胚盘表面为外胚层（ectoderm）（蓝色）。将下方的卵黄囊（图16-8a）拿开，可见卵黄囊顶部组成胚盘的内胚层（endoderm）（图16-8c箭头⑤），其将来形成胚的原肠部分，此时也随胚盘向背方隆起。在胚盘的纵切面上，可见内胚层（黄色）图16-8c箭头⑤）、中胚层（mesoderm）（粉色）（图16-8c箭头⑥）和外胚层（蓝色）（图16-8c箭头⑦）三个胚层及脊索（notochord）（绿色，图16-8c箭头⑧）。内胚层向尾端体蒂内突入的盲管即尿囊（allantois）（图16-8箭头⑨）。

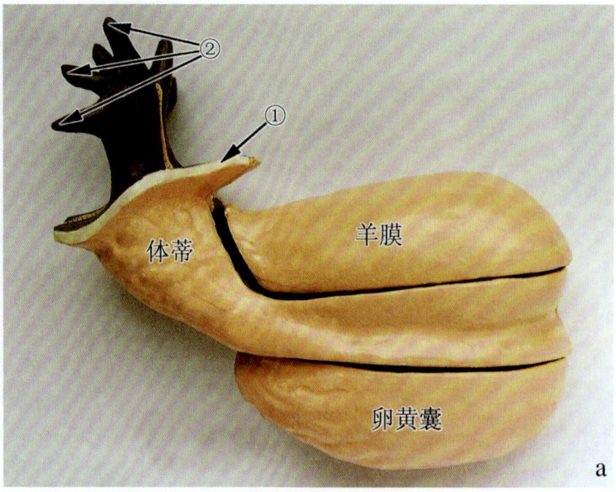

图16-8a　18天人胚整体观　①绒毛膜　②绒毛

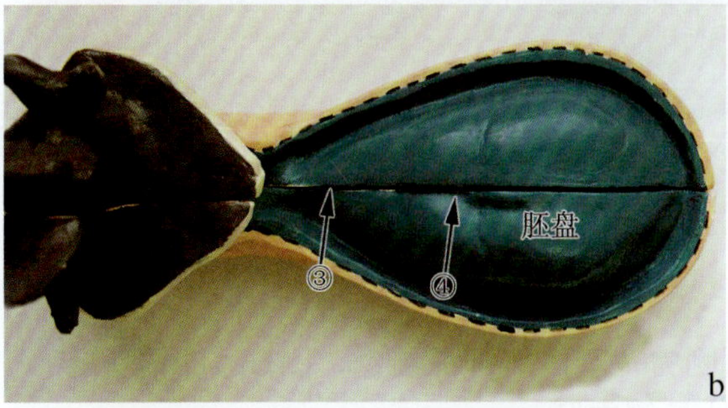

图16-8b　18天人胚移去羊膜，上面观
③原条　④原结

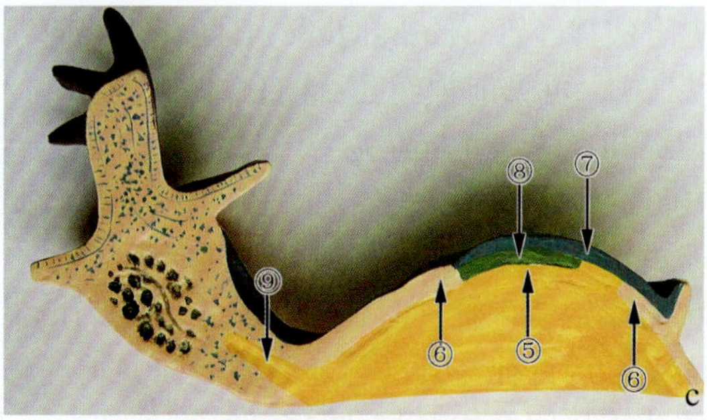

图16-8c　18天人胚纵切面
⑤内胚层　⑥中胚层　⑦外胚层　⑧脊索　⑨尿囊

20天人胚模型

羊膜、卵黄囊全部切除，只观察胚盘部分，模型表示三个胚层已开始分化。

外胚层（深蓝色，图16-9a）：在背侧中央增厚(由头端开始)形成神经板（neural plate），其中线部位凹陷形成神经沟（neural groove）（图16-9a箭头①）与神经褶（neural fold）（图16-9a箭头②）。此时，原条、原结（图16-9a箭头③）已退缩至尾端。取去表面之外胚层，可见到正中线上深红色条状结构为脊索（图16-9b箭头④）。

中胚层（棕红色，图16-9b）：脊索的两侧为中胚层，已开始分化成圆块状的体节（somite）（深棕红色，图16-9b箭头⑤）。

内胚层（黄色，图16-9c）：头侧部位向背方的隆起将构成前肠（foregut）（图16-9c箭头⑥）。由于三个胚层的分化，胚之头端向背方(羊膜腔中)隆起，胚胎开始突入羊膜腔。整个胚体体形开始变长。

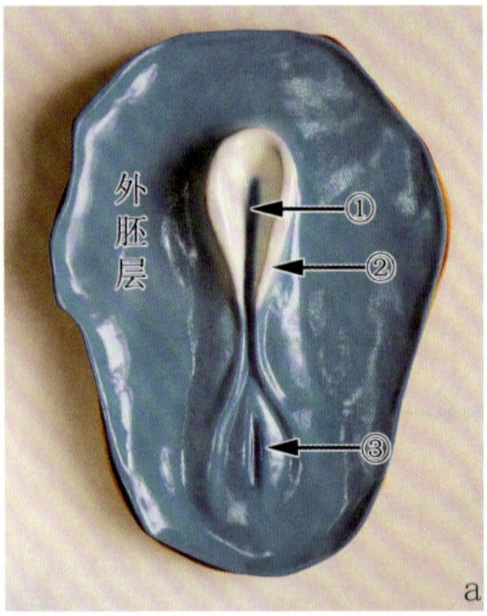

图16-9a　20天人胚外胚层
①神经沟 ②神经褶 ③原条、原结

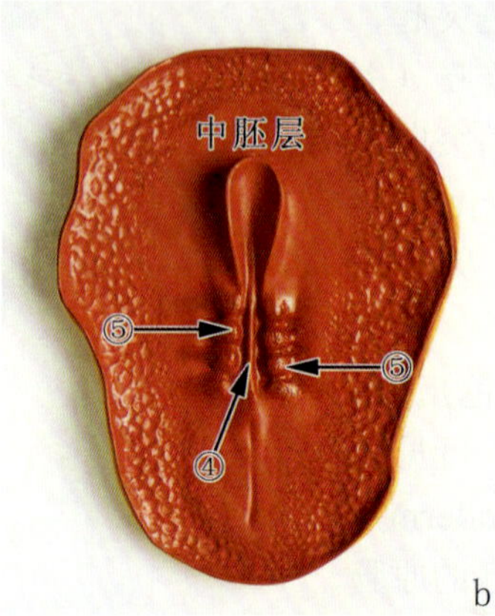

图16-9b　20天人胚中胚层
④脊索　⑤体节

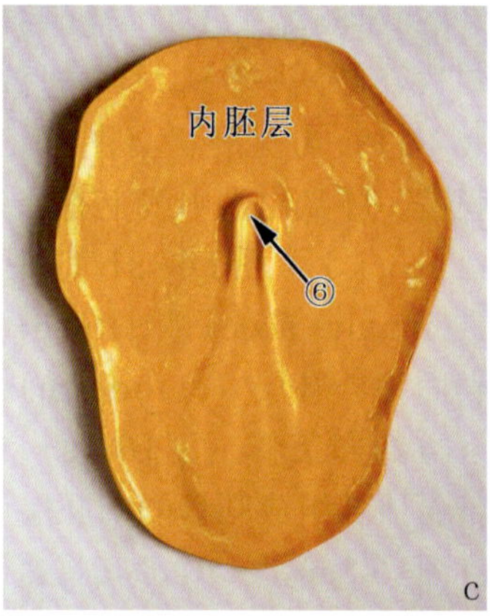

图16-9c　20天人胚内胚层
⑥前肠

22天人胚模型

羊膜、卵黄囊均切除，胚盘（embryonic disk）已向腹面包卷，可见胚体开始呈圆柱形。神经褶自中段开始融合成神经管（neural tube）（图16-10a箭头①），可见前神经孔（图16-10a）与后神经孔（图16-10a箭头②）；体节（图16-10a箭头③）数也增多。由胚体腹面观，卵黄囊（图16-10b④）顶部内胚层形成管状的原始消化管（图16-10b⑤）。从横切面上，可见神经管已与外胚层脱离，神经管两侧为一对体节（深红色，图16-10c箭头⑥），体节连接间介中胚层(图16-10c箭头⑦），其外是侧中胚层（侧板）（图16-10c箭头⑧），已分为两层(其名称各为何？)，两层之间为胚内体腔（图16-10c⑨）。

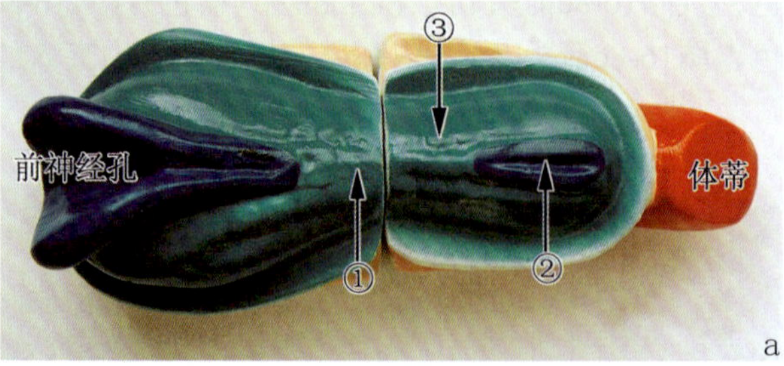

图16-10a　22天人胚背面观
①神经管　②后神经孔　③体节

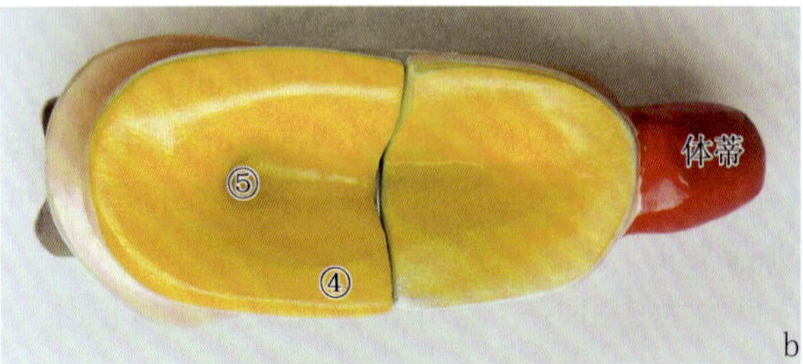

图16-10b　22天人胚腹面观
④卵黄囊　⑤原始消化管

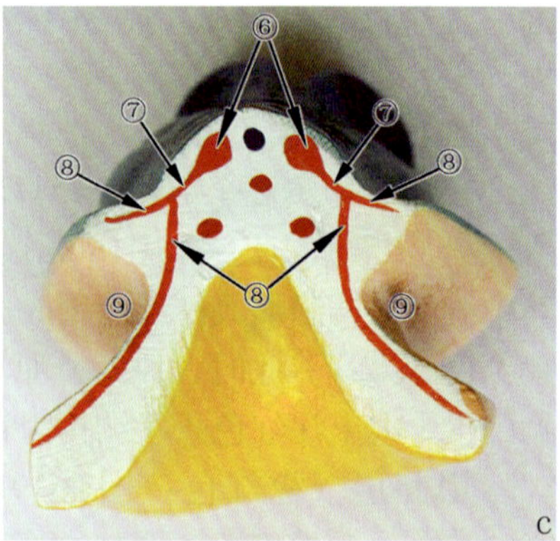

图16-10c　22天人胚横断面观
④卵黄囊　⑤原始消化管　⑥体节
⑦间介中胚层　⑧侧中胚层　⑨胚内体腔

4周人胚外形模型

羊膜正向腹部包卷（图16-11a），胚呈圆柱形，已开始弯曲。鳃弓（bronchial arch）（图16-11a箭头①）出现，眼泡（图16-11a箭头②）、耳泡（图16-11a箭头③）、神经管和脑泡（图

16-11）形成。尾部（图16-11a箭头⑥）明显。体节（图16-11a箭头⑤）发育至20～25对。腹侧有心脏突起（图16-11a箭头④、图16-11b箭头④）。卵黄囊（图16-11b箭头⑦）缩小，脐带开始形成。切断的体蒂中有尿囊(图16-11b箭头⑩)、脐动脉(2条，图16-11b箭头⑨)和脐静脉（1条，图16-11b箭头⑧）。

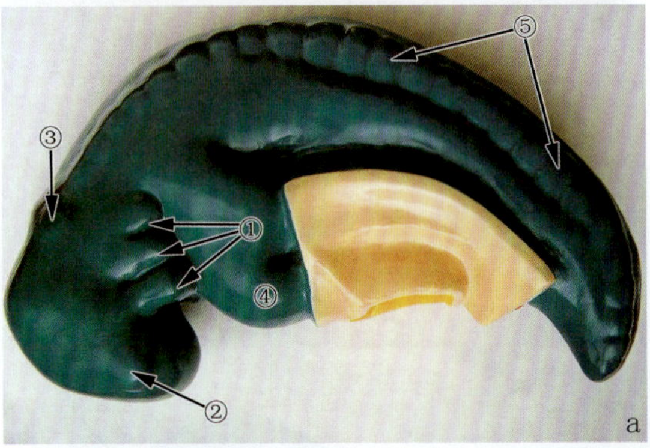

图16-11a　4周人胚外形侧面观
①鳃弓　②眼泡　③耳泡　④心脏突起　⑤体节　⑥尾部

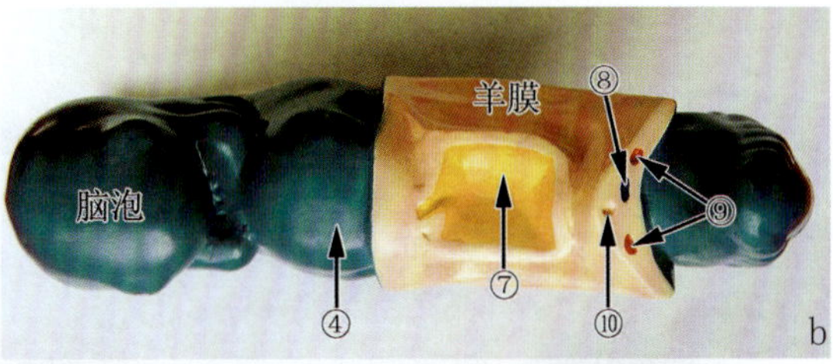

图16-11b　4周人胚外形腹面观
④心脏突起　⑦卵黄囊　⑧脐静脉　⑨脐动脉　⑩尿囊

4周人胚纵切模型

绒毛膜全部除去，胚体的背上方包有羊膜（蓝色部分，图16-12箭头①），腹侧连卵黄囊（黄色部分，图16-12②）。胚体已成圆柱形被纵行切开，后肠腹侧壁有尿囊（图16-12箭头④）伸入到体蒂（图16-12箭头③）中。可见胚体头、尾两端向腹侧包卷渐互相接近，背面有神经管（图16-12箭头⑤），腹侧可见内胚层随之包卷成原始消化管。它可分为三部分，其前、后端之间的盲管分别称为前肠（图16-12⑦）和后肠（图16-12⑨），与卵黄囊相通连的部分，称为中肠（图16-12⑧）。前、后肠腹面之凹陷处，内胚层与外胚层紧贴分别成为口咽膜（图16-12箭头⑩）和泄殖腔膜（图16-12箭头⑪）。前肠的腹侧有心脏（图16-12箭头⑥）。

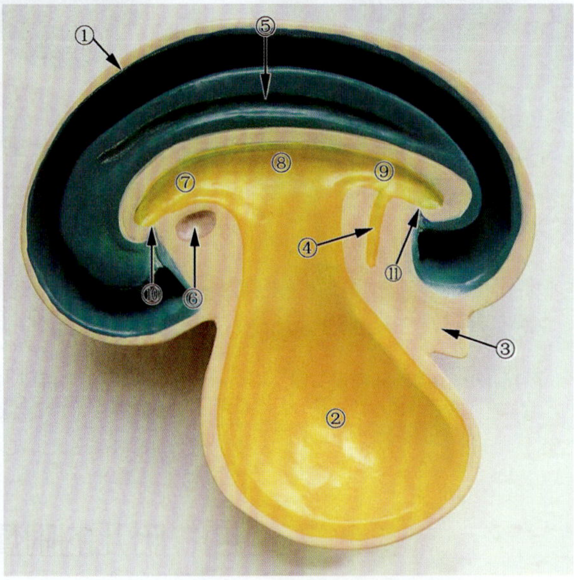

图16-12　4周人胚纵切
①羊膜　②卵黄囊　③体蒂　④尿囊　⑤神经管　⑥心脏
⑦前肠　⑧中肠　⑨后肠　⑩口咽膜　⑪ 泄殖腔膜

4周人胚横切模型

结构与纵切模型相同，已将绒毛膜全部去除（图16-13a）。背侧为羊膜腔（amniotic cavity）(图16-13a)，腹侧为卵黄囊（图16-13a)，胚体尾侧是体蒂（body stalk）（图16-13a)。神经管的前、后两端分别可见前神经孔（图16-13b箭头④）、后神经孔（图16-13c箭头⑤）。在过卵黄囊横切面上，胚盘两侧已向腹面包卷，可见羊膜（图16-13d箭头①）、卵黄囊（图16-13d②）、神经管（图16-13d箭头③）、背主动脉（图16-13d箭头⑦）以及脊索（notochord)

（图16-13d箭头⑧）、中胚层的体节（图16-13d箭头⑥）、间介中胚层（intermediate mesoderm）（图16-13d箭头⑨）、侧中胚层（图16-13d箭头⑩）、胚内体腔（图16-13d箭头⑪）等结构。

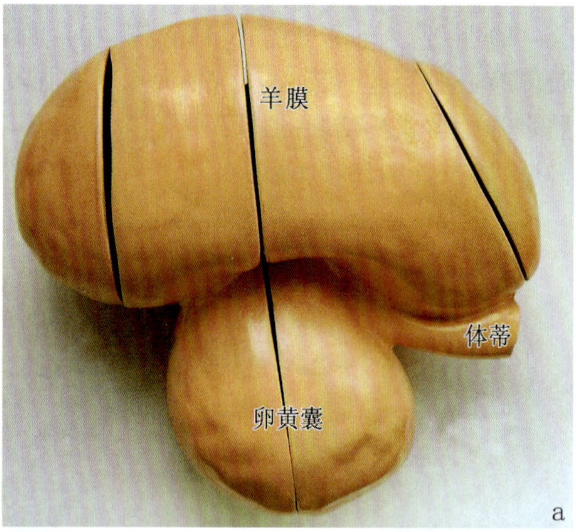

图16-13a　4周人胚全貌

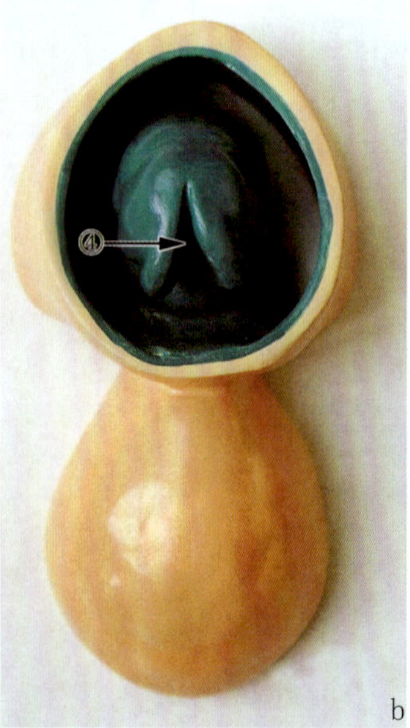

图16-13b　4周人胚横切头侧
④前神经孔

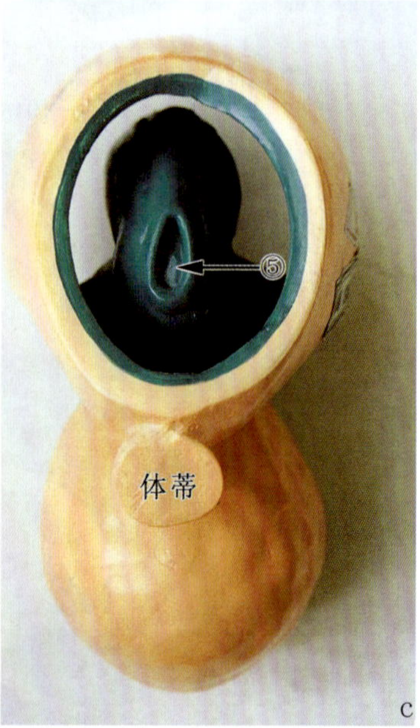

图16-13c　4周人胚横切尾侧
⑤后神经孔

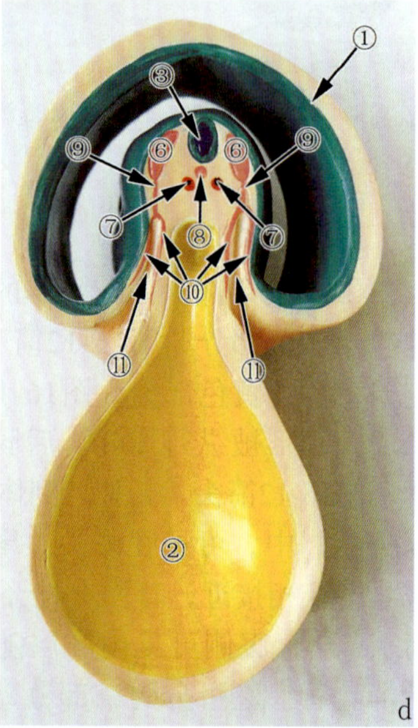

图16-13d　4周人胚过卵黄囊横切
①羊膜　②卵黄囊　③神经管　⑥体节
⑦背主动脉　⑧脊索　⑨间介中胚层
⑩侧中胚层　⑪胚内体腔

四、胎儿的附属结构和胎盘

目的

1．会辨认人胚胎膜，并熟悉其发生过程。

2．掌握胎盘的形成及结构。

模型：胎儿、胎盘在子宫内的关系：为妊娠3个月子宫的矢状断面，外周为很厚的子宫壁，腔内容纳着胚胎与胎膜。

子宫壁从外向内为：子宫外膜、子宫肌膜和子宫内膜。此时的子宫内膜又称蜕膜（decidua）（粉红色）。从蜕膜与胎儿的位置关系，分清基蜕膜（图16-14a箭头①）、包蜕膜（图16-

14a②）、壁蜕膜（图16-14③）、子宫颈（图16-14a⑩）与阴道（图16-14a⑪）的位置。

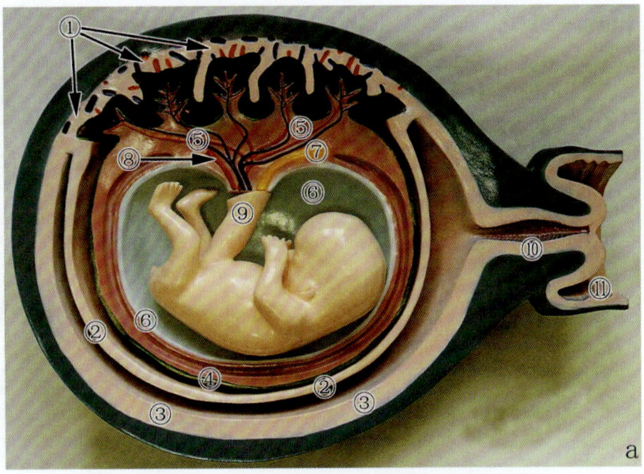

图16-14a　胎儿、胎盘在子宫内的关系

①基蜕膜　②包蜕膜　③壁蜕膜　④平滑绒毛膜　⑤从密绒毛膜　⑥羊膜　⑦卵黄囊　⑧尿囊　⑨脐带　⑩子宫颈　⑪阴道

观察胎膜的位置

1．绒毛膜（chorion）（图16-14b）：是紧贴蜕膜的一层，由胚外外胚层(滋养层)和胚外中胚层构成。将绒毛膜取出，可见邻接包蜕膜部分绒毛已退化为平滑绒毛膜（图16-14a④、图16-14b④）；邻接底蜕膜处绒毛增生旺盛为丛密绒毛膜（图16-14a⑤、图16-14b⑤）。后者已构成胎盘的胎儿部分-绒毛膜板（图16-14c⑫）。

2．羊膜（amnion）（图16-14c）：是平滑绒毛膜（图16-14c箭头④）里面的一层（图16-14c箭头⑥），由胚外外胚层和胚外中胚层构成。此时羊膜与绒毛膜贴紧，胚外体腔（图16-14c箭头①）已基本消失。

3．卵黄囊（yolk sac）（图16-14a⑦、图16-14c箭头⑦）：是胎儿腹侧的囊泡，被包在脐带中。

4．尿囊（allantois）（图16-14a箭头⑧、图16-14c箭头⑧）：是后肠腹侧壁的突起，被包在脐带中。

5．脐带（umbilical cord）（图16-14a⑨）：以体蒂为基础，由羊膜包裹而成，其中含有卵黄囊、尿囊、2条脐动脉和1条脐静脉。

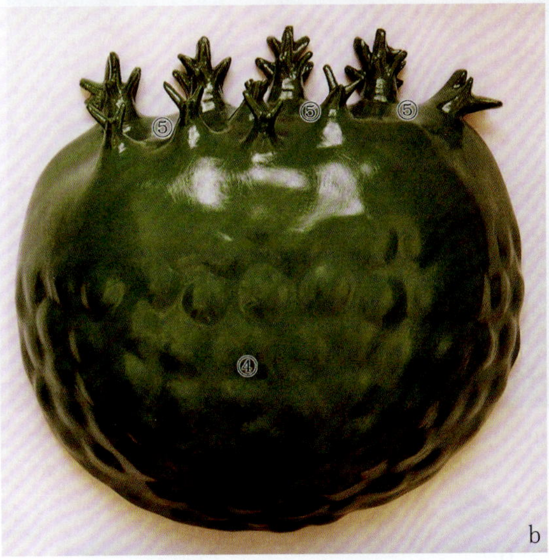

图16-14b　绒毛膜

④平滑绒毛膜　⑤从密绒毛膜

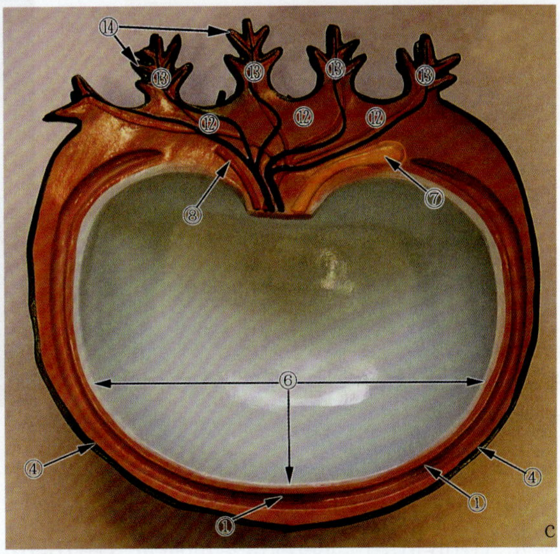

图16-14c　胎儿、胎盘在子宫内的关系：胎儿部

①胚外体腔　④平滑绒毛膜　⑥羊膜　⑦卵黄囊　⑧尿囊　⑫绒毛膜板　⑬绒毛干　⑭游离绒毛

观察胎盘的结构　注意联系胎盘功能。

1．胎儿部：有羊膜（图16-14c箭头⑥）、绒毛膜板（图16-14c⑫）、绒毛干（图16-14c⑬）

和游离绒毛（图16-14c箭头⑭）。

2．母体部：有绒毛间隙（intervillous space）（图16-14d⑮）（与子宫动、静脉相通）、胎盘隔（图16-14d箭头⑯）和基蜕膜（decidua basalis）（图16-14d箭头⑰）。

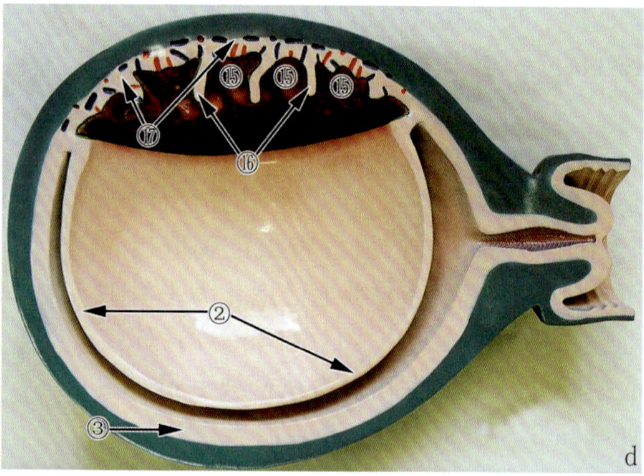

图16-14d 胎儿、胎盘在子宫内的关系：母体部
②包蜕膜 ③壁蜕膜 ⑮绒毛间隙 ⑯胎盘隔 ⑰基蜕膜

肉眼标本

2～3个月人胚绒毛膜标本

为一胚囊，只能看到外表的绒毛膜，看不清里面的胚胎。在2个月人胚的绒毛膜表面均能看到绒毛突起，此时尚不能区分平滑绒毛膜与丛密绒毛膜。在3个月人胚的绒毛膜可区分平滑绒毛膜（图16-15①）与丛密绒毛膜（图16-15②）。

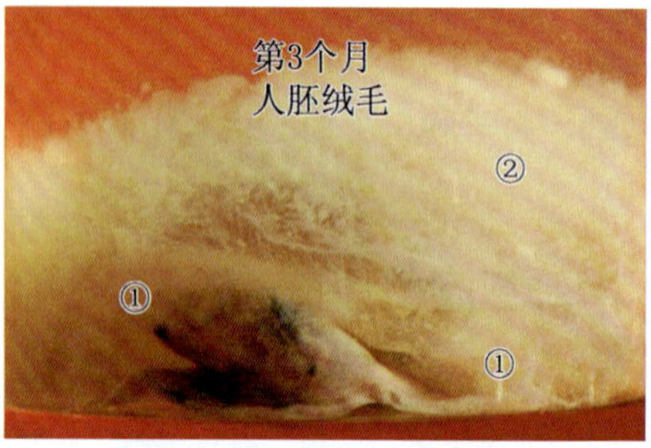

图16-15 3个月人胚绒毛膜
①平滑绒毛膜 ②丛密绒毛膜

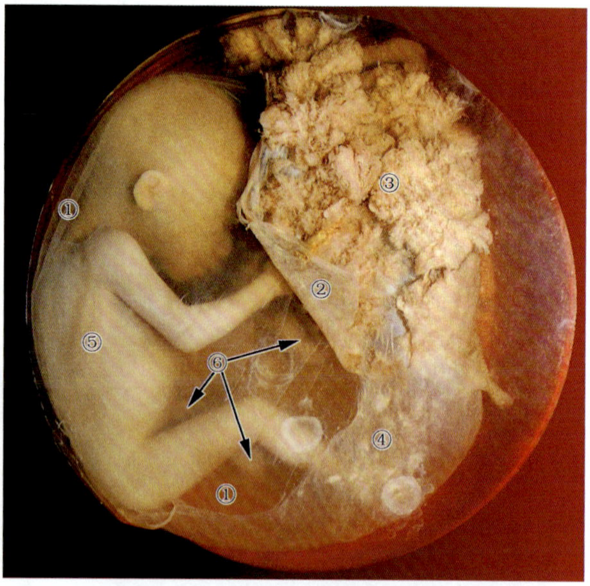

图16-16 5个月胎儿和胎膜
①羊膜 ②丛密绒毛膜 ③胎盘 ④平滑绒毛膜 ⑤胎儿 ⑥脐带

5个月胎儿和胎膜

标本的大部为透明的羊膜（图16-16①）。其一侧有厚的绒毛膜包裹为丛密绒毛膜（图16-16②）。胎盘（placenta）已形成（图16-16③）。仅在丛密绒毛膜的周边见到小部分无绒毛的平滑绒毛膜（图16-16④）。透过羊膜可见浸泡在羊水中的胎儿（图16-16⑤）与隐约可见的脐带（图16-16箭头⑥）。

足月胎儿胎盘标本

胎盘为圆盘状（图16-17）。一侧光滑，中央连有脐带（图16-17a①），表面覆盖着羊膜，此为胎儿面，飘浮在胎盘表面的即是羊膜（图16-17a②）。另一侧表面粗糙，为母体面（图16-17b），表面有基蜕膜包裹，可见约20个大小不等的分区，称为胎盘小叶（placental lobule）（图16-17b③）。飘浮在胎盘表面的即是翻过来的羊膜。

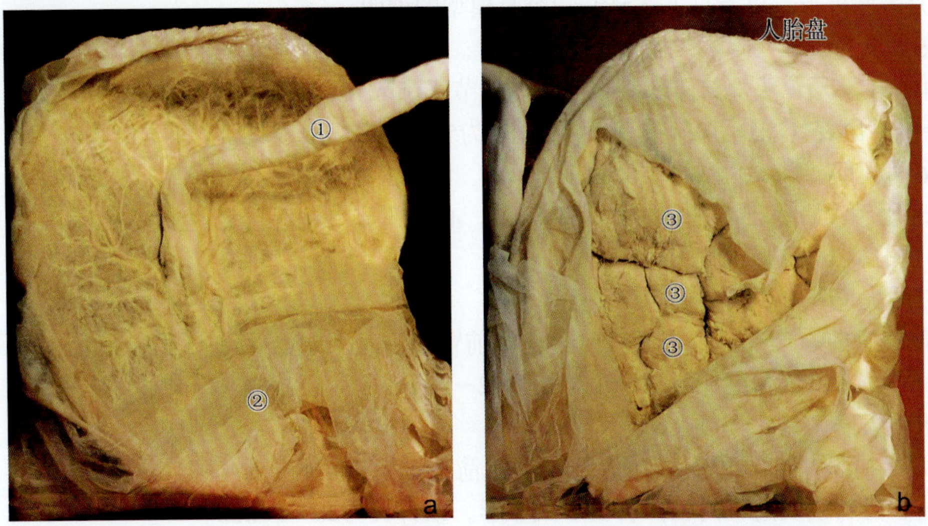

图16-17　足月胎盘　a：胎儿面　b：母体面　①脐带　②羊膜　③胎盘小叶

五、人胚发育各期特征

目的　了解人胚发育各阶段的特点。

模型

1．18天人胚：胚盘形成，原条出现（图16-18①）。

2．20天人胚：神经沟形成，原条退缩，胚体开始拉长（图16-18②）。

3．22天人胚：神经管形成，体节出现（图16-18③）。

4．25天人胚：胚体成圆柱形，前、后神经孔尚未封闭（图16-18④）。

5．28天人胚：胚体成圆柱形，鳃弓、眼泡、耳泡等开始出现，脐带形成（图16-18⑤）。

6．5周人胚：胚体弯曲，尾明显。鳃弓更明显。肢芽出现，脐带伸长（图16-18⑥）。

7．6周人胚：头很大，颜面开始形成，上肢芽已分化为臂及手，手部呈扇形（图16-18⑦）。

8．7周人胚：鳃弓消失，上肢已分化出上臂、前臂和手，手部出现手指。足呈扇形，尾渐收缩（图16-18⑧）。

9．2个月人胚：面部具有人类胎儿脸形。足趾出现，外生殖器出现，完全具有人形（图16-18⑨）。

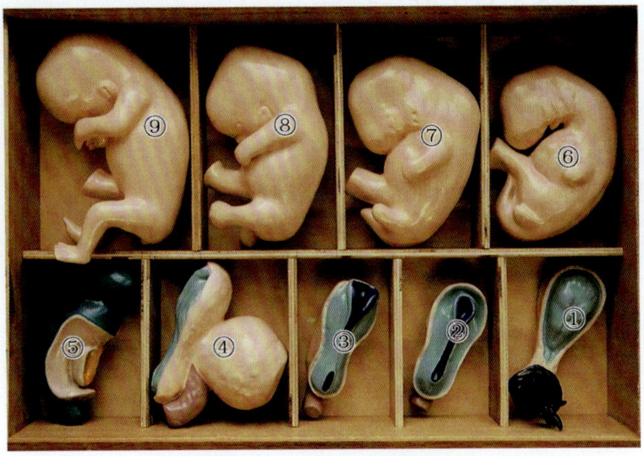

图16-18　人胚发育各期特征
①18天人胚　②20天人胚　③22天人胚　④25天人胚　⑤28天人胚
⑥5周人胚　⑦6周人胚　⑧7周人胚　⑨2个月人胚

肉眼标本

各月人胚外形。可参见上述5周～2个月模型的说明。

第5周人胚

胚体“C”形，头部与体部都很弯曲，体节（somite）完全出现（图16-19箭头①），肢芽（limb bud）出现（图16-19箭头②）。顶臀长为5～8mm。

第6周人胚

头部比例大，眼已出现，上肢开始分化，心突明显，尾芽可见（图16-20箭头①），脐带已形成（图16-20②）。顶臀长为8～12mm。

第7周人胚

头部仍弯曲，背部挺直，上肢已分化出前臂和手（图16-21箭头①），手指出现，足呈扇形（图16-21箭头②），尾部退缩。顶臀长为12～20mm。

第8周人胚

头开始抬起，脸部已具人脸形（图16-22箭头①），足趾出现（图16-22箭头②）。性别还不能分辨，肝特别发达，内脏器官已形成雏形。顶臀长为20～30mm。

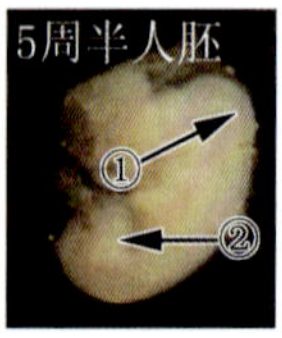

图16-19 第5周人胚
①体节 ②肢芽

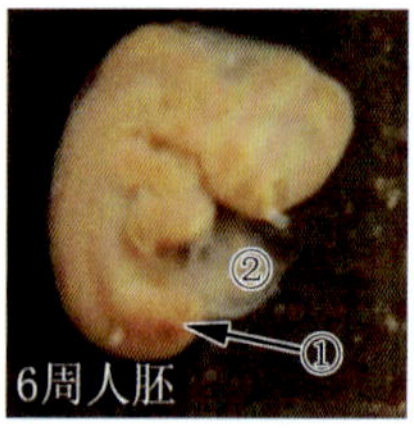

图16-20 第6周人胚
①尾芽 ②脐带

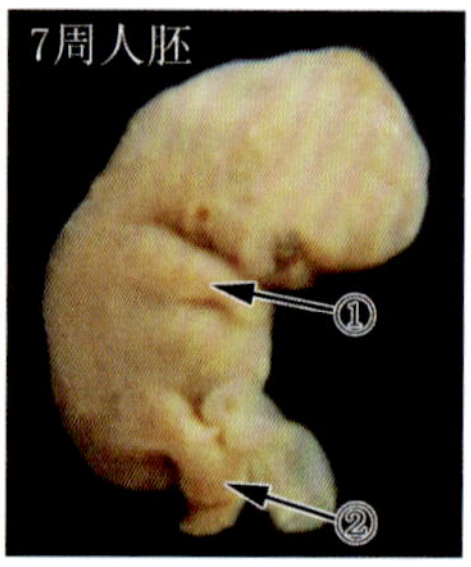

图16-21 第7周人胚
①前臂与手 ②扇形足

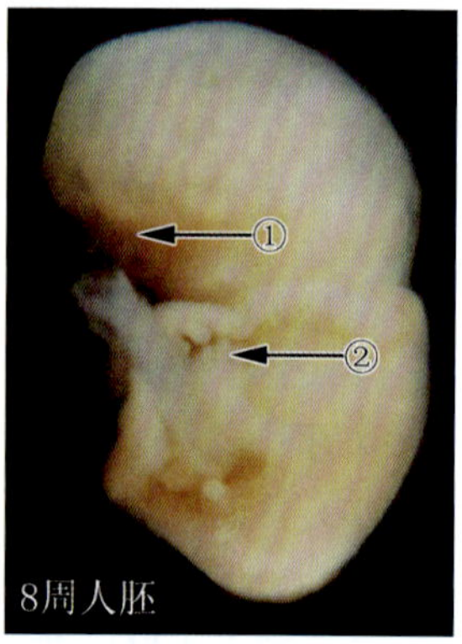

图16-22 第8周人胚
①脸部 ②足趾

第3个月人胚

已具人形，胎头较大，约占全身的1/3，上下眼睑闭合（图16-23箭头①），指甲与趾甲开始发生。性别分化，外生殖器可分辨性别（图16-23箭头②）。顶臀长为30～68mm。

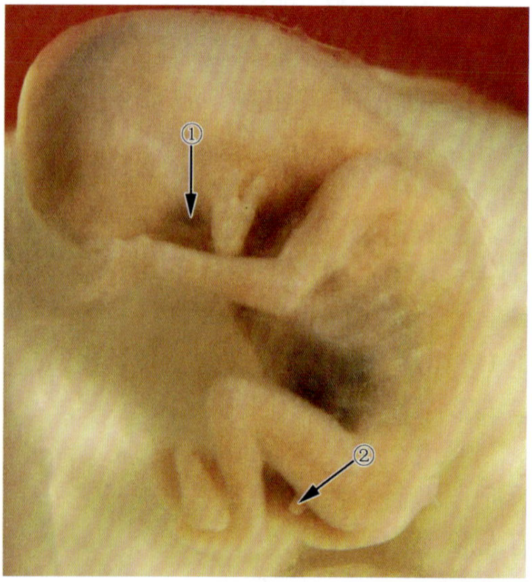

图16-23 第3个月胎儿 ①眼睑闭合 ②外生殖器

图16-24是妊娠3个月子宫矢状切面与胎儿的位置关系标本。从子宫壁到羊膜已被完全切开（图16-24①），在宫腔里面漂浮的透明薄膜为羊膜（图16-24②）。胎儿借脐带（umbilical cord）（图16-24箭头③）连到胎盘（图16-24箭头④）上，树枝状的绒毛膜（图16-24箭头⑤）所对着的子宫蜕膜为基蜕膜（图16-24⑥）。

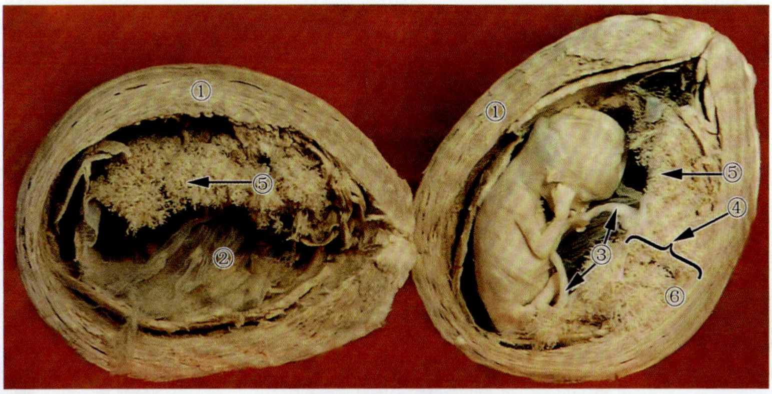

图16-24　妊娠三个月子宫矢状切面与胎儿

①妊娠三个月子宫壁　②羊膜　③脐带　④胎盘　⑤绒毛膜　⑥基蜕膜

第4个月人胚

头比例仍较大，脸部很宽，嘴巴大（图16-25a），胎毛开始出现。顶臀长为68～121mm。

图16-25b为第4个月胎儿与胎膜的位置关系，透过羊膜（图16-25b箭头①）可见羊膜腔内的胎儿（图16-25b②），胎儿右侧的结构为丛密绒毛膜（图16-25b箭头③），此时已形成胎盘，并有脐带连到胎儿脐部（图16-25b箭头④）。

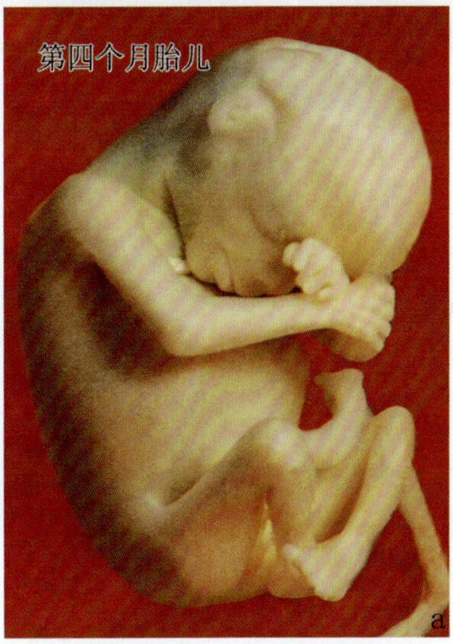

图16-25a　第4个月胎儿

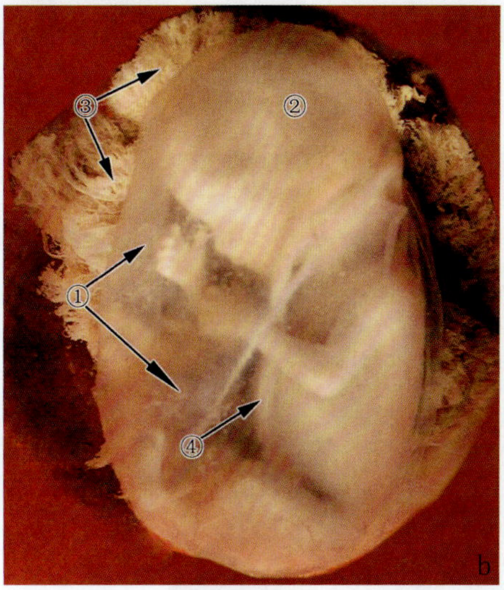

图16-25b　第4个月胎儿与胎膜

①羊膜　②羊膜腔内的胎儿　③丛密绒毛膜（已形成胎盘）　④脐带

第5个月人胚

头占全身的1/4，胎毛分布全身，内脏器官渐下降。母体可觉胎动，听诊可听见胎心音。

顶臀长为121～167mm。此为5个月女婴，可见外生殖器（图16-26箭头①），脐带（图16-26箭头②）有些肿胀，其下方是胎盘（图16-26③）。闭合的眼睑（图16-26箭头④）清晰可见。

第6个月人胚

眉毛、睫毛出现，皮肤呈红色，有皱纹，皮下脂肪少，皮脂腺开始分泌皮脂。顶臀长为167～210mm（图16-27）。

第7个月人胚

眼睑重又张开（图16-28箭头），神经系统相当发达，吞咽、呼吸等功能已建立，如此时出生可存活。顶臀长为210～245mm。

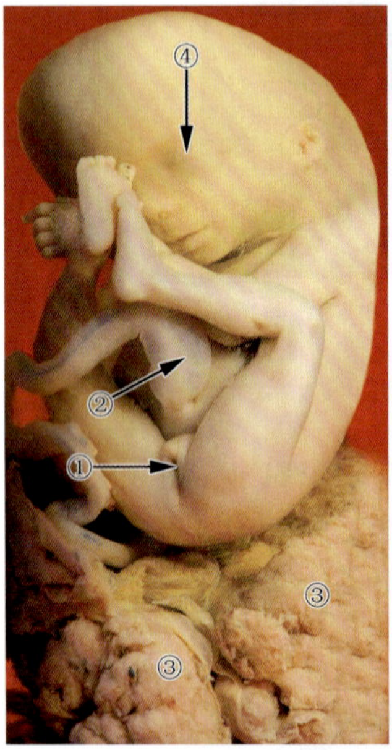

图16-26　第5个月胎儿
①外生殖器　②脐带　③胎盘　④眼睑

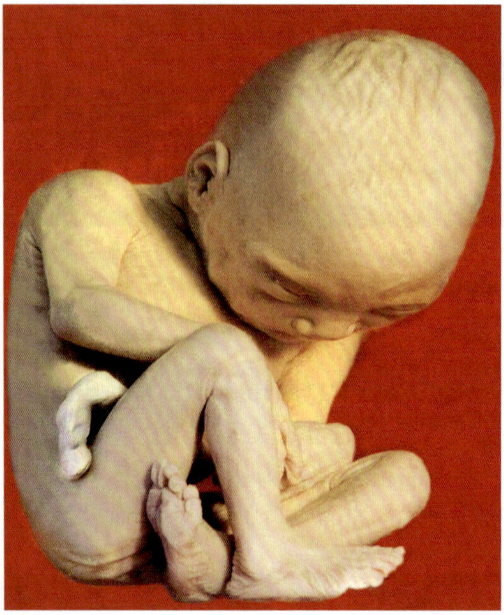

图16-27　第6个月胎儿

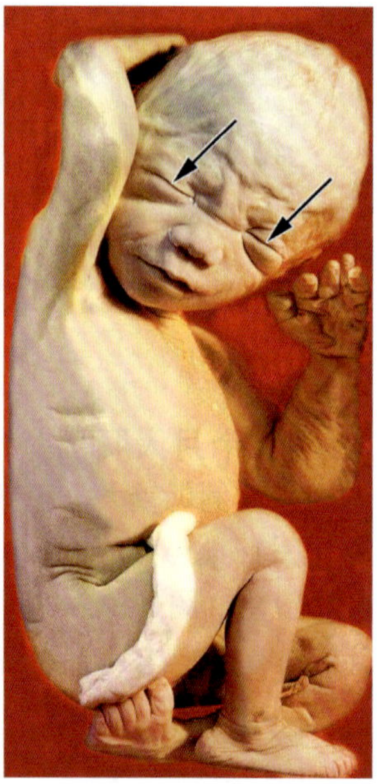

图16-28　第7个月胎儿

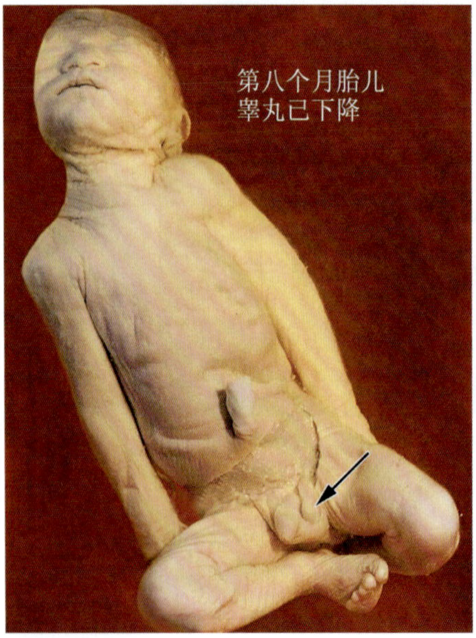

图16-29　第8个月胎儿

第8个月人胚

皮下脂肪增多，睾丸已下降到阴囊（图16-29箭头）。顶臀长>245mm。

复习思考题：

1．胚泡结构是什么？ 胚泡在哪里植入？经历怎样的植入过程？

2．胚盘的3个胚层如何形成？

3．胚盘的3个胚层都分化成人体的哪些器官或组织？

（李 英）

第17章

颜面形成与消化呼吸系统的发生

一、原始消化管

目的 掌握原始消化管的起源及演变。

4周人胚纵切模型（见前说明）复习原始消化管的发生。

4周人胚原始消化管模型

此模型已将所有外胚层和中胚层的组织剥去，只表示内胚层消化管演变的情况（图17-1）。上端大的开口与口凹外胚层相延续。此时前肠的前端背腹面变扁，两侧变宽形成膨大的漏斗形咽（图17-1箭头①）。咽的前端较宽，后端较窄并与食管（图17-1箭头⑪）相延续，其两侧向外膨出，形成四对囊状突起，称为咽囊（pharyngeal pouch）（图17-1箭头②）。自第四对咽囊水平以下，咽尾端向腹面突起的盲管，即为喉气管憩室（laryngotracheal diverticulum）（图17-1箭头③）。食管以下的梭形膨大部为胃（图17-1箭头④），下端为十二指肠，已有肝突（图17-1箭头⑤）、背胰（图17-1箭头⑥）、腹胰（图17-1箭头⑦）形成。从十二指肠到卵黄蒂以上的肠将来形成空肠及回肠的一部分。从卵黄蒂以下的肠及后肠将来形成回肠的一部分及大肠。后肠尾端的膨大处为泄殖腔（cloaca）（图17-1箭头⑧），其腹侧与尿囊（图17-1箭头⑨）相连，背外侧有中肾管（图17-1箭头⑩）通入。

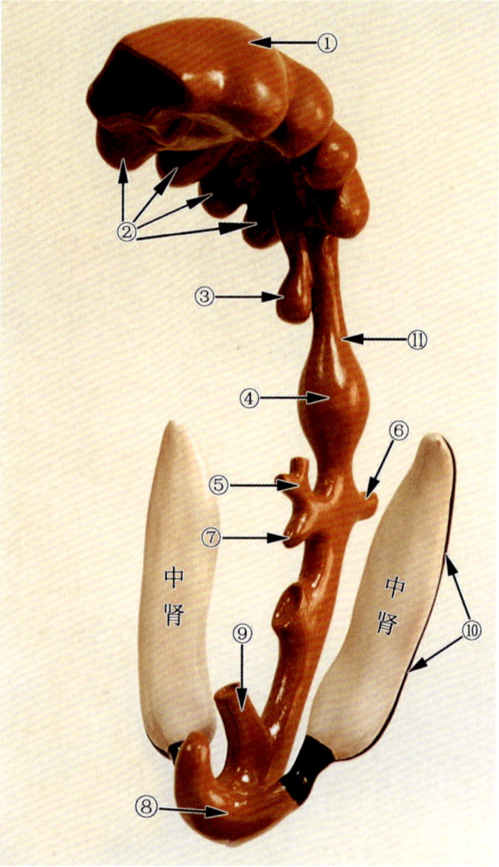

图17-1 4周人胚原始消化管

①漏斗形咽 ②咽囊 ③喉气管憩室 ④胃 ⑤肝突 ⑥背胰 ⑦腹胰 ⑧泄殖腔 ⑨尿囊 ⑩中肾管 ⑪食管

二、颜面与口和鼻的发生

目的 掌握颜面发生及口、鼻分隔。

颜面发生模型 包括六个第4周至第8周人胚头部模型。于心上缘处去除胚的头部，自腹面观察颜面发生的过程。

模型Ⅰ侧面观

胚胎第4周，在头部两侧发生四对柱状弓形隆起，称鳃弓（bronchial arch）（图17-2箭头①）。鳃弓之间的凹陷称鳃沟（bronchial groove）图17-2箭头②）。第一对鳃弓（bronchial arch）（图17-2箭头①）腹端分支形成上颌突（maxillary prominence）（图17-2③）及下颌突（mandibular prominence）（图17-2④）。在下颌突的下方，依次为第二对鳃弓（图17-2⑤）、第三对鳃弓（图17-2⑥）及第四对鳃弓（图17-2⑦）。

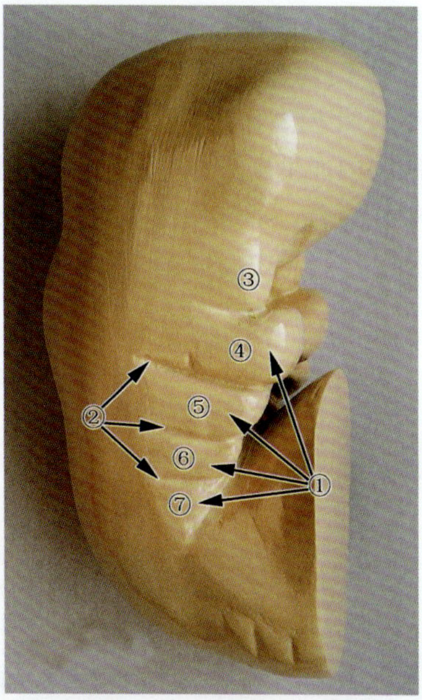

图17-2 颜面发生模型Ⅰ侧面观
①鳃弓 ②鳃沟 ③上颌突 ④下颌突
⑤第二对腮弓 ⑥第三对腮弓 ⑦第四对腮弓

模型Ⅰ正面观

此时胚的颜面由五个突起组成：上方较大的为额鼻突（frontonasal prominence）（图17-3①），两侧有一对上颌突（图17-3②）和一对下颌突（图17-3③）。正中被五个突起所包围的凹陷为口凹（stomodeum），它的底为口咽膜（buccopharyngeal membrane）（图17-3④），此时已部分破裂。在额鼻突下缘两侧的外胚层已增厚，形成一对鼻板，此时已凹陷为鼻窝（nasal pit）（图17-3⑤）。

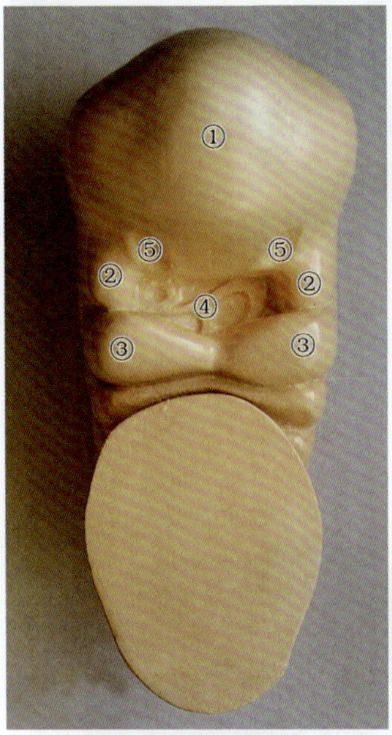

图17-3 颜面发生模型Ⅰ腹面观
①额鼻突 ②上颌突 ③下颌突
④口咽膜 ⑤嗅窝

模型Ⅱ～Ⅳ

由于鼻窝的形成，额鼻突的下缘出现4个小突起，即2个外侧鼻突（lateral nasal prominence）（图17-4箭头①）和2个内侧鼻突（median nasal prominence）（图17-4箭头②）。此时口咽膜已破裂，可见口凹与鼻窝间有沟相通(图17-4箭头③）。在第一鳃沟两侧，即第一对鳃弓及第二对鳃弓的组织发生隆起，成为耳壳的始基(图17-4箭头④），而第三对鳃弓和第四对鳃弓逐渐退化(图17-4箭头⑤）。

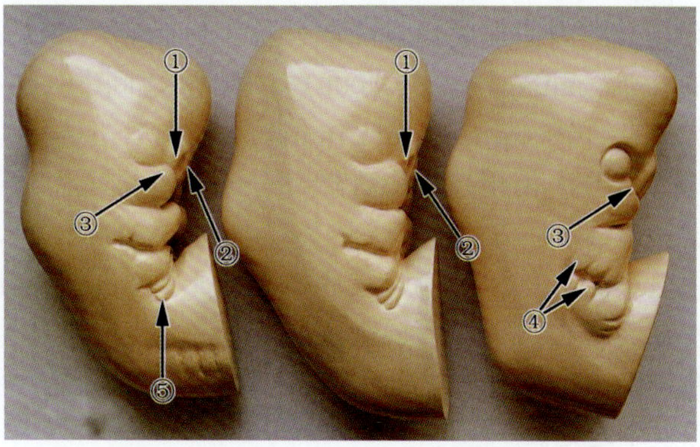

图17-4 颜面发生模型Ⅱ～Ⅳ腹面观
①外侧鼻突 ②内侧鼻突 ③口凹与鼻窝间的沟
④耳壳始基 ⑤渐退化的鳃弓

模型Ⅴ～Ⅵ

此时左右上颌突已与同侧外侧鼻突连合，也与内侧鼻突连合，共同形成上颌（图17-5①）和人中（图17-5箭头②）。此期鳃沟多已消失，仅第一鳃沟的一部分遗留形成外耳道。外耳道周围逐渐形成耳壳（图17-5箭头③）。鼻梁和鼻尖（图17-5箭头④）形成，鼻孔由向前转为向下。注意头部各突起演变成颜面什么部位，可能会发生什么畸形？

口鼻分隔模型

此模型相当于胚胎第8周，其下颌部分已被去除。观察口凹内的变化，自左上颌突和右上颌突内面生出的一对板状突起，称为外侧腭突（lateral palatine process）（图17-6箭头①），二者在中线愈合，形成硬腭、软腭、悬雍垂，将口凹分隔成鼻腔与口腔。额鼻突在口凹内形成一垂直板，称为鼻中隔（图17-6箭头②）。鼻中隔与外侧腭突愈合，将鼻腔分隔成左右两个孔道。

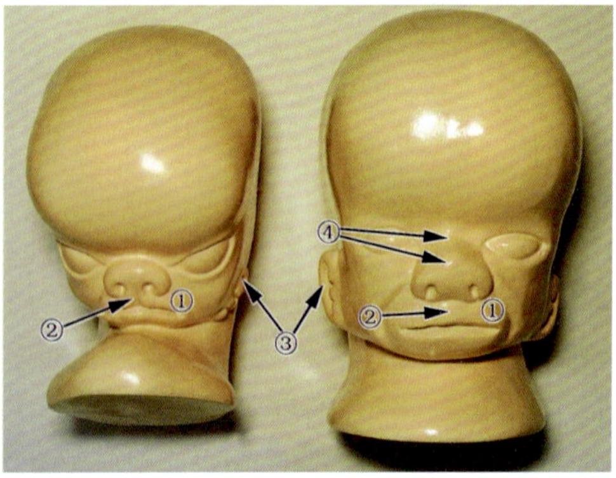

图17-5　颜面发生模型Ⅴ～Ⅵ腹面观
①上颌　②人中　③耳壳　④鼻梁和鼻尖

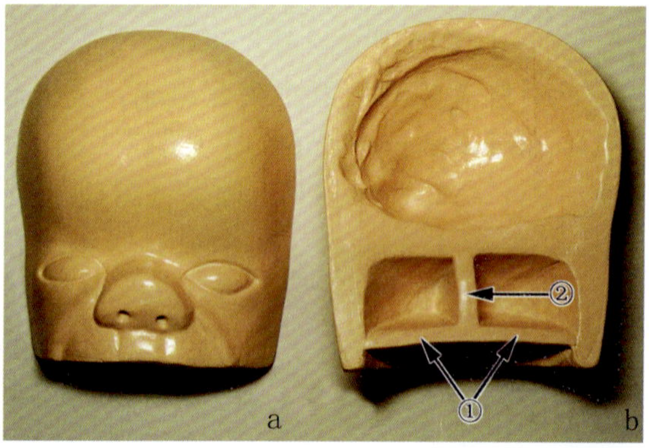

图17-6　口鼻分隔模型 a:正面观；b:剖面观
①外侧腭突　②鼻中隔

三、舌的发生

目的　了解舌的胚层来源。

模型　此模型表示胚胎口腔底壁的构造（图17-7b）。两侧的弓形结构是鳃弓与咽囊的断面。下颌突在口腔内面形成一对隆起，称为侧舌突（lateral lingual swelling）（图17-7b⑪）。侧舌突之间中央的小突为奇结节（tuberculum impar）（图17-7b⑫），其与奇结节生长合并形成舌体部分，此部被覆着外胚层。奇结节后方的隆起，称为联合突（图17-7b⑬），它由第二、三、四对鳃弓腹端联合形成，将来前部发育为舌根，后部形成会厌，表面被覆着内胚层。在奇结节与联合突之间，有一浅窝为盲孔，是甲状腺发生之处。

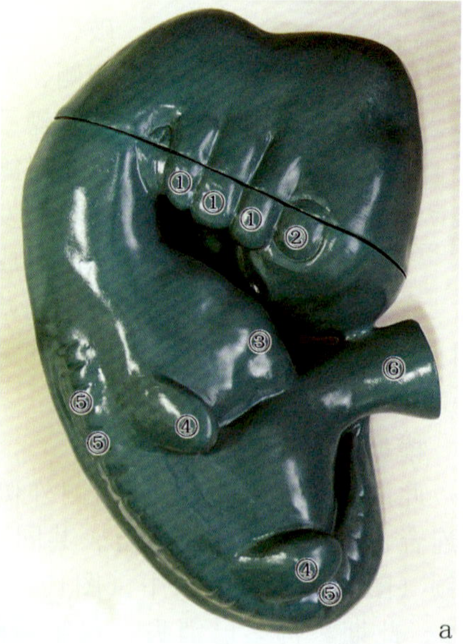

图17-7a　五周人胚咽囊与鳃弓关系模型
①鳃弓　②眼泡　③心突　④肢芽　⑤体节　⑥脐带

四、咽及咽囊的衍生物

目的 掌握咽及咽囊的衍生物。了解呼吸管道的发生。

咽囊与鳃弓关系模型（图17-7a）

对第5周胚通过鳃弓（图17-7a①）垂直方向作一切面，观察咽囊与鳃弓关系。体表各部分结构如图17-7a所示。

切面腹侧为间脑（图17-7c㉑）和眼泡晶状体（图17-7c④、图17-7b④），此时口咽膜已破裂，口凹与咽相通。咽壁两侧的鳃弓均被去除，可见每对咽均与相应的鳃沟相对。咽的腔面除第一鳃弓属外胚层(蓝色,图17-7b)，其余均为内胚层(黄色，图17-7b)。鳃弓外方的外胚层与咽内胚层之间由中胚层组织填充(粉红色)，内有血管及神经经过（图17-7c ⑳）。

口腔底部为发生舌的部位（图17-7b⑪～⑬）。

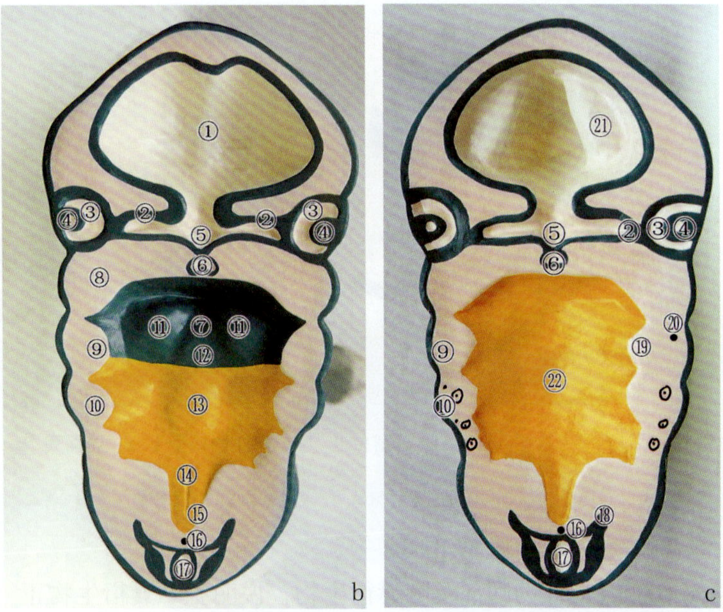

图17-7b、c 五周人胚咽囊与鳃弓关系模型 b：腹侧观 c：背侧观

①端脑 ②视柄 ③视杯 ④晶状体 ⑤脑漏斗 ⑥拉司克囊 ⑦口 ⑧上颌突 ⑨下颌突 ⑩第二鳃弓 ⑪侧舌突 ⑫奇结节 ⑬联合突 ⑭喉气管沟 ⑮食道 ⑯脊索 ⑰脊髓 ⑱脊神经 ⑲第一对鳃弓 ⑳下颌神经 ㉑间脑 ㉒咽顶壁

咽囊模型

此模型表示咽部内胚层上皮部分，外胚层和中胚层的组织都已被去除（图17-1、图17-8）。从咽的形状分清头尾及背腹面。咽两侧的囊状突起为咽囊（图17-8箭头①）。咽腹面正中部位有一个下垂的结构为甲状舌管（图17-8箭头②）。在咽的尾端向腹面突起的盲管，为喉气管憩室（laryngotracheal diverticulum）（图17-8箭头③）。

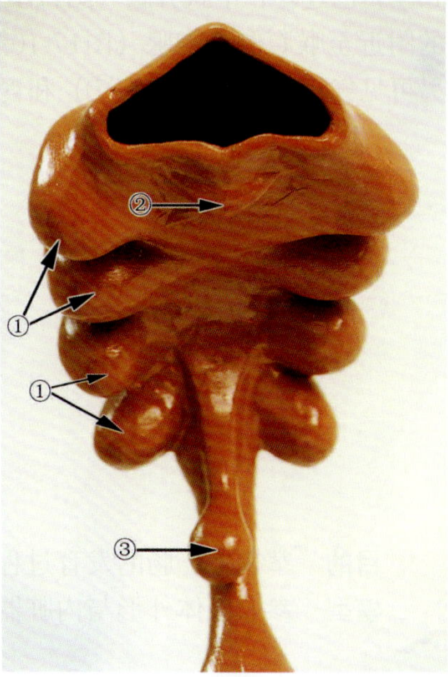

图17-8 咽囊模型

①咽囊 ②甲状舌管 ③喉气管憩室

咽囊衍生物模型Ⅰ

为咽囊衍生物发生关系的设想模型，说明各对咽囊的演变情况。用各种颜色表示不同的咽囊衍生物。第一对咽囊向两侧延伸形成咽鼓管（图17-9箭头①）及鼓室（图17-9箭头②）；第三、四对咽囊均分出背、腹部分，分别形成下甲状旁腺始基（图17-9箭头⑤）、上甲状旁腺始基（图17-9箭头⑥）和胸腺始基（图17-9箭头④）。绿色为后鳃体（ultimobranchial body）（图17-9箭头⑦）。

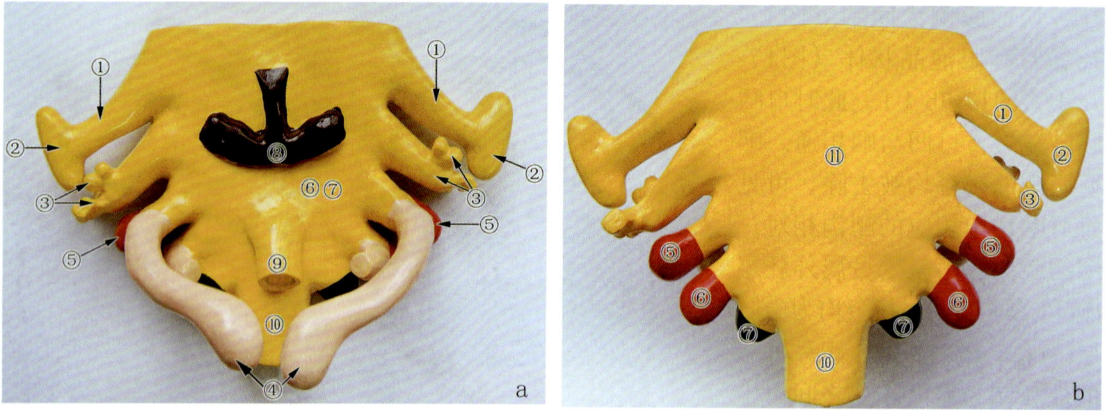

图17-9　咽囊衍生物模型Ⅰ　a：腹面观　b：背面观

①咽鼓管　②鼓室　③腭扁桃体隐窝　④胸腺始基　⑤下甲状旁腺始基　⑥上甲状旁腺始基　⑦后鳃体　⑧甲状腺始基　⑨气管　⑩食道　⑪咽背侧壁

咽囊衍生物模型Ⅱ

为第8周胚的咽部及咽囊衍生物，说明各咽囊衍生物正向最终位置迁移中，第一对咽囊延长，外侧份形成鼓室（图17-10①）、内侧份形成咽鼓管（图17-10②）；第二对咽囊形成腭扁桃体的上皮和隐窝（图17-10③）；甲状腺（图17-10④）已迁移；甲状旁腺（图17-10箭头⑤）已迁移到甲状腺的附近至喉腹侧；胸腺（图17-10箭头⑥）已迁移至胸部。另可见气管（图17-10箭头⑦）和食道（图17-10箭头⑧）。

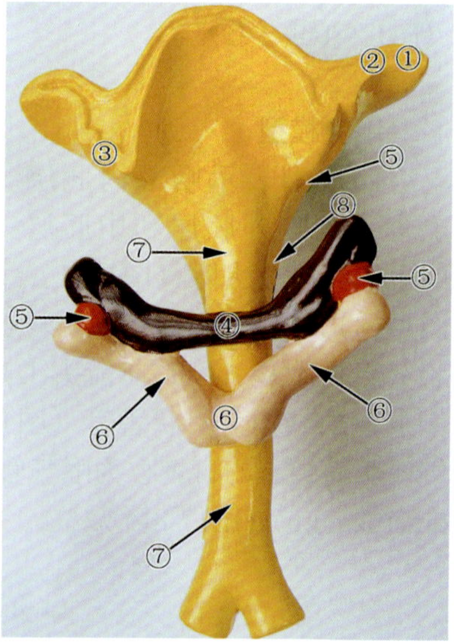

图17-10　咽囊衍生物模型Ⅱ

①鼓室　②咽鼓管　③腭扁桃体隐窝　④甲状腺　⑤甲状旁腺　⑥胸腺　⑦气管　⑧食道

五、胃、肠的发生

目的　掌握胃、肠的发育过程。

模型　参照胚体外形与内脏器官发生模型。

模型Ⅰ

4周人胚，移去腹壁，即可见“U”形的中肠袢（midgut loop）（图17-11①）已形成，中肠袢（midgut loop）顶部是卵黄蒂（图17-11箭头②），肠袢系膜中的血管为肠系膜上动脉（图17-11箭头③）。移去原始横膈和肝脏（图17-11④），前肠尾端的梭形膨大即胃的原基（需将原始横膈与肝脏取下）。

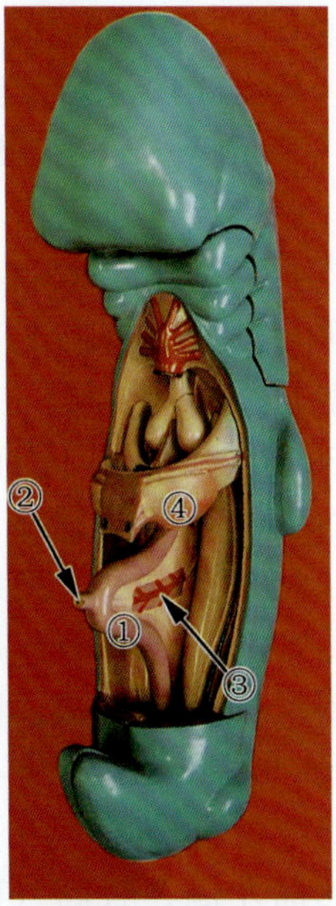

图17-11 肠袢与胃的原基形成
①中肠袢 ②卵黄蒂
③肠系膜上动脉 ④肝脏

模型Ⅱ

8周人胚，前腹壁已取掉，重点观察胃和肠的发生。

胃的发生

肝已被去除，由于胃壁生长速度不等而形成胃大弯与胃小弯，胃（图17-12a①）已沿纵轴作90°旋转（最初的背、腹壁现在各转到何方？）。胃小弯侧的腹系膜已被去除。胃小弯已转向右侧，胃大弯已转向左侧。胃背系膜向左侧膨出，开始形成网膜囊（图17-12a箭头②）。网膜囊壁上已有脾（图17-12a箭头③）形成。

十二指肠及胰腺的发生

胃的头端连接食道，尾端接十二指肠，十二指肠已开始倒向右侧，其下方的十二指肠空肠曲（图17-12b箭头③、图17-

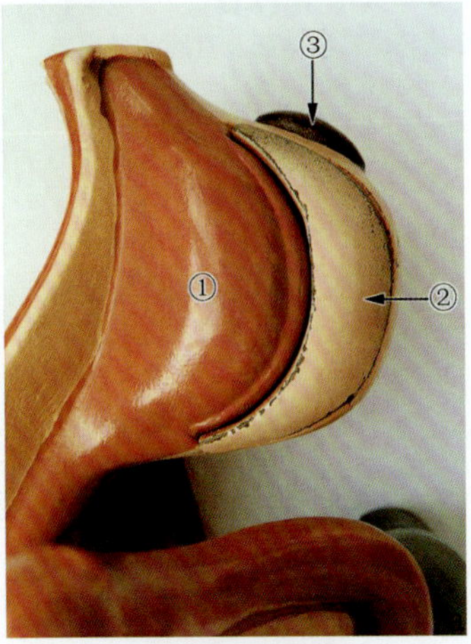

图17-12a 胃发生
①胃 ②网膜囊 ③脾

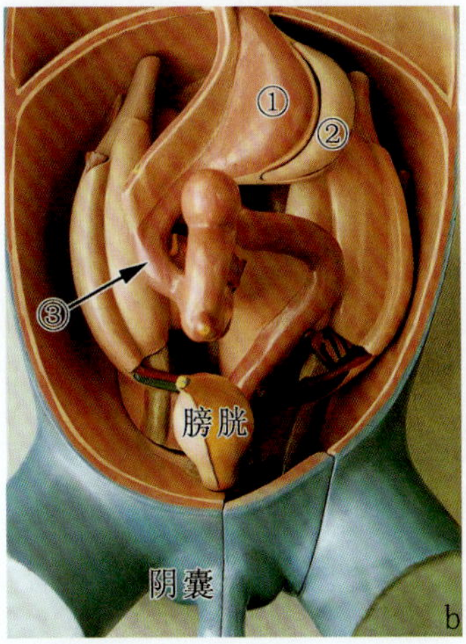

图17-12b 胃与十二指肠
①胃 ②网膜囊 ③十二指肠空肠曲

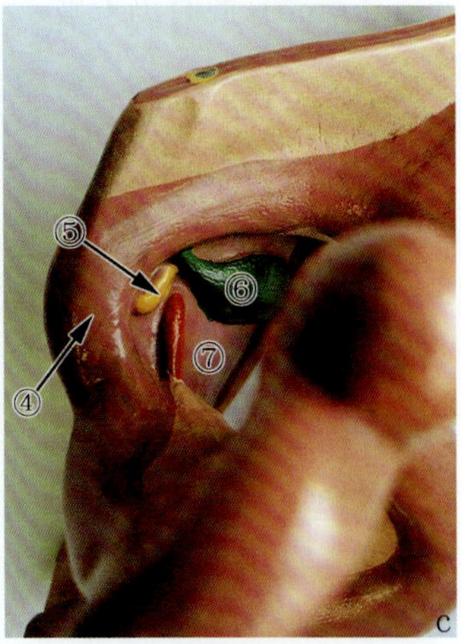

图17-12c 十二指肠及胰腺
④十二指肠空肠曲 ⑤胆总管（黄色）
⑥背胰（绿色） ⑦背系膜

12c箭头④）明显可见。黄色为胆总管（图17-12c箭头⑤），绿色为腹胰和背胰（图17-12c⑥）。肠系膜上动脉在背系膜（红色，图17-12c⑦）中走行。

肠袢旋转

肠袢已伸长，袢顶部借卵黄蒂(图17-12d箭头①)与卵黄囊相连，由卵黄蒂到十二指肠的一段为头支，尾端的一段叫尾支，尾支上的囊状膨大为盲肠突（caecal bud）（图17-12d箭头②）。肠袢系膜(图17-12d箭头④）中的血管为肠系膜上

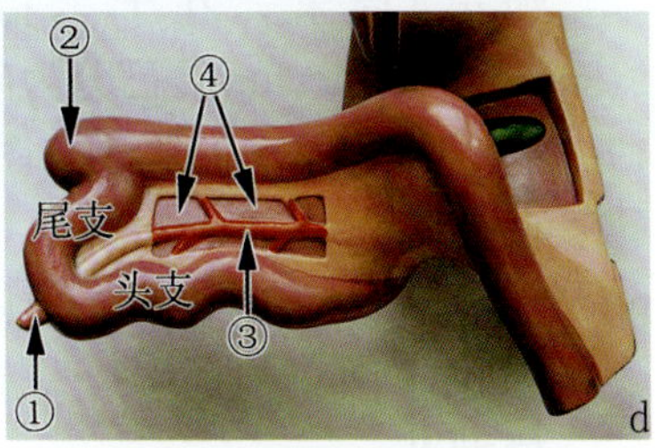

图17-12d 肠袢旋转
①卵黄蒂 ②盲肠突 ③肠系膜上动脉
④肠袢系膜

动脉(图17-12d箭头③)，此时以肠系膜上动脉为轴，小肠袢已旋转180°。

模型Ⅳ 12周女胎与模型Ⅴ 14周男胎

降结肠、乙状结肠及直肠的发生

肠袢继续旋转，头支自胎儿的右侧转向左侧。尾支自胎儿的左侧转向右侧（图17-13⑧）；盲肠从右上方降至右髂窝处，阑尾（图17-14⑤）形成，升结肠（图17-14⑥）与横结肠（图17-14⑦）形成。降结肠（图17-14⑧）与乙状结肠（图17-14⑨）已移向左侧，直肠（图17-14⑩）位于盆腔中，其下端的肛膜（anal membrane）此时仍未破裂。

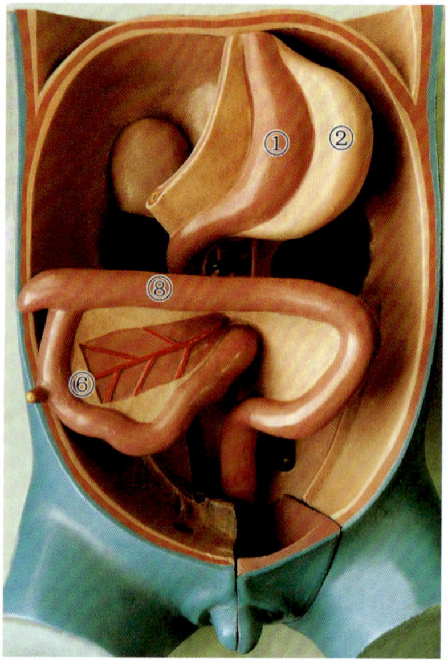

图17-13
降结肠、乙状结肠及直肠的发生一
①胃 ②网膜囊 ⑥肠系膜 ⑧尾支已向右侧转位

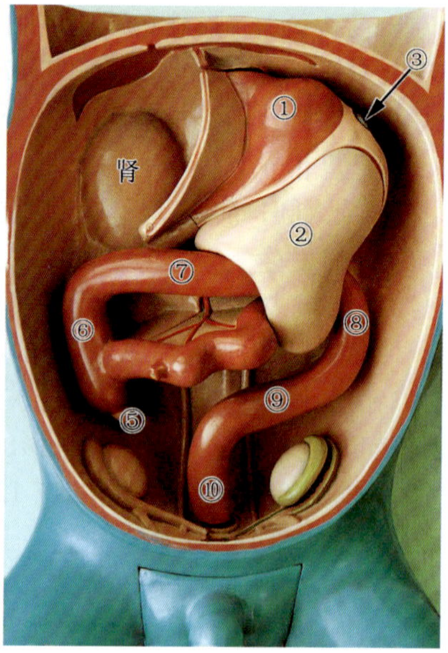

图17-14
降结肠、乙状结肠及直肠的发生二
①胃 ②网膜囊 ③脾 ⑤阑尾 ⑥升结肠 ⑦横结肠 ⑧降结肠 ⑨乙状结肠 ⑩直肠

六、肝、胰的发生

目的 了解肝、胰的发生过程。

模型 此组模型为一部分胃（图17-15①）与十二指肠（图17-15②）的横断面，黄色表示内胚层上皮部分，需将4个模型连贯起来理解肝憩室与胰的发生过程。先分清模型的背腹、左右方位。

模型Ⅰ

约第4周末，在十二指肠腹面肝憩室（hepatic diverticulum）已分为向头支的肝管（图17-15⑤）及向尾支的胆囊（图17-15⑥）。在肝憩室的基部有一突起为腹胰芽（ventral pancreas bud）（图17-15④）。十二指肠背壁上的突起为背胰芽（dorsal pancreas bud）（图17-15③）。

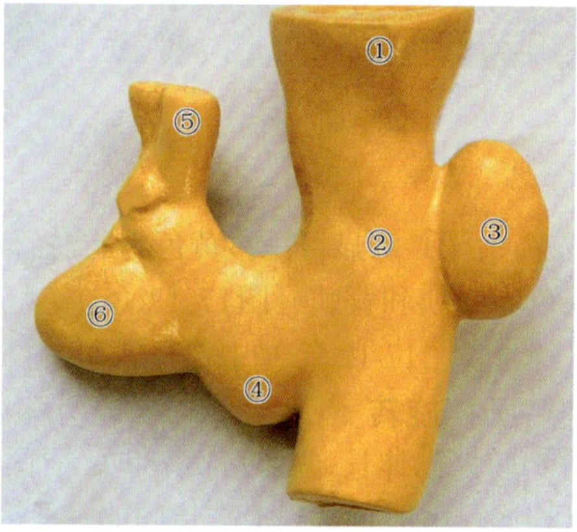

图17-15 肝胰发生Ⅰ
①胃 ②十二指肠 ③背胰芽 ④腹胰芽 ⑤肝管 ⑥胆囊芽

模型Ⅱ

约在胚第5周，胆囊（图17-16⑥）与肝管

（图17-16⑤）进一步发育，背胰增大（图17-16③），腹胰（图17-16箭头④）开始转位。

模型Ⅲ～Ⅳ

第6周至第6周半，背、腹胰已合并（图17-17、图17-18③④）。背、腹胰各形成胰腺的哪些部分？胰腺导管的变化如何？

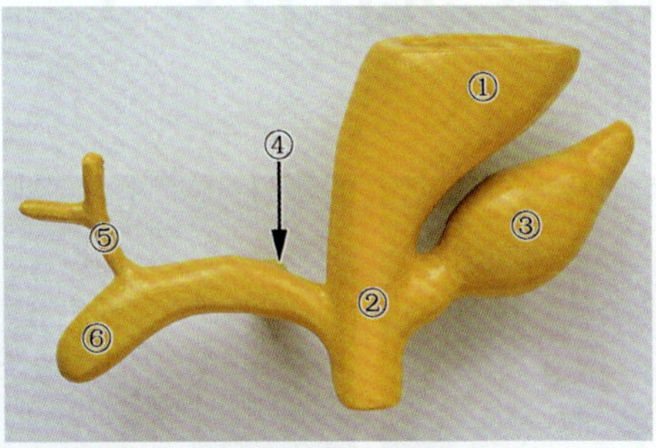

图17-16　肝胰发生Ⅱ
①胃　②十二指肠　③背胰　④腹胰
⑤肝管　⑥胆囊

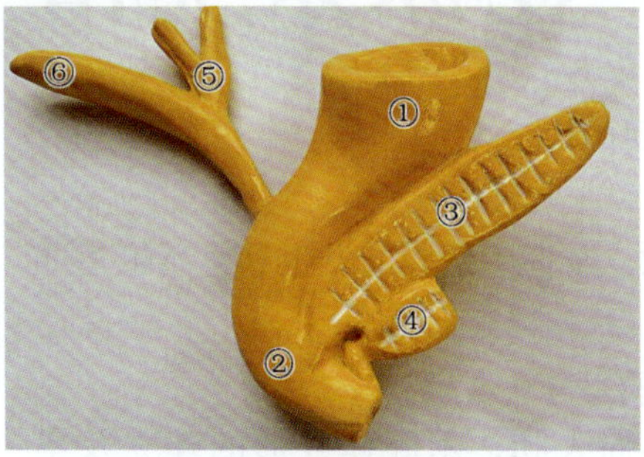

图17-17　肝胰发生Ⅲ
①胃　②十二指肠　③背胰　④腹胰
⑤肝管　⑥胆囊

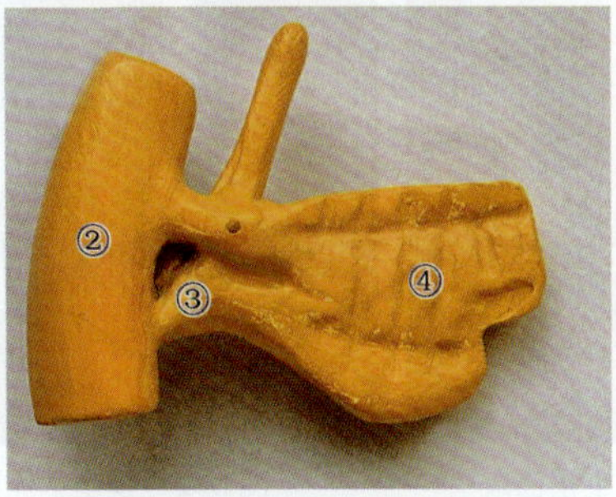

图17-18　肝胰发生Ⅳ
②十二指肠　③④背、腹胰已合并

复习思考题：

1．头部的各突起演变成颜面的什么器官？可能会发生什么畸形？
2．5对咽囊的衍生物各是什么？
3．中肠袢的扭转过程如何？演变成消化道的什么器官？
4．胰腺是如何发生的？

（李　英）

第18章

泌尿系统和生殖系统的发生

目的

1．掌握后肾的发生及泄殖腔的分隔。

2．掌握生殖腺的发生和生殖管道的演变。

模型Ⅰ

4周人胚，示胚体外形的建立及早期人胚体内各器官的发生，可观察泌尿生殖系统的早期发生，对照模型注释，辨认各部分结构：前腹壁已被去除，可见由背侧体壁突向腹腔中的两条纵行隆起（左侧为剖面图），为生肾索（nephrogenic cord）（图18-1）。观察左侧剖面图，可见由生肾节、生肾索发育而来的前肾（图18-1箭头①）、中肾。中肾包括中肾小管（图18-1箭头②）和中肾管（图18-1箭头③）。

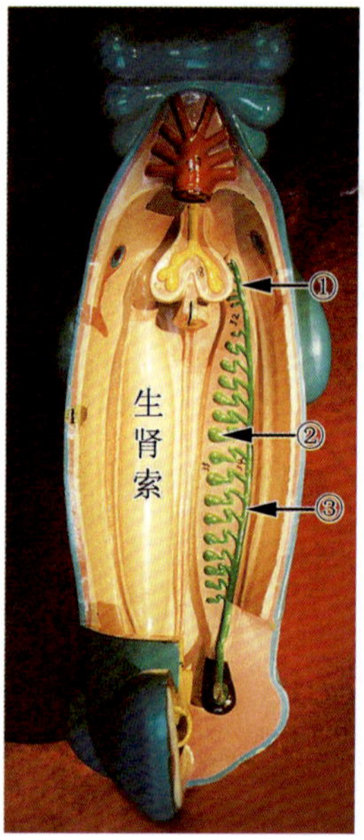

图18-1 模型Ⅰ正面观
①前肾 ②中肾小管 ③中肾管

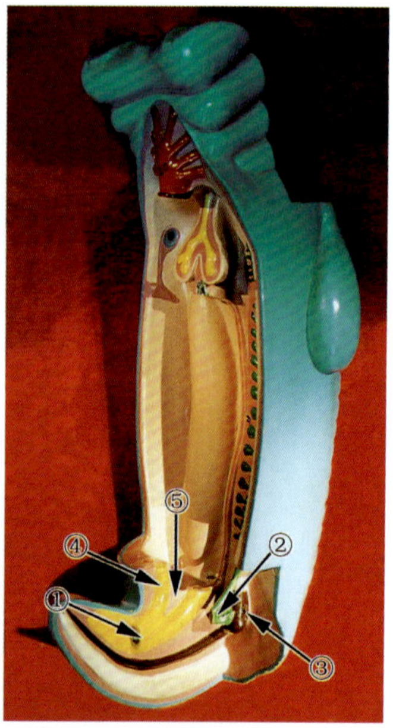

图18-2 模型Ⅰ侧面观
①泄殖腔 ②输尿管芽 ③生后肾原基
④尿囊 ⑤尿直肠隔

中肾管向下通入(模型没有显示通入）泄殖腔（图18-2箭头①）。在通入泄殖腔前，中肾管的背外侧壁突起形成输尿管芽（ureteric bud）（图18-2箭头②）。输尿管芽顶端包绕着生后肾原基（metanephrogenic blastema）（图18-2箭头③），两者共同组成后肾（metanephros）。

尿囊（图18-2箭头④）和后肠之间的间充质将形成尿直肠隔（图18-2箭头⑤），将泄殖腔分隔为背侧的肛直肠管和腹侧的尿生殖窦（urogenital sinus）两个部分。

模型Ⅱ

8周人胚，前腹壁已被去除，观察泌尿生殖系统的发生。除生殖腺能区分为男、女性外，其他结构尚不能区分男、女性。

1．肾和生殖腺发生（图18-3）：中肾大部分已退化，其尾端及生殖腺附近可见一条引带（图18-3箭头①）（淡黄色）。取下左侧中肾及生殖腺的腹侧半，可见中肾小管

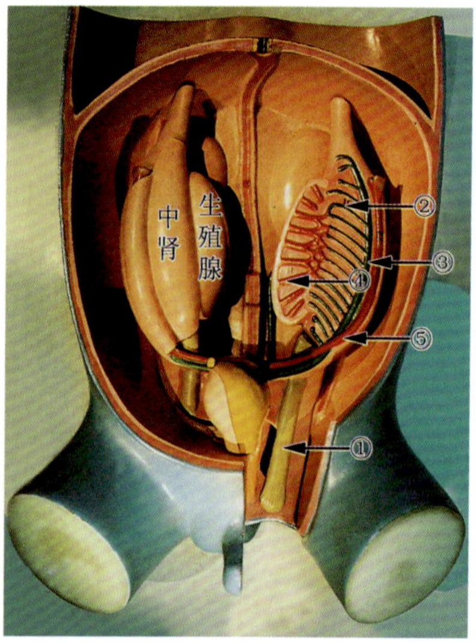

图18-3 模型Ⅱ
①引带 ②中肾小管 ③中肾管 ④初级性索 ⑤中肾旁管

(图18-3箭头②)、中肾管(图18-3箭头③)和初级性索(primary sex cord)(图18-3箭头④)(将分化为睾丸)。

取下右侧中肾及生殖腺的腹侧半，可见多数细胞团，为次级性索(secondary sex cord)形成的原始卵泡(图18-4箭头①)(将分化为卵巢)。该模型可见尿生殖窦分化而来的膀胱和尿道(膀胱三角)(图18-4箭头②)。

2. 中肾管及中肾旁管的发生：中肾管(mesonephric duct)(绿色，图18-4箭头③)下行开口于膀胱三角(绿色，图18-4箭头②)；中肾旁管(paramesonephric duct)(红色，图18-3箭头⑤、图18-4箭头④)已形成，其头端开口于腹腔，末端突向尿生殖窦背侧壁形成窦结节(sinus tubercle)(橘黄色，图18-4箭头⑤)。

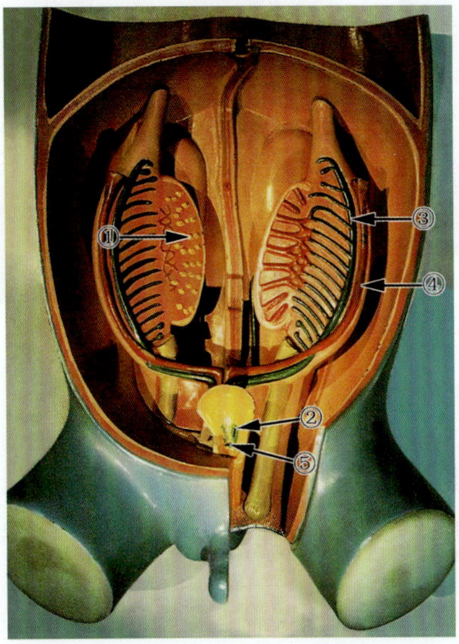

图18-4 模型Ⅱ
①原始卵泡 ②膀胱三角 ③中肾管
④中肾旁管 ⑤窦结节

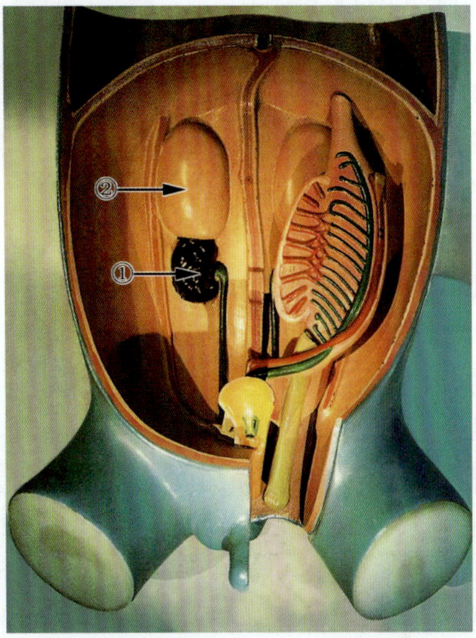

图18-5 模型Ⅱ ①后肾 ②肾上腺

3. 后肾的发生：后肾已形成(褐色)(图18-5箭头①)，并从盆腔升入腹腔。肾上方可见甚大的肾上腺(图18-5箭头②)。

模型Ⅲ

12周女胎，在观察模型Ⅱ的基础上辨认此阶段泌尿生殖系统的发育特点：

1. 女性生殖腺及生殖管道的分化：生殖腺已分化为卵巢(图18-6箭头①)，左侧剖面可见原始卵泡(图18-6箭头②)，同时可见退化中的中肾小管和中肾管(绿色，图18-6箭头③)。中肾旁管已分化形成输卵管(图18-6箭头④)、子宫、阴道穹窿部。

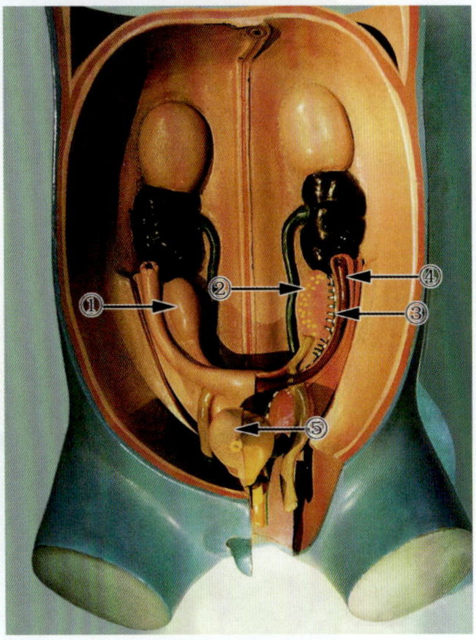

图18-6 模型Ⅲ
①卵巢 ②原始卵泡 ③中肾小管和中肾管
④输卵管 ⑤膀胱

图18-7显示中肾旁管分化的子宫(图18-7箭头①)、

阴道穹窿部(图18-7箭头②)。窦结节形成阴道下部分（图18-7箭头③）。卵巢下端有引带附着（图18-7箭头④）。

2．尿生殖窦的分化：女性的尿生殖窦上段形成膀胱（图18-6箭头⑤），中段形成尿道（图18-7箭头⑤），下段（图18-7箭头⑥），即尿生殖窦下段扩展将形成阴道前庭。

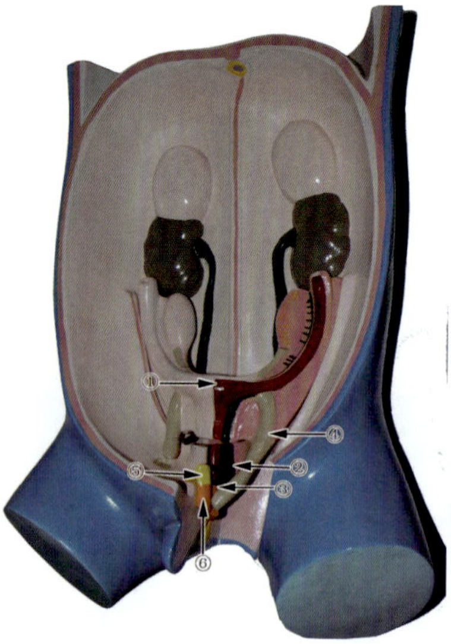

图18-7　模型Ⅲ
①子宫　②阴道穹窿部　③阴道下部分
④引带　⑤尿道　⑥尿生殖窦下段

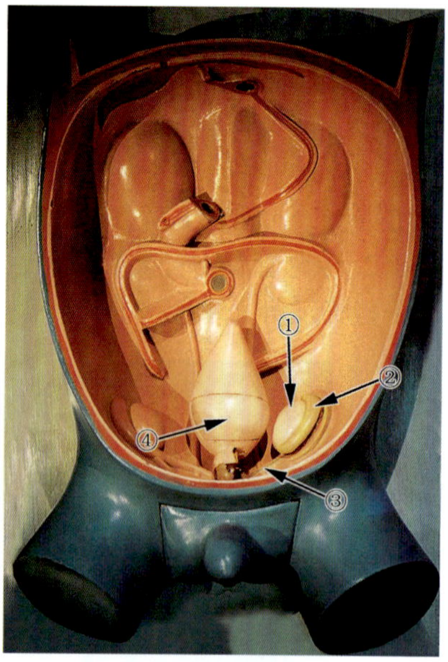

图18-8　模型Ⅳ
①睾丸　②附睾　③输精管　④膀胱

模型Ⅳ 14周男胎。

1．男性生殖腺及生殖管道的分化：生殖腺已分化为睾丸（图18-8箭头①），由初级性索分化为生精小管、直精小管及睾丸网。附睾（图18-8箭头②）、睾丸输出小管、输精管(绿色，图18-8箭头③）已分化完毕。取下外生殖器，在右侧阴囊中睾丸引带已缩短，睾丸已下降到阴囊中（图18-9箭头①）。睾丸何时下降?

2．尿生殖窦的分化：男性的尿生殖窦上段形成膀胱（图18-8箭头④、图18-10箭头①）；中段参与形成尿道前列腺部及膜部（图18-10箭头②）；尿生殖窦下段形成男性尿道海绵体大部分（黄色，图18-9箭头②）。另外可见前列腺（黑色，图18-10箭头③）。

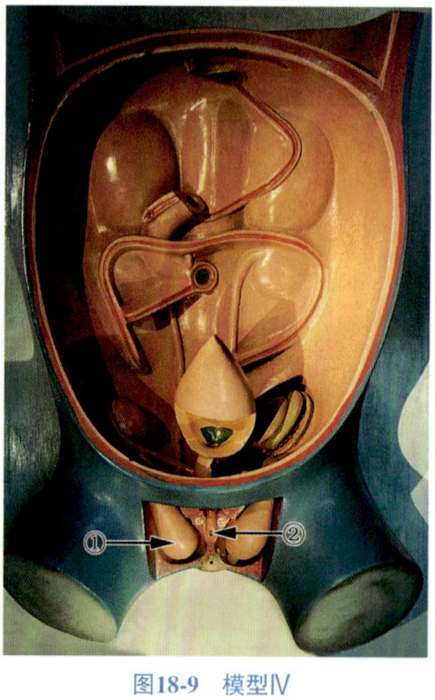

图18-9　模型Ⅳ
①睾丸　②男性尿道海绵体部

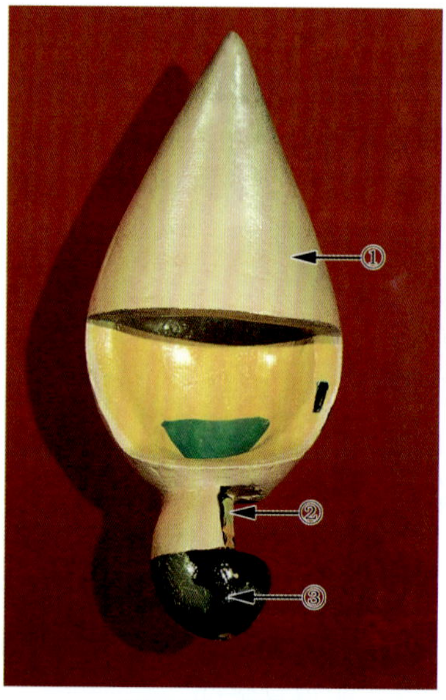

图18-10　模型Ⅳ
①膀胱　②尿道前列腺部及膜部　③前列腺

复习思考题：

1．男性和女性尿生殖窦分化有什么区别?

2．中肾管和中肾旁管有什么不同?

（吴　俊）

第19章

心血管系统的发生

一、胚胎早期的血循环

目的　了解胚胎早期血循环的建立。

原始血管发生示意图

为早期人胚原始血管发生图，从图上顺序分辨10对原始血管（图19-1）：1对心管；1对腹主动脉；6对先后发生的弓动脉；1对背主动脉（dorsal aorta）；数对卵黄动脉（vitelline artery）；1对脐动脉（umbilical artery）；1条脐静脉（umbilical vein）；1对卵黄静脉（vitelline vein）；1对前主静脉（anterior cardinal vein）；1对后主静脉（posterior cardinal vein）。注意联系血液流动方向及血管连接关系。

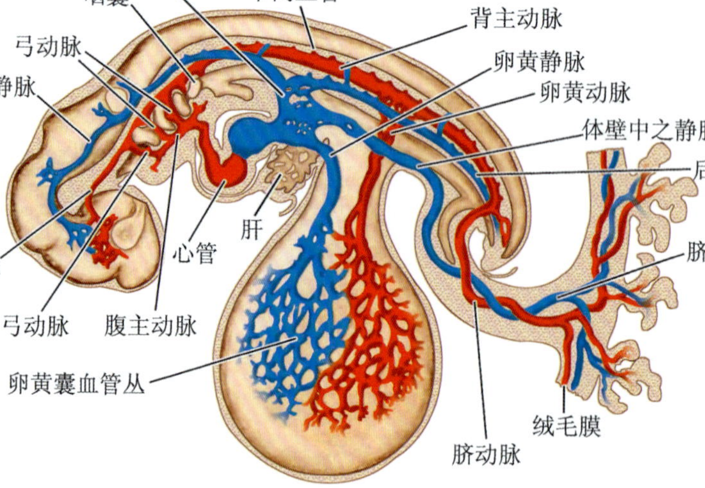

图19-1　早期人胚心血管

胚4周原始血管示意图

胚成圆柱形且将胚左侧表面体壁外胚层剥去。观察各对原始血管在胚内的位置及与其他器官的位置关系（图19-2）。

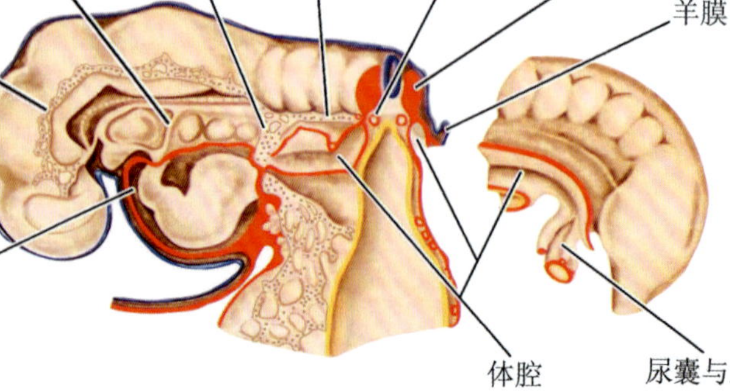

图19-2　人胚4周原始血管

二、心脏的发生

目的 了解心脏外形的建立，掌握心脏内部的分隔。

（一）心外形变化模型

为自围心腔内取出的心管模型，先搞清模型之头尾、背腹面，然后仔细观察心脏外形变化的过程。

模型Ⅰ

心球（bulbus cordis）与心室间形成“U”形弯曲，突向右侧，球室袢（bulboventricular loop）已形成，心管渐弯曲成一立体“S”形（图19-3）。心球渐转向背侧（图19-3①），心室渐向腹侧（图19-3②）转位，心房转向背侧（图19- 3 ③）。

模型Ⅱ

随着心管的继续生长，心房（图19-4③）转向心球（图19-4①）与心室（图19-4②）的左、背和头侧，心室转向右、腹和尾侧。

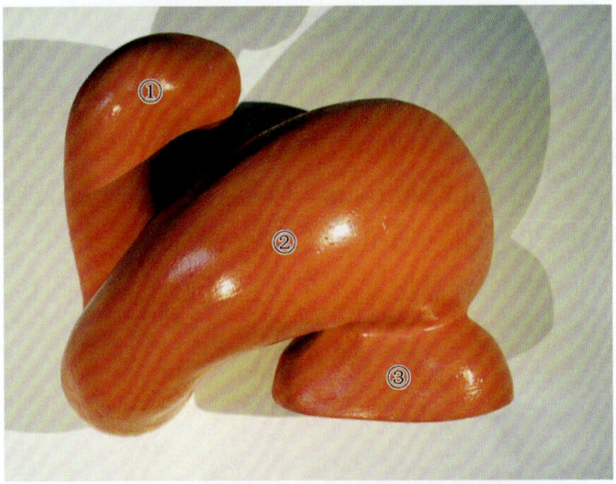

图19-3 心外形变化模型Ⅰ：腹面观
①心球 ②心室 ③心房

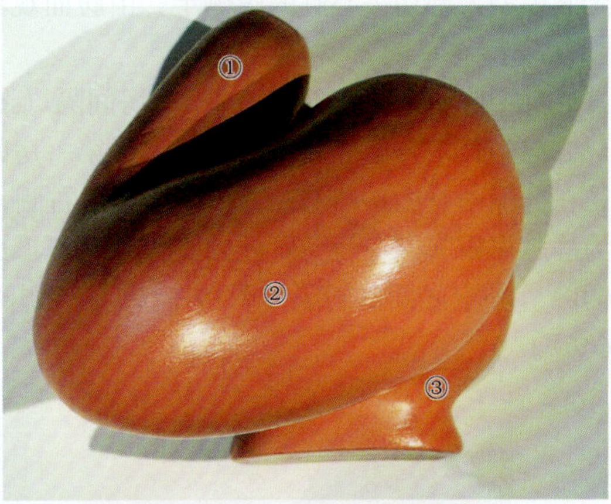

图19-4 心外形变化模型Ⅱ腹面观
①心球 ②心室 ③心房

模型Ⅲ

心房向背、向头侧生长，心室（图19-5②）向腹、向尾侧生长。心球（图19-5①）则位于心房腹面，心房背面有食道。因背腹两侧均受限制，心房只能向左右两侧扩大，在心球两侧形成两个囊状的心房（图19-5③）。可见心房背侧的静脉窦（图19-5b箭头④）。

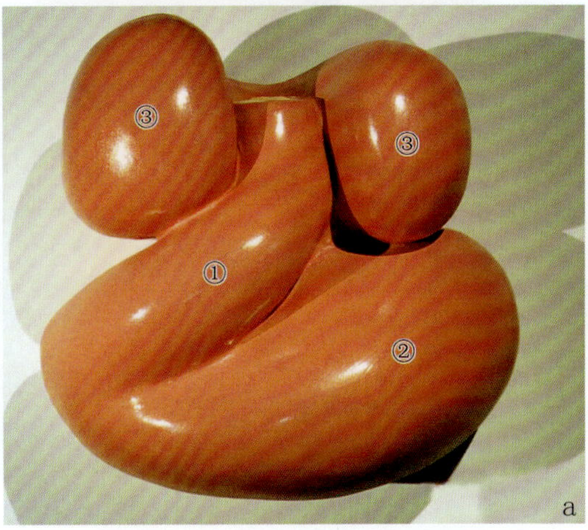

图19-5a 心外形变化模型Ⅲ 腹面观
①心球 ②心室 ③心房

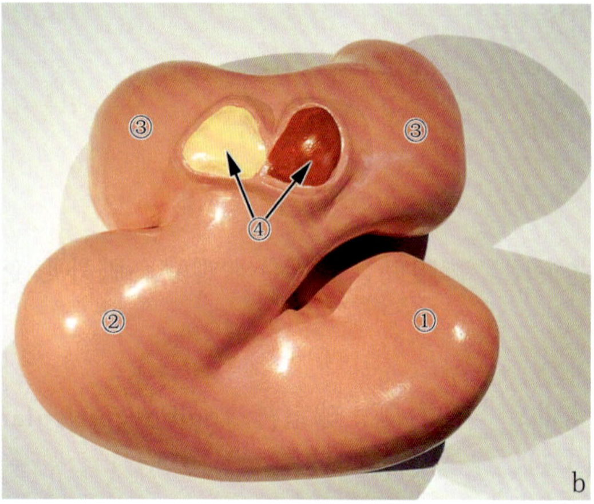

图19-5b　心外形变化模型Ⅲ　背面观
①心球　②心室　③心房　④静脉窦

（二）心内部分隔模型

分别为第5周、第6周、第7周和出生前四个时期的模型。注意头尾、背腹的位置关系，全套模型大部切去心脏的腹侧半，由腹面观察。

模型Ⅰ

第5周人胚心脏，心房内第一房间隔（septum primum）（图19-6③）已出现，正向房室管口方向生长中，下缘尚未融合，形成第一房间孔（foramen primum）（图19-6⑦）。左右心房正在分隔中（图19-6①、②），在心房右侧，静脉窦（sinus venosus）（黄色）入口处的皱褶为静脉窦瓣膜。在房室管处内膜组织增厚形成心内膜垫（endocardial cushion）（黄色，图19-6⑧）。心室底面室间隔（图19-6⑥）开始出现。心房背面有静脉窦，左角已开始萎缩（图19-6⑨）。

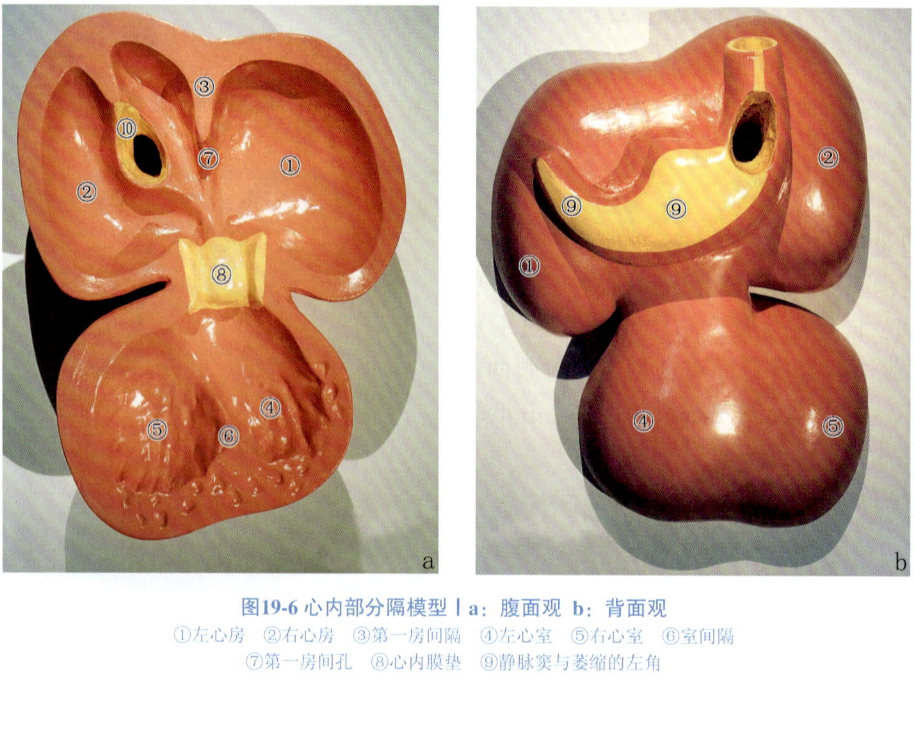

图19-6 心内部分隔模型Ⅰa：腹面观 b：背面观
①左心房　②右心房　③第一房间隔　④左心室　⑤右心室　⑥室间隔
⑦第一房间孔　⑧心内膜垫　⑨静脉窦与萎缩的左角

模型Ⅱ

第6周人胚心脏，已切去心房的腹侧半。先观察心脏背侧半（图19-7a），心房内第一房间隔(图19-7a①）已与融合的背腹心内膜垫融合(图19-7b⑤)，在第一房间隔上部形成第二房间孔（foramen secundum）(图19-7a②)。第一房间隔稍右侧的心房顶壁上，形成第二房间隔（septum secundum）(图19-7a③)，其下缘呈新月形，而与心内膜垫（图19-7b⑤）之间形成卵圆孔（foramen ovale）(图19-7a⑥)。心室内有肌性室间隔形成(图19-7a④)，隔的上缘形成室间孔(图19-7a⑦)。心室腹侧半上部有心球的切面，可见有心球嵴（bulbar ridge）(图19-7b⑧）形成。

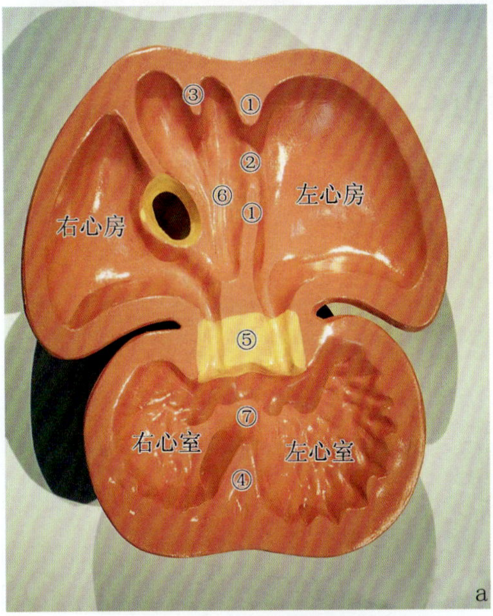

图19-7a　心内部分隔模型Ⅱ
①第一房间隔　②第二房间孔　③第二房间隔
④肌性室间隔　⑤心内膜垫　⑥卵圆孔　⑦室间孔

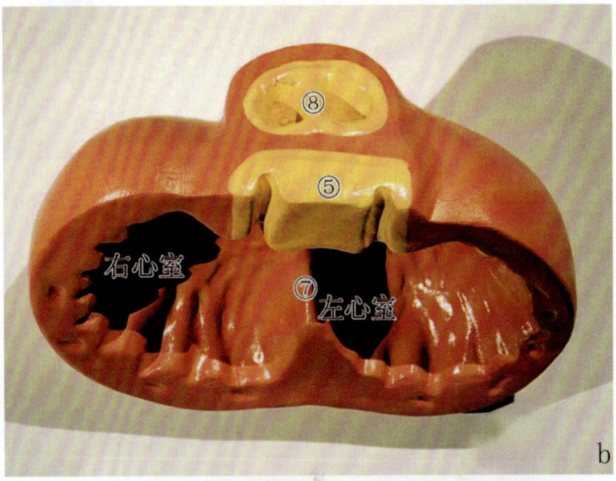

图19-7b　心内部分隔模型Ⅱ
⑤心内膜垫　⑧心球嵴

模型Ⅲ

第7周人胚心脏，将心脏分成三部分：先观察背侧半心脏（图19-8a)：第一房间隔（图19-8a①）和第二房间隔（图19-8a③）与心房内卵圆孔（图19-8a④）已形成，注意其与第二房间孔（图19-8a②）的位置关系如何？右心房内黄色部分表示右静脉窦并入右心房。

将腹侧半心脏与背侧半心脏合拢，卵圆孔（图19-8b④）显而易见。自右侧观察室间隔，可见室间孔（interventricular foramen）(图19-8b⑤）即将封闭，室间隔肌部（muscular part of interventricular septum）(图19-8b①)、心内膜垫（图19-8b②）和螺旋形心球嵴下缘（图19-8b③）三者即将融合，注意三者的位置关系。

心球腹侧被切下一部分，可见螺旋形的心球嵴（图19-8c①）使肺动脉干（图19-8c②）与主动脉干（图19-8c③）相互形成扭转，注意两血管与左心室（图19-8c⑤）和右心室（图19-8c⑥）的连接关系。

静脉窦左角（图19-8d①）已萎缩，右角并入右心房，上腔静脉（图19-8d②）和下腔静脉（图19-8d③）直接通入右心房，有肺静脉（图19-8d④）通入左心房。

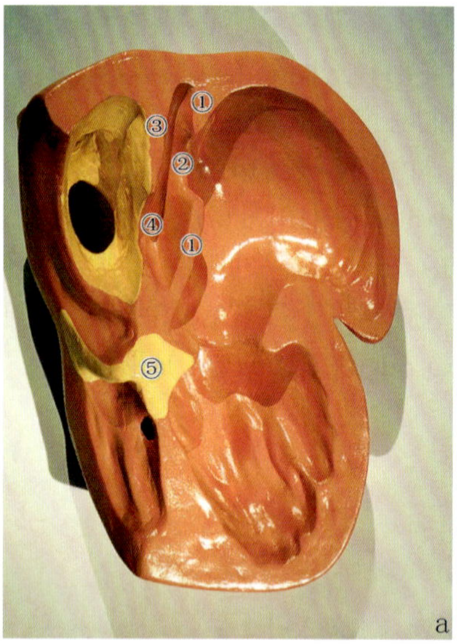

图19-8a　心内部分隔模型Ⅲ
①第一房间隔 ②第二房间孔 ③第二房间隔 ④卵圆孔 ⑤心内膜垫

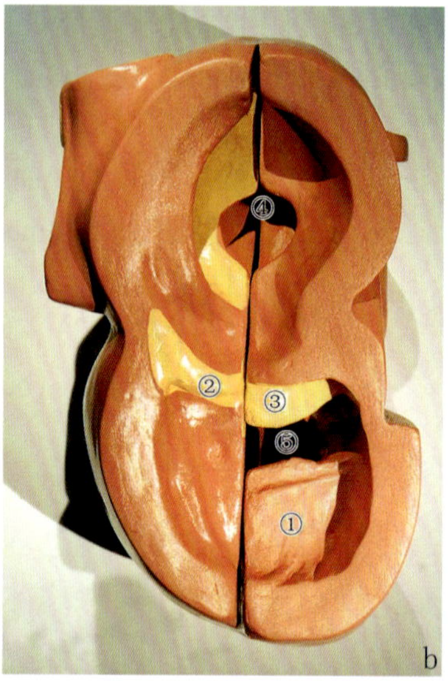

图19-8b　心内部分隔模型Ⅲ
①室间隔肌性部 ②心内膜垫 ③心球嵴下缘 ④卵圆孔 ⑤室间孔

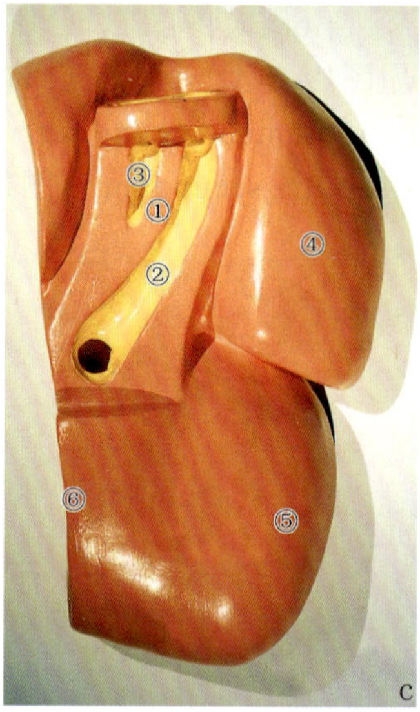

图19-8c　心内部分隔模型Ⅲ
①心球嵴 ②肺动脉干 ③主动脉干 ④左心房 ⑤左心室 ⑥右心室

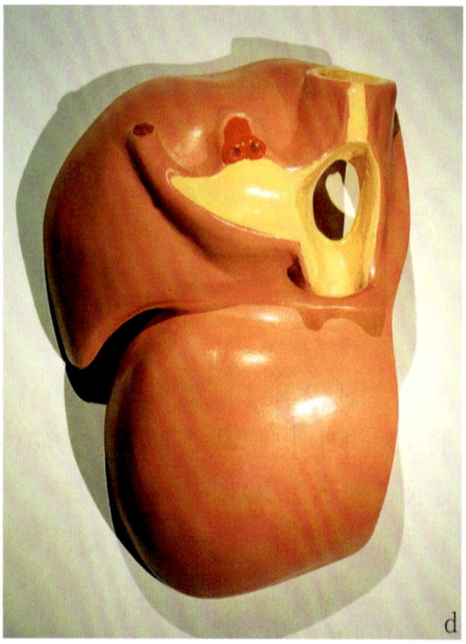

图19-8d　心内部分隔模型Ⅲ
①静脉窦左角 ②上腔静脉 ③下腔静脉 ④肺静脉

模型Ⅳ

此时心脏已发育完善，心房已分隔完全。注意心房内第一房间隔（图19-9①）和第二房间隔（图19-9③）形成后，能否完全分隔？胚胎期左右两心房间血流关系如何？心房内最易发生何种畸形？此时室间隔（图19-9⑤）已经完全形成。

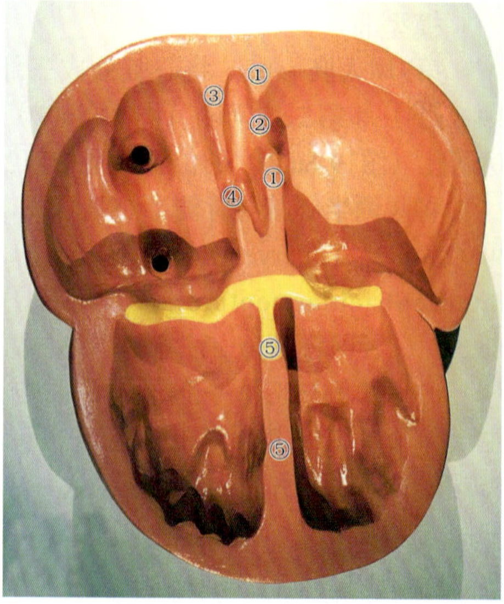

图19-9　心内部分隔模型Ⅳ
①第一房间隔 ②第二房间孔 ③第二房间隔 ④卵圆孔 ⑤室间隔

三、弓动脉的演变

目的 了解弓动脉的演变。

示意图Ⅰ

先分清示意图中人胚的头尾和背腹关系，即背主动脉侧为背面，腹主动脉侧为腹面。自腹面观察，依次分辨腹主动脉（图19-10箭头①），6对弓动脉（其中第五对已经退化，图19-10箭头②）及背主动脉（图19-10箭头③）。

示意图Ⅱ

说明弓动脉之演变：一、二、五对退化(用虚线表示，图19-11箭头①）。三、四、六对保留。第三对弓动脉形成颈内动脉（图19-11箭头②）。第四对弓动脉右侧形成右锁骨下动脉（图19-11箭头③），左侧形成主动脉弓（图19-11箭头④）。第六对弓动脉的左右内侧段形成左右肺动脉（图19-11箭头⑤）。其外侧段：左侧形成动脉导管（图19-11箭头⑥），连接肺动脉与主动脉弓，右侧退化。示意图中还显示主动脉囊（图19-11箭头⑦）与背主动脉（图19-11箭头⑧）

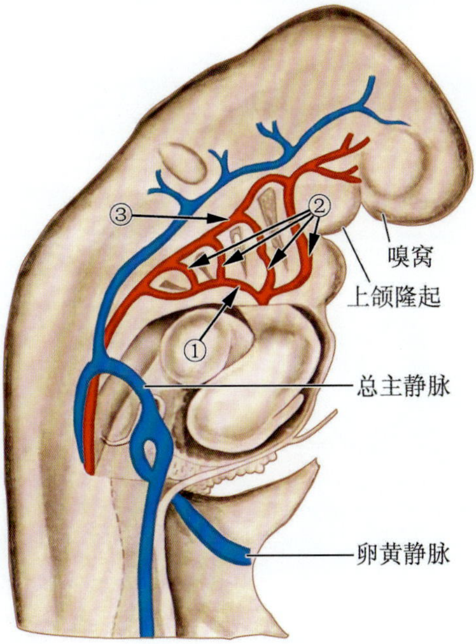

图19-10 人胚弓动脉演变（一）
①腹主动脉 ②弓动脉 ③背主动脉

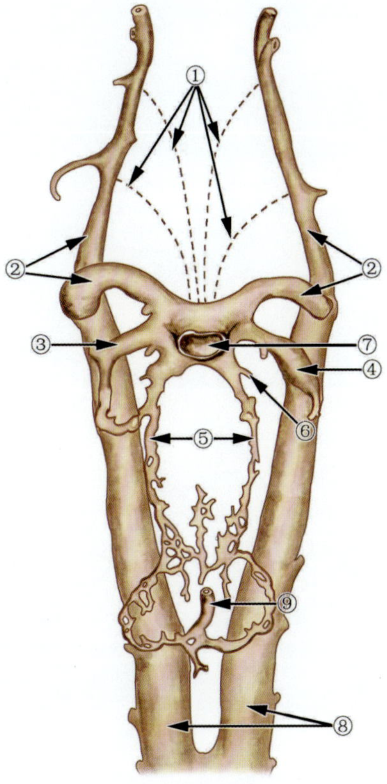

图19-11 人胚弓动脉演变（二）
①退化的弓动脉 ②颈内动脉 ③右锁骨下动脉 ④主动脉弓 ⑤左右肺动脉 ⑥动脉导管 ⑦主动脉囊 ⑧背主动脉 ⑨肺静脉

和肺静脉（图19-11箭头⑨）。

复习思考题：

1．心房分隔的过程如何？分析常见先天畸形及原因。

2．心室是怎样分隔的？

3．心球与动脉干怎样分隔？分析常见先天畸形及原因。

（李　英）

第20章 先天畸形

目的　通过胚胎畸形标本的观察，对胚胎先天畸形及其形成原因有一定的了解。

肉眼标本　同学可按下列畸形标本的名称参考图谱、模型及说明逐一进行观察。

1. 唇裂（cleft lip）

上颌隆起与同侧内侧鼻隆起未融合所致。此胎儿的唇裂发生在左侧（图20-1箭头①），并伴有膨出的脑组织（图20-1②）。

2. 腭裂（cleft palate）

两外侧腭突未融合。此胎儿除患腭裂（图20-2箭头①）外还伴有唇裂（图20-2箭头②）和手腕部畸形（图20-2箭头③）。

3. 面斜裂（oblique facial cleft）

上颌隆起与同侧外侧鼻隆起未融合所致。此胎儿除患面斜裂（图20-3箭头①）外，还伴有腹裂（图20-3箭头②）和脑部（图20-3箭头③）及鼻部（图20-3箭头④）发育异常畸形。

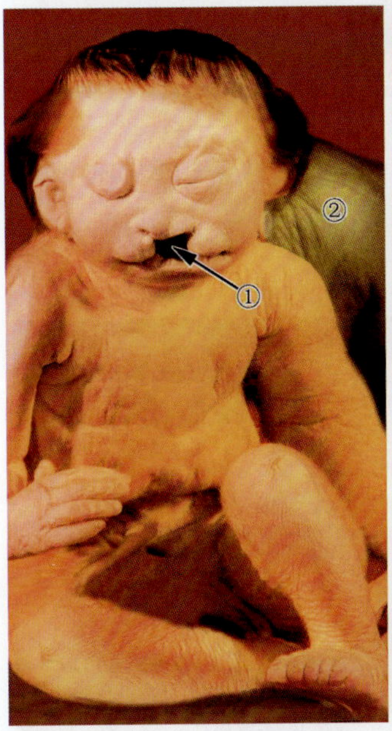

图20-1　唇裂
①左侧唇裂　②膨出的脑组织

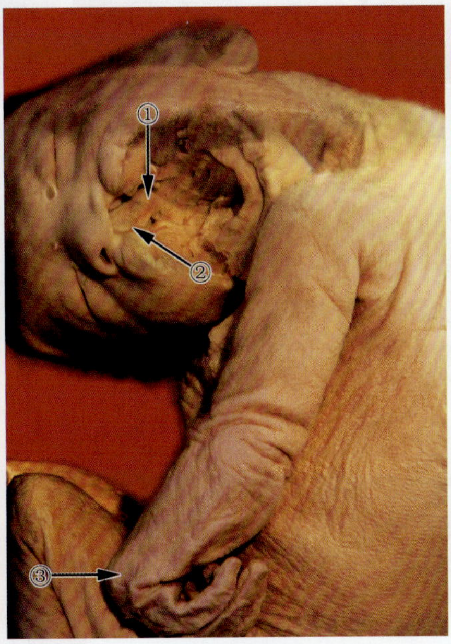

图20-2　腭裂
①腭裂　②唇裂　③手腕部畸形

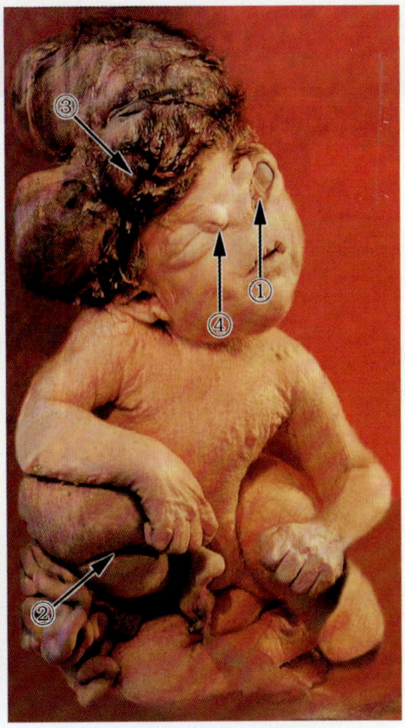

图20-3　面斜裂
①面斜裂　②腹裂　③脑部发育异常
④鼻部发育异常

4. 独眼和管状鼻

独眼（cyclopia）（图20-4箭头②）为左右两个视泡在中线合并所致，管状鼻（图20-4箭头①）常与独眼症并存，并位于其上方。独眼和管状鼻的发病原因不明，有人认为系第13对染色体三体畸变所致。为少见的面部畸形。

5. 腹裂

在发育早期，胚体两侧腹壁在腹面正中线处没有完全关闭，肝肠等内脏因而伸出体外（图20-5箭头①）。此胎儿还伴有右侧唇裂（图20-5箭头②）。

6. 心脏外翻

由于胸壁未联合造成(图20-6箭头①)。此胎儿尚伴有腹壁发育不全（图20-6箭头②）。

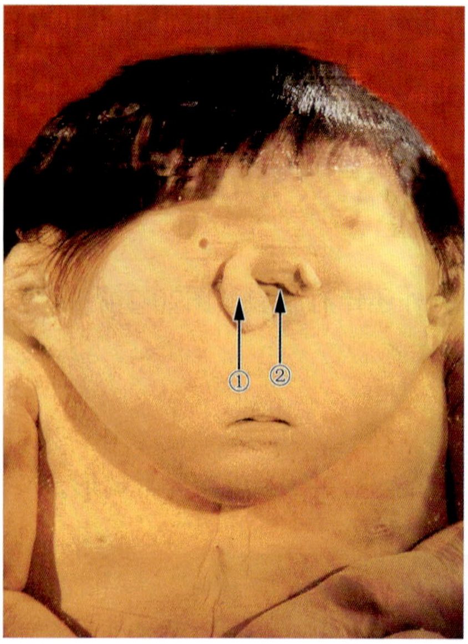

图20-4 独眼管状鼻
①管状鼻 ②独眼

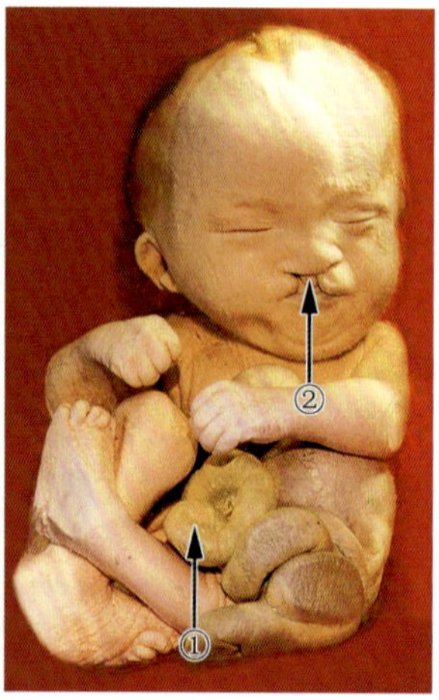

图20-5 腹裂
①伸出体外的肠管 ②右侧唇裂

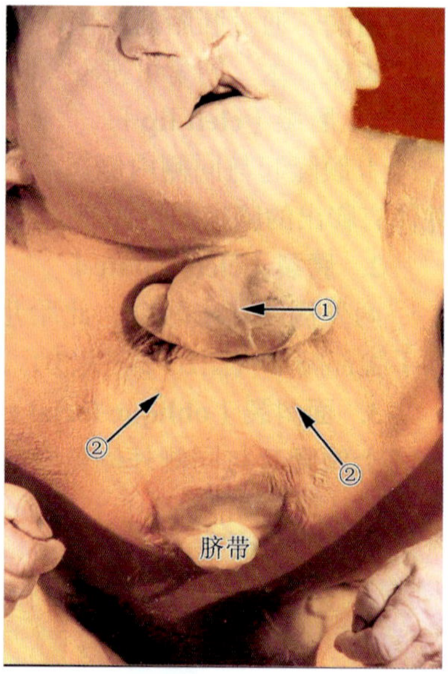

图20-6 心脏外翻
①外翻的心脏 ②裂开的左右侧腹皮

7. 脊柱裂(spina bifida)

由于后神经孔未闭合，椎弓未联合所致，可有脊膜膨出或脊髓膨出。更严重者可见脊髓张开暴露于表面，形成脊髓裂(myeloschisis)（图20-7箭头①）。此胎儿伴有脑膨突（图20-7箭头②）。

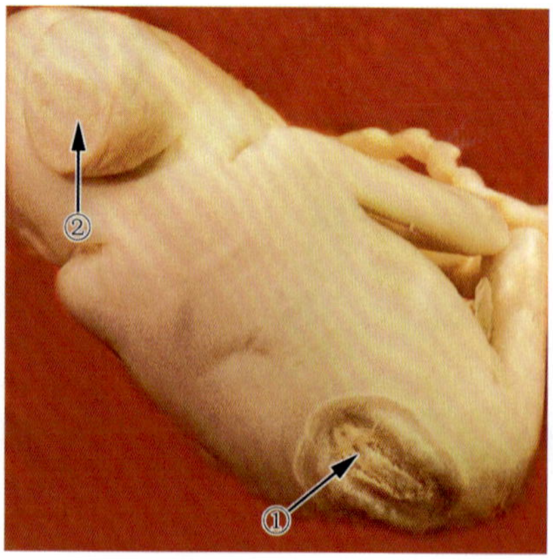

图21-7 脊柱裂 ①脊髓裂 ②脑膨突

8. 无脑畸形

由于前神经孔未闭合，神经管脑部不发育，形成无脑畸形(anencephaly)（图20-8箭头①）。此胎儿前后神经孔均未闭合，形成无脑畸形合并脊柱裂畸形（图20-8箭头②）。图20-8b为腹面观。

9. 露脑与脑膨突

由于颅骨发育不良，以致脑从颅顶凸出，称为露脑（exencephaly）（图20-9箭头）。有时脑组织从枕骨大孔处突出脑外，形成脑膜脑膨突（图20-10箭头）。

10. 脑小畸形

骨缝愈合过早，脑部发育不全，头也很小（图20-11箭头），故耳以上部分很小。患者智力低下或完全无能。

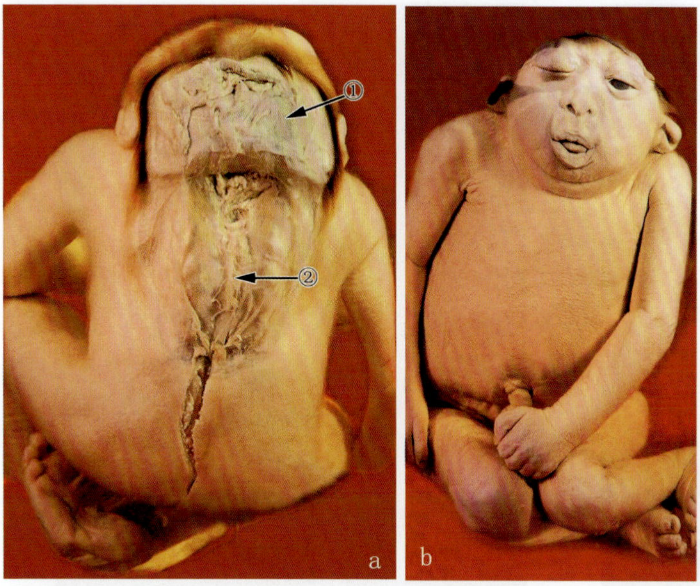

图20-8　无脑儿　a：背面观 b：腹面观
①无脑畸形　②脊柱裂畸形

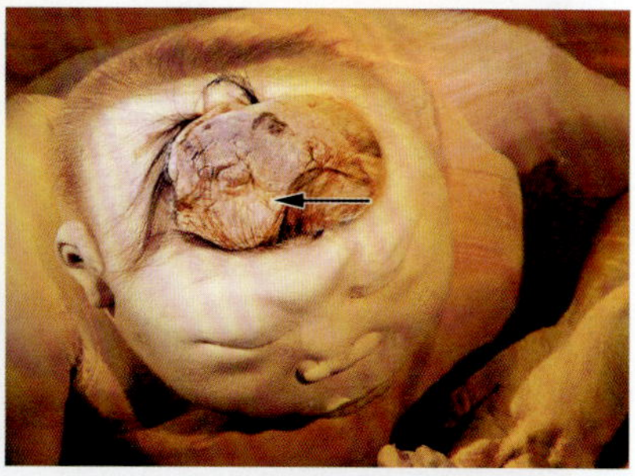

图20-9　露脑

11．短肢畸形

上臂和大腿伸长不足，而造成四肢短小，称为短肢畸形（phocomelia）（图20-12箭头）（又称海豹肢）。

12．并肢畸形（sirenomelus）

两个下肢芽在生长时彼此融合，腿和脚部形成一个圆锥形结构，于是身体下半身就像美人鱼那样（图20-13箭头）。

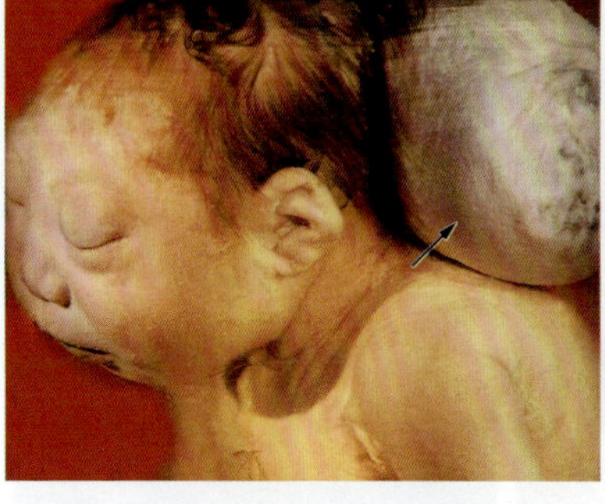

图20-10　脑膜脑膨突

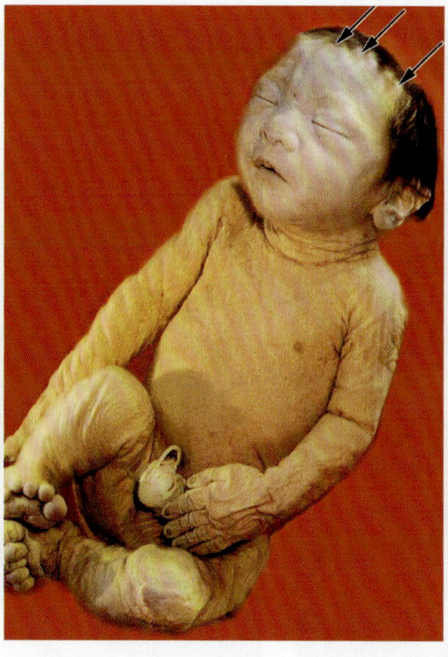

图20-11　脑小畸形

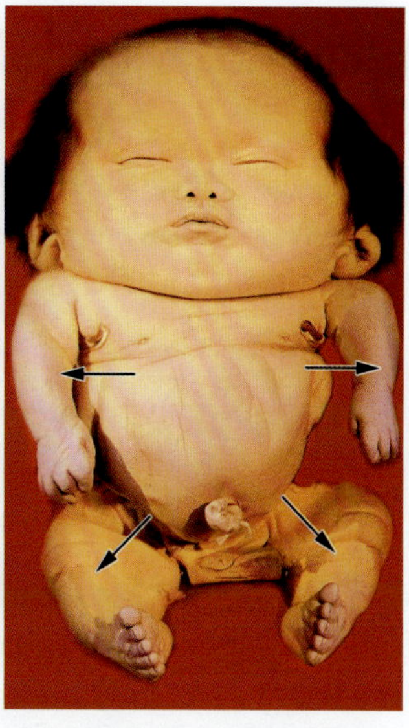

图20-12　短肢畸形

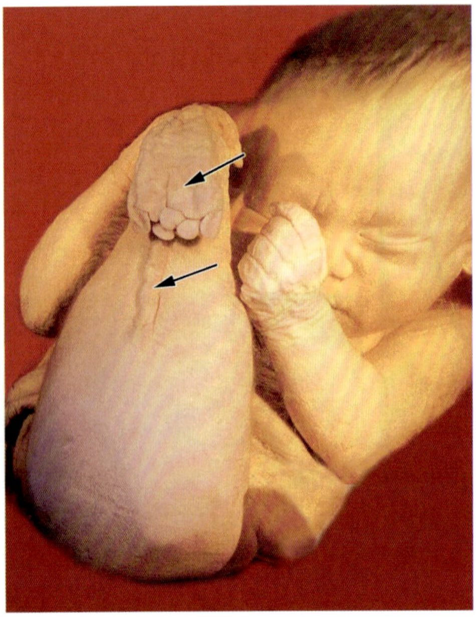

图20-13　并肢畸形

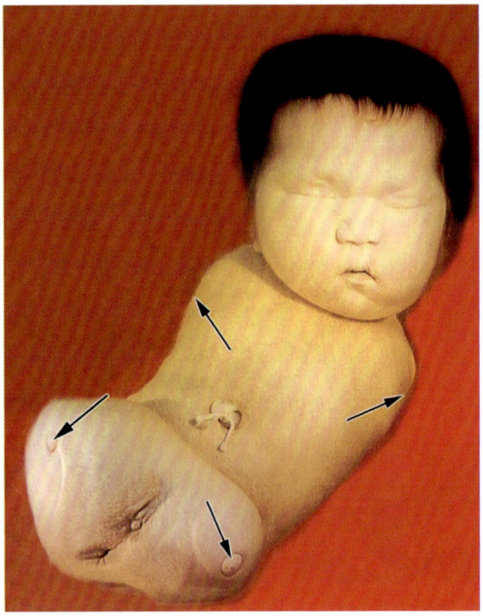

图20-14　无肢畸形

13．无肢畸形

上、下肢的肢芽都不发育，胎儿四肢全无（图20-14箭头）。

14．先天性鱼鳞癣

由于表皮发育异常，皮肤角化增厚，使胎儿全身包着一层像皮革样的硬皮，且皮肤上有深的皲裂沟（图20-15箭头）。

15．联胎(联体畸胎)

单卵孪生儿偶尔可在发育时联合在一起,足月时出生一个联体畸形胎（conjoined twins）。根据联合的程度和部位不同，联体畸胎可分为：①颅胸联胎；②胸部联胎；③腹部联胎；④臀部

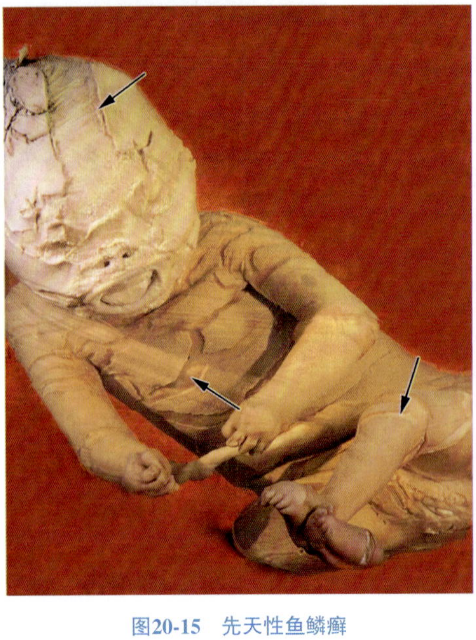

图20-15　先天性鱼鳞癣

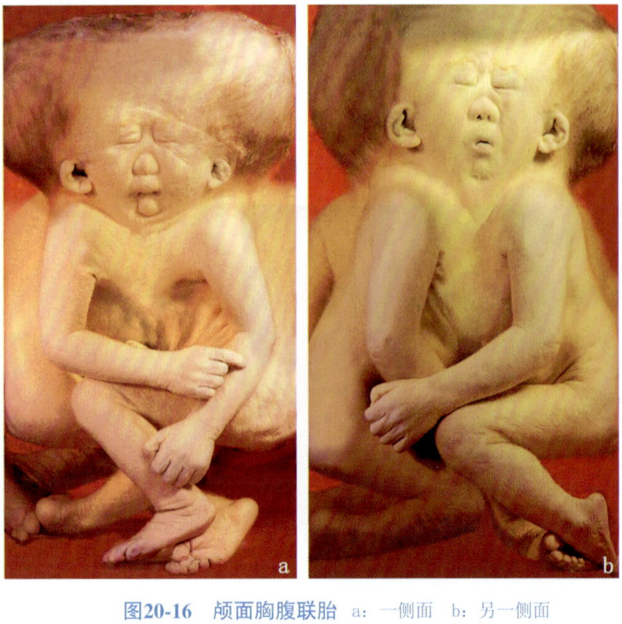

图20-16　颅面胸腹联胎　a：一侧面　b：另一侧面

联胎等。此胎儿为颅面胸腹联胎：图20-16a示胎儿的一个侧面；图20-16b示胎儿的另一侧面。

16．无头无心胎

头与心脏原发性不发育，胎儿的躯干无上肢（图20-17箭头①），只发生在多胎妊娠，原因不明。此胎可见脐带（图20-17箭头②），外生殖器发育不良（图20-17箭头③）。

17．膈疝

由于膈发育不全，于是形成缺口（图20-18箭头①），腹腔内脏（肠、肝等）（图20-18箭头②）由此孔突向胸腔，压迫肺和心脏，可造成呼吸困难与心力衰竭。

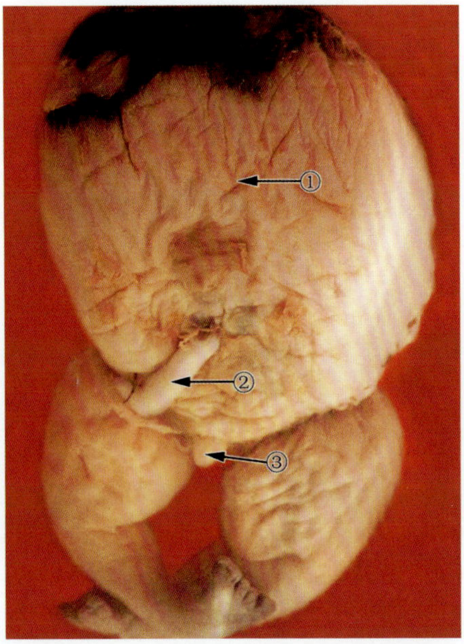

图20-17　无头无心胎
①胎儿的躯干无上肢　②脐带　③外生殖器

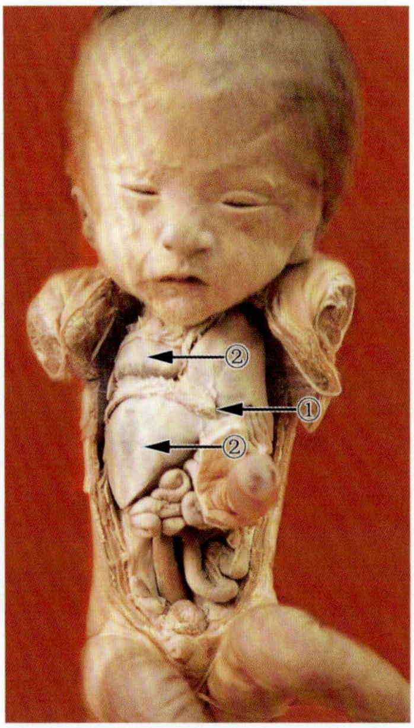

图20-18　膈疝
①膈上的缺口　②突向胸腔的肝脏

复习思考题：

1．唇裂、腭裂、面斜裂形成的原因是什么？
2．分析无脑儿、脊柱裂（脊髓裂）形成的原因。
3．联体畸胎的形成原因是什么？主要分为几类？

（李　英）